D1726032

MRT
von Abdomen und Becken

MRT von Abdomen und Becken

Herausgegeben von

Bernd Hamm, Gabriel Paul Krestin,
Michael Laniado und Volkmar Nicolas

Unter Mitarbeit von

F. Dammann
C. P. Davis
J. F. Debatin
C. R. Habermann
Th. F. Hany
M. Henschel
R. A. Kubik-Huch
M. Lorenzen

W. Luboldt
A.-E. Mahfouz
J. Petersein
T. Pfammater
B. Stöver
M. Taupitz
G. Zimmermann-Paul

383 Abbildungen in 938 Einzeldarstellungen
61 Tabellen

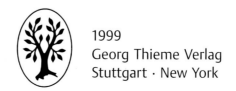

1999
Georg Thieme Verlag
Stuttgart · New York

Die Deutsche Bibliothek – CIP-Einheitsaufnahme

MRT von Abdomen und Becken : 61 Tabellen / hrsg. von Bernd Hamm ... Unter Mitarb. von F. Dammann ... – Stuttgart ; New York : Thieme, 1999

Wichtiger Hinweis: Wie jede Wissenschaft ist die Medizin ständigen Entwicklungen unterworfen. Forschung und klinische Erfahrung erweitern unsere Erkenntnisse, insbesondere was Behandlung und medikamentöse Therapie anbelangt. Soweit in diesem Werk eine Dosierung oder eine Applikation erwähnt wird, darf der Leser zwar darauf vertrauen, daß Autoren, Herausgeber und Verlag große Sorgfalt darauf verwandt haben, daß diese Angabe dem **Wissensstand bei Fertigstellung des Werkes** entspricht.

Für Angaben über Dosierungsanweisungen und Applikationsformen kann vom Verlag jedoch keine Gewähr übernommen werden. **Jeder Benutzer ist angehalten,** durch sorgfältige Prüfung der Beipackzettel der verwendeten Präparate und gegebenenfalls nach Konsultation eines Spezialisten festzustellen, ob die dort gegebene Empfehlung für Dosierungen oder die Beachtung von Kontraindikationen gegenüber der Angabe in diesem Buch abweicht. Eine solche Prüfung ist besonders wichtig bei selten verwendeten Präparaten oder solchen, die neu auf den Markt gebracht worden sind. **Jede Dosierung oder Applikation erfolgt auf eigene Gefahr des Benutzers.** Autoren und Verlag appellieren an jeden Benutzer, ihm etwa auffallende Ungenauigkeiten dem Verlag mitzuteilen.

© 1999 Georg Thieme Verlag
Rüdigerstraße 14
D-70469 Stuttgart
Unsere Homepage: http://www.thieme.de

Printed in Germany

Umschlaggrafik: Martina Berge, Erbach-Ernsbach
Satz: primustype Hurler GmbH, D-73274 Notzingen
 gesetzt auf Textline mit HerculesPro
Druck: Offizin Andersen Nexö Leipzig,
 D-04442 Zwenkau

ISBN 3-13-108921-0   1 2 3 4 5 6

Vorwort

Die Magnetresonanztomographie (MRT) hat sich seit über einem Jahrzehnt als herausragende bildgebende Methode für die Diagnostik des Zentralnerven- und des muskuloskeletalen Systems etabliert. Die noch limitierte Verfügbarkeit, die inhärenten Schwierigkeiten in der Abbildung bewegter Organe und die vorerst noch überlegenen konkurrierenden bildgebenden Verfahren wie Computertomographie und Ultraschall haben dazu geführt, daß die MRT im Becken und insbesondere im Abdomen erst später für ausgewählte Indikationen an Akzeptanz gewonnen hat.

In den letzten Jahren wurde die MRT jedoch deutlich weiterentwickelt, so daß ein breites wissenschaftliches Interesse und zunehmende klinische Anwendungsbereiche entstanden. Dabei war der Rhythmus der technischen Fortschritte so hoch, daß es für nicht direkt Betroffene oder Mitentwickelnde schwierig wurde, eine sinnvolle Übersicht zu behalten. Unter den mit deutlichen Konsequenzen für die abdominale und pelvine Diagnostik einhergehenden Meilensteilen der Entwicklung seien hier nur einige erwähnt: schnelle und ultraschnelle Pulssequenzen, Fettsättigungsverfahren, „phased-array"- und Oberflächenspulen, kontrastverstärkte MR-Angiographie, gewebespezifische Kontrastmittel, Bildverarbeitungsmethoden wie 3D-Rekonstruktionen und virtuelle Realität.

Wir, die Herausgeber dieses Buches, waren im Laufe unserer klinischen und wissenschaftlichen Tätigkeit von vielen dieser Fortschritte einerseits überrascht und andererseits bei der Entwicklung einiger Verfahren selbst beteiligt. Schließlich haben wir viele der neuen Methoden auch testen und ihren klinischen Wert für unsere tägliche Arbeit kritisch beleuchten müssen. Dabei haben wir in eigener Erfahrung feststellen können, wie schwierig es ist, die Übersicht zu behalten und das technisch Mögliche vom Nützlichen zu unterscheiden. Anläßlich zahlreicher wissenschaftlicher Tagungen, an denen wie-

derholt von uns erwartet wurde, unsere Ergebnisse auf dem Gebiet der sich rasch entwickelnden MRT des Abdomens und Beckens darzulegen, entstand die Idee, diese Erfahrungen auch mit einem breiten Publikum zu teilen. Dabei wollten wir einen Überblick über die neuen Möglichkeiten der MRT, aber auch über ihre Grenzen zumindest aus heutiger Sicht bieten. Neben einem „Kochbuch" mit Angaben zu sinnvollen Untersuchungssequenzen und tabellarischen Protokollen sollen klare Indikations- und Handlungsleitlinien, auch im Vergleich zu anderen bildgebenden Verfahren, vorgelegt werden. Dabei sollten weder Differentialdiagnosen noch mögliche Fehlinterpretationen unberücksichtigt bleiben.

Im Verlauf unserer Arbeit ist uns auch deutlich geworden, wie schwierig es ist, diesem Ziel gerecht zu werden, denn was heute den Stand des Wissens darstellt, kann bereits zum Zeitpunkt der Veröffentlichung durch neuere Ergebnisse überholt sein. Viele unserer jüngeren Kollegen, die mit uns zusammen und auch in eigener Forschungstätigkeit direkt an der wissenschaftlichen Weiterentwicklung beteiligt sind, haben uns als Autoren und Koautoren der einzelnen Kapitel geholfen. An dieser Stelle möchten wir ihnen für die konstruktive, tatkräftige, zuweilen begeisternde und inspirierende Mitarbeit danken. Unser Dank gilt auch dem Einsatz der Mitarbeiter des Georg Thieme Verlags für die hervorragende Umsetzung der Manuskripte.

Wir hoffen, daß dieses Buch allen Kollegen, die an der MRT des Abdomens und Beckens interessiert sind, hilfreich sein möge und daß es dazu beiträgt, die MRT zum Vorteil unserer Patienten einzusetzen.

Berlin, Rotterdam, Tübingen *B. Hamm*
und Bochum *G. P. Krestin*
im März 1999 *M. Laniado*
V. Nicolas

Anschriften

Dr. med. F. Dammann
Radiologische Klinik
Abt. Radiologische Diagnostik
Universitätsklinikum
Hoppe-Seyler-Str. 3
72076 Tübingen

Dr. med. C. P. Davis
Grienbachstr. 36
CH-6300 Zug

Priv.-Doz. Dr. med. J. F. Debatin
Institut für Diagnostische Radiologie
Universitätsspital
Rämistr. 100
CH-8091 Zürich

Dr. med. C. R. Habermann
Radiologische Klinik
Abt. für Röntgendiagnostik
Universitätskrankenhaus Eppendorf
Martinistr. 52
20251 Hamburg

Prof. Dr. med. B. Hamm
Institut für Radiologie
Universitätsklinikum Charité
Humboldt-Universität zu Berlin
Schumannstr. 20/21
10117 Berlin

Dr. med. Th. F. Hany
Institut für Diagnostische Radiologie
Universitätsspital
Rämistr. 100
CH-8091 Zürich

Dr. med. M. Henschel
Institut für Radiologie und
Nuklearmedizin
Berufsgenossenschaftliche Kliniken
Bergmannsheil-Universitätsklinik
Bürkle-de-la-Camp-Platz 1
44789 Bochum

Prof. Dr. med. G. P. Krestin
Department of Radiology
University Hospital Rotterdam
Erasmus University Rotterdam
Dr. Molenwaterplein 40
NL-3015 GD Rotterdam

Dr. med. Rahel A. Kubik-Huch
Institut für Diagnostische Radiologie
Universitätsspital
Rämistr. 100
CH-8091 Zürich

Prof. Dr. med. M. Laniado
Radiologische Klinik
Abt. Radiologische Diagnostik
Universitätsklinikum
Hoppe-Seyler-Str. 3
72076 Tübingen

Dr. med. Maren Lorenzen
Radiologische Klinik
Abt. für Röntgendiagnostik
Universitätskrankenhaus Eppendorf
Martinistr. 52
20251 Hamburg

Dr. med. Dipl.-Phys. W. Luboldt
Radiologische Klinik
Abt. Radiologische Diagnostik
Universitätsklinikum
Hoppe-Seyler-Str. 3
72076 Tübingen

Dr. med. A.-E. Mahfouz
Institut für Radiologie
Universitätsklinikum Charité
Humboldt-Universität zu Berlin
Schumannstr. 20/21
10117 Berlin
und:
Kairo Universität, Kairo, Ägypten

Prof. Dr. med. V. Nicolas
Institut für Radiologie und
Nuklearmedizin
Berufsgenossenschaftliche Kliniken
Bergmannsheil-Universitätsklinik
Bürkle-de-la-Camp-Platz 1
44789 Bochum

Dr. med. Dipl.-Phys. J. Petersein
Institut für Radiologie
Universitätsklinikum Charité
Humboldt-Universität zu Berlin
Schumannstr. 20/21
10117 Berlin

Dr. med. T. Pfammater
Institut für Diagnostische Radiologie
Universitätsspital
Rämistr. 100
CH-8091 Zürich

Prof. Dr. med. Brigitte Stöver
Universitätsklinikum Charité
Campus Virchow-Klinikum
Klinik für Strahlenheilkunde
Abteilung Pädiatrische Radiologie
Augustenburger Platz 1
13353 Berlin

Dr. med. Dipl.-Phys. M. Taupitz
Institut für Radiologie
Universitätsklinikum Charité
Humboldt-Universität zu Berlin
Schumannstr. 20/21
10117 Berlin

Dr. med. Gesine Zimmermann-Paul
Radiologische Universitätsklinik
Abt. Röntgendiagnostik
Hugstetter Str. 55
79106 Freiburg

Abkürzungen

1D, 2D, 3D	ein-, zwei-, dreidimensional
CSI	chemical shift imaging
CW	continuous wave
EPI	Echo planar imaging
ERCP	endoskopische retrograde Cholangiopan-kreatikographie
ETL	Echozuglänge
FAST	fourier-acquired steady state
Fatsat	Fettsättigung
FE	field echo
FFE	fast field echo
FISP	fast imaging with steady state free precession
FLASH	fast low angle shot
FOV	field of view
fs	fettsupprimiert
FS	Fettsättigung
FSE	Fast-Spinecho
Gd	Gadolinium
GRASE	Gradienten-Spinecho
GRASS	gradient-recalled acquisition in a steady state
GRE	Gradientenecho
HASTE	half fourier-acquired single shot turbo spin echo
IR	inversion recovery
MIP	Maximum-Intensitätsprojektion
MRA	Magnetresonanzangiographie
MRCP	MR-Cholangiopankreatikographie
MRT	Magnetresonanztomographie
N_{AC}	Anzahl der Akquisitionen

NEX	number of excitations
N_{frequ}	Anzahl der Frequenzkodierpunkte
N_{phase}	Anzahl der Phasenkodierschritte
N_{SL}	Anzahl der Schichten
PD	Protonendichte
PSIF	invertierte FISP
RARE	rapid acquisition relaxation-enhanced
ROI	region of interest
SD	Schichtdicke
SE	Spinecho
SI	Signalintensität
SNR	signal to noise ratio (Signal-Rausch-Ver-hältnis)
SPGR	spoiled GRASS
SPIO	superparamagnetic iron oxide particles
SPIR	spectral presaturation by inversion
SR	saturation recovery
SSFP	steady state free precession
SSFSE	single shot fast spin echo
STIR	short time inversion recovery
T1w, T2w	T1-, T2-gewichtet
T2*	effektive T2-Relaxationszeit (sprich: T2-Stern)
T_{AC}	Akquisitionszeit
TE	Echozeit
TI	Inversionszeit
TIRM	turbo inversion recovery magnitude
TOF	time of flight
TR	Repetitionszeit
TSE	Turbo-Spinecho
VOI	volume of interest

Inhaltsverzeichnis

5 Gastrointestinaltrakt   101

W. Luboldt und M. Laniado

6 Nieren   141

R. A. Kubik-Huch und G. P. Krestin

7 Nebennieren   171

G. G. Zimmermann-Paul, J. F. Debatin und G. P. Krestin

8 Retroperitoneum   183

C. R. Habermann und V. Nicolas

9 Harnblase   195

V. Nicolas und M. Henschel

10 Prostata und Samenblasen 205

V. Nicolas und M. Henschel

11 Uterus und Vagina 221

B. Hamm

12 Adnexe 265

M. Lorenzen und V. Nicolas

13 MR-Beckenmessung 277

T. Pfammatter

14 MR-Angiographie des Abdomens 281

C. P. Davis, Th. F. Hany und G. P. Krestin

15 Intraabdominelle Lymphknoten 315

M. Taupitz und B. Hamm

16 MRT des Abdomens beim Kind 327

B. Stöver

Sachverzeichnis 353

1 Leber

Fokale Leberläsionen

M. Taupitz und B. Hamm

Einleitung

Die MRT hat sich durch zahlreiche Verbesserungen mittlerweile zu einer robusten Methode für die Untersuchung der Leber entwickelt. Diese Entwicklungen betreffen zum einen technische Aspekte, zum anderen die Kontrastmittelanwendung. Leistungsfähigere Gradientensysteme und sogenannte Phased-array-Körperspulen erlauben den Einsatz von Schnellbildverfahren bei gleichzeitig guter Bildqualität, so daß im Idealfall die Untersuchung der gesamten Leber in T1- und T2-Gewichtung jeweils in einem Atemstopp möglich wird. Für die Kontrastmittelanwendung stellt die Leber einen Sonderfall dar, da für sie als bislang einzigem Organ neben den bekannten unspezifischen Gd-haltigen Kontrastmitteln bereits mehrere organspezifische MR-Kontrastmittel für die klinische Anwendung zugelassen sind. Weitere organspezifische Substanzen für die MRT der Leber befinden sich in der klinischen Prüfung. Diese Entwicklungen haben dazu geführt, daß die MRT in der Diagnostik fokaler Leberläsionen sowohl für die Tumordetektion als auch für die Tumorcharakterisierung ein Verfahren mit hoher Aussagekraft geworden ist. Im folgenden werden zunächst die wesentlichen untersuchungstechnischen Aspekte der MRT der Leber erwähnt, auf die verschiedenen Kontrastmittel eingegangen und die MR-tomographische Darstellung der verschiedenen Entitäten fokaler Leberläsionen beschrieben. Abschließend wird die Leistungsfähigkeit der MRT in der Diagnostik fokaler Leberläsionen auch im Vergleich zum wichtigsten Konkurrenzverfahren, der CT, diskutiert.

Indikationen

Die Leber ist häufigstes Zielorgan für eine Metastasierung verschiedener maligner Tumoren, so daß sie nahezu bei jedem Patienten mit einem malignen Tumor im Rahmen des Tumorstagings untersucht wird. In letzter Zeit haben sich die Möglichkeiten der chirurgischen Therapie von Lebermetastasen, insbesondere bei kolorektalen Primärtumoren, verbessert. Hier wird durch Resektion von solitären oder auch multiplen Lebermetastasen eine signifikante Erhöhung der 5-Jahres-Überlebensrate erreicht, vorausgesetzt, es liegen keine weiteren extrahepatischen Metastasen vor, es werden alle Metastasen entfernt und es wird ausreichend intaktes Lebergewebe belassen (im allgemeinen >30%) (40). Andererseits weisen bis zu 20% der Bevölkerung benigne nichtzystische Lebertumoren auf (22). Hieraus leiten sich in Verbindung mit der hohen Treffsicherheit in der Detektion und Charakterisierung die wesentlichen Indikationen für die MRT fokaler Leberläsionen ab:

- Abklärung von unklaren Leberläsionen bei Patienten mit bekanntem malignen Grundleiden.
- Im Rahmen der Vorbereitung zu einer eventuellen chirurgischen Entfernung von Lebermetastasen (entweder in Form einer Hemihepatektomie, Segmentresektion oder atypischen Resektion) Nachweis und Lokalisation von Metastasen bzw. Ausschluß von Metastasen in den verbleibend geplanten Leberanteilen.
- Charakterisierung von inzidentell gefundenen, nicht sicher zystischen oder benignen Leberläsionen bei Patienten ohne bekannten Primärtumor. Hierbei kann gerade bei jüngeren Patienten die MRT wegen der fehlenden Strahlenexposition anstatt einer CT, also direkt nach einem sonographisch geäußerten Verdacht durchgeführt werden.
- Verlaufsbeurteilung bei bekannten Lebermalignomen (Tab. 1.1).

Untersuchungstechnik

■ Patientenvorbereitung, Lagerung und Abbildungsebenen

Als Patientenlagerung ist die bequeme Rückenlage Standard, wobei eine Knierolle von den meisten Patienten als angenehm empfunden wird. Bei Untersuchungen an Geräten mit hoher Magnetfeldstärke hat sich das Anlegen eines Bauchgurts zur Reduktion der Atemtiefe und damit der Atmungsartefakte bewährt. Derselbe Zweck wird auch bei Verwendung einer Phased-array-Körperspule erzielt. Vor der Durchführung konventioneller Untersuchungstechniken (ohne Atemstillstand) sind die Patienten sorgfältig anzuweisen, möglichst flach und gleichmäßig zu atmen, um größere Atemexkursionen der Bauchdecke zu vermeiden (Abb. 1.1). Vor der Durchführung von schnellen Untersuchungen, für die ein Atemstopp erforderlich ist, sollte der Patient durch Aufklärung auf die entsprechenden Atemkommandos vorbereitet werden. Falls eine KM-Injektion geplant ist, sollte dem Patienten vor der Lagerung im Magneten eine flexible Verweilkanüle, am besten antekubital, gelegt und diese über einen Verlängerungsschlauch mit einer NaCl-gefüllten Spritze oder, falls vorhanden, mit einer MR-kompatiblen Injektionspumpe verbunden werden.

Die MR-Untersuchung der Leber wird primär mit axialer Schichtorientierung durchgeführt. Die interessierenden anatomischen Strukturen und pathologischen

Tabelle 1.**1**: Untersuchungstechnik für verschiedene Indikationen

Indikation	Sequenz	Orien-tierung	Nativ/KM	Bemerkung
Unklare Leberläsionen	T1w GRE-IP oder T1w SE	tra	nativ	für die Detektion
	T1w GRE-OP	tra		zur Beurteilung einer Steatosis hepatis (diffus oder fokal), Tumorverfettung als differentialdiagnostisches Kriterium
	T2w TSE	tra	nativ	Detektion und Charakterisierung
	stark T2w TSE	tra	nativ	als Einzelschußtechnik bzw. während Atemstopp, zur verbesserten Unterscheidung zwischen soliden Tumoren und Zysten bzw. Hämangiomen
	T1w GRE-IP	tra	unspez. KM	dynamische Untersuchung nach bolusförmiger Applikation eines unspezifischen KM Erfassung der arteriellen, portalvenösen sowie weiterer später Phasen Detektion hypervaskularisierter Läsionen, Charakterisierung
Präoperativ	Nativuntersuchung wie oben, zusätzlich			
	T1w GRE-IP oder T1w SE	tra	hepatobiliäres KM (Infusion)	unmittelbar nach Infusion zur verbesserten Detektion, in Spätphase Differenzierung zwischen hepatozellulären und nichthepatozellulären Tumoren
			(mit Bolus-injektion)	dynamische Untersuchung wie oben beschrieben, in Spätphase Differenzierung zwischen hepatozellulären und nicht hepatozellulären Tumoren
	T2w TSE	tra	SPIO (Infusion)	unmittelbar nach Infusion zur verbesserten Detektion
	T1w/T2*w GRE	tra	(Bolusinjektion)	dynamische Untersuchung wie oben beschrieben
Verlaufskontrolle	T1w GRE oder SE T2w TSE	tra	nativ	Bestimmung von Tumoranzahl und -größe

Anmerkung: Für alle Indikationen gegebenenfalls zusätzlich koronare oder sagittale Orientierung mit schnellen Sequenzen. IP = In-Phase, OP = Gegen-Phase.

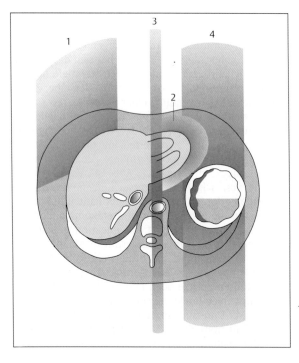

Veränderungen sind in der transversalen Schicht in der Regel gut abgebildet und voneinander abgrenzbar. Zudem ergibt sich eine gute Vergleichbarkeit der axialen MR-Bilder zu Aufnahmen der entsprechenden CT-Untersuchung. Ergänzend können koronare oder sagittale Schichtorientierungen eingesetzt werden, um z. B. die Lagebeziehung einer Leberraumforderung zu den Lebergefäßen besser dokumentieren zu können oder z. B. die Unterscheidung zwischen einer Raumforderung im subphrenischen Rezessus und einer intrahepatischen Läsion zu ermöglichen. Mit den heute verfügbaren schnellen Pulssequenzen, mit denen mehrere Schichten während eines Atemstopps akquiriert werden können, bedeutet im Gegensatz zu früher die Aufnahme einer zusätzlichen Schichtorientierung keinen wesentlichen zeitlichen Mehraufwand. Nicht zuletzt eignet sich die koronale Schichtorientierung mit ihrer topographischen Übersicht gut, pathologische Prozesse des Oberbauches dem klinischen Partner zu demonstrieren.

◁ Abb. 1.**1** Schematisches axiales Bild des Oberbauches mit Darstellung verschiedener Bewegungsartefakte aus Atmung (1), Herz- (2) und Gefäßpulsation (3) sowie Darmperistaltik (4) (nach Stark u. Mitarb.).

■ Pulssequenzen

Die Standarduntersuchung beinhaltet native T1w und T2w Sequenzen. Die Feldstärkenbereiche – mittlere Feldstärke um 0,5 T, hohe Feldstärke von 1,0–1,5 T – sollten bezüglich der Wahl der Untersuchungstechnik und Parameter getrennt betrachtet werden.

Grundlage für die sichere Detektion und Abgrenzung pathologischer Veränderungen sowie deren differentialdiagnostische Beurteilung ist ein hoher Weichteilkontrast. Der Kontrast muß allerdings im Verhältnis zur Bildqualität gesehen werden, wobei diese im wesentlichen aus dem Fehlen von Bewegungsartefakten sowie einem hohen S/R-Verhältnis resultiert. Eine gute Bildqualität wird oftmals mit einer hohen anatomischen Detailerkennbarkeit bzw. örtlichen Auflösung gleichgesetzt (Abb. 1.**2**).

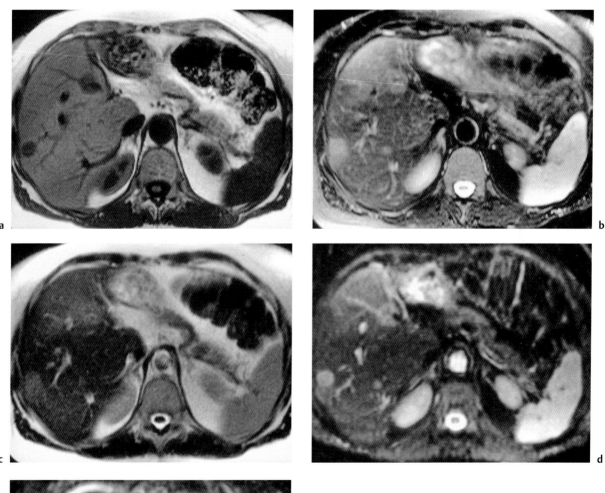

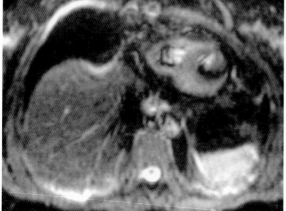

Abb. 1.**2** Vergleich verschiedener Pulssequenzen (1,5 T). **a** Mit T1w GRE-Sequenz sind durch Akquisition während Atemstopps trotz kurzer Untersuchungszeit Aufnahmen mit guter anatomischer Detailerkennbarkeit und hohem T1w Kontrast möglich (FLASH 167/4,1/90°, 23 Schichten in 21 s. **b** Mit konventioneller T2w TSE-Sequenz gelingen Aufnahmen mit guter Qualität und ausreichendem Kontrast (TSE 4500/99, ETL = 11) bei allerdings längerer Untersuchungszeit (ca. 4 min.). **c** Mit Einzelschuß-TSE (z. B. HASTE) ist die Aufnahme von 21 Schichten in einem Atemstopp von 20 s möglich, jedoch bei mitunter schlechtem Leber-Tumor-Kontrast. **d** Echoplanarbildgebung ermöglicht spinechoähnliche und somit hohe T2w Kontraste bei extrem kurzer Aufnahmezeit (25 Schichten in 5 Sekunden). Allerdings ist hierfür meist eine Zusatzausstattung notwendig, zudem ist diese Technik artefaktanfällig (**e**).

T1w Bildgebung

Für die T1w Bildgebung werden insbesondere im hohen Feldstärkenbereich Mehrschicht-GRE-Sequenzen (z. B. FLASH, FFE) zur Datenaufnahme während Atemstopp eingesetzt (Tab. 1.**2**). Einerseits werden hierdurch Atemartefakte eliminiert, andererseits ermöglichen die hierbei verwendeten, extrem kurzen Echozeiten einen starken T1w Kontrast. Je nach Leistungsfähigkeit des Gradientensystems können 5 bis ca. 25 Schichten während eines Atemstopps von ca. 15–25 s aufgenommen werden. Somit gelingt die Abbildung der Leber je nach Schichtzahl und gewählter Schichtdicke in 1–3 Atemanhaltephasen mit hohem Kontrast und guter Bildqualität. Derartige Mehrschicht-GRE-Sequenzen sind zunehmend auch im niedrigen Feldstärkenbereich verfügbar, hier müssen jedoch Abstriche bezüglich des S/R-Verhältnisses gemacht werden. Alternativ zur Mehrschicht-GRE-Sequenz mit TR-Werten um 150 ms und TE-Werten um 5 ms können sequentielle Einzelschichtsequenzen mit sehr kurzem TR und TE (10–20 ms bzw. 2–7 ms) verwendet werden. Zur Verbesserung des aufgrund der kurzen TR- und TE-Werte primär niedrigen Kontrastes sind diese Sequenzen mit einem vorgeschalteten Inversionspuls kombiniert (z. B. Turbo-FLASH oder Turbo-FFE).

Stehen Techniken zur schnellen Akquisition mit ausreichender Bildqualität und gutem Kontrast nicht zur Verfügung, können bei mittlerer Feldstärke T1w Bilder sowohl mit SE- als auch GRE-Sequenzen in konventioneller Weise mit multipler Datenmittelung und Aufnahmezeiten von 4–8 min erstellt werden. Die multiple Datenmittelung bedingt neben einer Reduktion von Bewegungsartefakten durch Erhöhung des S/R-Verhältnisses auch eine Verbesserung von Kontrast und Bildqualität mit guter anatomischer Detailerkennbarkeit (12, 54). Wegen der kurzen T1-Relaxationszeiten bei mittlerer Feldstärke wird zum Erzielen eines hohen T1w-Kontrasts sowohl für SE- als auch GRE-Sequenzen eine kurze TR-Einstellung von 250–350 ms gewählt. Die Echozeiten sollten so kurz wie möglich sein (SE 12–15 ms, GRE 5–10 ms). Bei hohen Feldstärken ist für die konventionelle Aufnahmetechnik ebenfalls die SE-Sequenz geeignet, wobei wegen verlängerter T1-Relaxationszeiten auch der TR-Wert verlängert wird (400–500 ms). Die Anzahl der Datenmittelungen sollte nicht über vier liegen, entsprechend einer Untersuchungszeit von ca. 8 min. Hierbei sollten die kürzest möglichen Echozeiten (TE 10–15 ms) verwendet werden (37). GRE-Sequenzen eignen sich für die konventionelle Untersuchung mit multipler Datenmittelung aufgrund akzentuierter Bewegungsartefakte nicht für hohe Feldstärken. Falls Messungen ohne Atemstopp mit einer Phased-array-Körperspule durchgeführt werden, ist die Verwendung einer Fettsuppressionstechnik zu empfehlen, da das spulennahe subkutane, sehr signalreiche Fettgewebe sonst zu stark ausgeprägten Bewegungsartefakten führt.

In-Phase- und Gegen-Phase-Bildgebung

Bei der Verwendung von GRE-Techniken liefern Sequenzen mit In-Phase-Echozeit (in phase, IP) und Gegen-Phase-Echozeit (opposed phase, OP) Bilder unterschiedlicher Qualität und diagnostischer Aussagekraft. Die entsprechenden Echozeiten sind von der Feldstärke abhängig (Tab. 1.**3**). Die Effekte kommen durch Addition bzw. Subtraktion von Signalbeiträgen aus wäßriger und fettiger Umgebung innerhalb eines Volumenelements zustande (Abb. 1.**3**).

Typischerweise stellen sich Grenzflächen zwischen Geweben mit unterschiedlichem Wasser- bzw. Fettgehalt dunkel dar (Abb. 1.**4**). Gegen-Phase-Bilder sind insbesondere sehr empfindlich für den Nachweis fein verteilter Verfettungen, wie sie zum Beispiel bei der Steato-

Tabelle 1.**3**   Abhängigkeit der In-Phase- und Gegen-Phase-Echozeiten von der Feldstärke (ungefähre Angaben in ms)

	In-Phase	Gegen-Phase
0,5 T	Vielfache von 14	7 plus Vielfache von 14
1,0 T	Vielfache von 6,6	3,3 plus Vielfache von 6,6
1,5 T	Vielfache von 4,4	2,2 plus Vielfache von 4,4

Tabelle 1.**2**   Empfohlene Sequenzen und Sequenzparameter

Ge-wich-tung	Orien-tie-rung	Sequenz-typ	TR (ms)	TE (ms)	Flip (°)	ETL	FS	Matrix ($N_{phase} \times N_{frequ}$)	FOV (mm)	N_{SL}	N_{AC}	SD (mm)	T_{AC} (min)	Atem-stopp
T1	tra	GRE	ca. 150	2,2–7	90	–	nein	128×256	300 (6/8)	23	1	7	0,35	ja
T1	tra altern.	SE	500	15	–	–	nein	192×256	300 (6/8)	19	4	8	8	nein
T2	tra	TSE	5000	80–100	–	7–15	ja	192×256	300 (6/8)	21	3	7	4–7	nein
T2	tra altern.	SE	2500	90	–	–	ja	128×256	300 (6/8)	19	2	8	8	nein
T2	tra	HASTE	∞	fest-gelegt	–	fest-gelegt	ja/nein	128×256	300 (6/8)	21	1	8	0,35	ja

Schichtabstand immer 20% der Schichtdicke (Distanzfaktor 0,2).
In-Phase und Gegen-Phase für T1w GRE beachten.

sis hepatis vorkommen (33, 34, 36). Hier werden verfettete Areale im Vergleich zum In-Phase-Bild signalarm dargestellt. Bei Vorliegen einer Steatosis hepatis ist zu beachten, daß fokale Leberläsionen nur im In-Phase-Bild sicher erkannt werden, während sie im Gegen-Phase-Bild dem Nachweis entgehen können (Abb. 1.**5**).

T2w Bildgebung

Für die Wahl der T2-betonten Untersuchungstechnik existieren keine wesentlichen Unterschiede zwischen mittlerer und hoher Feldstärke. Es haben sich heute die sogenannten Turbo- oder Fast-SE-(TSE bzw. FSE-)Sequenzen wegen der gegenüber konventionellen SE-Sequenzen mitunter deutlich verkürzten Meßzeit weitgehend durchgesetzt (27). Hierbei werden pro Anregung mehrere Echos erzeugt, die unterschiedlich phasenkodiert werden, so daß eine Zeiteinsparung um z. B. den Faktor 6 (bei sechs Echos pro Anregung) bei erhaltener Ortsauflösung erzielt wird. Bei teilweisem Verzicht auf die Zeitersparnis ist eine Erhöhung der Ortsauflösung auf bis zu 512 x 512 Punkte möglich. Diese Technik kann die gesamte Leber in 2–4 min abbilden, wenige Schichten können auch während Atemanhaltens aufgenommen werden. Im extremen Fall kann mit einer einzigen Anregung und Erzeugung von 100 und mehr unterschiedlich phasenkodierten Echos ein vollständiges Bild in weniger als 1 s erstellt werden (Single-shot-TSE, z. B. HASTE). Mit diesen Techniken wird eine ausgezeichnete Bildqualität erzielt (9), allerdings scheinen in der Leberdiagnostik Läsionen, die gegenüber dem Lebergewebe nur eine gering verlängerte T2-Relaxationszeit aufweisen, im Vergleich zur Standard T2w SE-Sequenz schlechter nachweisbar zu sein (3). Eine weitere, neue Sequenzvariante basiert auf der TSE-Sequenz, fügt jedoch zusätzlich Gradientenechos ein, wodurch ein nochmaliger Zeitgewinn resultiert (Gradienten-Spinecho, GRASE) . Als schnellste Technik gilt die Methode des Echo planar imaging (EPI). Diese Technik erfordert spezielle technische Voraussetzungen, liefert grundsätzlich T2-gewichtete Bilder und erlaubt die Abbildung der Leber in weniger als 5 s. Für

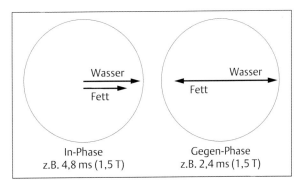

Abb. 1.**3** Schema zur In-Phase- und Gegen-Phase-Bildgebung mittels GRE. Unter **a** In-Phase-Bedingungen addieren, unter **b** Gegen-Phase-Bedingungen subtrahieren sich Signalbeiträge aus fettiger und wäßriger Umgebung innerhalb eines Volumenelements.

T2w SE- und TSE-Sequenzen scheint die Verwendung von Fettsuppression eine Verbesserung von Kontrast und Tumordetektion zu ergeben (11, 28). Fettsupprimierte Techniken haben für die T2-Gewichtung eine höhere Bedeutung als für die T1-Gewichtung. Es können mehrere Arten von Fettunterdrückung unterschieden werden (s. u.). Falls diese neueren Techniken nicht zur Verfügung stehen, sollte eine SE-Sequenz mit zwei Echos (Doppelecho) eingesetzt werden, wobei das erste Echo entweder protonendichtebetont (TE 15–20 ms) oder intermediärbetont (halber Wert des zweiten Echos) ist und das zweite Echo bei 80–120 ms liegt. Zur Differenzierung von soliden Lebertumoren gegenüber Hämangiomen und Zysten kann die Echozeit weiter erhöht werden. Die Repetitionszeit kann bei niedriger Feldstärke 1600–2000 ms betragen, bei hoher Feldstärke sollte sie wegen der Verlängerung der T1-Relaxationszeiten nicht unter 2500 ms liegen. Für die Abdomenuntersuchung sind diese Sequenzen mit Bewegungskompensationgradienten ausgestattet, um Bewegungsartefakte zu vermindern und damit die Bildqualität zu verbessern. Bei langen Echozeiten ist zwar der T2-

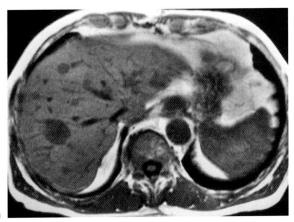

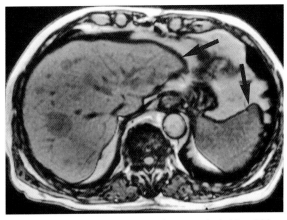

a　　　　　　　　　　　　　　　　　　　　　　　　　　b

Abb. 1.**4** In-Phase- und Gegen-Phase-Bildgebung mit T1w GRE-Sequenz, TR 165 ms, TE 5,0 (**a**) und 2,5 (**b**) ms, α 90° bei fokalen Leberläsionen (1,5 T). Im Gegen-Phase-Bild charakteristische, signalarme Säume um die parenchymatösen Organe

(Pfeile). Die multiplen Metastasen kommen in beiden Bildern etwa gleich gut zur Darstellung. Es liegt keine Steatosis hepatis vor.

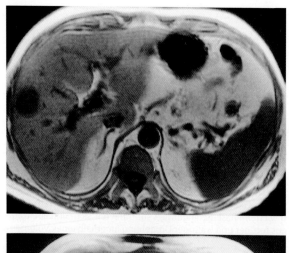

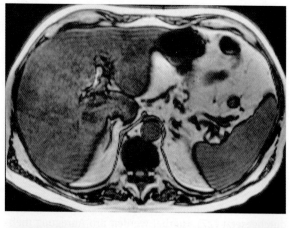

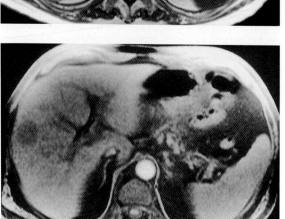

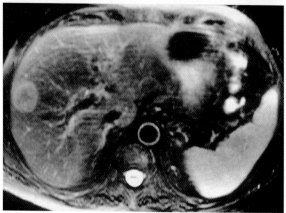

Abb. 1.5 In-Phase- und Gegen-Phase-Bildgebung mit T1w GRE-Sequenz, TR 165 ms, TE 5,0 (**a**) und 2,5 (**b**) ms, α 90° bei fokaler Leberläsion und Steatosis hepatis (1,5 T). **a** Im In-Phase-Bild kontrastreiche Darstellung der Lebermetastase. **b** Im Gegen-Phase-Bild Nivellierung des Leber-Tumor-Kontrasts durch Signalverlust des steatotischen Leberparenchyms. **c** Im Vergleich hierzu ebenfalls niedriger Leber-Tumor-Kontrast in T1w GRE-Sequenz mit Fettsuppression. **d** Gute Abgrenzbarkeit des Lebertumors mit T2w TSE-Sequenz.

Kontrast hoch, das S/R-Verhältnis jedoch niedrig. Aus diesem Grund wird das späte Echo mit verminderter Bandbreite aufgenommen, womit das S/R-Verhältnis verbessert wird. Unterschiedliche T2w Bilder einschließlich sehr starker T2-Gewichtung können simultan mit einer Multiechosequenz aufgenommen werden. Für die Anwendung von TSE- oder FSE-Sequenzen ergeben sich für die Wahl der Echozeiten ähnliche Werte wie für die SE-Sequenzen. Die TR-Zeiten liegen jedoch wegen der längerdauernden Aufnahme des Echozugs im allgemeinen bei über 5000 ms.

Phased-array-Spule

Einige Gerätehersteller bieten für die abdominelle MRT sogenannte Phased-array-Körper- oder Torsospulen an. Mit dieser Zusatzausrüstung kann das S/R-Verhältnis im Vergleich zur Standardkörperspule verbessert werden (18). Dieser Signalgewinn kommt insbesondere schnellen Sequenzen zugute. Als relativer Nachteil ist die sehr signalreiche Darstellung des subkutanen Fettgewebes zu werten, wodurch in konventionellen Sequenzen akzentuierte Bewegungsartefakte entstehen. Es empfiehlt sich

daher bei Verwendung einer Phased-array-Körperspule der Einsatz von Sequenzen während Atemstopps, bei längeren Sequenzen der Einsatz einer Methode zur Fettsuppression (Abb. 1.**6**).

Bewegungsartefakte und Artefaktreduktion

In der MRT der Leber stellen Bewegungsartefakte ein zentrales Problem dar. Die effiziente Unterdrückung, oder besser, Vermeidung dieser Artefakte ist eine wesentliche Voraussetzung, um eine für die Diagnostik ausreichende Bildqualität mit guter anatomischer Detailerkennbarkeit zu erzielen. Daher werden im folgenden einige Ursachen für Bewegungsartefakte in der MRT des Abdomens aufgeführt und die wesentlichen, heute gebräuchlichen Techniken zur Artefaktreduktion genannt und diskutiert.

Im Oberbauch entstehen Bewegungsartefakte durch die Atmung (die durchschnittliche Lageänderung der Leber während einer Atemexkursion beträgt z. B. 3–5 cm), durch Fluß in Gefäßen und Gefäßpulsationen, durch subdiaphragmal fortgeleitete Pulsationen des Herzens sowie durch die Peristaltik des Gastrointestinaltrakts

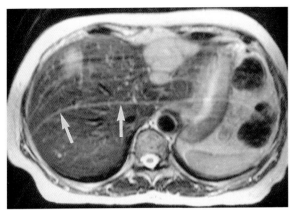

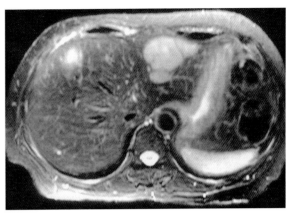

Abb. 1.**6** Bedeutung der Fettsuppression bei Verwendung einer Phased-array-Körperspule in Verbindung mit nichtatemangehaltenen Sequenzen (1,5 T). T2w TSE-Sequenz **a** ohne und

b mit Fettsuppression. Durch SI-Überhöhung der spulennahen Strukturen ausgeprägte Bewegungsartefakte über der Leber in **a** (Pfeile); diese können durch Fettsuppression deutlich vermindert werden.

(Abb. 1.**1**). Die Bewegung anatomischer Strukturen während der Datenakquisition führt unabhängig von der Bewegungsrichtung einerseits zu Konturunschärfen und andererseits zu Konturdoppelungen in Richtung des Phasenkodiergradienten („Ghost"-Artefakte). Konturdoppelungen – z. B die Überlagerung des MR-Bildes durch wiederholte Abbildung der signalintensiven Bauchdecke – sind Fehlprojektionen aufgrund von Atmungsbewegung während der Ortskodierung durch die Magnetfeldgradienten. Pulsationsartefakte – die wiederholte Darstellung des Querschnitts großer Gefäße in Phasenkodierrichtung – resultieren aus dem Blutfluß im Bildgebungsvolumen (Abb. 1.**1**).

In den letzten Jahren wurden zahlreiche Strategien zur Reduktion von Bewegungsartefakten etabliert und sind an neueren Geräten bzw. Software-Updates in den Sequenzpaketen für die Abdomenuntersuchung bereits implementiert. Diese Artefaktreduktionsmethoden können in unspezifische und spezifische Maßnahmen unterteilt werden.

Die einfachste unspezifische Maßnahme zur Reduktion von Bewegungsartefakten ist die der bereits erwähnten mehrfachen Bildmittelung (64). Die spezifischen Maßnahmen zur Reduktion von Bewegungsartefakten umfassen im wesentlichen den Einsatz von Vorsättigungspulsen, die Untersuchung während Atemstillstandes, die Verwendung von Bewegungskompensationsgradienten (auch Flußkompensation genannt), Atemgating, Ordnung der Phasenkodierung nach der Atemexkursion sowie die Unterdrückung des Fettsignals.

Mit Vorsättigungspulsen werden breite, an das Meßvolumen kranial und kaudal angrenzende Schichten vorgesättigt, so daß die mit dem Blut in das Meßvolumen einströmenden Spins kein Signal geben können (6). Hierdurch erscheinen die Gefäße signalfrei, und Pulsations- bzw. Einflußartefakte werden unterdrückt. Einflußartefakte treten besonders bei T1w Techniken, hier vor allem bei schnellen GRE-Sequenzen und in Verbindung mit intravenöser KM-Applikation auf, so daß sich die Anwendung von Vorsättigungspulsen gerade in diesen Fällen vorteilhaft auswirkt. Die Verwendung der

Vorsättigungstechnik kann allerdings eine Verlängerung von TR und damit der Untersuchungszeit zur Folge haben.

Die Untersuchung mit schnellen Sequenzen während Atemstillstands schaltet Artefakte durch Atmung vollständig aus, während Artefakte durch fortgeleitete Herzpulsation im linken Leberlappen sowie durch die Peristaltik des Gastrointestinaltrakts noch auftreten können. Bei Subsekundenbildgebung (Einzelschuß-TSE, Turbo-FLASH bzw. Turbo-FFE) werden letztendlich auch Artefakte durch Herzbewegung und Peristaltik vermieden.

Gradienten zur Bewegungskompensation reduzieren Signalverlust und Fehlprojektion bewegter Strukturen und vermindern somit auch „Ghost"-Artefakte (10). Das minimal mögliche TE wird durch Bewegungskompensationsgradienten allerdings verlängert, so daß diese Technik vor allem mit intermediärgewichteten oder T2w Sequenzen kombiniert wird. In der T2w Untersuchung der Leber mit SE-Sequenzen hat die Verwendung der Bewegungskompensation zur Folge, daß Blut in den intrahepatischen Gefäßen signalreich dargestellt wird. Hierdurch kann es zu Problemen bei der Unterscheidung von kleinen Leberläsionen und Gefäßquerschnitten kommen.

Voraussetzung für das Atemgating ist eine entsprechende gerätetechnische Ausstattung, die es ermöglicht, die Datenakquisition während der Untersuchung auf einen definierten Abschnitt des Atemzyklus zu begrenzen. Dies bedeutet zwangsläufig eine Verlängerung der Untersuchungszeit auf das Zwei- bis Vierfache. Mit dem Atemgating gelingt eine Verringerung der atmungsbedingten Artefakte, allerdings ist die Zeiteinbuße so gravierend, daß sich diese Technik in Verbindung mit konventionellen SE-Sequenzen kaum durchgesetzt hat. Jedoch kann das Atemgating zeitsparend mit TSE- oder FSE-Sequenzen kombiniert werden und führt hier zu einer Verbesserung der Bildqualität. Keine Auswirkung auf die Untersuchungszeit hat die Technik der Ordnung der Phasenkodierung nach der Atemexkursion (2). Hierbei werden die für den Bildaufbau maßgeblichen zentralen

Phasenkodierschritte in mittlerer Atemlage aufgenommen, wodurch eine Verbesserung der Bildqualität resultiert.

Die Unterdrückung des Fettsignals kann auf verschiedene Arten erfolgen. Mit der spektralen Fettunterdückung wird das Fettsignal frequenzselektiv supprimiert. Hierfür ist eine gute spektrale Trennung von Wasser- und Fettsignal erforderlich, so daß diese Methode bei hoher Feldstärke (1,0–1,5 T) und guter Magnetfeldhomogenität erfolgreich eingesetzt werden kann. Als zweite Methode wird die Short time inversion recovery (STIR) Methode eingesetzt, bei der die Zeit von der Inversion bis zum Nulldurchgang des Fettgewebes während der T1-Relaxation als Inversionsverzögerung (100–170 ms) verwendet wird, so daß sich Fettgewebe signalfrei darstellt. Die STIR-Methode arbeitet weitgehend unabhängig von der Magnetfeldhomogenität und wird bei allen Feldstärken eingesetzt. Sie hat jedoch den Nachteil einer längeren Aufnahmezeit, der aber durch Kombination der STIR-Methode mit den TSE- bzw. FSE-Sequenzen relativiert wird (sog. turbo-inversion-recovery-[TIR-]Sequenzen). Eine weitere Methode zur Fettunterdrückung ist die sogenannte SPIR-Technik mit frequenzselektiver Inversion des spektralen Fettanteils.

Für die Untersuchung der Leber ist die Gabe von Buscopan oder Glucagon zur Reduktion der peristaltikbedingten Bewegungsartefakte des Gastrointestinaltrakts in der Regel nicht notwendig, insbesondere nicht bei Verwendung schneller Untersuchungstechniken.

■ Kontrastmittel

Für die MRT der Leber stehen neben unspezifischen Kontrastmitteln bereits einige gewebespezifische Substanzen für die klinische Anwendung zur Verfügung. Die Entwicklung weiterer gewebespezifischer Kontrastmittel befindet sich im Stadium der klinischen Prüfung.

Unspezifische Kontrastmittel

Seit längerem befinden sich als unspezifische Kontrastmittel Magnevist (Gd-DTPA) oder Dotarem (Gd-DOTA) in der klinischen Anwendung. In jüngerer Zeit wurden mehrere sogenannte nichtionische oder niederosmolare Kontrastmittel, wie z. B. Gadovist (Gadobutrol), Omniscan (Gadodiamide, Gd-DTPA-BMA), Prohance (Gadoteridol, Gd-HP-DO3A) oder Optimark (Gadoversetamide), entwickelt. Alle diese Kontrastmittel verteilen sich nach Injektion rasch im Extrazellulärraum und werden über die Nieren ausgeschieden, sind also bezüglich ihrer Pharmakokinetik mit den jodhaltigen Röntgenkontrastmitteln vergleichbar. Eine Erlaubnis für die klinische KM-Anwendung in der abdominellen MR-Diagnostik liegt bislang für Magnevist und Omniscan vor.

Die intravenöse bolusförmige Injektion eines unspezifischen, Gd-haltigen Kontrastmittels findet ihren Einsatz in der dynamischen Untersuchung der Leber (Tab. 1.**1**). Standarddosierung für diese Substanzen ist 0,1 mmol Gd/kg KG. Die diagnostische Wertigkeit höherer Dosierungen in der MRT der Leber wird klinisch geprüft (35). Die erforderliche, relativ kleine KM-Menge (ca. 10–20 ml bei Standarddosis) ist gerade bei der bolusförmigen Applikation als Vorteil zu werten.

Gewebespezifische Kontrastmittel

Unter den gewebespezifischen Kontrastmitteln unterscheidet man superparamagnetische Eisenoxidpartikel (SPIO-Partikel, Magnetite) mit überwiegender Anreicherung in Leber und Milz (Endorem, Sinerem, Resovist) und paramagnetische, niedermolekulare Substanzen mit hepatozellulärer Aufnahme wie z. B. Mangafodipir (Mn-DPDP), Multihance (Gd-BOPTA) und Eovist (Gd-EOB-DTPA). Von den genannten Substanzen stehen zum jetzigen Zeitpunkt Endorem, Teslascan und Multihance für den klinischen Einsatz zur Verfügung, die übrigen Substanzen befinden sich in der fortgeschrittenen klinischen Prüfung.

Magnetite sind kleinste Eisenpartikel, die nach intravenöser Applikation von Zellen des mononukleären phagozytierenden Systems (MPS) aufgenommen werden – dies sind vor allem Kupffer-Zellen in der Leber und Makrophagen in der Milz – und in den entsprechenden Geweben durch die starke T2-Verkürzung zu einem Signalverlust führen (49). Durch die selektive Aufnahme der Magnetite im MPS des gesunden Lebergewebes läßt sich eine besonders kontrastreiche Demarkierung intrahepatischen Fremdgewebes erzielen (55, 61). Der KM-Effekt der Magnetite ist bereits bei sehr geringen Dosierungen zu erreichen, eine gute Dosierung liegt derzeit zwischen 8 und 15 µmol Fe/kg KG. Der KM-Effekt der Magnetite hält für mehrere Stunden an und ist am besten mit intermediärgewichteten oder moderat T2w Pulssequenzen zu nutzen. Neben der Verkürzung der T2-Relaxationszeit bewirken SPIO auch eine Verkürzung der T1-Relaxationszeiten in ihrer Umgebung. Daher kann in T1w Sequenzen mit sehr kurzen Echozeiten eine Signalsteigerung durch diese Kontrastmittel gesehen werden. Besonders stark ausgeprägt ist dieser signalsteigernde Effekt für ultrakleine SPIO (USPIO, z. B. Sinerem; s. auch Kap. 15, Lymphknoten), die aufgrund ihrer langen Bluthalbwertszeit als Blutpool-Kontrastmittel benutzt werden können und zu längerdauernden Signalveränderungen in gut vaskularisierten Tumoren führen (48).

Die hepatozellulären Kontrastmittel führen durch ihre Aufnahme in die Hepatozyten und die T1-verkürzende Wirkung zu einem langanhaltenden Signalanstieg des Leberparenchyms bis zu zwei Stunden und mehr nach intravenöser Injektion. Hierdurch erzielt man eine verbesserte Erkennbarkeit intrahepatischer Tumoren, in denen das Kontrastmittel nicht aufgenommen wird (16, 42, 58). Die Substanzen werden in einer Dosierung von 0,01 mmol Mn/kg KG (Mangafodipir) und 0,1 mmol Gd/kg (Multihance) eingesetzt, für Gd-EOB-DTPA scheint sich eine Dosis von ca 0,25 mmol Gd/kg als günstig zu erweisen.

■ **Untersuchungsprotokolle**

Nativuntersuchung

Empfohlene Pulssequenzen für die native MR-Diagnostik fokaler Leberläsionen können Tab. 1.1 und 1.2 entnommen werden.

Dynamische Untersuchung

Eine dynamische MRT kann sowohl mit unspezifischen Kontrastmitteln als auch mit bolusförmig applizierbaren hepatobiliären Kontrastmitteln durchgeführt werden (z. B. Multihance). Hierbei wird mit einer T1w Mehrschicht-In-Phase-GRE-Sequenz eine mehrphasige Untersuchung durchgeführt. Entsprechend der biphasischen KM-Anflutung über die A. hepatica und die V. portae (Abb. 1.7) sollte die erste Messung bei 15 s (arterielle Phase), die zweite Messung bei 55–60 s (portalvenöse Phase) nach Beginn der periphervenösen, bolusförmigen KM-Gabe gestartet werden. Weitere Aufnahmen können z. B. bei 2, 5 und 10 Minuten durchgeführt werden. Eine vorherige Bestimmung der Kreislaufzeit hat sich als nicht notwendig erwiesen. Die Verwendung eines MR-kompatiblen KM-Injektors ist praktisch, aber nicht notwendig für das Gelingen einer dynamischen Untersuchung. Nach der KM-Injektion sollte der venöse Zugang sofort mit ca. 20 ml NaCl gespült werden. Die arterielle und die portalvenöse Untersuchungsphase sind vom zeitlichen Protokoll und bezüglich der Interpretation nahezu äquivalent zu einem biphasischen Spiral-CT der Leber. Dynamische Untersuchungen sind auch mit bolusförmig applizierbaren SPIO-Kontrastmitteln möglich, diese sind jedoch noch nicht für die klinische Anwendung zugelassen, so daß eine Empfehlung für die Wahl der Pulssequenz (T1w oder T2w) noch nicht gegeben werden kann.

Statische Aufnahme nach Anwendung gewebespezifischer Kontrastmittel

Entsprechend der Relaxationsbeeinflussung werden Postkontrastaufnahmen mit T1w Sequenzen im Fall von hepatobiliären Substanzen und mit moderat T2w Sequenzen bei SPIO-Kontrastmittel eingesetzt. Bei der Abgrenzung von hepatozellulären Tumoren (fokal noduläre Hyperplasie, gut differenziertes HCC) in Verbindung mit hepatobiliären Kontrastmitteln empfiehlt sich eine Spätaufnahme nach mindestens 2 Stunden.

Bildgebung der normalen Anatomie

Das gesunde Leberparenchym stellt sich sowohl in T1w als auch in T2w Bildgebung mit homogener Signalintensität dar. Im Vergleich zur Milz ist im Normalfall die Leber in T1-Gewichtung hyperintens, in T2-Gewichtung hypointens. Die Lebergefäße erscheinen in T1-Gewichtung aufgrund von flußbedingtem Signalverlust dunkel. Falls in T2-Gewichtung eine Bewegungskompensation (Flußrephasierung) eingesetzt wird, sind die Gefäße signalreich, andernfalls signalarm (Abb. 1.8). Anhand der

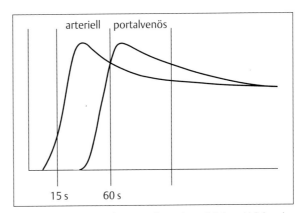

Abb. 1.7 Schematische Darstellung der zeitlichen Abfolge der KM-Anflutung in die Leber über A. hepatica (arterielle Phase) und V. portae (portalvenöse Phase).

Verläufe der Pfortaderaufzweigungen und Lebervenen gelingt die Zuordnung der einzelnen Lebersegmente (Abb. 1.9). Die Abgrenzung der Leber zu den übrigen Strukturen des Oberbauches ist im allgemeinen unproblematisch.

Bildgebung pathologischer Befunde

Der meisten benignen und malignen Lebertumoren sind in T1-Gewichtung hypo-, in T2-Gewichtung hyperintens. Hierbei stellen sich Zysten, Hämangiome, Metastasen neuroendokriner Primärtumoren sowie auch Tumornekrosen oder Abszesse sehr kontrastreich dar. Die überwiegende Anzahl von Lebermetastasen sowie cholangiozelluläre Karzinome weisen in beiden Gewichtungen intermediäre Kontraste auf. Lebertumoren mit nur geringem oder fehlendem Kontrast sind fokale noduläre Hyperplasien, gelegentlich auch Leberadenome und hepatozelluläre Karzinome (Tab. 1.4). Eine differentialdiagnostische Aussage zu intrahepatischen Läsionen ist anhand des T1w Bildes eingeschränkt möglich. Lediglich Leberzysten sind in T1w Bildgebung als glatt begrenzte, nahezu signalfreie Areale zu erkennen. Für die artdiagnostische Zuordnung fokaler Leberläsionen wird das T2w Bild herangezogen, in dem neben der Tumorbegrenzung intratumorale Binnenstrukturen mit gutem Kontrast erkennbar sein können. Für die weitergehende differentialdiagnostische Beurteilung von Leberläsion kann der Vergleich unterschiedlich stark T2-gewichteter Bilder (als SE- oder TSE-Sequenz) unter Einbeziehung später Echos eingesetzt werden, wobei Zysten und Hämangiome mit erhöhter Treffsicherheit von soliden Lebertumoren abzugrenzen sind. Ein atypisches Signalverhalten mit Hyperintensität in T1-Gewichtung und in T2-Gewichtung zeigen eingeblutete Tumoren bzw. hämorrhagische Läsionen, intratumorale Verfettungen sowie Metastasen melanotischer Melanome. Weitere differentialdiagnostische Information liefert die dynamische Untersuchung, anhand derer die wichtige Unterscheidung zwischen hypervaskularisierten und hypovaskularisierten Leberläsionen getroffen werden kann bzw. spe-

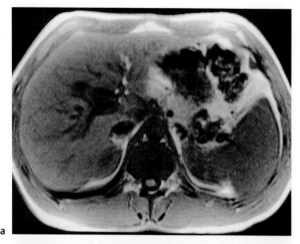
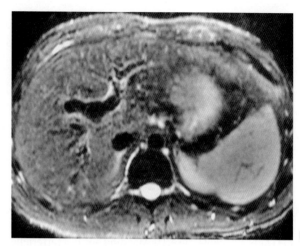
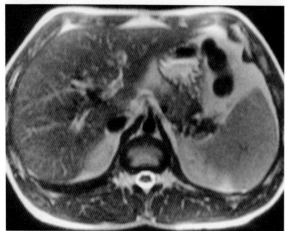

Abb. 1.**8** Axiale Schichten durch den Oberbauch in Höhe der Pfortaderaufzweigung (1,5 T). **a** T1w GRE-Sequenz, **b** T2w TSE-Sequenz, **c** Einzelschuß-TSE-Sequenz. In T1w Sequenz signalreiche Darstellung des Leberparenchyms im Vergleich zum Milzparenchym. Signalarme Lebergefäße durch flußbedingten Signalverlust. In T2w TSE-Sequenz hypointenses Leberparenchym im Vergleich zur Milz, aufgrund der Datenaufnahme während Atmung leichte Bewegungsunschärfe, ebenfalls flußbedingt signalfreie Darstellung der Lebergefäße. In der Einzelschuß-TSE-Sequenz geringer T2w Kontrast zwischen Leber und Milz, durch inkomplette Dephasierung partiell hyperintense Signalgebung in den Lebergefäßen.

Tabelle 1.**4** Schematische Darstellung der Signalintensitäten verschiedener Leberläsionen im Vergleich zum Lebergewebe in der Nativuntersuchung (die Angaben für die T1w Gegen-Phase-Sequenz [OP] gelten nur, falls keine Steatosis hepatitis vorliegt)

	T1w IP	T1w OP	T2w
Benigne Tumoren			
● Zyste	↓↓↓	↓↓↓	↑↑↑
● Hämangiom	↓↓↓	↓↓↓	↑↑↑
● fokale noduläre Hyperplasie	0–(↓)	0–(↓)	0–(↑)
● Adenom	↓–↑↑	↓↓–↑↑	0–↑
Maligne Tumoren			
● Metastasen			
– melanotisches Melanom	↑–↑↑	↑–↑↑	↑–↓
– neuroendokrine Tumoren	↓↓	↓↓	↑–↑↑↑
– andere Primärtumoren	↓↓	↓↓	↑–↑↑
● hepatozelluläres Karzinom	↓–↑	↓↓–↑	0–↑
● cholangiozelluläres Karzinom	↓↓	↓↓	↑–↑↑
Einblutungen	↑–↑↑	↑–↑↑	↑–↓

zielle Kontrastierungsmuster, wie z. B. das Irisblendenphänomen beim Hämangiom, festgestellt werden können (Tab. 1.**5**).

Tabelle 1.**5** Auflistung potentiell hypervaskularisierter Lebertumoren

Benigne Lebertumoren
● fokale noduläre Hyperplasie
● Adenom

Maligne Lebertumoren
● hepatozelluläres Karzinom
● Metastasen
  – Nierenzellkarzinom
  – Mammakarzinom (kann auch hypovaskulisiert sein)
  – neuroendokrine Tumoren (z. B. Karzinoid, Insulinom)
  – Melanom
  – Sarkom

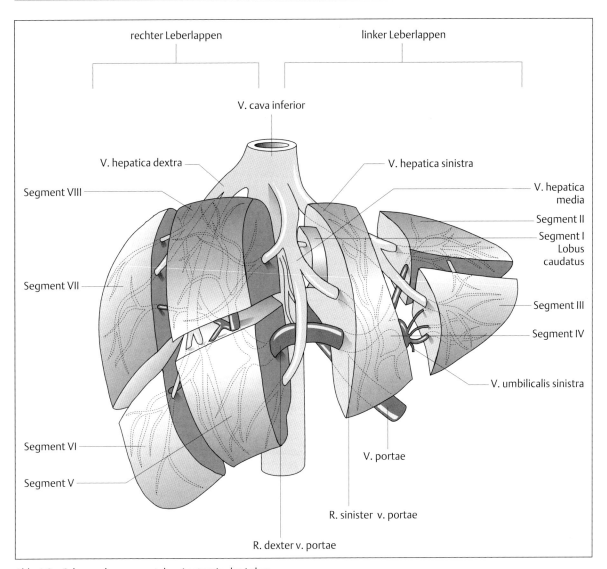

Abb. 1.**9**   Schema der segmentalen Anatomie der Leber.

■ Benigne fokale Leberläsionen

Zysten

Aufgrund ihres Wassergehaltes besitzen Zysten eine lange T1- und T2-Relaxationszeit und stellen sich im T1 gewichteten Bild signalarm bis signalfrei, im T2w Bild mit hoher und homogener Signalintensität dar. Zysten sind gegenüber dem Lebergewebe typischerweise scharf abgegrenzt. Nur bei tangentialem Anschnitt kann der Zystenrand aufgrund des Partialvolumeneffekts unscharf erscheinen (Abb. 1.**10**). Im T2w Bild kann gelegentlich die Differenzierung zwischen Zyste und Hämangiom wegen des identischen Erscheinungsbildes schwierig sein, hier hilft jedoch das T1w Bild oder die Kontrastmitteluntersuchung (Abb. 1.**11**).

Bei Echinokokkuszysten lassen sich MR-tomographisch die flüssigen von den soliden Anteilen der Kapsel und der Septen gut differenzieren. Die artdiagnostisch wichtigen randständigen Verkalkungen sind jedoch im Vergleich zur CT weitaus schwerer zu entdecken.

Hämangiome

Das Hämangiom ist der häufigste benigne Tumor der Leber, es wird bei ca. 5% der Patienten im Rahmen von Screeninguntersuchungen entdeckt. Das Hämangiom ist ein mesenchymaler Tumor, bestehend aus multiplen, dicht zusammenliegenden kavernösen Gefäßen, die mit Endothel ausgekleidet sind. Bei größeren Hämangiomen finden sich zusätzlich regressive Veränderungen in Form von Narben und zentraler Hyalinisierung. Ein Risiko der malignen Entartung besteht nicht. Das Hämangiom liegt häufig auch multipel vor (in bis zu 35% der Fälle), wodurch die Differenzierung gegenüber Metastasen einen besonderen Stellenwert erhält.

Hämangiome sind in der Regel in T1- und T2-Gewichtung homogen und scharf begrenzt, mitunter auch lobuliert. In T1-Gewichtung stellen sie sich mäßig hypointens dar, so daß sie von den deutlich hypointensen Zysten gut unterschieden werden können, weniger gut

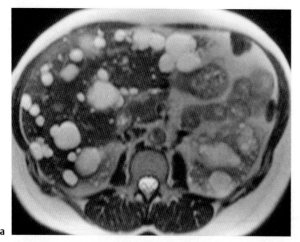

a

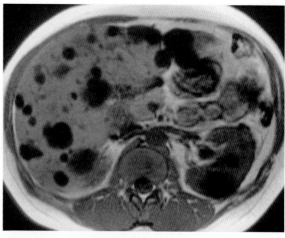

b

Abb. 1.**10** Multiple Leberzysten bei einem Patienten mit Potter-III-Syndrom (1,5 T). **a** T2w Einzelschuß-TSE-Sequenz und **b** T1w GRE-Sequenz, beide mit Atemstopp. In T1-Gewichtung sehr signalarme, in T2-Gewichtung sehr signalreiche, homogene Darstellung der Zysten. Zusätzlich multiple Nierenzysten beidseits.

jedoch von anderen soliden Leberläsionen. In T2-Gewichtung bieten Hämangiome aufgrund der langen T2-Relaxationszeiten eine hohe und homogene Signalintensität und sind mitunter von Zysten nur schwer zu unterscheiden (Abb. 1.11). Die langen T2-Relaxationszeiten von über 80 ms sind durch die große Menge langsam fließenden Blutes bedingt und korrelieren mit dem kollektiven intratumoralen Gefäßvolumen, wobei kein Unterschied zwischen Hämangiomen mit Durchmessern über und unter 2 cm gefunden wird (57). Gelegentlich weisen insbesondere größere Hämangiome ein zentrales, thrombosiertes Areal auf (Abb. 1.12). Es gab verschiedene Ansätze, die Differenzierung des Hämangioms von malignen Tumoren mit quantitativen Verfahren zu untermauern, wie z. B. durch die Berechnung der T2-Relaxationszeit oder des K/R-Verhältnisses. Gegenüber allen quantitativen Bewertungsmaßstäben scheint die visuelle Interpretation des T2w Bildes unter Berücksichtigung der oben genannten morphologischen Kriterien gleichwertig oder überlegen zu sein. Zur Verbesserung der diagnostischen Sicherheit in der Einordnung von Hämangiomen wird die Kombination von mäßig und stark T2w Sequenzen empfohlen (19, 52). Dies kann z. B. durch die Kombination einer moderat T2w TSE-Sequenz mit einer Einzelschuß-TSE-Sequenz, die per se eine stärkere T2-Gewichtung aufweist, erzielt werden. Bei starker T2-Betonung sollte das Hämangiom eine ähnlich hohe Signalintensität wie z. B. die Flüssigkeiten des Liquors, der Gallenblase oder des Mageninhalts besitzen. Für die Charakterisierung von Hämangiomen mittels MRT kann eine Treffsicherheit von über 80% angegeben werden (19, 31). In einzelnen Fällen treten dennoch differentialdiagnostische Schwierigkeiten auf. Diese sind entweder durch regressive Veränderungen des Hämangioms (vermindertes Signal, inhomogene Strukturierung) bedingt oder entstehen bei der Abgrenzung gegenüber Metastasen von neuroendokrinen Tumoren, die ebenfalls sehr lange T2-Relaxationszeiten aufweisen (25, 26). Sollte anhand einer MR-tomographischen Nativuntersuchung die Diagnose eines vermuteten Hämangioms Schwierigkeiten bereiten, wird eine dynamische Untersuchung angeschlossen.

In der dynamischen MRT zeigen Leberhämangiome das sogenannte Irisblendenphänomen (fill-in phenomenon) mit einer hyperintensen, zentripetalen Kontrastierung und besitzen in der Spätuntersuchung (ca. 10 Minuten nach KM-Injektion) eine homogene und hohe Signalintensität. In der Frühphase der dynamischen Untersuchung ist die primär hyperintense, knötchen- oder flockenförmige Kontrastierung in der Tumorperipherie für das Hämangiom pathognomonisch (Abb. 1.11 und 1.12). Kleine bis mittelgroße Hämangiome stellen sich in der Spätuntersuchung in der Regel homogen und hyperintens dar. Bei zentral thrombosierten Hämangiomen zeigt der periphere Anteil das hämangiomtypische KM-Verhalten, der zentrale thrombosierte Anteil bleibt von der Kontrastierung ausgespart (Abb. 1.12). Große Hämangiome weisen häufig regressive Veränderungen auf, die sich in der Spätuntersuchung als unregelmäßig konfigurierte KM-Aussparung darstellen. Sehr kleine Hämangiome können bereits in der arteriellen Phase vollständig hyperintens kontrastiert sein und im weiteren Verlauf isointens zum Lebergwebe werden oder auch hyperintens bleiben.

Fokale noduläre Hyperplasien

Die fokale noduläre Hyperplasie (FNH) ist ein relativ seltener benigner Tumor, dessen Auftreten mit dem Gebrauch oraler Kontrazeptiva in Zusammenhang gebracht wurde. Es wird angenommen, daß ein wachstumsfördernder Effekt der Antikonzeptiva auf eine bereits vorhandene fokale noduläre Hyperplasie vorliegt, so daß die größeren Tumoren bei Frauen häufiger entdeckt werden (23). Im Gegensatz zum Leberzelladenom liegt bei der fokalen nodulären Hyperplasie kein Risiko einer malignen Entartung vor. Die fokale noduläre Hyperplasie besteht aus Hepatozyten, Kupffer-Sternzellen, blind

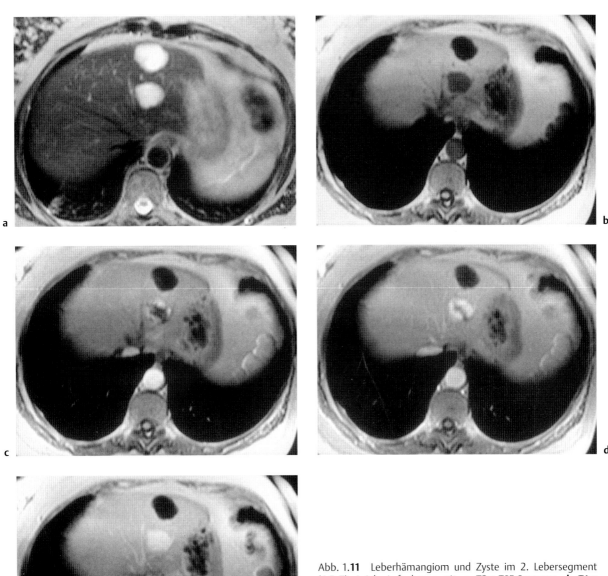

Abb. 1.11 Leberhämangiom und Zyste im 2. Lebersegment (1,5 T). Axiale Aufnahmen mit **a** T2w TSE-Sequenz, **b** T1w GRE-Sequenz vor sowie **c** 15 s, **d** 2 min und **e** 10 min nach i.v. Injektion eines Gd-haltigen Kontrastmittels. Beide Läsionen sehr signalreich in T2-Gewichtung, signalarm in T1-Gewichtung. Das Hämangiom zeigt in der dynamischen Untersuchung ein primär hyperintenses, knotiges, randständiges Enhancement (**c**). In der Folge vollständige, hyperintense Kontrastierung der Läsion (**d** und **e** Irisblendenphänomen). Die Zyste zeigt keine Signaländerungen.

endenden Gallengangsproliferaten, und bei einem Teil der Fälle findet sich eine sternförmige, „zentrale" Narbe.

Das MR-Bild der fokalen nodulären Hyperplasie erklärt sich aus der Tatsache, daß diese Läsion aus nahezu demselben Gewebe besteht wie das umgebende gesunde Lebergewebe. Sowohl im T1w als auch T2w Bild ist die fokale noduläre Hyperplasie daher nahezu isointens zum Lebergewebe wobei im T2w Bild ein Trend zur geringen Hyperintensität besteht (Abb. 1.**13**). Während in früheren Studien die FNH häufig im T1w Bild als überwiegend isointens zum Lebergewebe beschrieben

wurde, führt die durch sehr kurze Echozeiten stark T1w GRE-Bildgebung, z. B. mittels FLASH, in erhöhtem Maße zu mäßig hypointenser Darstellung (24). Ein häufiges morphologisches Merkmal ist das in T1w Bildern ausgeprägt homogene Erscheinungsbild der Läsion in 57–94% der Fälle (24, 51). Eine zentrale Narbe wird in 35–50% der Fälle gesehen, die sich in T1w Technik immer hypointens, in T2w Bildgebung in ca. 65% der Fälle hyperintens darstellt (Abb. 1.**13**) (51). Gelegentlich kommt eine FNH als gestielter Tumor vor (Abb. 1.**14**), hier besteht die Gefahr einer Torquierung des Stiels mit konsekutiver Infarzierung des Tumors.

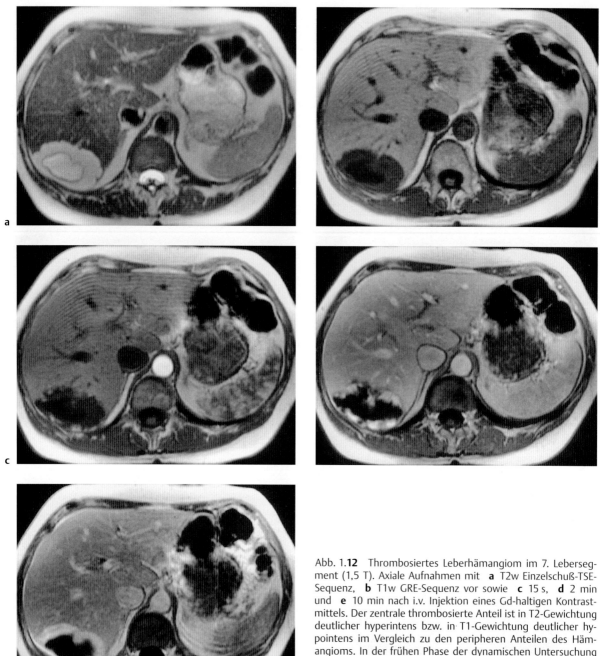

Abb. 1.**12** Thrombosiertes Leberhämangiom im 7. Lebersegment (1,5 T). Axiale Aufnahmen mit **a** T2w Einzelschuß-TSE-Sequenz, **b** T1w GRE-Sequenz vor sowie **c** 15 s, **d** 2 min und **e** 10 min nach i.v. Injektion eines Gd-haltigen Kontrastmittels. Der zentrale thrombosierte Anteil ist in T2-Gewichtung deutlicher hyperintens bzw. in T1-Gewichtung deutlicher hypointens im Vergleich zu den peripheren Anteilen des Hämangioms. In der frühen Phase der dynamischen Untersuchung zeigt sich ein primär hyperintenses, knotiges, randständiges Enhancement (**c**). In der Folge hyperintense Kontrastierung der peripheren Hämangiomanteile mit Aussparung des zentralen Anteils.

In der dynamischen MR-Untersuchung zeigen fokale noduläre Hyperplasien aufgrund ihres hypervaskularisierten Charakters in der arteriellen Phase einen starken, homogenen Signalanstieg und kehren rasch wieder zur Isointensität zurück (Abb. 1.**13**, 1.**14**). Charakteristisch ist die zentrale Narbe, die sich in der frühen Phase nicht kontrastiert und erst nach 2–4 Minuten hyperintens wird (Abb. 1.**13**).

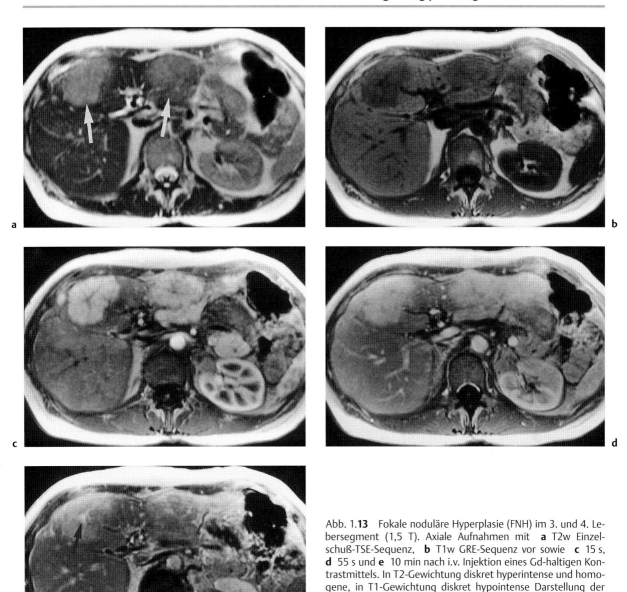

Abb. 1.**13** Fokale noduläre Hyperplasie (FNH) im 3. und 4. Lebersegment (1,5 T). Axiale Aufnahmen mit **a** T2w Einzelschuß-TSE-Sequenz, **b** T1w GRE-Sequenz vor sowie **c** 15 s, **d** 55 s und **e** 10 min nach i.v. Injektion eines Gd-haltigen Kontrastmittels. In T2-Gewichtung diskret hyperintense und homogene, in T1-Gewichtung diskret hypointense Darstellung der beiden FNH (Pfeile). Die hypointense zentrale Narbe ist nur in T1-Gewichtung zu erkennen. In der arteriellen Phase (**c**) kräftiges Enhancement der FNH, jeweils unter Aussparung der zentralen Narbe, im weiteren Verlauf Kontrastabnahme, hyperintense Darstellung der zentralen Narben in der Spätuntersuchung (Pfeil).

Leberzelladenome

Leberzelladenome sind seltene primäre Lebertumoren, bei denen das Risiko einer malignen Entartung besteht. Ähnlich dem Leberzellkarzinom lassen sich fettige Degenerationen nachweisen (Abb. 1.**14**). Häufig weisen Leberzelladenome zudem hämorrhagische Areale auf. Die MR-Morphologie ist entsprechend dem vielgestaltigen histologischen Erscheinungsbild sehr variabel (39). Dieses ist im T1w In-Phase-Bild in etwa 50% der Fälle gekennzeichnet durch die inhomogene Darstellung mit hyperintensen Anteilen, die auf fettige Degenration oder Einblutungen zurückzuführen sind. Die Differenzierung

zwischen Einblutung und Verfettung gelingt im Gegen-Phase-Bild. Hier stellen sich verfettete Areale hypointens dar (Abb. 1.**15**). Auch im T2w Bild überwiegt die heterogene Darstellung mit hyperintensen und hypointensen Anteilen. Der MR-tomographische Nachweis einer peritumoralen Pseudokapsel gelingt in etwa 30% der Fälle (1). Zentrale Narben wie bei der FNH sind sehr selten nachweisbar. Insgesamt ähnelt das MR-tomographische Erscheinungsbild von Leberzelladenomen dem von hepatozellulären Karzinomen, eine Ähnlichkeit zu fokalen nodulären Hyperplasien ist selten. Auch in der dynamischen Untersuchung bieten Leberzelladenome kein typisches Erscheinungsbild. In der Mehrzahl der Fälle sind

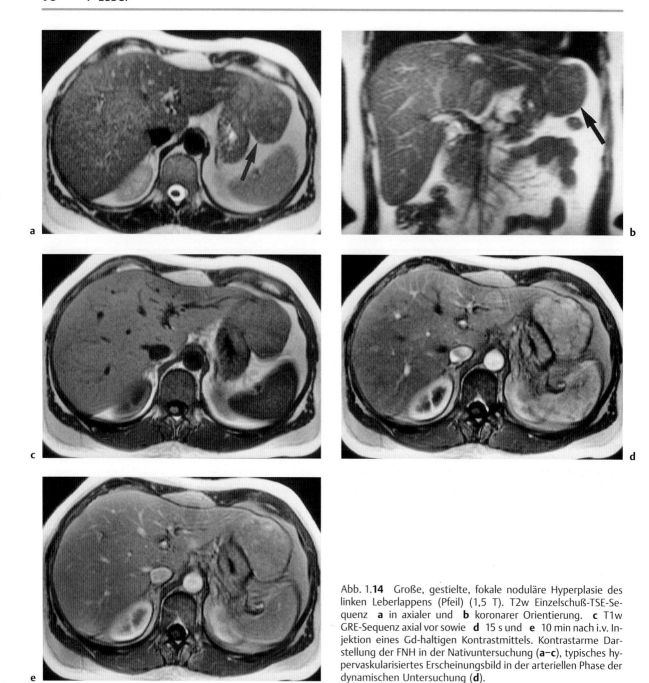

Abb. 1.**14** Große, gestielte, fokale noduläre Hyperplasie des linken Leberlappens (Pfeil) (1,5 T). T2w Einzelschuß-TSE-Sequenz **a** in axialer und **b** koronarer Orientierung. **c** T1w GRE-Sequenz axial vor sowie **d** 15 s und **e** 10 min nach i.v. Injektion eines Gd-haltigen Kontrastmittels. Kontrastarme Darstellung der FNH in der Nativuntersuchung (**a–c**), typisches hypervaskularisiertes Erscheinungsbild in der arteriellen Phase der dynamischen Untersuchung (**d**).

Leberzelladenome gut vaskularisiert, so daß die Diagnose eines Leberadenoms bei Vorliegen eines hypervaskularisierten, inhomogenen Tumors mit Zeichen der Einblutung sehr wahrscheinlich wird (4). Wegen der diagnostischen Schwierigkeiten und der Tendenz zur malignen Entartung sollte bei unklaren Fällen eine operative Entfernung des Tumors erwogen werden.

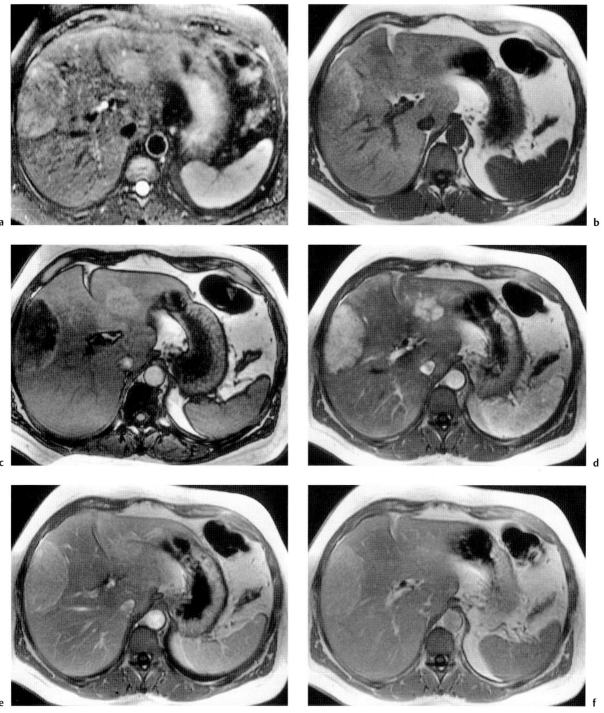

Abb. 1.**15** Großes Leberadenom im 8. Lebersegment (1,5 T). Axiale Aufnahmen mit **a** T2w TSE-Sequenz, **b** T1w GRE-In-Phase- und **c** GRE-Gegen-Phase-Sequenz. Zusätzlich T1w GRE-In-Phase-Sequenz **d** 15 s, **e** 55 s und **f** 5 min nach i.v. Injektion eines Gd-haltigen Kontrastmittels. Mäßig hyperintense Darstellung des Adenoms in T2-Gewichtung. Die ange-deutet hyperintense Signalgebung im In-Phase-Bild bei gleichzeitig deutlich hypointenser Signalgebung im Gegen-Phase-Bild ist durch die Verfettung des Adenoms bedingt. In der dynamischen Untersuchung hypervaskularisierter Charakter des Adenoms mit signalreicher Darstellung in der arteriellen Phase (**d**). Zusätzlich FNH im linken Leberlappen.

■ Maligne fokale Leberläsionen

Metastasen

Metastasen stellen sich entsprechend ihrer morphologischen Vielfalt, auch in Abhängigkeit von der Art des Primärtumors, MR-tomographisch uneinheitlich dar (S. 9 und Tab. 1.**4**). Bezüglich der dynamischen Untersuchung kann zwischen hypovaskularisierten und hypervaskularisierten Metastasen unterschieden werden, was gewisse Rückschlüsse auf den Primärtumor zuläßt (Tab. 1.**5**).

Die häufigsten Metastasen in der Leber stammen von kolorektalen Karzinomen. Diese bieten ein relativ

einheitliches Erscheinungsbild mit mäßiger Hypointensität in T1- und mäßiger Hyperintensität in T2-Gewichtung. Eventuell vorhandene zentrale Nekrosen heben sich vor allem in T2-Gewichtung gegenüber der Tumorperipherie nochmals kontrastreicher ab und führen zum sogenannten Dough-nut-Zeichen (63) (Abb. 1.**16**). Insbesondere bei multiplem Vorkommen besteht an der Diagnose von Metastasen kein Zweifel. Tumorverkalkungen sind sowohl im T1w als auch T2w Bild signalarm, jedoch schlechter zu erkennen als in der Computertomographie. Intratumorale Hämorrhagien treten insbesondere im T1w Bild deutlich signalintensiv hervor. Metastasen kolorektaler Adenokarzinome sind typischerweise hypovaskularisiert. Hypovaskularisierte Metastasen zeigen

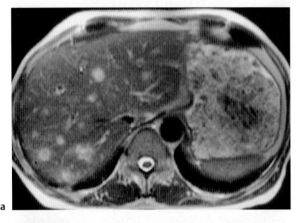

a

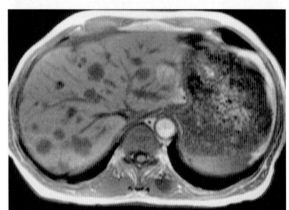

b

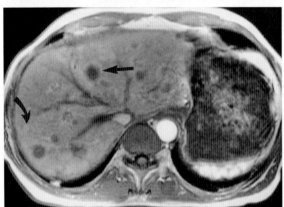

c

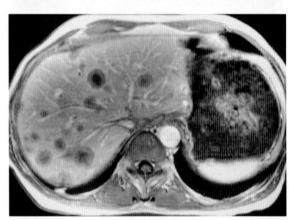

d

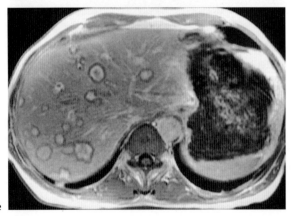

e

Abb. 1.16 Multiple hypovaskularisierte Metastasen eines kolorektalen Adenokarzinoms (1,5 T). Axiale Aufnahmen mit **a** T2w Einzelschuß-TSE-Sequenz, **b** T1w GRE-Sequenz vor sowie **c** 15 s, **d** 55 s und **e** 10 min nach i.v. Injektion eines Gd-haltigen Kontrastmittels. In T2-Gewichtung stellen sich vor allem die zentralen Nekrosen der Metastasen hyperintens dar. In T1-Gewichtung bei kontrastreicher Darstellung unscharfe Begrenzung der Läsionen. In der arteriellen Phase der dynamischen Untersuchung charakteristisches Rand-Enhancement der großen Läsionen (gerader Pfeil), kleinere Läsionen werden durch diffuse Kontrastierung maskiert (gebogener Pfeil). Im weiteren Verlauf Ausbildung des sog. peripheren KM-Wash-out mit im Vergleich zum Lebergewebe und Tumorzentrum hypointenser Tumorperipherie.

in der Frühphase der dynamischen Untersuchung (1–2 min) nur einen geringen, inhomogenen, peripher betonten Signalanstieg (sog. RIM-Enhancement) und bleiben im Vergleich zum Lebergewebe hypointens (Abb. 1.**16**). In etwa 35% der Fälle wird in der Spätphase der Untersuchung das sogenannte periphere Wash-out-Zeichen gesehen (Abb. 1.**16**). Dieses ist 100% spezifisch für Malignität (30). Metastasen von Mammakarzinomen stellen sich in der Nativuntersuchung in T1-Gewichtung ebenfalls mäßig hypointens, in T2-Gewichtung mäßig hyperintens dar, können jedoch hyper- oder hypovaskularisiert sein (Abb. 1.**17**). Metastasen vom Nierenzellkarzinom, neuroendokrinen Tumoren, z. B. von Karzinoiden,

Melanomen und Sarkomen sind häufig hypervaskularisiert. Die starke Signalanhebung derartiger Läsionen in der arteriellen Phase der dynamischen Untersuchung ermöglicht oftmals die Detektion sehr kleiner Läsionen (Abb. 1.**18**). Zu beachten ist, daß in der darauf folgenden portalvenösen Phase diese Tumoren bereits wieder isointens zum Lebergewebe sind und somit bei Verfehlen der arteriellen Phase dem Nachweis entgehen würden. Metastasen eines melanotischen Melanoms führen aufgrund des paramagnetischen Melanins zur signalreichen Darstellung in T1-Gewichtung, in T2-Gewichtung erscheinen diese Läsionen je nach Melaningehalt hyper- oder hypointens. Bei multiplen Melanommetastasen

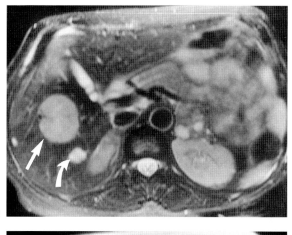

a

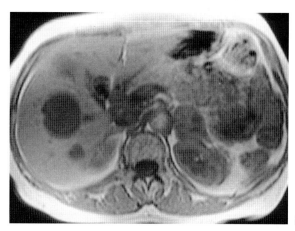

b

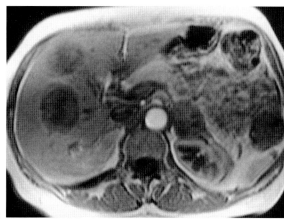

c

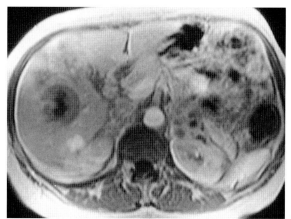

d

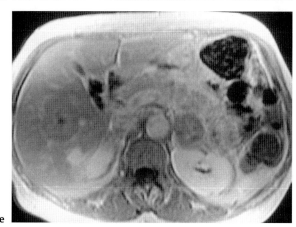

e

Abb. 1.**17** Hypovaskularisierte Metastase eines Mammakarzinoms (gerader Pfeil, Segment V/VI), zusätzlich kleines Hämangiom (gebogener Pfeil, Segment VI). Axiale Aufnahmen mit **a** T2w TSE-Sequenz, **b** T1w GRE-Sequenz vor sowie **c** 15 s, **d** 55 s und **e** 10 min nach i.v. Injektion eines Gd-haltigen Kontrastmittels. Kontrastreiche Darstellung der Metastase in T2- und T1-Gewichtung. In der dynamischen Untersuchung protrahierte, inhomogene Kontrastierung der Metastase. Das kleine Hämangiom mit charakteristischem Verhalten (vgl. Abb. 1.**9**).

können sich diese bezüglich der Signalgebung sehr unterschiedlich verhalten (Abb. 1.**19**). Intratumorale Einblutungen können anhand des angehobenen Signals in

T1-Gewichtung und eventuellen Sedimentationsphänomenen identifiziert werden (Abb. 1.**20**).

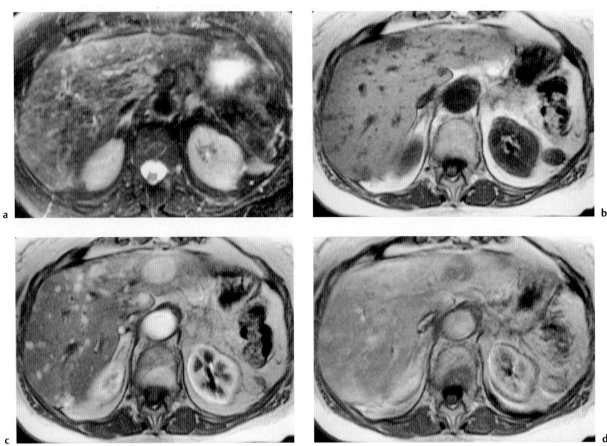

Abb. 1.**18**   Hypervaskularisierte Metastasen eines Karzinoids (1,5 T). Axiale Aufnahmen mit **a** T2w TSE-Sequenz, **b** T1w GRE-Sequenz vor sowie **c** 15 s, **d** 55 s und **e** 10 min nach i.v. Injektion eines Gd-haltigen Kontrastmittels. In der T2w und T1w Nativuntersuchung sind die multiplen Läsionen aufgrund ihrer Kleinheit nahezu nicht abgrenzbar. Exzellente Erkennbarkeit auch kleinster Metastasen in der arteriellen Phase der dynamischen Untersuchung (**c**). In der portalvenösen Phase durch Kontrastierung des Parenchyms Maskierung der Metastasen (**d**).

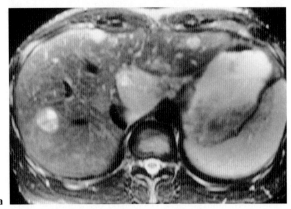
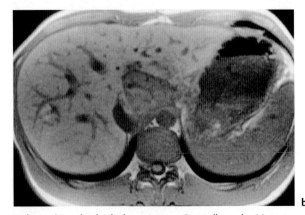

Abb. 1.**19**   Multiple Metastasen eines malignen Melanoms (1,5 T). Axiale Aufnahmen mit **a** T2w TSE-Sequenz und **b** T1w GRE-Sequenz. Durch den Melaningehalt (bei melanotischem Melanom) iso- bis leicht hyperintense Darstellung der Metastasen in T1-Gewichtung.

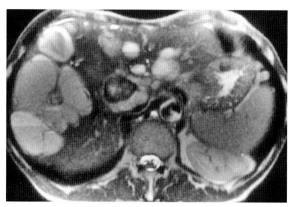

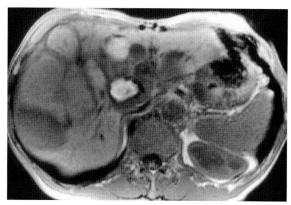

a   b

Abb. 1.**20**   Multiple große Metastasen eines malignen Gastrinoms (1,5 T). Axiale Aufnahmen mit **a** T2w Einzelschuß-TSE-Sequenz und **b** T1w GRE-Sequenz. Die multiplen, großen Metastasen sind durch Einblutungen in T1-Gewichtung partiell hyperintens, in T2-Gewichtung Sedimentierungsphänomen in einzelnen Läsionen.

Hepatozelluläres Karzinom

Bei den Leberzellkarzinomen kann zwischen expansiven (unifokalen, multifokalen) und infiltrativen Formen unterschieden werden. Das MR-tomographische Bild des hepatozellulären Karzinoms ist wie auch beim Leberadenom von der vielgestaltigen Morphologie gekennzeichnet. In etwa 35% der Fälle wird das hepatozelluläre Karzinom von einer Pseudokapsel umgeben, die im wesentlichen aus komprimiertem Lebergewebe und Blutgefäßen besteht. Diese stellt sich in T1-Gewichtung hypointens dar (Abb. 1.**21**). Das Vorkommen einer Pseudokapsel ist bei asiatischer und nichtasiatischer Bevölkerung unterschiedlich. Während in den USA in 27 % eine Pseudokapsel gefunden wurde (46), wiesen japanische Wissenschaftler in 42 % der Fälle eine derartige Pseudokapsel nach (20). Typisch sind in T1-Gewichtung signalintensive Binnenstrukturen des hepatozellulären Karzinoms. Histopathologisches Korrelat für die signalintensiven Anteile im T1w Bild sind fettige Metamorphosen in ca. 50 % der Leberzellkarzinome (46). Neuerdings wird auch der paramagnetische Effekt von Kupferablagerungen in hepatozellulären Karzinomen als Ursache für intratumorale Hyperintensität diskutiert (5). Hepatozelluläre Karzinome sind in etwa 50% der Fälle durch das sogenannte Mosaik pattern gekennzeichnet, das auf T2w Aufnahmen besser zu erkennen ist als auf T1w Bildern (21). Hierbei schwanken die Signalintensitäten zwischen Hypointensität und Hyperintensität.

Hepatozelluläre Karzinome können hypervaskularisiert oder hypovaskularisiert sein. Hierbei sind gut differenzierte hepatozelluläre Karzinome eher hypervaskularisiert, schlecht differenzierte Tumoren hypovaskularisiert (59) (vgl. Abb. 1.**21**, 1.**22**). Die peritumorale Pseudokapsel ist in der frühen Phase der dynamischen Untersuchung hypointens und wird zu späteren Zeitpunkten hyperintens. Dieses Verhalten ist bei größeren Tumoren ausgeprägter als bei kleinen Herden. In der Spätuntersuchung zeigen insbesondere große Tumoren eine inhomogene Binnenstruktur.

Cholangiokarzinome

Cholangiokarzinome können sich sowohl entlang der Pfortaderäste ausdehnen als auch als solide Raumforderungen vorkommen. Im ersten Fall ist das Cholangiokarzinom für die Bildgebung schwer zu erfassen. Das MR-Bild des umschrieben wachsenden Cholangiokarzinoms entspricht dem einer intrahepatischen Metastase (signalarm im T1w Bild und mäßig signalvermehrt im T2w Bild). Zeichen, die für eine Cholangiokarzinom sprechen, sind z. B. eine irregulär begrenzte Raumforderung, das Vorkommen von Satellitenherden sowie die Schrumpfung des betroffenen Leberlappens (Abb. 1.**23**) (8). In der dynamischen Untersuchung stellt sich das Cholangiokarzinom von mäßig hypovaskularisiert bis mäßig hypervaskularisiert dar. Relativ typisch ist eine inhomogene, hyperintense Dasrtellung in der Spätuntersuchung nach KM-Gabe.

■ Weitere fokale Leberläsionen

Hämorrhagische Leberläsionen

Hämorrhagische Läsionen zeigen in der MRT ein typisches Bild, das vom Alter der Blutung beeinflußt wird. Nach Lyse der Erythrozyten und Verflüssigung eines Hämatoms findet sich sowohl im T1w als auch im T2w Bild eine hohe Signalintensität. Die zunehmende Aufnahme von Hämosiderin durch Makrophagen in der Peripherie des Hämatoms führt im späteren Stadium zu einem signalarmen Rand der Läsion im T2w Bild (vgl. auch Abb. 1.**20**).

Abszesse

Intrahepatische Abszesse sind im T1w Bild signalarm und im T2w Bild signalreich. Die signalarme Läsion im T1w Bild entspricht der Abszeßhöhle, während die signalreiche Läsion im T2w Bild das perifokale Ödem einschließt. Unter medikamentöser Therapie lassen sich konzentrische Ringstrukturen erkennen, welche dem

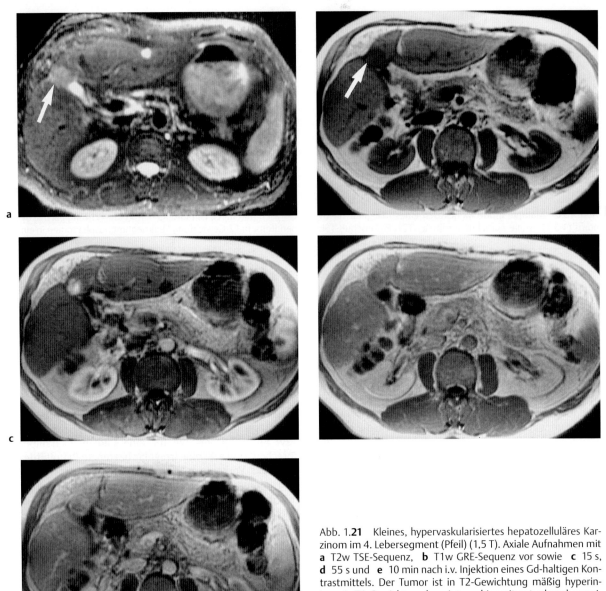

Abb. **1.21**   Kleines, hypervaskularisiertes hepatozelluläres Karzinom im 4. Lebersegment (Pfeil) (1,5 T). Axiale Aufnahmen mit **a** T2w TSE-Sequenz, **b** T1w GRE-Sequenz vor sowie **c** 15 s, **d** 55 s und **e** 10 min nach i.v. Injektion eines Gd-haltigen Kontrastmittels. Der Tumor ist in T2-Gewichtung mäßig hyperintens, in T1-Gewichtung hypointens, hier mit gut erkennbarer signalarmer peritumoraler Pseudokapsel. In der arteriellen Phase (**c**) aufgrund des hypervaskularisierten Charakters signalreiche Darstellung, in der späten Phase Isointensität des Tumors mit angedeutet hyperintenser Pseudokapsel. Zusätzlich in der T2w Aufnahme kleine Zyste im linken Leberlappen.

umgebenden Granulations- und Bindegewebe entsprechen (Abb. **1.24**). Im T2w Bild zeigt sich gleichzeitig ein Rückgang des entzündlichen Ödems.

Fokale Leberverfettung

Eine Verfettung von Lebergewebe kann neben einer generalisierten Form auch als felderförmige Steatosis areata auftreten. Die Steatosis hepatis ist z. B. nutritiv, medikamentös oder toxisch bedingt und kann des weiteren im Rahmen verschiedener Stoffwechselerkrankungen, z. B.

einer Porphyrie, vorkommen (S. 37). Diskrete Verfettungen sind mit konventionellen SE-Sequenzen oder auch mit der In-Phase GRE-Sequenz nicht zu erkennen. In seltenen Fällen liegen jedoch relativ scharf begrenzte, fokale, ausgeprägte fettige Leberparenchyminfiltrationen vor. Diese sind dann sowohl in einer T1w als auch T2w SE-Sequenz (ohne Fettsuppression) hyperintens. In TSE- oder FSE-Sequenzen, die zu einer starken Überhöhung des Fettsignals führen, können sich derartige fokale Verfettungen sehr signalreich darstellen, wodurch dann Schwierigkeiten bei deren Abgrenzung zu Lebermeta-

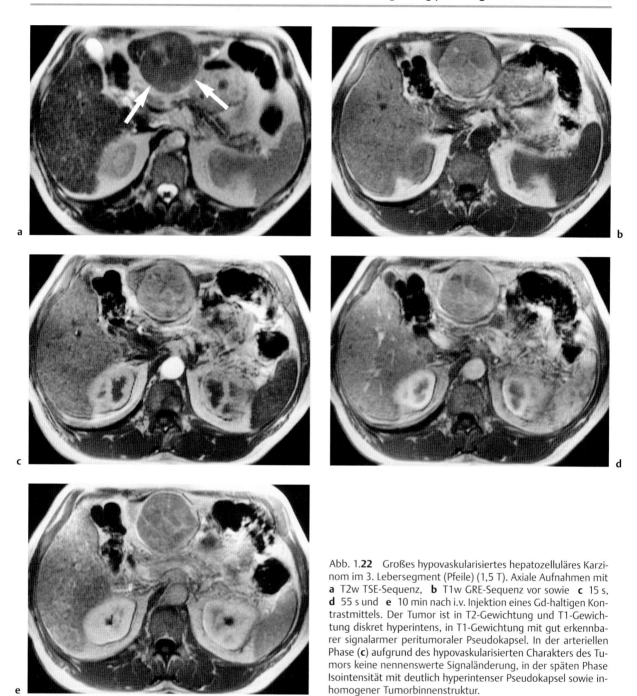

Abb. 1.**22** Großes hypovaskularisiertes hepatozelluläres Karzinom im 3. Lebersegment (Pfeile) (1,5 T). Axiale Aufnahmen mit **a** T2w TSE-Sequenz, **b** T1w GRE-Sequenz vor sowie **c** 15 s, **d** 55 s und **e** 10 min nach i.v. Injektion eines Gd-haltigen Kontrastmittels. Der Tumor ist in T2-Gewichtung und T1-Gewichtung diskret hyperintens, in T1-Gewichtung mit gut erkennbarer signalarmer peritumoraler Pseudokapsel. In der arteriellen Phase (**c**) aufgrund des hypovaskularisierten Charakters des Tumors keine nennenswerte Signaländerung, in der späten Phase Isointensität mit deutlich hyperintenser Pseudokapsel sowie inhomogener Tumorbinnenstruktur.

stasen bestehen. Hier wären z. B. Melanommetastasen, hepatozelluläre Karzinome oder auch hämorrhagische Läsionen mit ihrem möglichen hyperintensen Erscheinungsbild sowohl in T1- als auch T2-Gewichtung zu nennen (32, 66). Durch Einsatz einer Gegen-Phase-GRE-Sequenz können derartige fokale Verfettungen als solche identifiziert werden (Abb. 1.**25**).

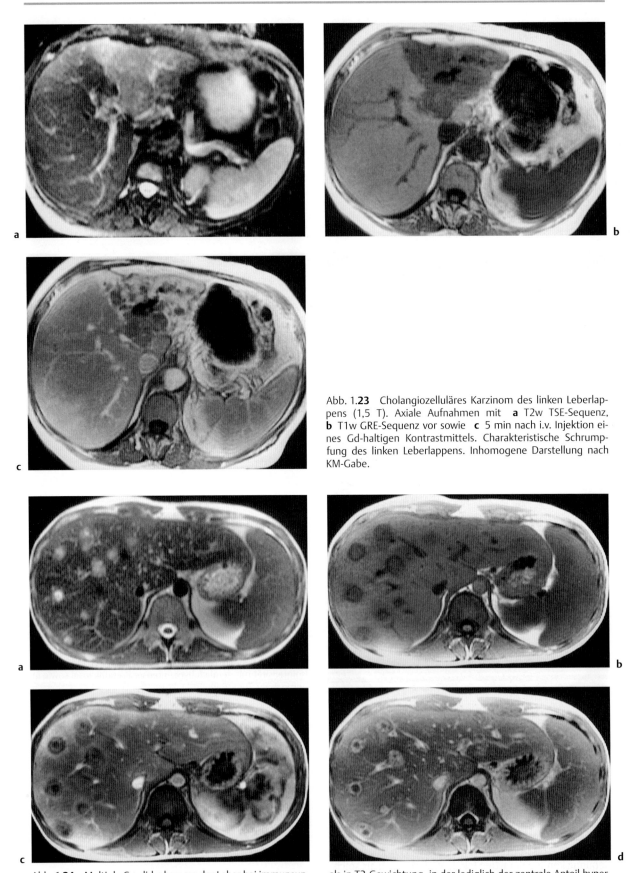

Abb. 1.**23** Cholangiozelluläres Karzinom des linken Leberlappens (1,5 T). Axiale Aufnahmen mit **a** T2w TSE-Sequenz, **b** T1w GRE-Sequenz vor sowie **c** 5 min nach i.v. Injektion eines Gd-haltigen Kontrastmittels. Charakteristische Schrumpfung des linken Leberlappens. Inhomogene Darstellung nach KM-Gabe.

Abb. 1.**24** Multiple Candidaabszesse der Leber bei immunsupprimiertem Patient unter Therapie (1,5 T). Axiale Aufnahmen mit **a** T2w Einzelschuß-TSE-Sequenz, **b** T1w GRE-Sequenz vor, **c** 15 s sowie **d** 5 min nach i.v. Injektion eines Gd-haltigen Kontrastmittels. Die Herde erscheinen in T1-Gewichtung größer als in T2-Gewichtung, in der lediglich der zentrale Anteil hyperintens ist. In der dynamischen Untersuchung Kontrastierung des Randwalls, der in der Spätuntersuchung deutlich hyperintens wird.

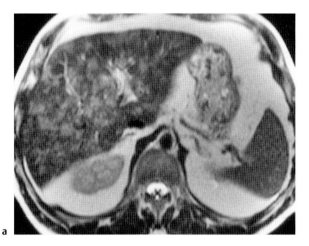

a

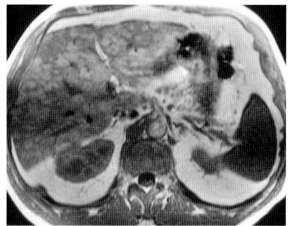

b

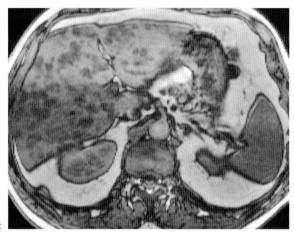

c

Abb. 1.**25** Multifokale Steatose der Leber (1,5 T). Axiale Aufnahmen **a** mit T2w Einzelschuß-TSE-Sequenz sowie mit **b** T1w GRE-In-Phase (TE 4,1 ms) und **c** Gegen-Phase-(TE 2,2 ms)Sequenz. Die multiplen steatotischen Läsionen zeigen sich in T2- und T1-Gewichtung (In-Phase) mäßig hyperintens. Im Gegen-Phase-Bild hypointense Darstellung der verfetteten Areale.

Anwendung gewebespezifischer Kontrastmittel

Superparamagnetische Eisenoxidpartikel (SPIO)

Durch Applikation von SPIO kann die Treffsicherheit in der Detektion insbesondere kleiner Lebermetastasen gegenüber der Nativuntersuchung signifikant gesteigert werden (14, 45) (Abb. 1.**26**). Des weiteren ist die Anwendung von SPIO für eine verbesserte Charakterisierung denkbar. Bei Substanzen, die als Infusion appliziert werden müssen, kommen hierfür nur Spätaufnahmen in Betracht. Hier weisen Tumoren mit MPS-Zellen einen Signalverlust auf. Wegen des Vorkommens von MPS-Zellen sowohl in gut differenzierten hepatozellulären Karzinomen und benignen Tumoren, wie z. B. der fokalen nodulären Hyperplasie oder einer adenomatösen Hyperplasie, sind die differentialdiagnostischen Möglichkeiten solcher Substanzen eingeschränkt. Bei Substanzen, die als Bolus applizierbar sind, können Perfusionstudien in analoger Weise zu unspezifischen Kontrastmitteln durchgeführt werden. Hier weisen gut vaskularisierte Tumoren in T2*-Gewichtung einen passageren Signalverlust auf (43). Des weiteren kann das aus der Gd-Dynamik bekannte Rand-Enhancement bei Metastasen gesehen werden.

Hepatobiliäre Kontrastmittel

In der hepatozellulären Aufnahmephase wird ähnlich den Eisenoxidpartikeln im Vergleich zur Nativuntersuchung die Detektierbarkeit kleiner Leberläsionen signifikant gesteigert (16, 60) (Abb. 1.**27**). Aufgrund der Aufnahme des Kontrastmittels in Tumoren hepatozellulären Ursprungs können lebereigene von leberfremden Tumoren mit einer Treffsicherheit von ca. 94% unterschieden werden. Des weiteren ist die Darstellung eines hyperintensen Randes in der Spätuntersuchung nahezu 100% spezifisch für Malignität (44) (Abb. 1.**27**).

Für hepatobiliäre Kontrastmittel, die als Bolus appliziert werden können, sind die Erfahrungen aus der dynamischen Untersuchung mit unspezifischen Kontrastmitteln direkt übertragbar. So weisen Hämangiome in der frühen Phase das bekannte Irisblendenphänomen auf (41) (Abb. 1.**28**). Bei fokalen nodulären Hyperplasien kann in der arteriellen Phase ein perfusionsbedingter Signalanstieg gesehen werden, während in der Spätphase eine aufnahmebedingte Hyperintensität besteht (Abb. 1.**29**).

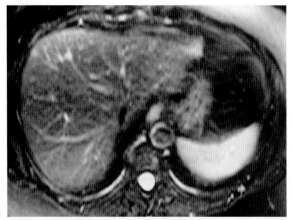
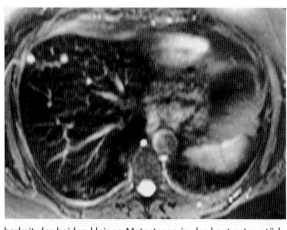

a   b

Abb. 1.**26**   Anwendung von eisenoxidhaltigem Kontrastmittel (1,5 T). Axiale Aufnahmen mit T2w TSE-Sequenz (Fettsuppression) **a** vor sowie **b** 30 min nach i.v. Applikation von Resovist (Schering AG, z. Z. in klinischer Prüfung). Verbesserte Erkenn- barkeit der beiden kleinen Metastasen in der kontrastverstärk- ten Untersuchung (Pfeile) durch selektive Signalminderung des Leberparenchyms.

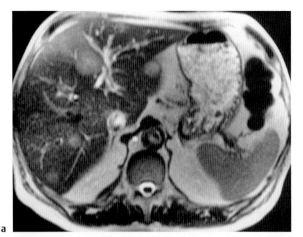
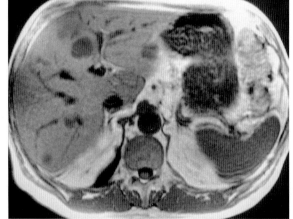

a   b

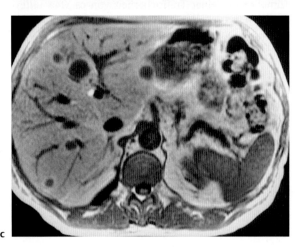

c

Abb. 1.**27**   Verbesserte Metastasendarstellung mit einem he- patobiliären Kontrastmittel (1,5 T). Axiale Aufnahmen **a** mit T2w Einzelschuß-TSE-Sequenz, **b** T1w GRE-Sequenz vor und **c** 60 min nach i.v. Infusion von Teslascan (Nycomed). Deutlich verbesserte Erkennbarkeit der multiplen Lebermetastasen eines kolorektalen Karzinoms nach KM-Gabe durch selektiven Signal- anstieg im Lebergewebe. Der hyperintense peritumorale Ring in der Spätuntersuchung ist charakteristisch für maligne Läsionen.

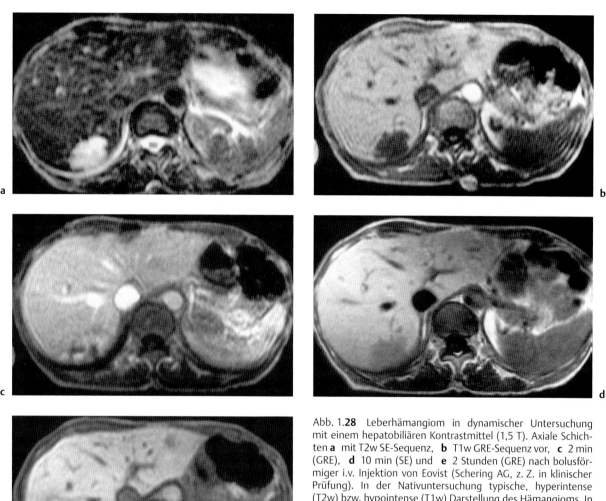

Abb. 1.**28** Leberhämangiom in dynamischer Untersuchung mit einem hepatobiliären Kontrastmittel (1,5 T). Axiale Schichten **a** mit T2w SE-Sequenz, **b** T1w GRE-Sequenz vor, **c** 2 min (GRE), **d** 10 min (SE) und **e** 2 Stunden (GRE) nach bolusförmiger i.v. Injektion von Eovist (Schering AG, z. Z. in klinischer Prüfung). In der Nativuntersuchung typische, hyperintense (T2w) bzw. hypointense (T1w) Darstellung des Hämangioms. In der dynamischen Untersuchung zunächst partielle knotige, hyperintense Kontrastierung (**c**), dann durch homogenes Enhancement des Hämangioms bei 10 min Kontrastminderung gegenüber dem ebenfalls signalgesteigerten Lebergewebe (**d**). In der Spätuntersuchung gesteigerter Leber-Tumor-Kontrast durch Eliminierung des Kontrastmittels aus dem Blut und weiter erhöhtes Signal des Lebergewebes (**e**).

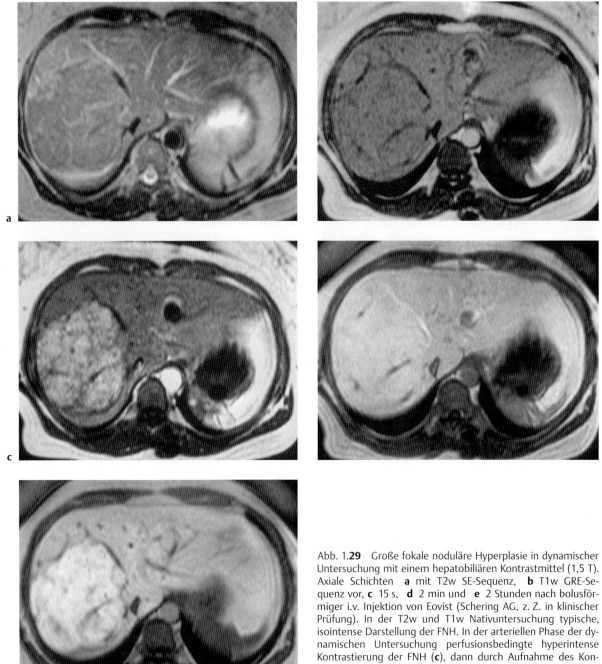

Abb. 1.**29** Große fokale noduläre Hyperplasie in dynamischer Untersuchung mit einem hepatobiliären Kontrastmittel (1,5 T). Axiale Schichten **a** mit T2w SE-Sequenz, **b** T1w GRE-Sequenz vor, **c** 15 s, **d** 2 min und **e** 2 Stunden nach bolusförmiger i.v. Injektion von Eovist (Schering AG, z. Z. in klinischer Prüfung). In der T2w und T1w Nativuntersuchung typische, isointense Darstellung der FNH. In der arteriellen Phase der dynamischen Untersuchung perfusionsbedingte hyperintense Kontrastierung der FNH (**c**), dann durch Aufnahme des Kontrastmittels in Leber und FNH Isointensität (**d**). In der Spätuntersuchung durch Retention des Kontrastmittels höhere Signalintensität der FNH im Vergleich zur Leber (**e**).

Leistungsfähigkeit der MRT in der Diagnostik fokaler Leberläsionen

■ Detektion fokaler Leberläsionen

Die native MRT weist gegenüber der konventionellen, KM-unterstützten CT eine höhere Treffsicherheit bezüglich der Detektion fokaler Leberläsionen auf (17, 47, 53). Die Treffsicherheit in der Erkennung maligner Leberläsionen mit Größen über 2 cm ist nahezu 100%. Problematisch ist der Nachweis kleinerer Läsionen. Die Treffsicherheit geht für Läsionen zwischen 1 und 2 cm Durchmesser auf 40–50%, für Läsionen unter 1 cm auf ca. 10% zurück. Eine weitere Verbesserung bezüglich der Treffsicherheit in der Detektion fokaler Leberläsionen in der nativen MRT wird duch die Anwendung der Phased-array-Körperspulen erwartet (18).

Für die Anwendung superparamagnetischer Eisenoxidpartikel zeigen die umfangreichen Studien aus der klinischen Prüfung mit Endorem, daß gegenüber der Nativuntersuchung die Tumordetektion signifikant verbessert werden kann und bei adäquater Technik die Sensitivität der CTAP bezüglich der Tumordetektion bei gleichzeitig besserer Spezifität erreicht wird (45, 50). Eine ähnlich deutliche Verbesserung der Detektion ergibt sich für die Anwendung der hepatobiliären Kontrastmittel, wenngleich hier ein systematischer Vergleich zur CTAP noch nicht durchgeführt wurde.

Für die Anwendung unspezifischer extrazellulärer Kontrastmittel (z. B. Gd-DTPA) muß zwischen hypovaskularisierten Läsionen (im allgemeinen Metastasen kolorektaler Karzinome) und hypervaskularisierten Läsionen (z. B. Metastasen maligner neuroendokriner Tumoren, Metastasen des Nierenzellkarzinoms, u. U. Mammakarzinommetastasen, hepatozelluläre Karzinome) unterschieden werden. So kann es in Einzelfällen, etwa bei stark hypovaskularisierten malignen Tumoren, unmittelbar (1–2 min) nach intravenöser Injektion zu einer Verbesserung des Leber-Tumor-Kontrastes kommen (7). Im allgemeinen sind hypovaskularisierte maligne Lebertumoren jedoch nach Injektion eines solchen Kontrastmittels durch die KM-Diffusion in das Tumorinnere im Verlauf der dynamischen Untersuchung schlechter abgrenzbar (13). Dies trifft vor allem für kleine Läsionen zu. Demgegenüber kann die Detektierbarkeit hypervaskularisierten Leberläsionen durch Abbildung der Leber während Atemstopp in der arteriellen Phase gegenüber der Nativuntersuchung drastisch verbessert werden (38). Ob unspezifische Kontrastmittel in Anbetracht der Entwicklung der leberzpezifischen Kontrastmitteln für eine Verbesserung der Tumordetektion in Zukunft eine Bedeutung haben, muß die weitere Entwicklung ergeben.

■ Charakterisierung fokaler Leberläsionen

Nativuntersuchung

Durch den umfangreichen Informationsgehalt der MRT ermöglicht dieses Verfahren eine bessere Differenzierung fokaler Leberläsionen als die bisher verfügbaren bildgebenden Methoden (29, 63). Basis für die Einordnung fokaler Leberläsionen ist die in T1w und T2w Aufnahmen enthaltene Information bezüglich Signalintensität, Begrenzung und Binnenstruktur, wobei die T2w Aufnahme in der Regel am aussagekräftigsten ist. Die häufigsten gutartigen Lebertumoren wie Hämangiome und fokale noduläre Hyperplasien bieten gegenüber Metastasen oder malignen lebereigenen Tumoren eine Abgrenzungsmöglichkeit über die im Zusammenhang mit den einzelnen Entitäten weiter oben genannten qualitativen morphologischen Kriterien.

Kontrastmitteluntersuchung

Der Einsatz von extrazellulären Kontrastmitteln, wie z. B. Gd-DTPA, in einer dynamischen Untersuchung trägt über die Abbildung des Perfusionsmusters einer Leberläsion zu einer verbesserten Differentialdiagnostik bei. Insgesamt kann gesagt werden, daß die dynamische MRT heute ein wichtiger Bestandteil des diagnostischen Vorgehens bei Vorliegen unklarer Leberläsionen ist und daß sie im Vergleich zur Nativuntersuchung eine signifikante Verbesserung in der Artdiagnostik erbringt (15, 62, 65). Auch die Verwendung von leberzellspezifischen Kontrastmitteln kann, wie bereits oben beschrieben, differentialdiagnostische Informationen liefern.

Literatur

1 Arrive, L., J. F. Flejou, V. Vilgrain, J. Belghiti, D. Najmark, M. Zins, Y. Menu, J. M. Tubiana, H. Nahum: Hepatic adenoma: MR findings in 51 pathologically proved lesions. Radiology 193 (1994) 507–512

2 Bailes, D. R., D. J. Gilderdale, G. M. Bydder, A. G. Collins, D. N. Firmin: Respiratory ordered phase encoding (ROPE): a method for reducing respiratory motion artefacts in MR imaging. J. Comput. assist. Tomogr. 9 (1985) 835–838

3 Catasca, J. V., S. A. Mirowitz: T2-weighted MR imaging of the abdomen: fast spin-echo vs conventional spin-echo sequences. Amer. J. Roentgenol. 162 (1994) 61–67

4 Chung, K. Y., W. W. Mayo Smith, S. Saini, A. Rahmouni, M. Golli, D. Mathieu: Hepatocellular adenoma: MR imaging features with pathologic correlation. Amer. J. Roentgenol. 165 (1995) 303–308

5 Ebara, M., S. Watanabe, K. Kita, M. Yoshikawa, N. Sugiura, M. Ohto, F. Kondo, Y. Kondo: MR imaging of small hepatocellular carcinoma: effect of intratumoral copper content on signal intensity. Radiology 180 (1991) 617–621

6 Edelman, R. R., D. J. Atkinson, M. S. Silver, F. L. Loaiza, W. S. Warren: FRODO pulse sequences: a new means of eliminating motion, flow, and wraparound artifacts. Radiology 166 (1988) 231–236

7 Edelman, R. R., J. B. Siegel, A. Singer, K. Dupuis, H. E. Longmaid: Dynamic MR imaging of the liver with Gd-DTPA: initial clinical results. Amer. J. Roentgenol. 153 (1989) 1213–1219

8 Fan, Z. M., Y. Yamashita, M. Harada, Y. Baba, H. Yamamoto, T. Matsukawa, A. Arakawa, T. Miyazaki, M. Takahashi: Intrahepatic cholangiocarcinoma: spin-echo and contrast-enhanced dynamic MR imaging. Amer. J. Roentgenol. 161 (1993) 313–317

9 Gaa, J., H. Hatabu, R. L. Jenkins, J. P. Finn, R. R. Edelman: Liver masses: replacement of conventional T2-weighted spin-echo MR imaging with breath-hold MR imaging. Radiology 200 (1996) 459–464

10 Haacke, E. M., G. W. Lenz: Improving MR image quality in

the presence of motion by using rephasing gradients. Amer. J. Roentgenol. 148 (1987) 1251–1258

11 Hagspiel, K. D., K. F. Neidl, M. Hauser, S. Duewell, B. Marincek: [Fat-suppressed MR imaging sequences in the diagnosis of liver and pancreatic neoplasms at 1.5 tesla]. Fortschr. Röntgenstr. 160 (1994) 235–242

12 Hamm, B., E. Fischer, W. Hopfenmuller, B. Sander: Improvement of MR tomography of the liver using a multislice gradient echo sequence. Fortschr. Röntgenstr. 150 (1989) 307

13 Hamm, B., A. E. Mahfouz, M. Taupitz, D. G. Mitchell, R. Nelson, E. Halpern, A. Speidel, K. J. Wolf, S. Saini: Liver metastases: improved detection with dynamic gadolinium-enhanced MR imaging? Radiology 202 (1997) 677–682

14 Hamm, B., M. Reichel, T. Vogl, M. Taupitz, K. J. Wolf: Superparamagnetic iron particles. The clinical results in the MR diagnosis of liver metastases. Fortschr. Röntgenstr. 160 (1994) 52–58

15 Hamm, B., R. F. Thoeni, R. G. Gould, M. E. Bernardino, M. Luning, S. Saini, A. E. Mahfouz, M. Taupitz, K. J. Wolf: Focal liver lesions: characterization with nonenhanced and dynamic contrast material-enhanced MR imaging. Radiology 190 (1994) 417–423

16 Hamm, B., T. J. Vogl, G. Branding, B. Schnell, M. Taupitz, K. J. Wolf, J. Lissner. Focal liver lesions: MR imaging with Mn-DPDP-initial clinical results in 40 patients (see comments). Radiology 182 (1992) 167–174

17 Heiken, J. P., P. J. Weyman, J. K. Lee, D. M. Balfe, D. Picus, E. M. Brunt, M. W. Flye: Detection of focal hepatic masses: prospective evaluation with CT, delayed CT, CT during arterial portography, and MR imaging. Radiology 171 (1989) 47–51

18 Helmberger, T., N. Holzknecht, C. A. Lackerbauer, U. Muller Lisse, P. Schnarkowski, J. Gauger, M. Reiser: Phased-array superficial coil and breath holding technique in MRI of the liver. Comparison of conventional spin echo sequences with rapid fat suppressing gradient echo and turbo-spin sequences. Radiologe 35 (1995) 919–924

19 Ito, K., D. G. Mitchell, E. K. Outwater, J. Szklaruk, A. G. Sadek: Hepatic lesions: discrimination of nonsolid, benign lesions from solid, malignant lesions with heavily T2-weighted fast spin-echo MR imaging. Radiology 204 (1997) 729–737

20 Itoh, K., K. Nishimura, K. Togashi, I. Fujisawa, S. Noma, S. Minami, T. Sagoh, Y. Nakano, H. Itoh, K. Mori, et al.: Hepatocellular carcinoma: MR imaging. Radiology 164 (1987) 21–25

21 Kadoya, M., O. Matsui, T. Takashima, A. Nonomura: Hepatocellular carcinoma: correlation of MR imaging and histopathologic findings. Radiology 183 (1992) 819–825

22 Karhunen, P. J.: Benign hepatic tumours and tumour like conditions in men. J. clin. Pathol. 39 (1986) 183–188

23 Kreitner, K. F., M. Thelen, H. Schild, A. Heintz, S. Störkel: Epidemiologische und klinische Aspekte der fokal-nodulären Hyperplasie der Leber. Dtsch. med. Wschr. 112 (1987) 891–896

24 Lee, M. J., S. Saini, B. Hamm, M. Taupitz, P. F. Hahn, E. Seneterre, J. T. Ferrucci: Focal nodular hyperplasia of the liver: MR findings in 35 proved cases. Amer. J. Roentgenol. 156 (1991) 317–320

25 Li, K. C., G. M. Glazer, L. E. Quint, I. R. Francis, A. M. Aisen, W. D. Ensminger, F. L. Bookstein: Distinction of hepatic cavernous hemangioma from hepatic metastases with MR imaging. Radiology 169 (1988) 409–415

26 Lombardo, D. M., M. E. Baker, C. E. Spritzer, R. Blinder, W. Meyers, R. J. Herfkens: Hepatic hemangiomas vs metastases: MR differentiation at 1,5 T. Amer. J. Roentgenol. 155 (1990) 55–59

27 Low, R. N., I. R. Francis, J. S. Sigeti, T. K. Foo: Abdominal MR imaging: comparison of T2-weighted fast and conventional spin-echo, and contrast-enhanced fast multiplanar spoiled gradient-recalled imaging. Radiology 186 (1993) 803–811

28 Lu, D. S., S. Saini, P. F. Hahn, M. Goldberg, M. J. Lee, R. Weissleder, B. Gerard, E. Halpern, A. Cats: T2-weighted MR imaging of the upper part of the abdomen: should fat suppression be used routinely? Amer. J. Roentgenol. 162 (1994) 1095–1100

29 Lüning, M., M. Koch, L. Abet, H. Wolff, B. Wenig, K. Buchali, W. Schopke, T. Schneider, A. Muhler, B. Rudolph: The accuracy of the imaging procedures (sonography, MRT, CT, angio-CT,nuclear medicine) in characterizing liver tumors. Fortschr. Röntgenstr. 154 (1991) 398–406

30 Mahfouz, A. E., B. Hamm, K. J. Wolf: Peripheral washout: a sign of malignancy on dynamic gadolinium-enhanced MR images of focal liver lesions. Radiology 190 (1994) 49–52

31 McFarland, E. G., W. W. Mayo Smith, S. Saini, P. F. Hahn, M. A. Goldberg, M. J. Lee: Hepatic hemangiomas and malignant tumors: improved differentiation with heavily T2-weighted conventional spin-echo MR imaging. Radiology 193 (1994) 43–47

32 Mirowitz, S., J. P. Heiken, J. K. Lee: Potential MR pitfall in relying on lesion/liver intensity ratio in presence of hepatic hemochromatosis. J. Comput. assist. Tomogr. 12 (1988) 323–324

33 Mitchell, D. G: Chemical shift magnetic resonance imaging: applications in the abdomen and pelvis. Top. Magn. Reson. Imag. 4 (1992) 46–63

34 Mitchell, D. G: Focal manifestations of diffuse liver disease at MR imaging. Radiology 185 (1992) 1–11

35 Mitchell, D. G., S. Saini, J. Weinreb, E. E. De Lange, V. M. Runge, J. E. Kuhlman, Y. Parisky, C. D. Johnson, J. J. Brown, M. Schnall et al.: Hepatic metastases and cavernous hemangiomas: distinction with standard- and triple-dose gadoteridol-enhanced MR imaging. Radiology 193 (1994) 49–57

36 Mitchell, D. G., A. H. Stolpen, E. S. Siegelman, L. Bolinger, E. K. Outwater: Fatty tissue on opposed-phase MR images: paradoxical suppression of signal intensity by paramagnetic contrast agents. Radiology 198 (1996) 351–357

37 Mitchell, D. G., S. Vinitski, S. Saponaro, T. Tasciyan, D. L. Burk jr., M. D. Rifkin: Liver and pancreas: improved spin-echo T1 contrast by shorter echo time and fat suppression at 1.5 T. Radiology 178 (1991) 67–71

38 Oi, H., T. Murakami, T. Kim, M. Matsushita, H. Kishimoto, H. Nakamura: Dynamic MR imaging and early-phase helical CT for detecting small intrahepatic metastases of hepatocellular carcinoma. Amer. J. Roentgenol. 166 (1996) 369–374

39 Paulson, E. K., J. S. McClellan, K. Washington, C. E. Spritzer, W. C. Meyers, M. E. Baker: Hepatic adenoma: MR characteristics and correlation with pathologic findings. Amer. J. Roentgenol. 163 (1994) 113–116

40 Rees, M., G. Plant, S. Bygrave: Late results justify resection for multiple hepatic metastases from colorectal cancer. Brit. J. Surg. 84 (1997) 1136–1140

41 Reimer, P., E. J. Rummeny, H. E. Daldrup, T. Hesse, T. Balzer, B. Tombach, P. E. Peters: Enhancement characteristics of liver metastases, hepatocellular carcinomas, and hemangiomas with Gd-EOB-DTPA: preliminary results with dynamic MR imaging. Europ. Radiol. 7 (1997) 275–280

42 Reimer, P., E. J. Rummeny, K. Shamsi, T. Balzer, H. E. Daldrup, B. Tombach, T. Hesse, T. Berns, P. E. Peters: Phase II clinical evaluation of Gd-EOB-DTPA: dose, safety aspects, and pulse sequence. Radiology 199 (1996) 177–183

43 Reimer, P., B. Tombach: Hepatic MRI with SPIO: detection and characterization of focal liver lesions. Europ. Radiol. 8 (1998) 1198–1204

44 Rofsky, N. M., J. C. Weinreb, M. E. Bernardino, S. W. Young, J. K. Lee, M. E. Noz: Hepatocellular tumors: characterization with Mn-DPDP-enhanced MR imaging (see comments). Radiology 188 (1993) 53–59

45 Ros, P. R., P. C. Freeny, S. E. Harms, S. E. Seltzer, P. L. Davis, T. W. Chan, A. E. Stillman, L. R. Muroff, V. M. Runge, M. A. Nissenbaum et al.: Hepatic MR imaging with ferumoxides: a multicenter clinical trial of the safety and efficacy in the detection of focal hepatic lesions. Radiology 196 (1995) 481–488

46 Rummeny, E., R. Weissleder, D. D. Stark, S. Saini, C. C. Compton, W. Bennett, P. F. Hahn, J. Wittenberg, R. A. Malt, J. T. Ferrucci: Primary liver tumors: diagnosis by MR imaging. Amer. J. Roentgenol. 152 (1989) 63–72

47 Rummeny, E. J., K. Wernecke, S. Saini, P. Vassallo, W. Wiesmann, J. W. Oestmann, D. Kivelitz, B. Reers, M. F. Reiser, P. E. Peters: Comparison between high-field-strength MR imaging and CT for screening of hepatic metastases: a receiver operating characteristic analysis. Radiology 182 (1992) 879–886

48 Saini, S., R. R. Edelman, W. Li, J. Petersein, P. F. Hahn: Clinical evaluation of ultrasmall superparamagnetic iron oxide particles for liver imaging. Acad. Radiol. 3 (1996) 1076–6332

49 Saini, S., D. D. Stark, P. F. Hahn, J. C. Bousquet, J. Introcasso, J. Wittenberg, T. J. Brady, J. T. Ferrucci jr.: Ferrite particles: a superparamagnetic MR contrast agent for enhanced detection of liver carcinoma. Radiology 162 (1987) 217–222

50 Seneterre, E., P. Taourel, Y. Bouvier, J. Pradel, B. Van Beers, J. P. Daures, J. Pringot, D. Mathieu, J. M. Bruel: Detection of hepatic metastases: ferumoxides-enhanced MR imaging versus unenhanced MR imaging and CT during arterial portography. Radiology 200 (1996) 785–792

51 Shamsi, K., A. De Schepper, F. Degryse, F. Deckers: Focal nodular hyperplasia of the liver: radiologic findings. Abdom. Imag. 18 (1993) 32–38

52 Soyer, P., A. C. Dufresne, E. Somveille, S. Lenormand, A. Scherrer, R. Rymer: Differentiation between hepatic cavernous hemangioma and malignant tumor with T2-weighted MRI: comparison of fast spin-echo and breathhold fast spin-echo pulse sequences. Clin. Imag. 22 (1998) 200–210

53 Soyer, P., M. Levesque, C. Caudron, D. Elias, G. Zeitoun, A. Roche: MRI of liver metastases from colorectal cancer vs. CT during arterial portography. J. Comput. assist. Tomogr. 17 (1993) 67–74

54 Stark, D. D., R. E. Hendrick, P. F. Hahn, J. T. Ferrucci, jr.: Motion artifact reduction with fast spin-echo imaging. Radiology 164 (1987) 183–191

55 Stark, D. D., R. Weissleder, G. Elizondo, P. F. Hahn, S. Saini, L. E. Todd, J. Wittenberg, J. T. Ferrucci: Superparamagnetic iron oxide: clinical application as a contrast agent for MR imaging of the liver. Radiology 168 (1988) 297–301

56 Stark, D. D., J. Wittenberg, R. J. Butch, J. T. Ferrucci jr.: Hepatic metastases: randomized, controlled comparison of detection with MR imaging and CT. Radiology 165 (1987) 399–406

57 Tung, G. A., J. P. Vaccaro, J. J. Cronan, J. M. Rogg: Cavernous

hemangioma of the liver: pathologic correlation with high-field MR imaging. Amer. J. Roentgenol. 162 (1994) 1113–1117

58 Vogl, T. J., S. Kummel, R. Hammerstingl, M. Schellenbeck, G. Schumacher, T. Balzer, W. Schwarz, P. K. Muller, W. O. Bechstein, M. G. Mack, O. Sollner, R. Felix: Liver tumors: comparison of MR imaging with Gd-EOB-DTPA and Gd-DTPA. Radiology 200 (1996) 59–67

59 Vogl, T. J., A. Stupavsky, W. Pegios, R. Hammerstingl, M. Mack, T. Diebold, K. P. Lodemann, P. Neuhaus, R. Felix: Hepatocellular carcinoma: evaluation with dynamic and static gadobenate dimeglumine-enhanced MR imaging and histopathologic correlation. Radiology 205 (1997) 721–728

60 Wang, C., H. Ahlstrom, S. Ekholm, H. Fagertun, M. Hellstrom, A. Hemmingsson, S. Holtas, B. Isberg, E. Jonsson, M. Lonnemark Magnusson, S. McGill, N. O. Wallengren, L. Westman: Diagnostic efficacy of MnDPDP in MR imaging of the liver. A phase III multicentre study (see comments). Acta. radiol. 38 (1997) 643–649

61 Weissleder, R., G. Elizondo, D. D. Stark, P. F. Hahn, J. Marfil, J. F. Gonzalez, S. Saini, L. E. Todd, J. T. Ferrucci: The diagnosis of splenic lymphoma by MR imaging: value of superparamagnetic iron oxide. Amer. J. Roentgenol. 152 (1989) 175–180

62 Whitney, W. S., R. J. Herfkens, R. B. Jeffrey, C. H. McDonnell, K. C. Li, W. J. Van Dalsem, R. N. Low, I. R. Francis, J. F. Dabatin, G. M. Glazer: Dynamic breath-hold multiplanar spoiled gradient-recalled MR imaging with gadolinium enhancement for differentiating hepatic hemangiomas from malignancies at 1.5 T. Radiology 189 (1993) 863–870

63 Wittenberg, J., D. D. Stark, B. H. Forman, P. F. Hahn, S. Saini, R. Weissleder, E. Rummeny, J. T. Ferrucci: Differentiation of hepatic metastases from hepatic hemangiomas and cysts by using MR imaging. Amer. J. Roentgenol. 151 (1988) 79–84 .

64 Wood, M. L., V. M. Runge, R. M. Henkelman: Overcoming motion in abdominal MR imaging. Amer. J. Roentgenol. 150 (1988) 513–522

65 Yamashita, Y., Y. Hatanaka, H. Yamamoto, A. Arakawa, T. Matsukawa, T. Miyazaki, M. Takahashi: Differential diagnosis of focal liver lesions: role of spin-echo and contrast-enhanced dynamic MR imaging. Radiology 193 (1994) 59–65

66 Yates, C. K., R. A. Streight: Focal fatty infiltration of the liver simulating metastatic disease. Radiology 159 (1986) 83–84.

Diffuse Erkrankungen der Leber

A.-E. Mahfouz, M. Taupitz und B. Hamm

Einleitung

Diffuse Erkrankungen der Leber stellen aus mehreren Gründen eine Herausforderung für die bildgebende Diagnostik dar:

- Diffuse Veränderungen der Leber betreffen im Gegensatz zu fokalen Läsionen, die vor dem Hintergrund von normalem Gewebe erkennbar sind, in der Regel das gesamte Organ, so daß kein Vergleich mit gesundem Gewebe möglich ist.
- Die pathologischen Veränderungen entwickeln sich bei diffusen Lebererkrankungen allmählich. Dies führt zu der zusätzlichen Forderung an die Bildgebung, neben der qualitativen Diagnose auch quantitative Informationen zu liefern. Generell ist die Bildgebung allerdings für quantitative Aussagen weniger gut geeignet als biochemische Verfahren.

- Die Diagnose diffuser Lebererkrankungen durch bildgebende Verfahren basiert auf dem Erkennen von makroskopischen morphologischen Veränderungen. Da derartige Schäden im Gegensatz zu biochemischen und histologischen Veränderungen erst in späteren Krankheitsstadien auftreten, können mittels bildgebender Diagnostik diffuse Lebererkrankungen erst in einem vergleichsweise fortgeschrittenem Stadium erkannt werden.

Indikationen

Im Zusammenhang mit diffusen Lebererkrankungen ist eine MRT des Oberbauches in folgenden Fällen indiziert: Darstellung von Komplikationen einer Leberzirrhose wie z. B. Kollateralkreisläufe als Folge der portalen Hypertension, Verdacht auf ein hepatozelluläres Karzinom auf dem Boden einer Zirrhose, Verdacht auf ein Budd-Chiari-Syndrom, Hämochromatose oder Hämosiderose, fokale Steatosen oder Nonsteatosen, die mit anderen Verfahren nicht eindeutig als solche eingeordnet werden können.

Untersuchungstechnik

Für die Untersuchung der Leber bei Fragestellung diffuser Veränderungen können zur Darstellung der Morphologie die in Tab. 1.2 aufgelisteten T1w und T2w Sequenzen verwendet werden. Als Kontrastmittel kommen die dort aufgeführten Substanzen in Betracht.

Bildgebung pathologischer Befunde

■ Leberzirrhose

Eine Zirrhose der Leber entsteht infolge diffuser Leberzellschädigung durch alkoholtoxische Lebererkrankung, Virushepatitis, längeranhaltende systemisch-venöse Stauung, Gallengangsobstruktion oder Eisenablagerung im Leberparenchym. In der zirrhotischen Leber finden fünf miteinander zusammenhängende pathologische Prozesse statt: Entzündung, degenerativ-nekrotische Veränderungen der Leberzellen, regenerative Vorgänge, Fibrotisierung und Durchblutungsstörungen (33).

MR-tromographisch läßt sich eine Leberzirrhose durch Darstellung ihrer morphologischen Merkmale, Veränderungen der Signalintensität und die veränderte KM-Aufnahme diagnostizieren. Die morphologischen Merkmale der Zirrhose umfassen den Volumenverlust der anterioren Segmente des rechten Leberlappens (Segment V und VIII) und des medialen Segments des linken Lappens (Segment IV), Hypertrophie der lateralen Segmente des linken Lappens (Segment II und III) und des kaudalen Lappens (Segment I), Erweiterung der Leberfurchen sowie Unregelmäßigkeiten der Organoberflä-

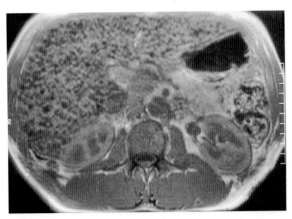

Abb. 1.30 Leberzirrhose (1,5 T). Axiale T1w GRE-Sequenz während Atemstopp. Grobknotiger Umbau des Leberparenchyms mit signalarmer Darstellung der einzelnen Knoten durch Hämosiderinablagerung und resultierender Verkürzung der T2-Relaxationszeit.

che. Neben diesen wichtigsten morphologischen Veränderungen können als weitere, seltenere Merkmale intrahepatische konfluierende Fibrosen, Rekanalisierung der V. umbilicalis im Lig. falciforme sowie intrahepatische portosystemische venöse Shunts nachgewiesen werden. Darüber hinaus sind MR-tomographisch Manifestationen der Zirrhose außerhalb der Leber wie extrahepatische portosystemische venöse Shunts, Vergrößerung der Milz, Eisenablagerungen in der Milz (Gandy-Gamna-Knötchen), Aszites und Verdickung der Gallenblasenwand erkennbar (11, 21, 23, 31, 36). Diese Veränderungen sind recht spezifisch für die Zirrhose, sie treten jedoch erst relativ spät im Verlauf der Erkrankung auf.

Zirrhotisch bedingte Signalintensitätsänderungen können gelegentlich den makroskopischen morphologischen Veränderungen vorangehen. Sie sind jedoch in der Regel sehr gering ausgeprägt und deshalb nicht leicht zu erkennen. Oft findet sich eine heterogene Signalintensität als Ausdruck der verschiedenen Veränderungen, die den zirrhotischen Umbau ausmachen. Die Gesamtintensität der Leber repäsentiert die recht schlecht vorhersagbare Summe der Signalintensitäten der verschiedenen Komponenten, die einander widersprechende Auswirkungen auf das endgültige MRT-Bild haben können (z. B. tendiert eine den zirrhotischen Umbau begleitende Verfettung dazu, die Signalintensität auf T1w und T2w Bildern zu erhöhen, die nichtentzündliche Fibrose neigt auf T1w und T2w zu einer erhöhten Signalintensität, während entzündliches fibrotisches Gewebe die Tendenz besitzt, auf T1w Bildern zu einer Signalerhöhung und auf T2w Bildern zu einer Erniedrigung zu führen; Eisenablagerungen wiederum können die Signalintensität auf T2w Bildern herabsetzen). Am auffälligsten ist der Effekt von Hämosiderinablagerungen. Da makroregenerative Herde zur Eisenakkumulation neigen, weisen sie auf T2w Bildern eine niedrige Signalintensität auf. Auf GRE-Bildern, die eine höhere Sensitivität für magnetische Suszeptibilität durch Eisenablagerungen besitzen, erscheinen solche Knoten größer und werden damit auffälliger (Abb. 1.30).

Obwohl Kontrastmittel im wesentlichen für die Diagnostik fokaler Leberläsionen eingesetzt werden, sind auch einige Ergebnisse KM-unterstützter MR-tomographischer Untersuchungen bei diffusen Lebererkrankungen berichtet worden. Bei der Leberzirrhose persistiert die heterogene Signalintensität ebenfalls nach intravenöser Applikation von Gd-DTPA, was auf Durchblutungsstörungen und das veränderte Profil des Interstitiums in der zirrhotischen Leber zurückzuführen ist. Beobachtet worden ist auch eine verringerte Aufnahme von zellspezifischen Kontrastmitteln wie superparamagnetischen Eisenoxidpartikeln. Dies wurde auf strukturelle Veränderungen zurückgeführt, welche möglicherweise die Verteilung und Aktivität der Kupffer-Zellen beeinflussen (5). Eine verringerte Aufnahme von hepatobiliären Kontrastmitteln wurde ebenfalls nachgewiesen und der gestörten Leberzellfunktion zugeschrieben (28).

Da die morphologischen Merkmale und Veränderungen der Signalintensität erst relativ spät im Verlauf einer Leberzirrhose MR-tomographisch erkennbar werden, wird dieses Verfahren nicht für den Nachweis der

Leberzirrhose eingesetzt. Hilfreich wäre die MRT vielmehr beim Nachweis von Komplikationen und zur Quantifizierung des Grades der Zirrhose. Zu den mittels Bildgebung detektierbaren Komplikationen einer Leberzirrhose gehören hepatozelluläre Karzinome, portale Hypertonie und Thrombosen der V. portae.

Der Nachweis eines hepatozellulären Karzinoms in der zirrhotischen Leber ist eine der wichtigsten Indikationen für den Einsatz der MRT bei Patienten mit Leberzirrhose. Beim Vorliegen von fokalen Leberläsionen in der zirrhotischen Leber sollte an ein hepatozelluläres Karzinom gedacht werden. Differentialdiagnostisch kommen zwei weitere fokale Läsionen in Betracht, die auf dem Boden einer Zirrhose entstehen, nämlich die adenomatöse Hyperplasie und die konfluierende Fibrose. Weiterhin muß bei der differentialdiagnostischen Abklärung an vorbestehende benigne Läsionen wie Hämangiome und Leberzysten gedacht werden. Metastasen finden sich eher selten in der zirrhotischen Leber. Die wichtigsten diagnostischen Merkmale der verschiedenen fokalen Leberläsionen, die in der zirrhotischen Leber angetroffen werden können, sind in Tab. 1.6 zusammengefaßt.

Einfach ist in der Regel ein hepatozelluläres Karzinom anhand der in Tab. 1.6 aufgeführten Unterschiede vom Hämangiom zu unterscheiden. Die konfluierende hepatische Fibrose ist leicht aufgrund ihrer keilförmigen Konfiguration, der Retraktion der Leberkapsel und ihrer

typischen Lokalisation im anterioren Segment des rechten Leberlappens, (Segment V und VIII) und im medialen Segment des linken Lappens (Segment IV) zu erkennen (Abb. 1.31).

Schwierig kann sich aufgrund überlappender MR-tomographischer Merkmale gelegentlich die Differenzierung des hepatozellulären Karzinoms von der adenomatösen Hyperplasie gestalten. Zwei Merkmale können in diesem Dilemma jedoch einen Ausweg weisen: Auf T2w Bildern erscheint die adenomatöse Hyperplasie wegen ihres hohen Eisengehalts typischerweise signalarm, während hepatozelluläre Karzinome zu einer höheren Signalintensität neigen (45). Ausnahmen bilden hier jedoch Karzinome mit internen Koagulationsnekrosen, die auf T2w Bildern signalarm zur Darstellung kommen. Die hypointense adenomatöse Hyperplasie zeigt ein eigentümliches Verhalten, denn sie erscheint auf GRE-Bildern größer und signalärmer als auf den entsprechenden SE-Bildern, da erstere eine höhere Sensitivität für die Suszeptibilitätseffekte des in den Herden akkumulierten Eisens besitzen. Dies gilt jedoch nur für GRE-Sequenzen mit einem TE über 3–5 ms. Ein TE von weniger als 3 ms ist zu kurz, um die durch die Eisenablagerung verursachte Dephasierung zu zeigen. Die adenomatöse Hyperplasie mit atypischen Merkmalen ist eine präkanzeröse Läsion, an die immer gedacht werden sollte, wenn die Abgrenzung zwischen typischer adenomatöser Hyperplasie und hepatozellulärem Karzinom problema-

Tabelle 1.6 Fokale Leberläsionen bei Leberzirrhose

	Hepatozelluläres Karzinom	Adenomatöse Hyperplasie	Konfluierende Fibrose	Hämangiom
T1-Gewichtung	gelegentlich signalreich	gelegentlich signalreich	signalarm	signalarm
T2-Gewichtung	signalreich (außer Läsionen mit Koagulationsnekrosen)	signalarm	signalreich	sehr signalreich
Konfiguration	rundlich	rundlich	keilförmig oder segmental mit Retraktion der Leberkapsel	rundlich
Kapsel	kann vorhanden sein	fehlt	fehlt	fehlt
Gd-DTPA arterielle Phase	hyper- oder hypovaskulär	hypovaskulär	nicht nachweisbar	periphere „cotton-wool"-Kontrastanhebung
Gd-DTPA Spätphase	frühes „wash-out" (keine KM-Akkumulation in der Läsion) verzögerte Kontrastanhebung der Kapsel	homogene Kontrastanhebung ab der portalen Phase	nicht nachweisbar	zentripetales „fill in" mit anschließender Akkumulation in der Läsion
Hepatobiliäre Kontrastmittel	Aufnahme	Aufnahme	nicht nachweisbar	keine Aufnahme
Superparamagnetisches Eisenoxid	Aufnahme bei gut differenzierten Tumoren	Aufnahme	nicht nachweisbar	Akkumulation des Kontrastmittels in der Läsion während der intravaskulären Verteilungsphase

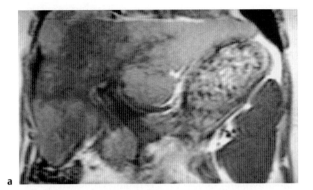

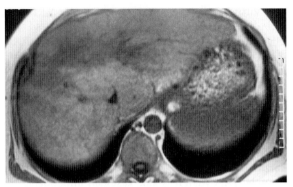

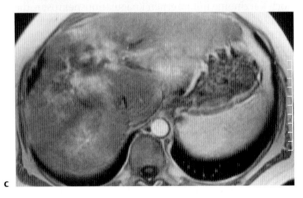

Abb. 1.**31** Leberzirrhose mit konfluierender Fibrose (1,5 T).
T1w GRE **a** in koronarer Orientierung sowie **b** in axialer
Orientierung vor sowie **c** nach intravenöser Injektion eines
Gd-haltigen, unspezifischen Kontrastmittels, jeweils während
Atemstopp. Typische Lokalisation der konfluierenden Fibrose im
anterioren Segment des rechten Leberlappens mit Ausdehnung
vom Leberhilus bis zur Kapsel und Retraktion der Leberkapsel
(**a, b**). Nach KM-Injektion inhomogenes Enhancement in der Peripherie der konfluierenden Fibrose.

tisch ist (30). Histologisch sind fokale hepatozelluläre
Karzinome innerhalb von atypischen adenomatösen Hyperplasien nachgewiesen worden. Auf T2w Bildern können solche Karzinome als „Knoten in einem Knoten" zur
Darstellung kommen, wobei sich der Karzinomherd signalreich innerhalb der signalarmen adenomatösen Hyperplasie absetzt. Durch wiederholte MR-tomographische Untersuchungen ist gezeigt worden, daß sehr
kleine Herde innerhalb einer adenomatösen Hyperplasie ein rasches Wachstum mit einer durchschnittlichen
Verdopplungsrate des Durchmessers von 29 Wochen
und des Volumens von 9$^1/_2$ Wochen zeigen.

Bei der dynamischen Gd-unterstützten Untersuchung zeigt die adenomatöse Hyperplasie in der portalen Phase eine Kontrastanhebung, die beim hepatozellulären Karzinom in 60–80% der Fälle während der arteriellen Phase auftritt.

Die portale Hypertonie ist anhand der portosystemischen Kollateralen insbesondere am Milzhilus, der
linken V. gastrica, der rekanalisierten V. portae und der
intrahepatischen Kollateralen nachweisbar. Die portosystemischen Kollateralen sind zwar auf transversalen Bildern zu erkennen, doch können sich koronare Aufnahmen als besonders nützlich für den Nachweis von Öso-
phagusvarizen erweisen. Ein weiteres Zeichen der portalen Hypertonie ist die Vergrößerung der Milz.

Eine ernsthafte Komplikation der Leberzirrhose ist
die Thrombose der V. portae. MR-tomographisch kann
eine solche Thrombose dieselbe Signalintensität aufweisen wie Blutabbauprodukte (in Abhängigkeit vom Alter
des Thrombus). Nützlich zur Beurteilung der Durchgängigkeit und Blutflußrichtung innerhalb der V. portae in

koronarer Schichtführung ist die Verwendung einer
dünnen Präsaturierungsschicht senkrecht zur Haupt-
pfortader. Die MR-Angiographie (in Time-of-flight-Technik oder in Phasenkontrasttechnik) ist aufgrund ihrer
Sensitivität gegenüber strömenden Spins bei gleichzeitiger Supprimierung des Signals von unbeweglichen Spins
eine zuverlässige Methode zur Beurteilung der Durchgängigkeit der V. portae.

Es hat auch Versuche gegeben, das Ausmaß einer
Zirrhose zu quantifizieren durch Messung der Signalintensität der Leber (25) oder durch Bestimmung des Ausmaßes der Aufnahme von hepatobiliärem Kontrastmittel, welche den Anteil an funktionsfähigen Hepatozyten
widerspiegelt (28). Allerdings haben diese Verfahren
keine breite klinische Anwendung erfahren. Kürzlich ist
die Messung des portalvenösen Flusses mit Hilfe der
Phasen-Kontrasttechnik als ein nützliches klinisches
Verfahren zum Nachweis von intra- oder extrahepatischen Shunts und zur Stadieneinteilung der Zirrhose
eingeführt worden.

■ Budd-Chiari-Syndrom

Das Budd-Chiari-Syndrom entsteht durch Stauung im
Lebervenengebiet. Nach Lokalisation der Stauung werden drei Typen dieses Syndroms unterschieden: Typ I ist
definiert als Verschluß der V. cava inferior mit oder ohne
sekundärem Verschluß der Vv. hepaticae. Typ II bezeichnet den Verschluß der Hauptvenen. Typ III ist definiert
als Verschluß der kleinen postsinusoidalen Venen. Über
die Bezeichnung der beiden ersten Typen als Budd-
Chiari-Syndrom besteht Einigkeit, während Typ III von

manchen Autoren als venöse Verschlußkrankheit klassifiziert wird.

KM-tomographisch ist das Budd-Chiari-Syndrom anhand des fehlenden Blutflusses in den okkludierten Venen erkennbar. Beim Typ I fehlt der Blutfluß in der V. cava inferior und eventuell zusätzlich in den Vv. hepaticae. Beim Typ II findet sich kein Blutfluß in den Vv. hepaticae. Bei dieser Form des Budd-Chiari-Syndroms bleibt die V. cava inferior durchgängig, zeigt allerdings eine ausgeprägte Kompression durch den vergrößerten kaudalen Leberlappen. Ein fehlender Blutfluß ist auf SE-Bildern gelegentlich schwer zu beurteilen, da strömendes Blut in Abhängigkeit von den gewählten Pulssequenzparametern und der Schichtorientierung relativ zur Blutflußrichtung sowohl als fehlendes Strömungssignal als auch als flußbedingte Kontrastanhebung zur Darstellung kommen kann. Venenthrombosen können je nach Alter und Zusammensetzung des Thrombus ebenfalls eine Reihe unterschiedlicher Signalintensitäten aufweisen. Die MR-Angiographie ist besonders nützlich zum Nachweis von Gefäßokklusionen und Kollateralen und ist hilfreich, wenn die Schichtbilder keinen eindeutigen Befund liefern (13). Bei der venösen Verschlußkrankheit findet sich üblicherweise keine Thrombosierung der okkludierten postsinusoidalen Venen, und diese läßt sich eher durch Leberbiopsie als durch bildgebende Verfahren nachweisen. Neben dem direkten Nachweis des venösen Verschlusses finden sich zahlreiche morphologische Merkmale, die auf ein Budd-Chiari-Syndrom hinweisen. Hierzu gehören Hepatomegalie, intra- und extrahepatische systemisch-portale und systemisch-systemische venöse Anastomosen, Aszites, Vergrößerung des kaudalen Leberlappens, inhomogene Signalintensität des Leberparenchyms. Fibrose des Leberparenchyms und gelegentlich Einblutungen ins Leberparenchym (3, 13, 22, 32, 38). Die Kontrastanhebung auf Gd-unterstützten Aufnahmen ist infolge der Okklusion der Vv. hepaticae und der Bildung von Kollateralgefäßen inhomogen. MR-tomographisch lassen sich die Ursachen für die Stauung wie ein membranöser Verschluß der V. cava inferior als behebbarer Auslöser eines Budd-Chiari-Syndroms (32) oder ein Leiomyosarkom der V. cava inferior (3) nachweisen.

■ Eisenspeicherung in der Leber

Zur überschüssigen Eisenablagerung in der Leber kommt es bei primärer Hämochromatose, wiederholten Bluttransfusionen, hämolytischer Anämie, Rhabdomyolyse, Leberzirrhose, Bantusiderose, paroxysmaler nächtlicher Hämoglobinurie, Caeruloplasiminmangel und Porphyria cutanea tarda (2, 4, 6–8, 10, 16, 17, 26, 35, 37, 39–42). Bei der primären (oder hereditären) Hämochromatose handelt es sich um eine genetisch bedingte Eisenstoffwechselstörung, bei der es zu einer erhöhten Eisenresorption aus dem Magen-Darm-Trakt kommt. Das überschüssige Eisen gelangt in die Leber, wo es von den Hepatozyten inkorporiert wird, während die Zellen des MPS kein überschüssiges Eisen speichern können (6). In späteren Erkrankungsstadien lagert sich Eisen zusätzlich ab in den Gelenken, dem Pankreas, der Hirnanhang-

drüse und dem Herzmuskel mit Arthropathie, insulinpflichtigem Diabetes mellitus, Hypogonadismus und Herzfunktionsstörungen. Bei der primären Hämochromatose ist es wichtig, die überschüssige Eisenablagerung in der Leber vor dem Entstehen einer Zirrhose zu erkennen, da in diesem Stadium Morbidität und Mortalität durch Phlebotomie verhindert werden können. Bei wiederholten Bluttransfusionen wird das überschüssige parenteral zugeführte Eisen zunächst von den Zellen des MPS der Leber, der Milz und des Knochenmarks gespeichert. Wenn deren Speicherkapazität erschöpft ist, wird weiteres Eisen von den Heptozyten, dem Pankreas und dem Myokard aufgenommen, wodurch es zu einer sekundären Hämochromatose kommt (42). Bei Patienten mit hämolytischer Anämie wie der Thalassämie, die keine Bluttransfusionen erhalten, wird das durch die Hämolyse freigesetzte überschüssige Eisen von den Hepatozyten aufgenommen, während die Zellen des MPS der Leber, der Milz und des Knochenmarks keine zusätzliche Eisenaufnahme zeigen, da das von ihnen gespeicherte Eisen bei der Erythropoese aufgebraucht wird (2). Erhalten Patienten mit Thalassämie Bluttransfusionen, nehmen auch bei ihnen die Zellen des MPS Eisen auf. Bei Leberzirrhose finden sich Eisenablagerungen sowohl im Leberparenchym als auch in den Regeneratknoten. Die Bantusiderose ist eine Erkrankung der Bantustämme in Afrika, die durch den Genuß großer Mengen von dort in Eisenbehältern gebrautem Bier verursacht wird. Bei dieser Erkrankung wird das Eisen im Parenchym und auch in den endothelialen Zellen gespeichert (42). Bei der paroxysmalen nächtlichen Hämoglobinurie kommt es durch intravaskuläre Hämolyse zur Freisetzung von Hämoglobin ins Blut, das dort sofort durch Plasmaproteine gebunden wird. Übersteigt die Hämoglobinfreisetzung die Proteinbindungskapazität, wird das Hämoglobin von den Glomeruli der Niere ausgefiltert und teils mit dem Urin ausgeschieden, teils resorbiert und in den proximalen Tubuli renales contorti abgelagert (18). Zur Ablagerung von Eisen in der Leber kommt es bei dieser Erkrankung durch Bluttransfusionen oder Thrombosen der V. portae bzw. der Vv. hepaticae (37). Caeruloplasminmangel ist eine genetisch bedingte Erkrankung, bei der der Mangel an Caerulosplasmin, das die Oxidierung von zweiwertigem zu dreiwertigem Eisen katalysiert, zur Eisenablagerung in der Leber führt (16). Bei der Porphyria cutanea tarda besteht eine Störung der Hämsynthese, die die Eisenablagerung in periportalen Hepatozyten zur Folge hat (4).

Bei den Eisenspeicherkrankheiten kann die MRT zur Identifizierung und Quantifizierung der überschüssigen Eisenablagerungen, zur Charakterisierung der zugrundeliegenden Erkrankung und zum Nachweis von Komplikationen eingesetzt werden. MR-tomographisch haben Eisenablagerungen aufgrund der magnetischen Suszeptibilitätseffekte von Eisen bei allen Pulssequenzen eine niedrige Signalintensität (8, 10). GRE-Bilder besitzen bei der Detektion von Eisenablagerungen eine größere Sensitivität im Vergleich zu SE-Bildern (10). Es wurde gezeigt, daß der Grad der Signalintensitätsverminderung in leichten Fällen mit der Menge des gespeicherten Eisens korreliert. Bei ausgeprägter Ablagerung überschüssigen Eisens ist wegen des kompletten Signalverlusts keine Quantifizierung möglich. Die Berechnung der transversalen Relaxationszeit besitzt als quantitatives Verfahren eine noch höhere Sensitivität als die Bestimmung der Signalintensitätsänderung (35). Die nichtinvasive quantitative Bestimmung des Eisenüberschusses durch die MRT bietet eine Alternative zur Biopsie (10) und kann zur Überwachung des Behandlungserfolgs nach Phlebotomie eingesetzt werden. Die Identifizierung von überschüssigem Eisen in der Leber durch die MRT ist besonders für die intrauterine Diagnose der neonatalen Hämochromatose hilfreich, da hier die Biopsie schwierig ist (17). Die Differenzierung der verschiedenen zugrundeliegenden Ursachen der Eisenablagerung ist von Bedeutung, da überschüssiges Eisen im Parenchym zu erheblichen Gewebeschädigungen führen kann, während es im MPS nahezu folgenlos bleibt. Hierzu kann die MRT durch den Nachweis der extrahepatischen Verteilung von Eisenablagerungen beitragen.

Bei der primären Hämochromatose zeigt die Leber als erstes Organ eine Abnahme der Signalintensität. Mit Fortschreiten der Erkrankung finden sich weitere Signalverminderungen im Pankreas, dem Myokard und der Hirnanhangdrüse, während die Signalintensität der Milz und des Knochenmarks nur selten eine Signalverminderung zeigt (7, 39, 40, 42) (Abb. 1.**32**). Bei Eisenspeicherung infolge wiederholter Bluttransfusionen kommt es zunächst in der Leber, der Milz und im Knochenmark zu einer Abnahme der Signalintensität und später – bei Patienten, die über einen sehr langen Zeitraum Bluttransfusionen erhalten – im Pankreas (Abb. 1.**33**). Bei Patienten mit Thalassämie, die keine Bluttransfusion erhalten, zeigt die Signalintensität der Leber eine Abnahme, während sie in der Milz, dem Knochenmark und im Pankreas unverändert bleibt (42). Bei einer Leberzirrhose ist die Signalintensitätsverminderung auf die Leber beschränkt. Zwischen Eisenspeicherung als Folge einer Leberzirrhose und einer Zirrhose als Folge einer Eisenspei-

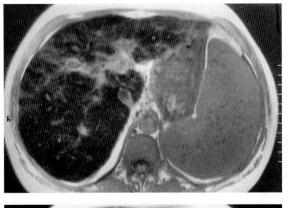

a

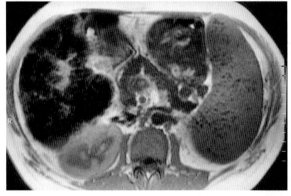

b

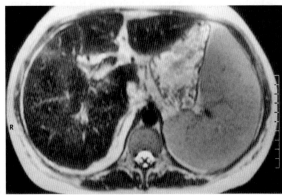

c

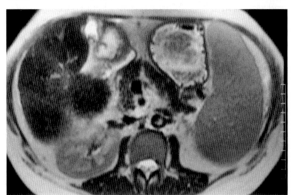

d

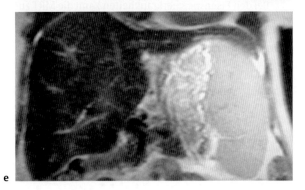

e

Abb. 1.**32**   Kongenitale Hämochromatose (1,5 T). **a–d** Axiale T1w GRE und T2w Einzelschuß-TSE-Sequenz in Höhe des Leberhilus (**a, c**) und des Pankreas (**b, d**) sowie **e** koronare Aufnahme mit Einzelschuß-TSE, jeweils während Atemstopp. Die Leber stellt sich aufgrund der Eisenablagerung in allen Sequenzen sehr signalarm dar und weist Zeichen der assoziierten Zirrhose auf. Splenomegalie, darüber hinaus Milz mit normaler Signalintensität des Parenchyms und zahlreichen Gamna-Gandy-Bodies, die besonders in den T1w Aufnahmen zur Darstellung kommen (**b, d**). Signalarmes Pankreas (**d**).

cherung läßt sich somit MR-tomographisch durch den Nachweis von extrahepatischen Eisenablagerungen (insbesondere im Pankreas) bei sekundärer Zirrhose unterscheiden (42). Beim Caeruloplasminmangel lassen sich Eisenablagerungen in der Leber, im Nucleus dentatus, im Thalamus und in den Basalganglien nachweisen (26). Bei der paroxysmalen nächtlichen Hämoglobinurie findet sich eine deutliche Abnahme der Signalintensität der Nierenrinde, während die Verminderung in Leber und Milz weniger stark ausgeprägt ist (18, 37). Die Abnahme der Signalintensität in der Leber ist in der Regel durch Thrombose der Vv. hepaticae oder V. portae auf einzelne Segmente beschränkt (37). Bei Porphyria cutanea tarda wird Eisen in der Leber, der Milz, dem Knochenmark, den Basalganglien, dem Nucleus dentatus und in der Großhirnrinde gespeichert (1). Neben dem frühen Nachweis, der Quantifizierung, Charakterisierung und Verlaufskontrolle von hepatischen Eisenablagerungen spielt die MRT eine weitere Rolle bei der Früherkennung von hepatozellulären Karzinomen, die sekundär bei parenchymaler Eisenspeicherung, insbesondere bei primärer Hämochromatose, auftreten können. Derartige Tumoren sind aufgrund des hohen inhärenten Tumor-Leber-Kontrasts infolge der Signalintensitätsabnahme der Leber leicht zu identifizieren.

■ Leberverfettung

Fettablagerungen in der Leber treten bei einer Reihe von Erkrankungen wie alkoholtoxischer Lebererkrankung, Diabetes mellitus und Adipositas auf. Die Fettleber selbst hat jedoch nur wenige oder gar keine klinischen

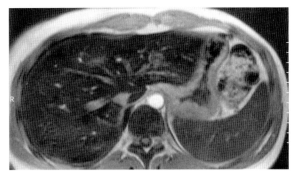

Abb. 1.**33** Transfusionssiderose (1,5 T). Axiale T1w GRE-Sequenz während Atemstopp. Leber und Milz mit signalarmer Darstellung durch die Eisenablagerungen, keine Zeichen einer Leberzirrhose.

Auswirkungen. Konventionelle T1w und T2w SE-Sequenzen besitzen für den Nachweis einer Fettleber nur eine geringe Sensitivität. Ein empfindliches und robustes Verfahren zum Nachweis der generalisierten oder fokalen Lebersteatose ist der Vergleich der Signalintensitäten von In-Phase- und Gegen-Phase-GRE-Bildern (15, 24) (Abb. 1.**34**). Verfettetes Leberparenchym weist im Gegen-Phase-Bild ein deutlich erniedrigtes Signal auf. Die Technik der Fettsättigung (19) ist ebenfalls empfindlich für eine Verfettung, wird jedoch in der klinischen Routine nur selten für die diagnostische Beurteilung der Leberverfettung eingesetzt. Von praktischem Nutzen sind diese Techniken insbesondere bei zwei Arten von Fettablagerungen: fokalen Steatosen in norma-

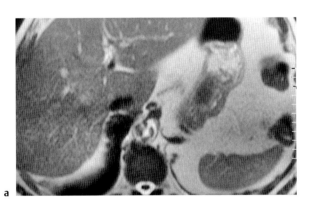

a

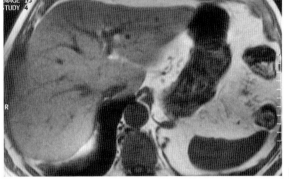

b

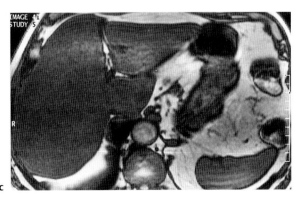

c

Abb. 1.**34** Ausgeprägte generalisierte Steatosis hepatis (1,5 T). **a** Axiale T2w Einzelschuß-TSE-Sequenz. **b** T1w GRE-In-Phase-Sequenz, **c** GRE-Gegen-Phase-Sequenz. Die T2w Einzelschuß-TSE-Sequenz stellt Fettgewebe sehr signalreich dar, somit auch leicht angehobene Signalintensität des Leberparenchyms (**a**). Unauffällige Darstellung der Leber im In-Phase-GRE-Bild (**b**). Im Gegen-Phase-GRE-Bild nahezu signalfreie Darstellung des Leberparenchyms, die Lebergefäße lassen sich daher nicht mehr abgrenzen (**c**).

lem oder gering generalisiert verfettetem Lebergewebe und fokalen Nonsteatosen in der Fettleber. Diese sind differentialdiagnostisch bedeutsam, da sie z. B. auch in der Computertomographie oder Sonographie mit fokalen Leberneoplasien verwechselt werden können. In solchen Fällen kann mit den genannten fettspezifischen Techniken recht eindrucksvoll eine genaue Charakterisierung der verdächtigen Herde vorgenommen werden (19) (s. auch Abb. 1.**25**).

■ Sonstige diffuse Lebererkrankungen

Eine akute Virushepatitis ist MR-tomographisch durch Vergrößerung der Leber, diffuse Signalverminderung auf T1w Bildern und diffuse Signalanhebung auf T2w Bildern gekennzeichnet. Weiterhin kommen auf T2w Bildern gelegentlich hyperintense Areale im Bereich der V. portae zur Darstellung (12, 20.). Bei fulminanter Hepatitis können Regeneratherde und Nekrosen nachgewiesen werden. Regenerative Herde erscheinen signalreich auf T1w Bildern und signalarm auf T2w Bildern, nekrotische Areale dagegen signalarm auf T1w Bildern und signalreich auf T2w Bildern (27). Es ist gezeigt worden, daß die Aufnahme hepatobiliärer Kontrastmittel wie Mn-DPDP (44) und MPS-spezifischer Kontrastmittel wie superparamagnetischer Eisenoxidpartikel (5) bei Hepatitis abnimmt. Dies ist jedoch kein zuverlässiges Kriterium für die Diagnose einer Hepatitis (44). Die strahlungsinduzierte Hepatitis führt zu einer Signalintensitätszunahme der Leber auf T2w Bildern, die der Strahleneintrittspforte entspricht und mit dem Ende der Radiatio allmählich wieder zurückgeht (46, 49). Bei der Wilson-Krankheit kommt es zur Akkumulation überschüssigen Kupfers in der Leber, wodurch eine Leberzirrhose ausgelöst werden kann. Solche Kupferablagerungen bewirken keinerlei Signalintensitätsänderung der Leber, diese tritt erst mit der Entwicklung einer Zirrhose auf (29, 47). Die durch die Wilson-Krankheit bedingte Leberzirrhose zeigt auf T1w und T2w SE-Bildern multiple winzige Hypointensitäten (47). Bei der hepatischen Schistosomiasis mansoni kommt es durch periportale parasitäre Eiablagerung zur Entzündungsreaktion und Fibrose mit nachfolgender portaler Hypertonie. Die betroffenen periportalen Areale sind gekennzeichnet durch Isointensität auf T1w Bildern und Hyperintensität auf T2w Bildern und zeigen nach Injektion von Gd-DTPA eine deutliche Kontrastanhebung (48). Bei anderen diffusen Erkrankungen der Leber wie Amyloidose und Gaucher-Krankheit bestehen MR-tomographisch keine spezifischen Veränderungen, sondern lediglich eine Vergrößerung des Organs (9, 34).

Literatur

1 Beall, S. S., B. M. Patten, L. Mallette, J. Jankovic: Abnormal systemic metabolism of iron, prophyrin, and calcium in Fahr's syndrome. Ann. Neurol. 26 (1989) 569–575

2 Bowdler, A. J., E. R. Huehns: Thalassemia minor complicated by excessive iron storage. Brit. J. Haematol. 9 (1963) 13–24

3 Cacoub, P., J. C. Piette, B. Wechsler et al.: Leomyosarcoma of the inferior vena cava. Experience with 7 patients and literature review. Medicine 70 (1991) 293–306

4 Campo, E., M. Bruguera, J. Rodes: Are there diagnostic histologic features of porphyria cutanea tarda in liver biopsy specimens? Liver 10 (1990) 185–190

5 Elizondo, G., R. Weissleder, D. D. Stark et al.: Hepatic cirrhosis and hepatitis: MR imaging enhanced with superparamagnetic iron oxide. Radiology 174 (1990) 797–801

6 Fillet, G., Y. Beguin, L. Baldelli: Model of reticuloendothelial iron metabolism in humans: abnormal behavior in idiopathic hemochromatosis and in inflammation. Blood 74 (1989) 844–851

7 Flyer, M. A., J. O. Haller, R. Sundaram: Transfusional hemosiderosis in sickle cell anemia: another cause of an echogenic pancreas. Pediat. Radiol. 23 (1993) 140–142

8 Gandon, Y., D. Guyader, J. F. Heautot et al.: Hemochromatosis: diagnosis and quantification of liver iron with gradient-echo MR imaging. Radiology 193 (1994) 533–838

9 Glenn, D., D. Thurston, P. Garver, E. Beutler: Comparison of magnetic resonance imaging and ultrasound in evaluating liver size in Gaucher patients. Acta haematol. 92 (1994) 187–189

10 Guyader, D., Y. Gandon, J. Y. Robert et al.: Magnetic resonance imaging and assessement of liver iron content in genetic hemochromatosis. J. Hepatol. 15 (1992) 304–308

11 Itai, Y., Y. Kurosaki, Y. Saida, M. Niitsu, K. Kuramoto: CT and MRI in detection of intrahepatic portosystemic shunts in patients with liver cirrhosis. J. Comput. assist. Tomogr. 18 (1994) 768–773

12 Itoh, H., T. Sakai, N. Takahashi et al.: Periportal high intensity on T2-weighted MR images in acute viral hepatitis. J. Comput. assist. Tomogr. 16 (1992) 564–567

13 Kane, R., S. Eustace: Diagnosis of Budd-Chiari syndrome: comparison between sonography and MR angiography. Radiology 195 (1995) 117–121

14 Kashitani, N., S. Kimoto, M. Tsunoda et al.: Portal blood flow in the presence or absence of diffuse liver disease: measurement by phase contrast MR imaging. Abdom. Imag. 20 (1995) 197–200

15 Levenson, H., F. Greensite, J. Hoefs et al.: Fatty infiltration of the liver: quantification with phase-contrast MR imaging at 1.5 T vs biopsy. Amer. J. Roentgenol. 156 (1991) 307–312

16 Logan, J. L., K. B. Herveyson, G. B. Wisdom, A. E. Hughes, G. P. Archbold: Hereditary caeruloplasmin deficiency, dementia and diabetes mellitus. Quart. J. Med. 87 (1994) 663–670

17 Marti-Bonmati, L., A. Baamonde, C. R. Poyatos, E. Monteagudo: Prenatal diagnosis of idiopathic neonatal hemochromatosis with MRI. Abdom. Imag. 19 (1994) 55–56

18 Mathieu, D., A. Rahmouni, P. Villeneuve, M. C. Anglade, H. Rochant, N. Vasile: Impact of magnetic resonance imaging on the diagnosis of abdominal complications of paroxysmal nocturnal hemoglobinuria. Blood 85 (1995) 3283–3288

19 Mathieu, D., M. Paret, A.-E. Mahfouz et al.: Hyperintense Benign Liver Lesions on Spin-Echo T1-Weighted MR Images: Pathologic Correlations (in press)

20 Matsui, O., M. Kadoya, T. Takashima, T. Kameyama, J. Yoshikawa, S. Tamura: Intrahepatic periportal abnormal intensity on MR images: an indication of various hepatobiliary diseases. Radiology 171 (1989) 335–338

21 Mergo, P. J., P. R. Ros, P. C. Buetow, J. L. Buck: Diffuse disease of the liver: radiologic-pathologic correlation. Radiographics 14 (1994) 1291–1307

22 Miller, W. J., M. P. Federle, W. H. Straub, P. L. Davis: Budd-Chiari syndrome: imaging with pathologic correlation. Abdom. Imag. 18 (1993) 329–335

23 Minami, M., Y. Itai, K. Ohtomo, S. Ohnishi, T. Niki, T. Kokubo, K. Yoshikawa, M. Iio: Siderotic nodules in the spleen: MR imaging of portal hypertension. Radiology 172 (1989) 681–684

24 Mitchell, D. G., I. Kim, T. S. Chang et al.: Fatty liver. Chemical shift phase-difference and suppression magnetic resonance imaging techniques in animals, phantoms, and humans. Invest. Radiol. 26 (1991) 1041–1052

25 Morijiri, M., H. Seto, Y. Kamisaki et al.: Qualitative evaluation of chronic diffuse liver disease by STIR MRI. J. Comput. assist. Tomogr. 19 (1995) 955–958

26 Morita, H., S. Ikeda, K. Yamamoto et al.: Hereditary ceruloplasmin deficiency with hemosiderosis: a clinicopathological study of a Japanese family. Ann. Neurol. 37 (1995) 646–656

27 Murakami, T., R. L. Baron, M. S. Peterson: Liver necrosis and regeneration after fulminant hepatitis: pathologic correlation with CT and MR findings. Radiology 198 (1996) 239–242

28 Murakami, T., R. L. Baron, M. P. Federle et al.: Cirrhosis of the liver: MR imaging with mangafodipir trisodium (Mn-DPDP). Radiology 198 (1996) 567–572

29 Nakakoshi, T., N. Fujita, K. Jong Hon, N. Takeichi, K. Miyasaka: Influence of in vivo copper on MR images of the liver in rats. J. Magn. Reson. Imag. 4 (1994) 559–562

30 Nakanuma, Y., T. Terada, K. Ueda, S. Terasaki, A. Nonomura, O. Matsui: Adenomatous hyperplasia of the liver as a precancerous lesion. Liver 13 (1993) 1–9

31 Ohtomo, K., R. L. Baron, G. D. Dodd III, M. P. Federle, Y. Ohtomo, S. R. Confer: Confluent hepatic fibrosis in advanced cirrhosis: evaluation with MR imaging. Radiology 189 (1993) 871–874

32 Park, J. H., J. K. Han, B. I. Choi, M. C. Han: Membranous obstruction of the inferior vena cava with Budd-Chiari syndrome: MR imaging findings. J. vasc. interv. Radiol. 2 (1991) 463–469

33 Popper, H.: Pathologic aspects of cirrhosis. A review. Amer. J. Pathol. 87 (1977) 228–264

34 Rafal, R. B., R. Jennis, P. A. Kosovsky, J. A. Markisz: MRI of primary amyloidosis. Gastrointest. Radiol. 15 (1990) 199–201

35 Rocchi, E., M. Cassanelli, A. Borghi et al.: Magnetic resonance imaging and different levels of iron overload in chronic liver disease. Hepatology 17 (1993) 997–1002

36 Rofsky, N. M., H. Fleishaker: CT and MRI of diffuse liver disease. Semin. Ultrasound 16 (1995) 16–33

37 Roubidoux, M. A.: MR of the kidneys, liver, and spleen in paroxysmal nocturnal hemoglobinuria. Abdom. Imag. 19 (1994) 168–173

38 Shapiro, R. S., J. A. Maldjian, A. Stancato-Pasik, R. Ramos: Hepatic mass in Budd-Chiari syndrome: CT and MRI findings. Comput. med. Imag. 17 (1993) 457–460

39 Siegelman, E. S., D. G. Mitchell, R. Rubin et al.: Parenchymal versus reticuloendothelial iron overload in the liver: distinction with MR imaging. Radiology 179 (1991) 361–366

40 Siegelman, E. S., D. G. Mitchell, E. Outwater, S. J. Munoz, R. Rubin: Idiopathic hemocromatosis: MR imaging findings in cirrhotic and precirrhotic patients. Radiology 188 (1993) 637–641

41 Siegelman, E. S., E. Outwater, C. A. Hanau et al.: Abdominal iron distribution in sickle cell disease: MR findings in transfusion and nontransfusion dependent patients. J. Comput. assist. Tomogr. 18 (1994) 63–67

42 Siegelman, E. S., D. G. Mitchel, R. C. Semelka: Abdominal iron deposition: metabolism, MR findings, and clinical importance. Radiology 199 (1996) 13–22

43 Tanimoto, A., D. D. Stark: Cell-specific contrast agents fail to detect hepatitis. Invest. Radiol. Suppl. 1 (1991) 139–141

44 Tanimoto, A., B. P. Kreft, Y. Baba et al.: Evaluation of hepatocyte-specific paramagnetic contrast media for MR imaging of hepatitis. J. Magn. Reson. Imag. 3 (1993) 786–793

45 Terada, T., M. Kadoya, Y. Nakanuma, O. Matsui: Iron-accumulating adenomatous hyerplastic nodule with malignant foci in the cirrhotic liver. Histopathologic, quantitative iron, and magnetic resonance imaging in vitro studies. Cancer 65 (1990) 1994–2000

46 Unger, E. C., J. K. Lee, P. J. Weyman: CT and MR imaging of radiation hepatitis. J. Comput. assist. Tomogr. 11 (1987) 264–268

47 Vogl. T. J., S. Steiner, R. Hammersting et al.: MRT der Leber bei Morbus Wilson. Fortschr. Röntgenstr. 160 (1994) 40–45

48 Willemsen, U. F., T. Pfluger, W. G. Zoller, G. Kueffer, K. Hahn: MRI of hepatic schistosomiasis mansoni. J. Comput. assist. Tomogr. 19 (1995) 811–813

49 Yankelevitz, D. F., P. H. Knapp, C. I. Henschke, L. Nisce, Y. Yi, P. Cahill: MR appearance of radiation hepatitis. Clin. Imag. 16 (1992) 89–92.

2 Gallenwege und Pankreasgang

J. Petersein und B. Hamm

Einleitung

Die selektive Darstellung der Gallengänge und des Pankreasganges setzt in der Röntgentechnik voraus, daß ein Kontrastmittel in diese Gänge eingebracht wird. Dies geschieht zum einen durch i.v. Injektion eines gallengängigen Kontrastmittels (Cholangiographie), zum anderen durch die antegrade oder retrograde Instillation von Kontrastmittel in die Gänge (PTC = perkutane transhepatische Cholangiographie oder ERCP = endoskopische retrograde Cholangiopankreatikographie). Während die i.v. Cholangiographie neben den allgemeinen Risiken einer KM-Anwendung vor allem limitiert ist durch die Voraussetzung einer ungestörten Galleexkretion, stehen bei PTC und ERCP als Nachteil neben Invasivität der Methode und hohem apparativen, zeitlichen und personellen Aufwand vor allem die Komplikationen im Vordergrund. Bei der PTC sind dies u. a. Blutungen und Gallengangsleckage, bei der ERCP Pankreatitis, Cholangitis und Perforation. So wird z. B. die Rate der Komplikationen in der ERCP je nach Quelle mit 2–10% angegeben (2, 9).

Aufgrund dieser Limitationen der etablierten Verfahren erscheint es angebracht, nach neuen Methoden zur Darstellung der Gallen- und Pankreasganganatomie und -pathologie zu suchen. Die Magnetresonanztomographie als nichtinvasive und schnelle bildgebende Methode kann hierzu einen wichtigen Beitrag leisten. Sie ist in der Lage, kostengünstig und in kürzester Zeit die komplette morphologische Information zu liefern, und ist dabei, sich als Routinediagnostik zu etablieren. Insbesondere bei Problempatienten – z. B. bei Zustand nach biliodigestiven Anastomosen, Pancreas divisum u.ä. – setzt sich mehr und mehr der primäre Einsatz der MR-Cholangiopankreatographie (MRCP) als diagnostisches Werkzeug durch.

Indikationen

Die Erkennung oder der Ausschluß anatomischer Varianten wie aberrant einmündender Gallenwege oder eines Pancreas divisum gewinnen sowohl vor einer geplanten ERCP als auch vor geplanten laparoskopischen Eingriffen zunehmend an Bedeutung. Die Lokalisation von Stenosen (und im Zusammenhang mit der axialen Bildgebung auch die Ursachenabklärung der Stenose) gelingt in der MRCP oft exzellent. Eine weitere Indikationsgruppe sind der Konkrementnachweis im Ductus choledochus, aber auch intrahepatisch und im Ductus pancreaticus sowie die Darstellung von Strikturen oder segmentalen Gangverschmälerungen, z. B. bei Caroli-

Syndrom. Erweiterte Pankreasnebenäste und Nachweis von Pseudozysten mit/ohne Ganganschluß spielen bei der Diagnostik der chronischen Pankreatitis eine wichtige Rolle; die Dokumentation von Gangverlagerungen bei raumfordernden Prozessen gehört ebenfalls zu den Einsatzmöglichkeiten der MRCP.

Untersuchungstechnik und -strategie

■ Spule

Aufgrund der Kleinheit der zu untersuchenden Strukturen ist eine hohe Ortsauflösung sowie ein möglichst hohes Signal-Rausch-Verhältnis anzustreben. Dies ist mit Verwendung der Ganzkörperspule nicht zu erzielen. Die beste Lösung stellt eine Phased-array-Oberflächenspule für das Abdomen dar, da hiermit ohne Umlagerung des Patienten gleichzeitig Leber oder Pankreas untersucht werden können; steht diese nicht zur Verfügung, kann man sich mit einer Oberflächenspule behelfen, auf der der Patient bäuchlings positioniert wird (RAO-Position mit der Spule in Höhe der Leber). Allerdings ist es dann nicht mehr möglich, ohne Umlagerung des Patienten gleichzeitig eine konventionelle MRT-Untersuchung der interessierenden Organe (Leber, Pankreas) durchzuführen, was unseres Erachtens jedoch anläßlich jeder MRCP-Untersuchung getan werden sollte (17).

■ Sequenzen

Die MRT nutzt für die selektive Darstellung der Gallen- und Pankreasgänge die Tatsache, daß ruhende oder sich nur langsam bewegende Flüssigkeiten im stark T2-gewichteten Bild eine hohe Signalintensität aufweisen, während alle anderen Gewebe fast kein Signal mehr abgeben. Starke T2-Gewichtung bedeutet dabei, daß die Echozeit TE der verwendeten Sequenzen ein Mehrfaches der T2-Relaxationszeiten der ortsständigen Gewebe betragen muß; im Oberbauch liegen diese zwischen 40 und 100 ms, so daß mit einem $TE > 500$ ms eine „Hydrographie" erreicht wird. Allerdings kommen nicht nur die Gallengänge, sondern auch andere quasi ruhende Flüssigkeiten wie Darmsaft, Aszites, Inhalt von Leber- und Nierenzysten bzw. Pankreaspseudozysten oder Urin im Nierenbeckenkelchsystem zur Abbildung, was zu beeinträchtigenden Bildüberlagerungen führen kann. Um Bewegungsartefakte zu vermeiden, ist der Einsatz möglichst schneller Sequenzen notwendig. Dabei gibt es verschiedene Ansätze: dreidimensionale Akquisitionen ohne Atemanhalt (1, 8), zweidimensionale Akquisitionen mit Atemtriggerung oder in Atemanhalt und anschließender Maximum-Intensitätsprojektions-(MIP-) Rekonstruktion der Bilder, „Einzelschuß"techniken mit größerer Schichtdicke (7, 15) etc. Während anfangs T2w GRE-Sequenzen (je nach Hersteller PSIF, SSFP oder CE-FAST genannt) zur Anwendung kamen, basieren die meisten der heute verwendeten Techniken auf der von Henning u. Mitarb. (6) inaugurierten RARE-Sequenz sowie den daraus ableitbaren Varianten Turbo-Spinecho (TSE bzw. FSE) und HASTE (RARE mit Halb-Fourier-Akquisition) (6, 11). Diese schnellen Sequenzen setzen oft Hochfeldsysteme und starke Gradienten voraus; jedoch wird auch bei Verwendung von 0,5-T-Geräten über gute Ergebnisse berichtet (10). Atemgetriggerte Akquisitionen sind vor allem bei nicht optimal ausgestatteten Geräten eine brauchbare Alternative; nach unseren Erfahrungen liefern sie zwar im Vergleich zu den Einzelschußtechniken teilweise sogar bessere Bilder (aufgrund des hohen Signal-Rausch-Verhältnisses), dies jedoch nur bei guten Untersuchungsbedingungen und kooperativen, gleichmäßig atmenden Patienten. Unserer Erfahrung nach sind die ca. 6 s dauernden TSE-Einzelschußtechniken weniger artefaktanfällig und bieten bessere Übersichtsbilder, während die Akquisition von Schichtpaketen mit anschließender MIP-Rekonstruktion zwar länger dauert (ca. 20 s mit HASTE-Technik) und deshalb bei Patienten in schlechtem Allgemeinzustand Probleme mit Atemartefakten mit sich bringt, dafür jedoch wegen der Möglichkeit der Auswertung von dünnen Einzelschichten insbesondere bei der Evaluierung diskreter Veränderungen (kleine Konkremente, dünne Endoprothesen etc.) Vorteile bietet (Abb. 2.**1**).

Eine weitere Möglichkeit besteht in der Akquisition während ruhiger Respiration unter Nutzung der Fast-Spinecho-Technik. Dabei muß jedoch eine hohe Anzahl von Signalmittelungen zur Minimierung von Bewegungsartefakten in Kauf genommen werden, so daß eine lange Untersuchungszeit resultiert (13). Lange Untersuchungszeiten sind vor allem dann praktikabel, wenn eine dreidimensionale Untersuchungstechnik angewandt wird, da dann auch im Nachhinein noch andere Angulierungen aus dem Datenpaket errechnet werden können (1). Ein weiterer Vorteil besteht darin, daß bei sekundären Rekonstruktionen aus dreidimensionalen Datensätzen die Schichtdicke sehr klein gewählt werden kann, die bei primärer Einzelschichtakquisition auf minimal 3 mm limitiert ist.

■ Patientenvorbereitung

Orales Kontrastmittel

Bei den in der MRCP angefertigten semikoronalen Projektionsbildern kommt es aufgrund der großen Schichtdicke (die wegen des gekrümmten Gangverlaufs notwendig ist) oft zu Überlagerungen durch das Flüssigkeitssignal aus dem miterfaßten Magen-Darm-Trakt. Durch Verwendung von z. B. oralen Eisenoxiden (z. B. Lumirem – Guerbet – oder Abdoscan – Nycomed – führt zu einer Absenkung des Signals sowohl im T1w als auch im T2w Bild) kann das Flüssigkeitssignal des Darms so weit abgesenkt werden, daß es nicht zu Überlagerungen mit dem Signal der Gallengänge bzw. des Pankreasgangs kommt.

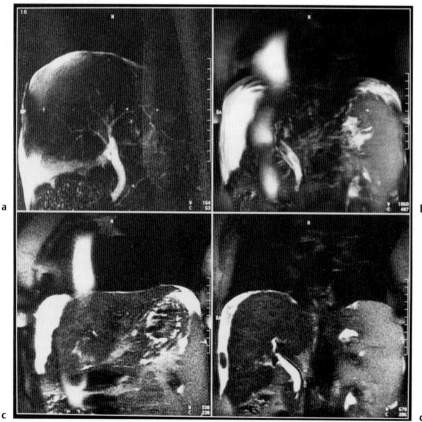

Abb. 2.**1** Klatskin-Tumor und Aszites. 56jährige Frau. **a** Die koronale TSE-„Einzelschuß"aufnahme mit 6 s Akquisitionszeit ergibt ein scharfes und trotz des Aszitesmantels diagnostisch auswertbares Bild (Ausschluß einer Cholestase). **b** HASTE-Schichtstapel mit MIP-Rekonstruktion, Akquisitionsdauer 20 s. Die Patientin konnte aufgrund ihres schlechten Allgemeinzustands nur in Inspiration die Luft so lange anhalten. Aufgrund langsamen Luftablassens kommt es zu schwerwiegenden Artefakten (Mehrfachkonturen an Aszitesmantel und Ductus choledochus), die eine Diagnose fast unmöglich machen. **c, d** Die bei der MIP-Rekonstruktion von Bild **b** verwendeten Einzelbilder zeigen jedes für sich genommen keine nennenswerte Bewegungsunschärfe, sind also auch bei dieser unkooperativen Patientin noch gut zur Diagnostik heranzuziehen.

Die Verwendung negativer oraler Kontrastmittel wird dennoch, auch unter dem Aspekt eines zunehmenden Kostendrucks in der Medizin, kontrovers diskutiert. Die Ablehnung einer oralen Kontrastierung basiert auf dem Argument, daß man insbesondere auf axialen Schichten ein solides Substrat in unmittelbarer Nachbarschaft der Papilla Vateri besser vom Darmlumen abgrenzen kann, wenn dieses signalreich (flüssigkeitshaltig) und nicht signalarm (orale Eisenoxide) ist. Des weiteren soll der orale Reiz zu einer Kontraktion und damit schlechteren Sichtbarkeit der Gänge führen. Einige Untersucher bevorzugen sogar die orale Gabe einer größeren Menge Wasser vor der Untersuchung, welches zu einer sehr signalreichen Kontrastierung des Darmlumens im T2-Bild führt.

Die Bewertung dieser Kontroverse hängt davon ab, ob man axiale Schichten in „normaler" T1- und T2-Gewichtung und die eventuelle Gabe von Gadolinium (oder eines anderen Kontrastmittels) als integralen Bestandteil einer MRCP-Untersuchung betrachtet oder nicht. Die Befürworter der Durchführung einer zusätzlichen Standard-Leber/Pankreas-Untersuchung führen an, daß nur so der Vorteil der MRT gegenüber ERCP/PTC bzw. Cholangiographie zum Tragen kommt, nämlich daß die das Lumen der Gänge umgebenden Weichteilstrukturen exakt evaluiert werden können und so z. B. die Ursache einer Stenose erkannt werden kann. Als Beispiel ist im oberen Anteil von Abb. 2.**2** ein Patient mit einem großen inoperablen Pankreasmalignom gezeigt, das in den axialen Schnittbildern zweifelsfrei zu sehen war, bei dem die MRCP jedoch bis auf eine nur teilweise Darstellung des Ductus pancreaticus kaum einen Hinweis auf Vorliegen eines Tumors gab. Diejenigen, die die MRCP als alleinige Gangdarstellung verstehen möchten, sehen vor allem ökonomische Vorteile – weniger Sequenzen, sehr kurze Untersuchungszeit und kein Einsatz von Kontrastmitteln.

Eigene Untersuchungen belegen, daß die Weite von Ductus choledochus und Ductus pancreaticus nach Gabe von Lumirem sich gegenüber der Nativuntersuchung nicht verringert. In dieser Studie war die anatomische Orientierung auch nach Wegfall des Flüssigkeitssignals im Darmlumen gegeben; als Vorteil konnten jedoch nicht nur „schönere Bilder" gewonnen werden, sondern die nativ oft vorhandene Überlagerung diagnosewichtiger Details durch das Darmflüssigkeitssignal konnte in den meisten Fällen signifikant vermindert werden. Ein Beispiel ist in Abb. 2.**3** demonstriert. Soll dennoch kein orales Kontrastmittel verwendet werden, so ist zumindest darauf zu achten, daß die Untersuchung in den Morgenstunden am nüchternen Patienten durchgeführt wird, um die Sekretion von Magen und Duodenum so gering wie möglich zu halten.

Medikamentöse Vorbereitung

Neben der im Rahmen der MRT üblichen Problematik klaustrophober Patienten (evtl. Sedierung oder bei Kindern sogar Narkose erforderlich) spielen bei der MRCP vor allem Bewegungsartefakte eine Rolle. Diese werden

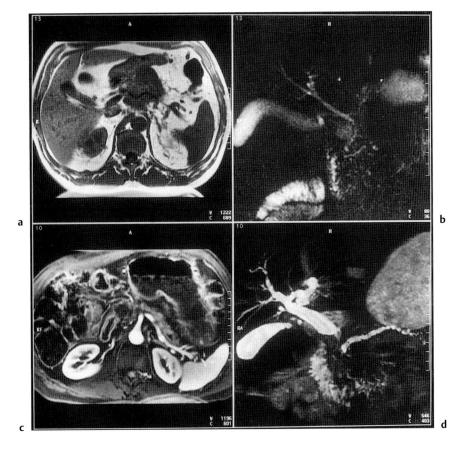

a

b

c

d

Abb. 2.**2 a, b** Inoperabler, die Gefäße unmauernder maligner Tumor im Pankreaskorpus. 51jähriger Mann. **a** Ventral des im T1w Bild hypointens erscheinenden Tumors lagert sich zusätzlich eine Pseudozyste bei vorbestehender chronischer Pankreatitis an. **b** Koronales TSE-Bild. Keine Aufstauung der Cholangien. Der Pankreasgang ist nur in seinem ventralen Anteil dargestellt; sonst deutet nichts auf das Vorliegen eines derartig ausgedehnten Tumors hin (Aufnahme ohne orales Kontrastmittel). **c, d** 62jähriger Mann. **c** Im T1w Bild nach i.v. Kontrastmittel hypointenses Malignom am Übergang vom Pankreaskopf zum Pankreaskorpus. **d** Die koronale MRCP-Aufnahme zeigt eine deutliche Aufweitung von Ductus choledochus und Ductus pancreaticus („double duct sign") mit einem plötzlichen Kalibersprung in beiden Gangsystemen als Ausdruck der Malignität (Aufnahme ohne orales Kontrastmittel).

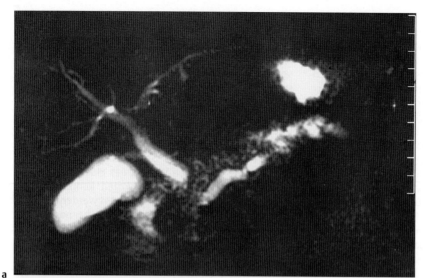

a

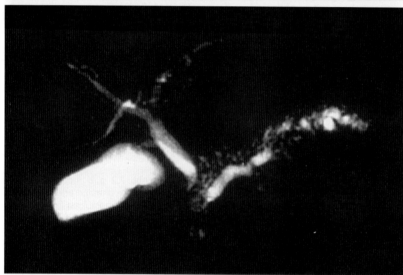

b

Abb. 2.**3** Chronische Pankreatitis. 50jährige Frau. **a** Ohne orales Kontrastmittel ist der erweiterte Gang im Kopf-Korpus-Bereich bereits deutlich zu erkennen. **b** Erst nach oralem Kontrastmittel läßt sich das Ausmaß von Pseudozystenbildung und irregulären Gangerweiterungen insbesondere im Pankreasschwanz eindeutig beurteilen.

zum einen durch die Atmung verursacht, zum anderen durch die Peristaltik des Darms; im oberen Gastrointestinaltrakt finden durchschnittlich 11 Peristaltikwellen pro Minute statt, so daß selbst bei den schnellen Einzelschußprojektionen mit 6 s Akquisitionszeit mit Bewegungsunschärfen gerechnet werden muß. Falls keine Kontraindikationen vorhanden sind, empfiehlt sich deshalb die intravenöse Gabe von Buscopan oder Glucagon unmittelbar vor den eigentlichen MRCP-Sequenzen. Da die Wirkung nur einige Minuten vorhält, muß gegebenenfalls eine Nachinjektion vorgenommen werden.

■ Empfohlenes Untersuchungsprotokoll

Allgemeine Vorbereitung

Die Untersuchung sollte nach Möglichkeit in den Morgenstunden durchgeführt werden. Der Patient sollte mindestens 4 Stunden vor der Untersuchung nüchtern bleiben und auch keine Flüssigkeiten mehr zu sich nehmen. Zum einen ist dies wünschenswert für die eventu-

elle Gabe von Gadolinium im Rahmen der „normalen" Leber- oder Pankreasuntersuchung, zum anderen wird hierdurch das Flüssigkeitssignal im oberen Gastrointestinaltrakt reduziert und eine bessere Signalauslöschung durch das orale Kontrastmittel erreicht.

Orales Kontrastmittel

20–40 min vor der Untersuchung sollte der Patient mindestens 300, besser jedoch 600 ml eines Kontrastmittels trinken, welches im T2w Bild hypointens erscheint. Wir verwenden für diese Zwecke orale Eisenoxide, denkbar wären jedoch auch MnCl$_2$-haltige Kontrastmittel. Bei Verwendung von Lumirem ist eine Mischung mit Wasser im Verhältnis 1:1 möglich, um Suszeptibilitätsartefakte durch Sedimentierung des Kontrastmittels im (ruhiggestellten) Magen-Darm-Trakt zu vermeiden.

Standard-Parenchymevaluierung

Am Beginn der Untersuchung sollte eine routinemäßige Bildgebung des interessierenden Organs (Leber und/oder Pankreas – s. auch Kap. 1 und 3) erfolgen, bei Tumor- oder Entzündungsverdacht auch mit Kontrastmittel (Gadolinium). Durch diese Untersuchung wird nicht nur die Fragestellung weiter eingegrenzt, sondern auch die anatomische „region of interest" definiert. Das intravenöse Kontrastmittel beeinträchtigt die anschließende MRCP nicht.

Verringerung der Darmperistaltik

Nach Abschluß der Leber-/Pankreas-Diagnostik wird die Peristaltik des Darms vorübergehend durch intravenös appliziertes Buscopan verringert (cave Herzrhythmusstörungen, Glaukom). Alternativ kann auch Glucagon gegeben werden. Bei Fragestellungen in bezug auf Pankreaskopf bzw. Papillenregion kann die Gabe von Buscopan schon vor Beginn der Akquisition der axialen Bilder hilfreich sein. In diesem Fall ist vor Beginn der MRCP meist eine Nachinjektion notwendig. Zu diesem Zweck wird in die Patientenzuleitung zwischen Injektorpumpe und Verweilkanüle ein Dreiwegehahn eingefügt.

Gallengangs- bzw. Pankreasgangdarstellung

Eine zusammenfassende Darstellung der von uns verwendeten MRCP-Sequenzen findet sich in Tab. 2.**1**.

Am Beginn der Untersuchung sollte eine axiale Schicht mit schneller, T2w Sequenz (z. B. TSE mit TR = 2800 ms, TE = 1100 ms, Akquisitionsdauer bei moderner Hardware um die 6 s) und sehr großer Schichtdicke (z. B. 120 mm) stehen, wobei das Field of view (FOV) so groß gewählt wird, daß fast der gesamte Abdomenquerschnitt erfaßt wird. Eine Fettsättigung kann zur weiteren Erhöhung des Kontrastes zwischen ruhender Flüssigkeit einerseits und umgebenden Geweben andererseits appliziert werden. Das resultierende Bild liefert einen Überblick über den Verlauf von Gallengängen und Pankreasgang und dient zur Planung der anschließenden quasikoronalen Schichten (Abb. 2.**16**).

Als nächstes wird eine koronal angulierte Schicht mit ebenso großer Schichtdicke gewählt (z. B. 120 mm), die alle interessierenden Gänge auf einmal umfaßt. Diese ist zwar oft beeinträchtigt durch geringes Signal-Rausch-Verhältnis, liefert aber dennoch gute Informationen zur allgemeinen Anatomie des Gallen- und Pankreasgangsystems.

Anschließend folgt die Akquisition mehrerer Schichten in Einzelschußtechnik (TSE, Parameter bis auf die Schichtdicke wie im vorigen Absatz). Die Orientierung dieser Schichten ist im Prinzip erst einmal koronal; jedoch erfolgt eine Angulierung anhand des beschriebenen axialen Bildes in „Dickschichttechnik", so daß der jeweils interessierende Gangabschnitt innerhalb der Schicht liegt. Die Schichtdicke variiert in Abhängigkeit von der Anatomie und beträgt etwa 30–50 mm. Da das Ergebnis ohne jede Nachbearbeitung innerhalb von wenigen Sekunden zur Verfügung steht, kann ohne Verzögerung entschieden werden, ob weitere Akquisitionen in anderen Angulierungen notwendig sind (z. B. wenn Gallenblase, signalreicher Darm oder Aszites die Gallen- und Pankreasgänge überlagern oder wenn anatomische Varianten vorhanden sind). Als Standard benutzen wir folgende Projektionen mit Referenz zum Ziffernblatt der Uhr: Parallel zum Pankreasgang (Projektion 8.00 Uhr bis 9.00 Uhr), parallel zum Ductus choledochus (Projektion ca. 10.00 Uhr), parallel zum Ductus hepaticus dexter et sinister (Projektion ca. 7.00 Uhr, allerdings sehr variabel).

Insbesondere bei Fragestellungen im Sinne von Konkrementen oder diskreten polypösen Vorwölbungen ins Lumen folgt abschließend die Bildgebung mit multiplen dünnen (4–5 mm) Schichten (ohne Schichtlücke), wobei die Angulierung des Schichtpakets analog zur Angulierung der Einzelschußprojektionen erfolgt und die Akquisitionszeit in der Größenordnung von 20–23 s liegt. Wir verwenden hierfür eine HASTE-Sequenz mit

Tabelle 2.**1** Empfohlene Sequenzen und Sequenzparameter für die MRCP

Ge-wich-tung	Orientie-rung	Se-quenz-typ	TR (ms)	TE (ms)	Flip (°)	ETL*	FS	Matrix ($N_{phase} \times N_{frequ}$)	FOV (mm)	N_{SL}	N_{AC}	SD (mm)	T_{AC} (s)	Atemstopp
„Scout" bzw. Übersichtsbild														
T 2	tra	TSE	2800	1100	150°	64	ja	240 × 256	ange-paßt	1	1	120	6	ja
„Einzelschuß"projektionsbild														
T 2	3mal semi-koronar	TSE	2800	1100	150°	64	ja	240 × 256	ange-paßt	1	1	30–70	6	ja
Stapel dünner Schichten (erfordert MIP-Rekonstruktion)														
T 2	3mal semi-koronar	HASTE	12	95	150°		nein	240 × 256	ange-paßt	13	1	4	20	ja

Beachte: Für alle Sequenzen wird Verwendung einer Phased-array-Körperspule empfohlen.

* Nur bei Turbo-/Fast-Spinecho. Semikoronal = entlang der Gangsysteme befundbezogen orientiert, z. B. p.-a., links-anterior-schräg, rechts-anterior-schräg. Schichtabstand immer 0% der Schichtdicke (Distanzfaktor 0).

den Parametern TR = 11,9 ms, TE = 95 ms. Im Anschluß an diese Sequenz ist im Gegensatz zu den TSE-Bildern mit großer Schichtdicke eine Maximum-Intensitätsprojektion (MIP) notwendig, um ein dreidimensionales Bild zu erhalten; zur Auswertung werden sowohl die MIP-Bilder als auch die einzelnen Schichten (source images) herangezogen, wobei die einzelnen Schichten besonders hilfreich beim Ausschluß von Konkrementen sind. Die TSE-Bilder liefern dabei in der Regel eine bessere Projektionsübersicht über das Gangsystem als die MIP-rekonstruierten HASTE-Sequenzen; jedoch können kleine Konkremente leicht maskiert werden, die wiederum auf den „source images" der HASTE-Sequenz gut zu sehen sind (Abb. 2.**8**–2.**11**, 2.**18**).

Befundbezogen wird die Akquisition des HASTE-Einzelschichtpakets evtl. zusätzlich noch in axialer Orientierung durchgeführt. Die axialen Schnitte haben hierbei den Vorteil, daß kleinste Aussparungen im Flüssigkeitssignal der meist annähernd senkrecht zur Schicht verlaufenden Gänge besonders gut sichtbar werden und zwischen Luftbläschen (oben im Gang gelegen) und kleinen Konkrementen (unten im Gang gelegen) differenziert werden kann. Des weiteren kann bei liegenden Endoprothesen im Einzelfall beurteilt werden, ob diese obliteriert sind (signalarmes Lumen) oder nicht (Flüssigkeitssignal im Lumen) (Abb. 2.**18**).

Normale Anatomie, anatomische Varianten

Im Zeitalter der immer weiteren Verbreitung laparoskopischer Operationsmethoden kommt der präoperativen Evaluierung der Gallen- und Pankreasganganatomie eine zunehmende Bedeutung zu (9). Anatomische Varianten des Gangsystems finden sich bei vielen Patienten; die häufigsten sind ein aberrant einmündender Ductus cysticus (2%) sowie ein Pancreas divisum (in verschiedenen morphologischen und bildgebenden Studien in 6,5–9% der Patienten vorhanden) (3, 4, 14). Während die Abklärung dieser Varianten am biliären System vor allem für den Operateur von Interesse ist, kann der Ausschluß bzw. Nachweis von Pankreasganganomalien eine wichtige Rolle bei der Abklärung rezidivierender Pankreatitiden unbekannter Genese spielen (Pancreas divisum). Abb. 2.**4** und 2.**14** zeigen einige mittels MRCP nachgewiesene anatomische Varianten, Abb. 2.**7** einen Normalbefund bei Zustand nach Cholezystektomie.

Bildgebung pathologischer Befunde

■ Stenosen

Ausschluß bzw. Bestätigung sowie Lokalisation etwaiger Stenosen im Gallengangs- bzw. Pankreasbereich gelingen sehr gut; insbesondere ist die MRCP gut zur Ver-

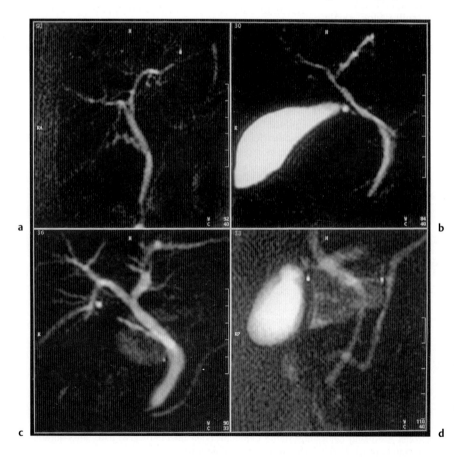

a   b   c   d

Abb. 2.**4**   Varianten des Ductus cysticus. **a** 28jährige Frau. Zustand nach Cholezystektomie. Die Aussparungen im Flüssigkeitssignal des Ductus cysticus entsprechen nicht etwa Konkrementen, sondern einem stark spiralig verlaufenden Gang.
b 38jährige Frau. Die vor einer geplanten laparoskopischen Cholezystektomie durchgeführte Untersuchung ergab einen sehr langen, spiralig um den Ductus choledochus verlaufenden und tief einmündenden Ductus cysticus. **c** 46jähriger Mann. Postcholezystektomiesyndrom bei Zustand nach laparoskopischer Cholezystektomie wegen Cholezystolithiasis vor 2 Jahren. Die MRCP zeigt einen zu langen stehengebliebenen Zystikusstumpf, der anatomisch wie bei **b** gelegen ist und möglicherweise für die Beschwerden verantwortlich ist.
d 64jähriger Mann. Chronische Pankreatitis, Verdacht auf biliäre Genese. Dies kann nach der MRCP ausgeschlossen werden, denn es handelt sich um ein Pancreas divisum mit Einmündung des Ductus Santorini in eine Minorpapille. Der zweite Gang stellt sich hier nicht dar.

laufskontrolle bestehender Abflußbehinderungen geeignet. Zur Differenzierung der Ursache einer Stenose (Entzündung, Stein, Tumor) müssen oft die konventionellen, axial orientierten und eventuell KM-verstärkten Aufnahmen mit herangezogen werden (Abb. 2.5, 2.6). Ein harmonischer Gangverlauf mit gleichmäßiger Verjüngung des Lumens schließt eine relevante Stenosierung aus (Abb. 2.7).

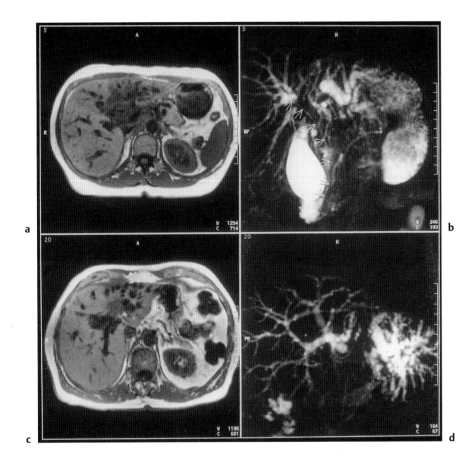

a

c

b

d

Abb. 2.**5 a, b** Klatskin-Tumor in der Hepatikusgabel. 59jährige Frau. **a** Hypointens im nativen T1w Bild. Der Tumor wächst überwiegend in das linke Segment ein und führt dort zur Cholestase. **b** Die MRCP zeigt, daß die im Ductus choledochus liegende Endoprothese (Pfeile) nur den Ductus hepaticus dexter drainiert, während im linken Leberlappen eine deutliche Cholestase zu beobachten ist und kein Anschluß nach zentral vorliegt. **c, d** Klatskin-Tumor, der sich ebenfalls überwiegend nach links entwickelt. 76jähriger Mann. Die MRCP zeigt eine massive Cholestase des linken und eine mäßige Cholestase des rechten Leberlappens.

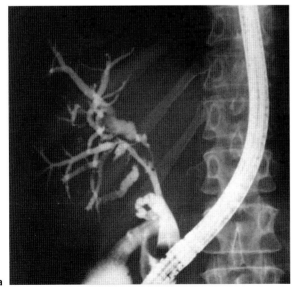

a

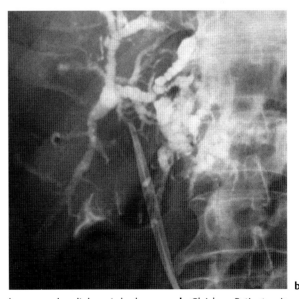

b

Abb. 2.**6** Klatskin-Tumor. **a** Gleiche Patientin wie Abb. 2.5 a und **b**. Nach der MRCP wurde mittels der ERCP eine zweite Endoprothese eingelegt; dennoch keine Kontrastierung der Gallenwege des linken Leberlappens. **b** Gleicher Patient wie Abb. 2.5 c und **d**. Die ERCP bestätigt die linksbetonte massive Cholestase.

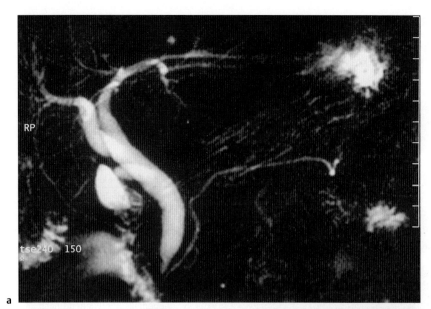

a

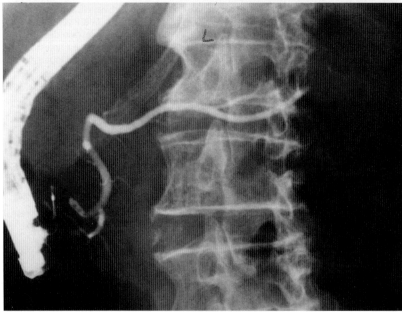

b

Abb. 2.**7** Zustand nach Chole-zystektomie, immer noch rezidivie-rende Oberbauchschmerzen. 55jäh-rige Frau. **a** MRCP in Einzelschuß-technik. Gangsystem komplett ab-gebildet, sich harmonisch verjün-gende Cholangien und in ganzer Länge zarter Pankreasgang – Nor-malbefund. **b** Verifizierung des un-auffälligen Pankreasganges in der ERCP.

■ Konkremente

Bei Patienten mit Cholezystolithiasis lassen sich die Kon-kremente in der Gallenblase meist exzellent mit Ultra-schall nachweisen. Jedoch werden sonographisch bis zu 80% asymptomatischer Choledochussteine übersehen (16), so daß der für den Operateur wichtige Nachweis dieser Konkremente nur mittels i.v. Cholangiographie, ERCP oder MRCP mit zufriedenstellender Sicherheit ge-lingt (15). Für den Ductus choledochus wird die Sensiti-vität bei der Detektion von Konkrementen mit bis zu 97–100% angegeben (5, 7) (Abb. 2.**8**–2.**10**). Auch im Duc-tus pancreaticus gelingt die Darstellung von Konkre-menten sehr gut (Abb. 2.**11**).

■ Entzündliche Veränderungen

Chronisch entzündliche Veränderungen des Pankreas stellen für die MRCP meist kein Problem dar: Analog zur ERCP gelingt die Diagnose durch Nachweis der irregulä-ren Erweiterung des Hauptgangs und der Dilatation der Nebenäste; eventuell vorhandene Pseudozysten sind ebenfalls signalgebend. Dabei ist es jedoch nicht in allen Fällen möglich, zweifelsfrei eine Verbindung der Pseu-dozyste zum Gangsystem nachzuweisen oder auszu-schließen. Als entscheidender Vorteil gegenüber der ERCP ist das Fehlen von Komplikationen zu nennen. Bei postentzündlichen Stenosen ist im Einzelfall darauf zu achten, ob es sich wirklich um eine Verringerung des Lu-

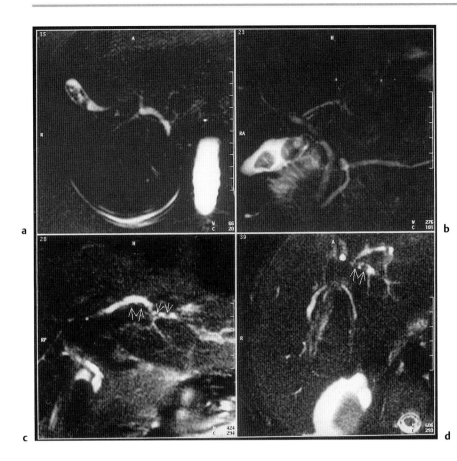

Abb. 2.8 Konkremente.
a 46jährige Frau. Im axialen Einzelschußprojektionsbild Nachweis multipler Konkremente in der Gallenblase. **b** 69jährige Frau. Koronares Einzelschußbild mit Darstellung von zwei großen Solitärkonkrementen in der Gallenblase. Die Untersuchung war zum Ausschluß anatomischer Varianten vor geplanter laparoskopischer Cholezystektomie durchgeführt worden. **c** 25jähriger Mann. Nur auf den koronaren HASTE-Einzelschichten waren diese kleinen intrahepatischen Konkremente im linken Leberlappen zu erkennen. **d** 62jährige Frau. Axiale HASTE-Einzelschicht mit Nachweis einer Cholangiolithiasis im linken Leberlappen. Die allseitig von Flüssigkeitssignal umgebenen Aussparungen sind deutlich zu erkennen.

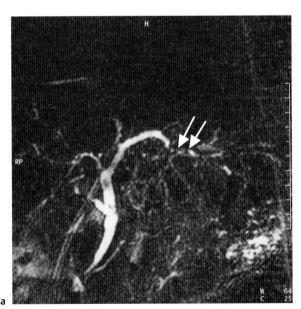

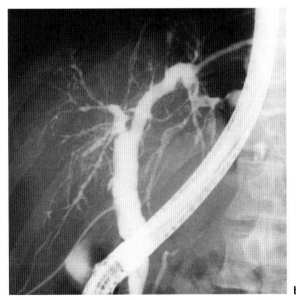

Abb. 2.9 Primär sklerosierende Cholangitis (PSC), Zustand nach Cholezystektomie wegen Cholezystolithiasis vor 2 Wochen, T-Drain wegen iatrogener Choledochusverletzung. 24jähriger Mann. **a** Die MRCP demonstriert die Lage des T-Drains (Doppelkontur neben dem Ductus choledochus) sowie mehrere intrahepatische Gallengangskonkremente im linken Leberlappen (Pfeile). Die im rechten Leberlappen konzentrierte PSC gibt

sich durch einen auffallenden Kaliberunterschied der Gallenwege im linken und rechten Leberlappen zu erkennen. **b** Bei der aufgrund des MRCP-Befundes durchgeführten ERCP sind T-Drain, Gallengangverschmälerung im rechten Leberlappen und Cholangiolithiasis im linken Leberlappen nachweisbar. Die Konkremente wurden mittels Schlinge erfolgreich entfernt.

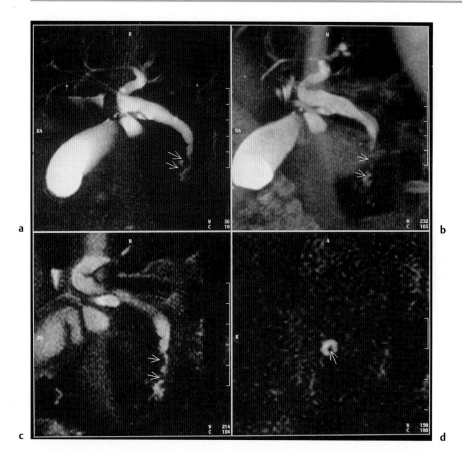

Abb. 2.**10** Unklare, intermittierende Cholestase bei 23jähriger schwangerer Patientin.
a Im koronaren Einzelschußbild lassen sich Flüssigkeitssignalaussparungen im distalen Ductus choledochus vermuten. Die Weite des Gallengangs ist jedoch normal. **b** HASTE-Schichtstapel mit MIP-Rekonstruktion. Im Summationsbild ergibt sich keine Erhärtung der Diagnose. **c** In der HASTE-Einzelschicht deutliche Demonstration von Flüssigkeitssignalaussparungen im distalen Ductus choledochus. **d** Die axiale HASTE-Einzelschicht zeigt eine allseitig von Flüssigkeitssignal umgebene Aussparung. Aufgrund der MRCP-Diagnose von multiplen kleinen Konkrementen erfolgte die ERCP, die eine Mikrolithiasis ergab. Nach Papillotomie prompte Besserung des klinischen Zustands.

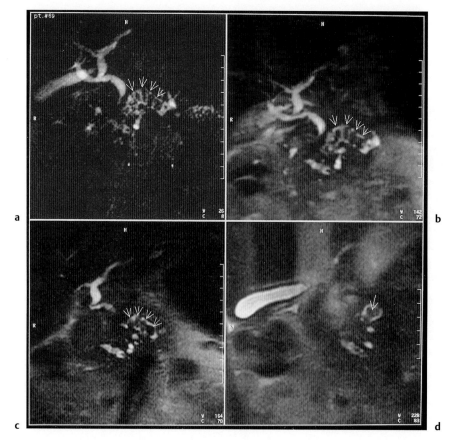

Abb. 2.**11** Chronische Pankreatitis unklarer Genese; wegen vorheriger Billroth-II-Operation Schwierigkeiten bei endoskopischer Sondierung des Pankreasganges. 50jähriger Mann.
a Die koronare MRCP-Projektion (TSE-Sequenz in Einzelschußtechnik) zeigt einen stark erweiterten Ductus pancreaticus mit mehreren großen, rundlichen Flüssigkeitssignalaussparungen (Pfeile). **b** Die MIP-Rekonstruktion des HASTE-Schichtstapels bringt keine Befunderweiterung. Erneut Verdacht auf intraduktale Konkremente (Pfeile). **c** Die HASTE-Einzelschicht längs des Pankreasgangs zeigt bereits deutlich die rundlichen, allseits vom Flüssigkeitssignal umgebenen Konkremente. **d** HASTE-Einzelschicht quer zum Ductus pancreaticus. Bestätigung der Diagnose intraluminaler Konkremente.

mens handelt oder aber der Pankreasgang einfach nicht vollständig von der semikoronaren Schicht erfaßt worden ist (Abb. 2.**12**–2.**15**). Mit der MRCP kann aufgrund der im Vergleich zur ERCP geringeren räumlichen Auflösung oft nicht die korrekte Einteilung der Pankreatitis in die Schweregrade I–III vorgenommen werden (wie z. B. in 12 für die ERCP beschrieben).

Am biliären System gestaltet sich der Nachweis entzündlicher Veränderungen insofern komplizierter, als insbesondere segmentale intrahepatische Entzündungen meist zu einer Verringerung des Lumens führen und dann schnell die Nachweisgrenze der MRCP erreicht werden kann (Abb. 2.**9 a**, **b**). Deshalb kann nur unter idealen Abbildungsbedingungen und bei Verwendung guter Hardware z. B. ein Ausschluß einer sklerosierenden Cholangitis mit hinreichender Sicherheit geführt werden. Hilfreich sind dabei konventionelle, kontrastverstärkte axiale Aufnahmen zur Beurteilung der KM-Aufnahme des umgebenden Lebergewebes (gesteigert bei akutem Schub der Entzündung) (Abb. 2.**16**).

■ **Raumforderungen**

Tumoren stellen sich analog zur ERCP entweder durch Gangverlagerungen oder aber durch je nach Dignität mehr oder weniger abrupte Gangabbrüche dar. Die MRCP liefert hierbei eher ergänzende Informationen zu den Schnittbildverfahren. Zum einen kann der Grad der Abflußbehinderung beurteilt werden (auch bei Patienten mit liegenden Endoprothesen als Verlaufskontrolle; Abb. 2.**5**, 2.**6**). Zum anderen lassen sich aus Grad und Morphologie etwaiger Lumeneinengungen bzw. Gangabbrüche mitunter Rückschlüsse auf die Dignität der Raumforderung ziehen, jedoch hängt dies stark von der Lokalisation der Raumforderung ab (Abb. 2.**2**, 2.**17**).

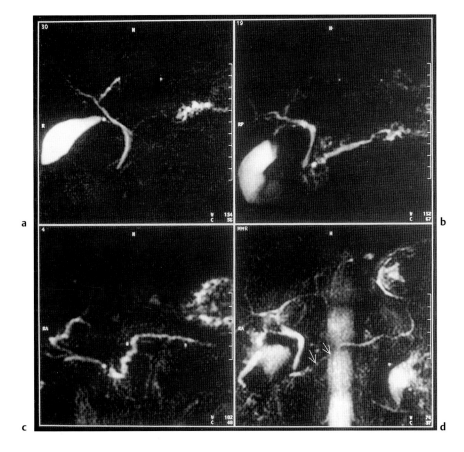

Abb. 2.**12 a** 38jährige Frau. Nach Ausschälung eines gutartigen Pankreasschwanztumors chronische, auf den Pankreasschwanz begrenzte Pankreatitis. Nachweis der irregulären Erweiterung des Gangs mit koronarer TSE-Einzelschußtechnik.
b 61jähriger Mann. Chronische Pankreatitis mit betonter Manifestation im Schwanzbereich.
c 38jähriger Mann. Chronische Pankreatitis mit irregulärer, z. T. perlschnurartiger Erweiterung des Gangs im Pankreaskopfbereich. **d** 38jährige Frau. Iatrogene chronische Pankreatitis nach ERCP. Die koronare MRCP-Aufnahme zeigt eine diskrete langstreckige Stenosierung des Ductus pancreaticus im Korpus.

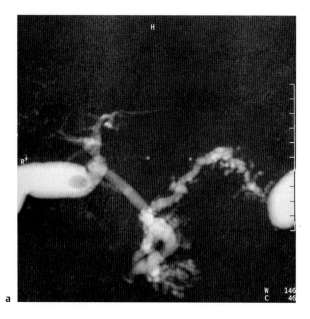

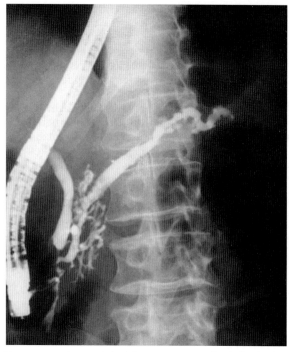

Abb. 2.**13** Stationäre Aufnahme zur Whipple-Operation wegen sonographisch diagnostiziertem zystischen Malignom im Pankreaskopfbereich. 63jähriger Mann. **a** Die MRCP zeigt schwere chronisch entzündliche Veränderungen des gesamten Gangsystems mit besonderer Ausprägung im Pankreaskopf und Processus uncinatus, jedoch keinen Tumor. Nebenbefund: Cholezystolithiasis. **b** In der ERCP Bestätigung der chronischen Pankreatitis, kein Tumornachweis. Die Diagnose wurde während der anläßlich des Gallensteins durchgeführten OP durch mehrfache Biopsien des Pankreaskopfes bestätigt.

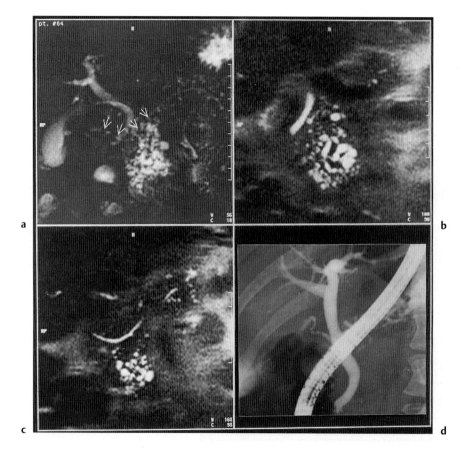

Abb. 2.**14** Rezidivierende Schübe einer Pankreatitis unklarer Genese. 58jähriger Mann. **a** Die koronare TSE-Einzelschuß-projektion (ohne orales Konrastmittel) zeigt eine Überkreuzung von Ductus pancreaticus und Ductus choledochus, d. h. Einmündung des Pankreasgangs in eine Minorpapille bei Pancreas divisum. Im Pankreaskopfbereich stellen sich multiple flüssigkeitsäquivalente Strukturen dar, die teils zystisch, teils tubulär aussehen. **b** Die koronare HASTE-Einzelschicht zeigt den überwiegend tubulären Charakter der Veränderungen im Pankreaskopf (im Sinne erweiterter Nebenäste des Ductus Wirsungianus zu deuten, d. h. umschriebene Kopfpankreatitis). Links oben im Bild ein Anschnitt des Ductus choledochus. **c** Koronare HASTE-Einzelschicht; der Ductus Santorini läuft links oben im Bild deutlich an den entzündlichen Veränderungen des Pankreaskopfes vorbei. **d** Bei Sondierung der Majorpapille war in der ERCP keine Kontrastierung des Pankreasgangs möglich, es finden sich im Kopfbereich multiple flaue Verkalkungen als Ausdruck der chronischen Entzündung.

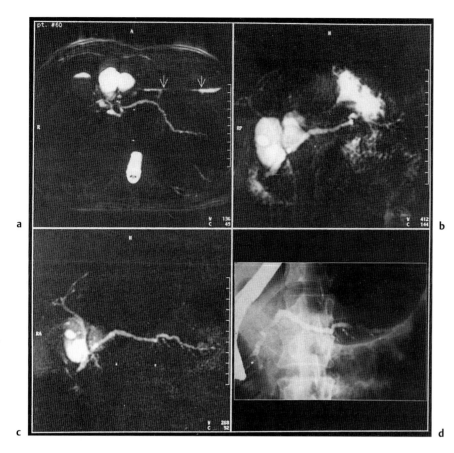

Abb. 2.**15** Chronische Pankreatitis. 39jähriger Mann.
a Bereits im axialen Übersichtsbild sind neben den Pseudozysten im Pankreaskorpusbereich die chronisch entzündlichen Gangveränderungen zu sehen. Interessant sind die waagerecht eingestellte, signalreiche dünne Schicht Magensekret (Pfeile) zwischen dem verabreichten oralen Kontrastmittel Lumirem (erscheint dunkel im MRCP-Bild) und der Magenluft (ebenfalls dunkel). **b** Vor der Gabe des oralen Kontrastmittels; koronare TSE-MCRP-Schicht. Der Pankreasgang ist im Kopfbereich durch das hohe Signal der Pseudozysten und im Schwanzbereich durch den signalreichen Magensaft überlagert.
c 20 min nach Trinken von 500 ml Lumirem. Die Überlagerung des Pankreasgangs im Kopfbereich durch das Signal der Pseudozysten ist geblieben; der Pankreasschwanz ist jetzt jedoch bei im Vergleich zu **b** identischer Projektion (TSE, Einzelschußprojektion) wesentlich besser beurteilbar, da die Überlagerung durch den signalreichen Magensaft aufgehoben ist. **d** In der ERCP Bestätigung der chronisch entzündlichen Veränderungen.

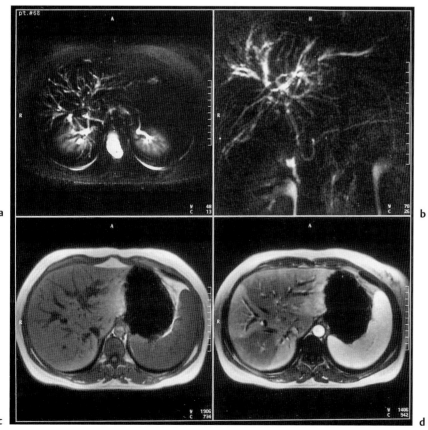

Abb. 2.**16** Sklerosierende Cholangitis. 31jährige Frau.
a Der axiale Planscan zeigt bereits die ubiquitär erweiterten intrahepatischen Gallenwege bei fast nicht sichtbarem Ductus choledochus und zartem Ductus pancreaticus. **b** In der koronaren TSE-Einzelschußaufnahme deutliche Diskrepanz zwischen den betonten intrahepatischen Cholangien und dem zarten Ductus choledochus, dessen Durchmesser den des unauffälligen Ductus pancreaticus kaum übersteigt. **c** Bei T1w Nativuntersuchung homogenes Leberparenchym. **d** Nach Kontrastmittel erkennt man im T1w axialen Bild eine deutliche Mehranreicherung in den periduktalen Anteilen des Leberparenchyms als Ausdruck einer floriden entzündlichen Komponente.

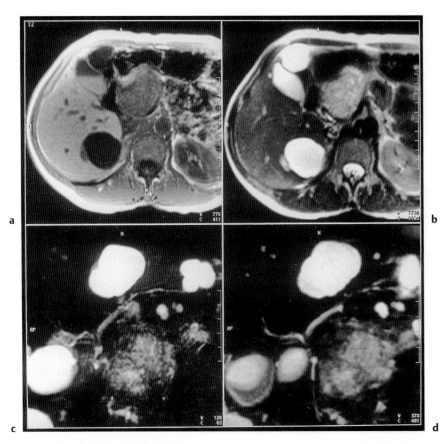

Abb. 2.**17** 61jährige Frau, eingewiesen mit der Diagnose eines inoperablen Pankreaskopfmalignoms. **a** Es zeigt sich im nativen T1w Bild eine glatt begrenzte, gegenüber dem Leberparenchym nur gering hypointense Raumforderung. Gute Abgrenzung von dem mit Lumirem gefüllten und distendierten Duodenum, welches nicht infiltriert erscheint. **b** Im T2w Bild finden sich eine relativ hohe Signalintensität des Tumors (d. h. flüssigkeitsreich) und eine gelappt wirkende Binnenstruktur. Die Signalintensität reicht jedoch nicht an die der im gleichen Bild zu sehenden Leberzysten heran. **c** In koronarer MRCP-Darstellung Bestätigung des hohen Flüssigkeitsgehalts der Raumforderung. Indiz für Benignität ist die fehlende Aufstauung der Cholangien. **d** HASTE-Schichtstapel mit MIP-Rekonstruktion; gegenüber der Einzelschußtechnik etwas unschärfere Abbildung, aber identische Diagnose. Die endgültige histologische Diagnose ergab einen gutartigen neuroendokrinen Tumor. Nachbarschaftsstrukturen waren nicht infiltriert.

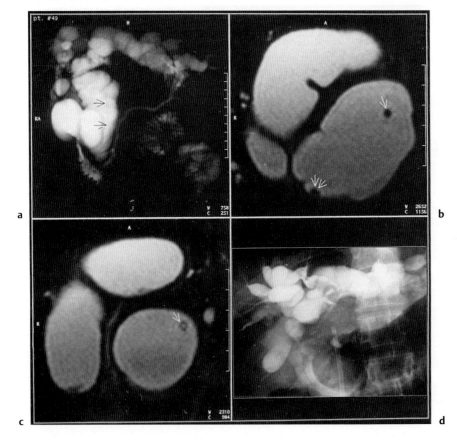

Abb. 2.**18** Massive intra- und extrahepatische Erweiterung der Cholangien im Rahmen eines Caroli-Syndroms, zusätzlich Choledochuszysten Typ III. 29jährige Frau. Die Patientin klagte bei Zustand nach Einlage einer Choledochusendoprothese erneut über im Sinne einer Cholestase zu deutende Beschwerden. **a** MRCP in koronarer TSE-Einzelschußtechnik; die liegende Choledochusendoprothese ist mit Pfeilen markiert. **b** In der axialen HASTE-Einzelschicht stellt sich das Lumen der Endoprothese (Pfeil) signalfrei dar – Verdacht auf Verschluß oder zumindest Sludge in der Endoprothese. Nebenbefund: kleines Konkrement im massiv erweiterten Ductus choledochus (Doppelpfeil). **c** Etwas weiter distal läßt sich mit gleicher Untersuchungstechnik ein Flüssigkeitssignal innerhalb der Endoprothese detektieren. Endoskopisch wurde diese aufgrund des MRCP-Befundes gewechselt, und es stellte sich eine Obliteration des proximalen Endoprothesenendes heraus. **d** In der ERCP war es trotz Injektion von 50 ml Kontrastmittel nicht möglich, die massiv erweiterten Gallengänge vollständig darzustellen, was mit Hilfe der MRCP problemlos und ohne Risiko gelungen war.

Literatur

1 Barish, M. A., E. K. Yucel, J. A. Soto, R. Chuttani, J. T. Ferrucci: MR cholangiopancreatography: efficacy of three-dimensional turbo spin-echo technique. Amer. J. Roentgenol. 165 (1995) 295–300

2 Bilbao, M. K., C. T. Dotter, T. G. Lee, R. M. Katon: Complication of retrograde cholangiopancreaticography (ERCP): A study of 10 000 cases. Gastroenterology 70 (1976) 314–320

3 Couinaud, C.: Le foie. Masson, Paris 1957 (p. 530)

4 Demling, L., H. Koch, W. Rösch: Endoskopisch retrograde Cholangio-Pankreatikographie – ERCP. Schattauer, Stuttgart 1979 (S. 119–123)

5 Hall-Craggs, M. A., C. M. Allen, C. M. Owens, et al.: MR cholangiography, clinical evaluation in 40 cases. Radiology 189 (1993) 423–427

6 Hennig, J., A. Nauerth, H. Friedburg: RARE (rapid acquisition with relaxation enhancement) imaging: a fast imaging method for clinical MR: Magn. Reson. Imag. 3 (1986) 823–833

7 Laubenberger, J., M. Büchert, B. Schneider, U. Blum, J. Henning, M. Langer: Breath-hold projection magnetic resonance-cholangio-pancreaticography (MRCP). A new method for the examination of the bile and pancreatic ducts. Magn. Reson. Med. 33 (1995) 18–23

8 Macaulay, S. E., S. J. Schulte, J. H. Sekijima, R. G. Obregon, H. E. Simon, C. A. Rohrmann, P. C. Freeny, U. P. Schmiedel: Evaluation of a non-breath-hold MR-cholangiography technique. Radiology 196 (1995) 227–232

9 Neuhaus, H., A. Ungeheuer, H. Feussner, M. Classen, J. R. Siewert: Laparoskopische Cholezystektomie: ERCP als präoperative Standarddiagnostik? Dtsch. med. Wschr. 177 (1992) 1863–1867

10 Pavone, P., A. Laghi, C. Catalano, et al.: Magnetic resonance pancratography. A new method of noninvasive biliopancreatic diagnosis. Radiol. med. 90 (1995) 438–443

11 Petersein, J., S. Saini: Fast MR imaging: Technical strategies. Amer. J. Roentgenol. 165 (1995) 1105–1109

12 Pott, G., B. Schrameyer: ERCP-Atlas. Schattauer, Stuttgart 1989

13 Reinhold, C., P. M. Bret, L. Guibaud, A. N .G. Barkun: MR cholangiopancreatography: potential clinic applications. Radiographics 16 (1996) 309–320

14 Reinhold, C., P. M. Bret: Current status of MR cholangiopancreatography. Amer. J. Roentgenol. 166 (1996) 1285–1295

15 Reuther, G., B. Kiefer, A. Tuchmann: Cholangiography before biliary surgery: single-shot MR cholangiography versus intravenous cholangiography. Radiology 198 (1996) 561–566

16 Stott, M., P. A. Farrand, P. B. Guyer, K. C. Dewbury, J. J. Browning, R. Sutton: Ultrasound of the common bile duct in patients undergoing cholecystectomy. J. clin. Ultrasound 19 (1991) 73–76

17 Takehara, Y., K. Ichijo, N. Tooyama et al.: Breath-hold MR cholangiopancreatography with a long-echo-train fast spin-echo sequence and a surface coil in chronic pancreatitis. Radiology 192 (1994) 73–78

18 Vogl, T. J., R. Hammersting, B. Schnell, B. Eibl-Eibesfeldt, W. Peqios, J. Lissner: Magnet-Resonanz-Tomographie des hepatobiliaren Systems: Indikation, Limitationen und Ausblick. Bildgebung 59 (1992) 195–199

3 Pankreas

W. Luboldt und J. F. Debatin

Einleitung

Das Pankreas hat als Bindeglied zwischen Digestion und Stoffwechsel eine exokrine Funktion (Lipase, Amylase, Proteasen [Trypsin, Chymotrypsin, Elastase, Phospholipase A, Carboxypeptidase]) und eine endokrine Funktion (Insulin, Glucagon, Somatostatin, pankreatisches Polypeptid). Demzufolge ist es aus Drüsengewebe aufgebaut, mit einem Gangsystem versehen, gut vaskularisiert und mit mehrfacher Blutversorgung zwischen Leber, Magen und Duodenum eingebettet (Abb. 3.1). Wegen der fehlenden Kapsel und der engen Lagebeziehung zu Gefäßen und umgebenden Organen haben Erkrankungen des Pankreas oft organüberschreitenden Charakter. Die Möglichkeit der multiplanaren Bildgebung in Kombination mit einem inhärent hohen Weichteilkontrast verhießen für die MRT grundsätzlich ein großes Potential bei der Beurteilung des Pankreas. Jedoch konnte dieses Potential wegen der geringen räumlichen Auflösung und der Anfälligkeit gegenüber Bewegungsartefakten, hervorgerufen insbesondere durch die Atembewegung, aber auch durch Gefäßpulsation und Darmperistaltik, lange Zeit nicht ausgeschöpft werden. In der Pankreasdiagnostik blieb somit die MRT der Computertomographie (CT) deutlich unterlegen. Schnelle Gradientensysteme und besondere Empfangsspulen (Phased-array-Oberflächenspulen) ermöglichen nunmehr Aufnahmen mit hoher räumlicher Auflösung innerhalb einer Atemanhalteperiode. Durch die damit verbundene Reduktion von Bewegungsartefakten gewinnt die MRT bei der Beurteilung von Pankreaserkrankungen jetzt zunehmend an Bedeutung, zumal sie auch gleichzeitig eine nichtinvasive, dreidimensionale Darstellung des Gallengangsystems, eine MR-Cholangiopankreatikographie (MRCP), ermöglicht.

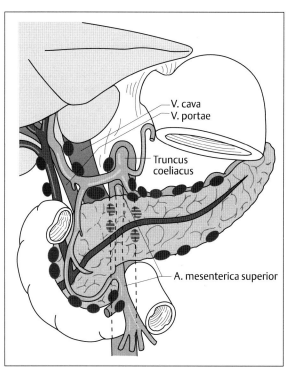

Abb. 3.**1**   Topographie und Lymphabfluß des Pankreas.

Indikationen

Die CT bleibt bis heute Schnittbildmethode der Wahl in der Abklärung von Pankreaserkrankungen und wird der MRT im Nachweis von Kalkeinlagerungen sowie von abszeßbedingten Lufteinschlüssen vermutlich überlegen bleiben. Trotzdem hat die MRT mit zunehmender Ver-

Tabelle 3.**1**   Indikationen und Hinweise zur MRT des Pankreas

Indikation	Sequenz	Orientierung	Bemerkung
Kongenitale Veränderungen			
• Pancreas divisum	T1w SE	axial + koronar	zusätzlich MRCP
	HASTE/T2w TSE	axial + koronar	
• Pancreas anulare	T1w GRE	axial	mit positivem oralem Kontrastmittel
	HASTE/T2w TSE		
• Hämosiderose	T2w SE		
Pankreatitis (> 72 Std.)	HASTE/T2w TSE	axial	± Fettsuppression
	dynamische Untersuchung		zusätzlich MRCP ggf. TOF
Pankreaskarzinom	HASTE	axial	± Fettsuppression
	T2w TSE		zusätzlich individuelle Orientierung
	dynamische Untersuchung		und ggf. Leberstaging

fügbarkeit das Potential, die CT in der Diagnostik von Pankreaserkrankungen abzulösen. Der hohe MR-Kontrast von Inselzelltumoren, Adenokarzinomen und Lebermetastasen rechtfertigt schon heute den primären Einsatz der MRT bei Tumorverdacht oder -staging (Tab. 3.1). Inwieweit die MRT der CT in der Unterscheidung zwischen einer Pankreatitis mit fokaler Hyperplasie und einem Pankreaskarzinom überlegen ist, müssen weitere Studien klären. In Kombination mit der MRCP kann die MRT sogar mit dem Ultraschall konkurrieren und sollte, wenn möglich, zur Diagnosefindung oder Planung von Interventionen der ERCP vorangestellt sein.

Die Möglichkeiten der multiplanaren Echtzeitsteuerung von Interventionen (Biopsie, Drainage, Zöliakusblockade) in offenen MR-Geräten lassen in Zukunft auch einen größeren Einsatz der MRT in der Therapie von Pankreaserkrankungen erwarten.

Untersuchungstechnik

Voraussetzung für eine hochauflösende MR-Bildgebung ist ein ausreichendes Signal-Rausch-Verhältnis (SNR). Aus diesem Grund sind für die MR-Pankreasdiagnostik Hochfeldsysteme (1–1,5 T) in Kombination mit Phasedarray-Oberflächenspulen am besten geeignet (36). Auch die für die Pankreasdiagnostik wichtige spektrale Signalunterdrückung von Fett gelingt bei höheren Feldstärken besser.

Atmungsbedingte Bewegungsartefakte beeinträchtigen die Qualität der MR-Bilder deutlich. Deshalb sollten die MR-Sequenzen, sofern möglich, bei angehaltenem Atem aufgenommen werden. Dies setzt allerdings die Verfügbarkeit leistungsstarker Gradientensysteme voraus. Mit solchen Systemen können heute T1w sowie T2w Bilder mit hoher Ortsauflösung in Atemstillstand aufgenommen werden. Lassen die verwendeten Gradientensysteme eine Aufnahme in Atemstillstand nicht zu, kann man Bewegungsartefakte durch eine atemsynchrone Datenakquisition (Atemtriggerung) reduzieren. Da das Ausmaß der Bewegungsartefakte von der Signalintensität bewegter Gewebe abhängt, ist eine weitere Reduktion der Artefakte durch Unterdrückung des Fettsignals (sog. Fettsättigung) möglich. Zur Reduktion von Flußartefakten sollten die Möglichkeiten der Vorsättigung des Blutflusses außerhalb des Gesichtsfeldes genutzt werden.

■ Abbildungsebenen

Zunächst sollte das Pankreas axial aufgenommen werden. Zur besseren Differenzierung zwischen Duodenum und Pankreas bzw. zur Beurteilung der Operabilität von Pankreaskarzinomen können ergänzend Bilder in koronarer oder sagittaler Ebene aufgenommen werden.

■ Pulssequenzen

Ein Pankreas-Untersuchungsprotokoll ist in Tab. 3.2 dargestellt. Heutzutage können T1w und T2w Sequenzen in Atemstillstand durchgeführt werden, so daß die Anzahl der Sequenzen ohne wesentliche Verlängerung der Untersuchungszeit zugunsten der diagnostischen Sicherheit erhöht werden kann.

Als „localizer" wird eine „single shot fast spin echo"-(SSFSE-)Sequenz, auch „half fourier acquired single shot turbo spin echo" (HASTE) genannt, in koronarer Schichtführung benutzt (Abb. 3.2a). Bei sequentieller Schichtaufnahme ist die Sequenz aufgrund der kurzen „Belichtungszeit" unempfindlich gegenüber Bewegungsartefakten, so daß der Localizer auch bei normaler Atmung aufgenommen werden kann. Um jedoch die Position für die späteren atemangehaltenen Aufnahmen reproduzierbar planen zu können, sollte der Localizer, wenn möglich, ebenfalls atemangehalten aufgenommen wer-

Tabelle 3.**2**   Empfohlene Sequenzen und Sequenzparameter für die MR-Untersuchung

Gewichtung	Orientierung	Sequenztyp	TR (ms)	TE (ms)	Flip (°)	ETL	FS	Matrix ($N_{phase} \times N_{frequ}$)	N_{AC}	SD (mm)	Atemstopp	Abb.
T2	cor	HASTE (SSFSE)	∞	60	160	–	nein	160–256 × 256	0,5	6–8	ja/nein	3.**2a**
T2	axial	HASTE (SSFSE)	∞	60	160	–	nein	160–256 × 256	0,5	6	ja/nein	3.**2b**
T2	axial	HASTE (SSFSE)	∞	90	160	–	ja	160–256 × 256	2	6	nein	3.**2c**
T2[1]	axial	TSE (FSE)	3000–5000	100–140	180	12	ja	160–256 × 256	1–4[2]	5/6	ja/nein[2]	3.**2d**[2]
T1 dynamisch	axial	GRE (FLASH/SPGR)	100–150	Minimum	60	–	ja	160–256 × 256	1	6–8	ja	3.**2e–g**
T1 (TOF)[3]	axial	GRE (FLASH/SPGR)	33	10	30	–	nein	160–256 × 256	1	6	ja	–

[1] Optional zur besseren Unterscheidung zwischen zystischen Läsionen: Pseudozyste, makro- oder mikrozystisches Adenom.
[2] Atemgetriggert.
[3] Optional zur besseren Demarkierung und Beurteilung von Gefäßen.

Localizer

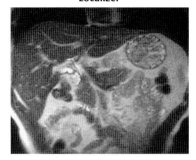

a HASTE-(SSFSE-)Sequenz.

T2w Aufnahmen

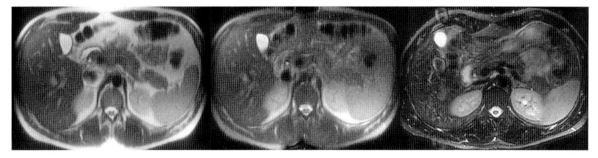

b HASTE-(SSFSE-)Sequenz.   **c** fettsupprimierte HASTE-(SSFSE-)Sequenz.   **d** Optional fettsupprimierte TSE-(FSE-)Sequenz.

dynamische Untersuchung

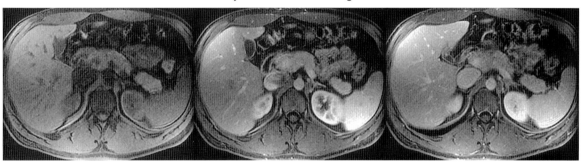

e T1w fettsupprimierte GRE-Sequenz vor,   **f** und **g** unmittelbar in Folge nach i.v. Bolusgabe von Gadolinium.

TOF-Aufnahmen

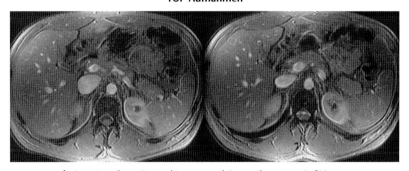

h, i optional zur Demarkierung und Beurteilung von Gefäßen

Abb. 3.**2**   Normales Pankreas-Untersuchungsprotokoll (s. Tab. 3.**2**).

den. Der Localizer wird ohne Fettsättigung durchgeführt, um das hohe Signal des Fettgewebes zur besseren Abgrenzung des Pankreas auszunutzen (Abb. 3.**2a**).

Anschließend sollten T2w und T1w Sequenzen in axialer Schichtführung aufgenommen werden. Die T2w

Bilder können atemangehalten mit der HASTE-Sequenz (Abb. 3.**2b, c**) oder nicht atemangehalten mit einer atemgetriggerten SE-Sequenz (Abb. 3.**2d**) aufgenommen werden. Diese ist allerdings aufgrund der längeren Scanzeit anfällig gegenüber Pulsations-, Atem- oder

Darmbewegungsartefakten. HASTE-Sequenzen sind hingegen relativ unempfindlich gegenüber Bewegungsartefakten und scheinen daher die herkömmlichen, atemgetriggerten T2w Sequenzen abzulösen (Abb. 3.**2 c, d**). Während zur besseren Abgrenzung der Pankreaskontur die hohe Signalintensität des Fetts ausgenutzt werden sollte (Abb. 3.**2 b**), ist zur besseren Darstellung von peripankreatischer Flüssigkeit eine Fettsättigung zu empfehlen (Abb. 3.**2 c, d**). Die HASTE-Sequenz kann sogar bei normaler Atmung durchgeführt werden, sofern die Schichten sequentiell aufgenommen werden und atmungsbedingte Schichtverschiebungen bzw. -überlappungen in Kauf genommen werden können.

Vor und unmittelbar nach intravenöser KM-Gabe sollten in Folge T1w GRE-Sequenzen aufgenommen werden (Abb. 3.**2 e–g**), um das Pankreas in seinen verschiedenen Perfusionsphasen darzustellen. Dabei sollte eine Fettsättigung benutzt werden, um eine pathologische KM-Anreicherung aus dem sonst signalreichen Fettgewebe besser hervorheben zu können. Die kontrastverstärkten GRE-Bilder sind bei der Abgrenzung pathologischer Pankreasprozesse sehr hilfreich (11, 35, 36) und können die T1w SE-Aufnahmen ersetzen.

Da die MR-Cholangiopankreatikographie (MRCP) (Kap. 2) nur einen zusätzlichen Zeitaufwand von ca. 30 s erfordert und evtl. Zusatzinformationen liefert, empfiehlt es sich, sie bei jeder MR-Pankreasuntersuchung mit durchzuführen. Sie sollte nach i. v. KM-Gabe erfolgen, um den T2-Zeit-verkürzenden Effekt des Gadoliniums zur Unterdrückung des Hintergrundsignals auszunutzen.

Bei schwerer Pankreatitis oder im Rahmen eines Tumorstagings kann zusätzlich noch eine „time of flight"-(TOF-)Sequenz (Abb. 3.**2 h, i**) zum Ausschluß einer Milzvenenthrombose oder Gefäßinfiltration durchgeführt werden, sofern die Gefäße nicht schon in der dynamischen Untersuchung beurteilbar sind.

■ Kontrastmittel

Durch intravaskuläre Gabe von paramagnetischem Kontrastmittel in der üblichen Dosis von 0,1 mmol/kg Körpergewicht kann das Pankreas in mehreren Perfusionsphasen dargestellt werden. Für eine maximale Sensitivität im Nachweis von pathologischen Pankreasprozessen sollten Aufnahmen in der arteriellen (unmittelbar nach Beendigung der bolusförmigen KM-Gabe) und anschließend in der Parenchymphase erfolgen (11). Ähnlich wie in der CT (24, 47) eignet sich die frühateriellen Phase am besten zur Beurteilung des Pankreasparenchyms sowie zum Nachweis von Pankreastumoren (11). Da es sich bei den paramagnetischen Kontrastmitteln um niedermolekulare Verbindungen mit rascher Verteilung im extrazellulären Raum handelt, kommt es in der parenchymatösen bzw. interstitiellen Phase relativ schnell zu einem Gleichgewicht (Äquilibrium) in der KM-Verteilung (2), so daß fokale Pankreasläsionen hier maskiert werden können. Eine Aufnahme zum Zeitpunkt der frühen KM-Passage ist daher wünschenswert. Triggerverfahren wie im CT (Smart prep), die nach KM-Gabe die Aufnahme ab einer gewissen Signalintensität in der Aorta starten,

werden in Zukunft das Abpassen der frühateriellen Phase, das „timing", erleichtern.

Im Gegensatz zu den extrazellulären Kontrastmitteln ist das Timing bei gewebespezifischem Kontrastmittel weniger kritisch. Als gewebespezifisches Kontrastmittel wird derzeit Mangan-Dipyridoxal-Diphosphat (MnDPDP) für das Pankreas getestet. Obwohl es eigentlich als leberspezifisches Kontrastmittel entwickelt wurde, führt es im Pankreas auf T1w GRE-Bildern zur deutlichen Signalerhöhung (12).

Orale Kontrastmittel (5) können eingesetzt werden, um die Abgrenzung des Pankreaskopfes vom Duodenum zu verbessern und um die Unterscheidung zwischen freier Flüssigkeit und Flüssigkeit im Darm zu erleichtern (Abb. 3.**5**). Zur Abgrenzung des Pankreas vom Duodenum reicht Leitungswasser aus, während zur Unterscheidung zwischen freier und endoluminaler Flüssigkeit negative Kontrastmittel verwendet werden sollten, die eine Signalauslöschung bzw. -minderung auf T2w Sequenzen ergeben. Hierzu kommen mangan- (Heidelbeersaft, LumenHance) (14), eisen- (Lumirem, Abdoscan, FerriSeltz) (15) und hochkonzentrierte gadolinium- (10 mmol) oder bariumhaltige (60–90%) Kontrastmittel in Frage (Tab. 5.**2**, Seite 102).

Prinzipiell ist zu beachten, daß positives Kontrastmittel (z. B. Magnevist enteral, Schering Berlin) ebenso wie Fett Bewegungsartefakte verstärkt. Deshalb sollte bei Verwendung von positiven Kontrastmitteln die Aufnahme bei Atemstillstand erfolgen. Negative Kontrastmittel auf der Basis von superparamagnetischen Eisenoxidpartikeln (34) umgehen dieses Problem, aber haben den Nachteil, daß bei zu hoher Konzentration bzw. bei Ausflockung Suszeptibilitätsartefakte auf GRE-Sequenzen entstehen können (4).

Die orale Kontrastmittelgabe (ca. 0,5 l) sollte 5–10 min vor der Untersuchung erfolgen. Auf dem Untersuchungstisch kann der Patient unmittelbar vor der Untersuchung kurz in Rechtsseitenlage gedreht werden, um eine bessere KM-Füllung des Duodenums zu erreichen. Bei Auftreten von peristaltikbedingten Artefakten kann 20 mg Scopolamin (Buscopan) i. v. verabreicht werden.

Bildgebung der normalen Anatomie

Das Pankeas liegt retroperitoneal auf Höhe der Wirbelkörper L1–L2 und wird in Pankreaskopf, -körper und -schwanz unterteilt. Die arterielle Versorgung des Pankreaskopfes erfolgt über die A. gastroduodenalis (aus der A. hepatica communis) und über die A. mesenterica superior und deren pankreatikoduodenalen Äste. Pankreaskörper und -schwanz werden über die Rr. pancreatici der A. lienalis versorgt. Die Venen des Pankreas münden in die Milzvene bzw. direkt in die Pfortader. Die wichtigsten Lymphknotenstationen liegen im Bereich der Leberpforte, des Truncus coeliacus und in der Mesenterialwurzel (Abb. 3.**1**). Der Pankreaskopf wird größtenteils vom Duodenum, dem sog. duodenalen C, umschlossen (Abb. 3.**1**). Dorsal des Pankreaskopfes liegen die V. cava inferior, die A. und V. renalis dextra und ventral das rechte Colon transversum und die A. gastroduodenalis. Dorsal des Pankreaskörpers finden sich die Aorta mit ihren Abgängen Truncus coeliacus und der A. mesenteria superior, die V. mesenterica superior und die V. lienalis, die A. und V. renalis sinistra, der Hilus der linken Niere sowie die linke Nebenniere; ventral das Mesocolon transversum und die Bursa omentalis mit Magenhinterwand.

Das normale Pankreas ist im Vergleich zur Leber hyperintens auf T1w fettunterdrückten SE-Bildern und isointens auf T1w fettsupprimierten GRE-Bildern (Abb. 3.2 e). Es zeigt in der frühen Phase nach KM-Gabe einen deutlichen Signalanstieg, der relativ früh wieder abklingt (Abb. 3.2 e–g).

Bildgebung pathologischer Befunde

■ Kongenitale Veränderungen

Beim *Pancreas divisum* ist die Verschmelzung der beiden pankreatischen Ganganteile (Ductus Wirsungianus und Santorini) ausgeblieben. Der Ductus Santorini bleibt weiterhin fortbestehen und drainiert durch die Papilla minor. Das Pancreas divisum wird bei Autopsien in 4–11% und in der endoskopisch retrograden Cholangiopankreatikographie (ERCP) bei 5–6% der untersuchten Patienten beobachtet (7). Aufgrund einer Dysfunktion der Papilla minor kann es zum Rückstau von Pankreassekret und somit zu rezidivierenden Pankreatitiden kommen (29), die nach Sphinkteroplastik, Sphinkterotomie oder Stenteinlage regredient sind (20). Nur in wenigen Fällen ist das Ausbleiben der Fusion der Pankreasanlagen eindeutig anhand einer fetthaltigen Trennschicht oder eines getrennten Gangsystems mit Schnittbildverfahren wie der CT oder auch der MRT zu erkennen. Da das Pancreas divisum in ca. 42% der Fälle mit einem vergrößerten Pankreaskopf kombiniert ist, täuscht es gelegentlich einen Tumor vor (50). Die MRCP kann in der Diagnose eines Pancreas divisum hilfreich sein (3).

Beim *Pancreas anulare* umschließt das Pankreas die Pars descendens des Duodenums und führt dort zur Stenose, eventuell mit Darmverschluß. Hier ist die Gabe von oralem Kontrastmittel und zusätzlich zur axialen eine koronare Schichtführung zu empfehlen. Ebenso wie beim ektop gelegenen Pankreasgewebe, dem *Pancreas aberrans,* das eine Inzidenz von 2% aufweist und zu 90% im Magen lokalisiert ist, ist das Erscheinungsbild des Pancreas anulare in der MRT bislang noch nicht beschrieben.

Pankreaszysten werden meistens in Verbindung mit Leber-, Nieren- oder Kleinhirnzysten sowie bei der Hippel-Lindau-Krankheit beobachtet. Sie sind auf T2w Aufnahmen aufgrund ihrer hohen Signalintensität eindeutig zu erkennen und lassen sich durch fehlende KM-Aufnahme von zystischen Tumoren differenzieren.

Die *zystische Fibrose (Mukoviszidose)* ist eine autosomal rezessive Erbkrankheit, die zu einer Pankreas- und Lungenfibrose führt. Das Erscheinungsbild des Pankreas bei Patienten mit zystischer Fibrose kann in drei Formen unterteilt werden (42):

- gelappt, vergrößert mit kompletter Verfettung,
- schmal atrophisch mit partieller Verfettung oder
- diffus atrophiert ohne Verfettung.

Alle drei Formen können in der MRT abgegrenzt werden. Um den Grad der Verfettung beurteilen zu können, sollten in diesen Fällen T1w Aufnahmen ohne und mit spektraler Fettsättigung durchgeführt werden.

Die *(primäre) Hämochromatose* ist eine autosomal vererbte Eisenspeicherkrankheit. Durch eine gesteigerte Eisenresorption und die beschränkte Kapazität des mononukleären phagozytierten Systems (MPS), das erhöhte Eisenangebot zu bewältigen, kommt es zur Einlagerung von Eisen hauptsächlich in die Organe Leber, Milz, Herz und Pankreas. Die Eisenüberladung führt im Pankreas zu einer Atrophie der Inselzellen und damit zur endokrinen Insuffizienz (Bronzediabetes). Das eingelagerte Eisen führt aufgrund der höheren Magnetisierbarkeit (Suszeptibilität) zu lokalen Magnetfeldinhomogenitäten und da-

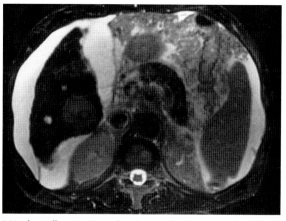

a   b

Abb. 3.**3** Hämochromatose (primäre [hereditäre] Siderose) mit Leberzirrhose, Aszites und hepatozellulärem Karzinom (Pfeil). **a** Axiale T1w TSE-Sequenz, **b** axiale T2w fettsupprimierte TSE-Sequenz. – Die Hämochromatose führt zur Leberzirrhose und erhöht das Entartungsrisiko der Hepatozyten zum hepatozellulären Karzinom. Das hepatozelluläre Karzinom ist in

30% der Fälle mit Hämochromatose die Todesursache. Die Eisenablagerung führt zu einer Signalabnahme in den betroffenen Organen und kann am besten in T2*-Gewichtung nachgewiesen werden. Im Gegensatz zur Hämosiderose (sekundäre Siderose) wird bei der Hämochromatose auch im Pankreas Eisen abgelagert.

mit zur schnelleren Zerstörung der Phasenkohärenz der zuvor synchron angeregten Kernspins. Durch diesen sogenannten T2*-Effekt kommt es auf T2w Sequenzen (Abb. 3.**3**) zur Signalabnahme. Diese Signalabnahme ist auf T2w GRE-Sequenzen (TE = 20 ms, Anregungswinkel = 15°), die über die Umgebung mit den Kernspins wechselwirken, am deutlichsten zu erkennen. Da bei der SE-Sequenz die Wechselwirkung direkt mit den Kernspins erfolgt und Magnetfeldinhomogenitäten durch die Inversion der Spins (180°-Puls) ausgeglichen werden, ist die SE-Sequenz weniger sensitiv im Nachweis von Eisen als die GRE-Sequenz. Die primäre/hereditäre Hämochromatose ist von der erythropoetisch oder exogen induzierten *Hämosiderose* abzugrenzen. Während Milz und Leber bei beiden Erkrankungen signalarm sind, weist das Pankreas bei der Hämosiderose im Unterschied zur Hämochromatose eher normale Signalintensitäten (49) auf.

■ Entzündliche Erkrankungen

Akute Pankreatitis

Die Ätiologie der akuten Pankreatitis ist vielseitig. Sie wird meist (40–50% der Fälle) durch einen Verschluß der Gallenwege ausgelöst. Sie kann aber auch durch Alkohol, alimentäre Exzesse, Trauma, Medikamente, Stoffwechselstörungen oder durch Infektionen verursacht werden. Der Pankreatitis liegt pathophysiologisch eine zu frühe, d. h. intrapankreatische Aktivierung der proteolytischen Enzyme mit nachfolgender Autodigestion zugrunde.

Die akute Pankreatitis wird in eine ödematöse und in eine nekrotisierende Verlaufsform eingeteilt. Bei den meisten Pankreatitiden (85%) handelt es sich um die ödematöse Verlaufsform (Schweregrad 1). In 15% der Fälle aber kommt es zu einer nekrotisierenden Pankreatitis mit Teilnekrose (Schweregrad 2, 30% Letalität) oder Totalnekrose (Schweregrad 3, 90% Letalität).

Die akute Pankreatitis ist oftmals eine rein klinische oder laborchemische Diagnose. Wenn 78 Stunden nach Beginn einer konservativen Therapie keine Besserung eintritt, ist die Durchführung einer Schnittbildgebung indiziert (1). Da akut entzündetes und normales Pankreasgewebe ähnliche Signalintensitäten im MRT aufweisen, beruht die Diagnosestellung der Pankreatitis im wesentlichen auf morphologischen Kriterien, die bei der ödematösen Verlaufsform nicht immer eindeutig sind (Abb. 3.**4**). Eine Vergrößerung des Pankreas mit unscharfer Berandung weist auf ein interstitielles Ödem mit entzündlicher Umgebungsreaktion hin. In 40% der akuten

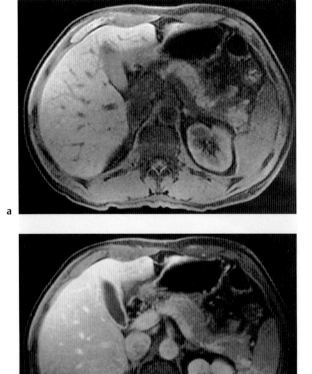
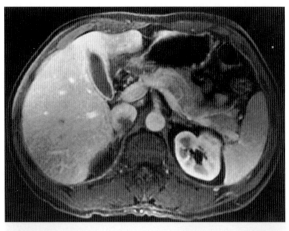
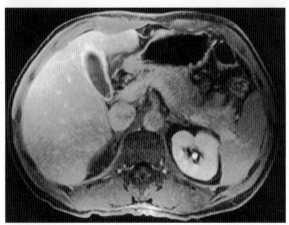

Abb. 3.**4**   Akute Pankreatitis. Dynamische Untersuchung **a** nativ, **b** 15 s, **c** 55 s, **d** 180 s nach bolusförmiger i. v. KM-Injektion (0,1 mmol Gd/kg, T1w fettsupprimierte GRE-Sequenz). – Das Pankreas erscheint im Schwanzbereich unscharf berandet, weist aber keine Anzeichen für eine Pankreatitis auf.

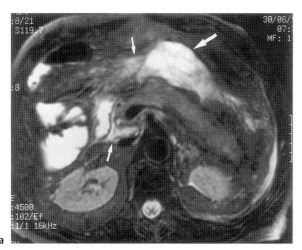

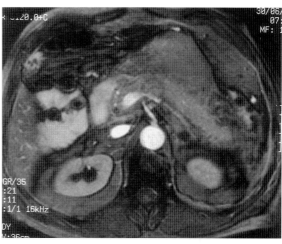

Abb. 3.**5** Exsudative Pankreatitis mit Formation einer Pseudozyste. **a** Axiale T2w fettsupprimierte SE-Sequenz, **b** axiale T1w fettsupprimierte SE-Sequenz. – Zur besseren Differenzierung zwischen Flüssigkeit in Darmschlingen und freier Flüssigkeit wurde oral positives Kontrastmittel gegeben. Die T2-Gewichtung demarkiert freie Flüssigkeit (kleine Pfeile) sowie eine Pseudozyste (großer Pfeil). Die Exsudation führt in T1-Gewichtung zur unscharfen Begrenzung des Pankreas. Die T1-Gewichtung hilft in der Differenzierung zwischen Darmschlingen und Pseudozyste und schließt durch fehlende KM-Aufnahme einen Abszeß aus.

Pankreatitiden kommt es peripankreatisch zu Flüssigkeitsansammlungen, die am besten auf T2w Aufnahmen nachgewiesen werden können (Abb. 3.**5a**, 3.**6b**). Häufig jedoch ist eine Differenzierung zwischen freier und endoluminaler Flüssigkeit nicht ganz einfach. Hier sind biphasische, d.h. in T2w-Gewichtung negative und in T1w-Gewichtung positive orale Kontrastmittel (z.B. 10mmolare Gd- oder verdünnte Eisenoxid-Wasser-Lösungen) in Verbindung mit HASTE- oder KM-verstärkten GRE-Sequenzen hilfreich (Abb. 3.**5b**). Peripankreatische Flüssigkeitsansammlungen werden dann als dunkler Saum zwischen signalreichem Pankreas und Duodenum dargestellt.

Die Flüssigkeit beinhaltet proteolytische Enzyme, die zu einer Entzündungsreaktion im retroperitonealen Fettgewebe führen. Aszites und Verdickung der Faszien, insbesondere der Gerota-Faszie (Abb. 3.**7c**) sind Zeichen einer ausgedehnten Entzündung. Das proteolytische Pankreasexsudat kann sich eine sog. Exsudatstraße bis hin ins kleine Becken bahnen. Das entzündlich-ödematös infiltrierte Fettgewebe erlangt dann gleiche T1- und T2-Relaxationszeiten wie das Pankreasgewebe, so daß in diesem Stadium der Entzündung eine Abgrenzung des Pankreas nicht mehr möglich ist. Auch die Unterscheidung zwischen nekrotischem und gesundem Pankreasparenchym kann sich in diesem Stadium auf nativen MRT-Aufnahmen schwierig gestalten. Hier ist eine dynamische Untersuchung unbedingt angezeigt.

Zu den *Komplikationen* der akuten Pankreatitis zählen Pseudozysten (Abb. 3.**6**, 3.**8**), Fisteln zu benachbarten Organen, die Milzvenenthrombose, das Pseudoaneurysma der Milzarterie mit 37% Blutungswahrscheinlichkeit sowie überhaupt die enzymatische Arrosion von Gefäßen mit konsekutiver Blutung und die bakterielle Infektion von Nekrosen oder Flüssigkeitsansammlungen (8). Letztere stellen die schwierigsten Komplikationen dar. Sie bestimmen die Wahl der Therapie und schließlich die Prognose (1).

Aufgrund der hohen räumlichen Auflösung und des einfacheren Untersuchungsablaufes ist die CT nach wie vor die Methode der Wahl, vor allem dann, wenn es um die Verlaufsbeurteilung einer Pankreatitis bei intensivpflichtigen Patienten geht. In der CT können jedoch lediglich Pankreasnekrosen größeren Ausmaßes und nur unter Verwendung nierenbelastender jodhaltiger Kontrastmittel dargestellt werden. Zur Zeit liegen keine Studien vor, die die Aussagekraft der CT und MRT in der Beurteilung der nekrotisierenden Pankreatitis vergleichen. Die hohe Sensitivität der MRT auf paramagnetisches Kontrastmittel ermöglicht eine deutliche Demaskierung avaskulärer Areale (Nekrosen) sowie hyperämischer Prozesse (Abszeß) (16). Ebenso sind aufgrund des paramagnetischen Effektes von Blutabbauprodukten Hämorrhagien besser mit der MRT erkennbar. Außerdem erlaubt die T2-Gewichtung in der MRT im Vergleich zur CT prinzipiell eine bessere Unterscheidung zwischen Flüssigkeitsansammlungen und soliden Strukturen wie ödematöses oder nekrotisches Fettgewebe. Diese Differenzierung ist im Falle einer bakteriellen Infizierung besonders wichtig, da von ihr das weitere Vorgehen abhängen kann. Während infizierte Flüssigkeitsansammlungen im wesentlichen noch perkutan drainiert werden können, erfordern infizierte Nekrosen eine operative Sanierung (1).

Zur Beurteilung von Gefäßkomplikationen wie z.B. des Pseudoaneurysmas der Milzarterie oder der Milzvenenthrombose eignen sich am besten schnelle GRE-Sequenzen. Dabei ist für die Darstellung des arteriellen Systems die unter Apnoebedingungen aufgenommene dreidimensionale, kontrastverstärkte MR-Angiographie (21) besonders empfehlenswert, während für die Darstellung des venösen Systems, insbesondere der Milzvenenthrombose, die zweidimensionale kontrastverstärkte GRE- bzw. die TOF-Sequenz ausreichend sind.

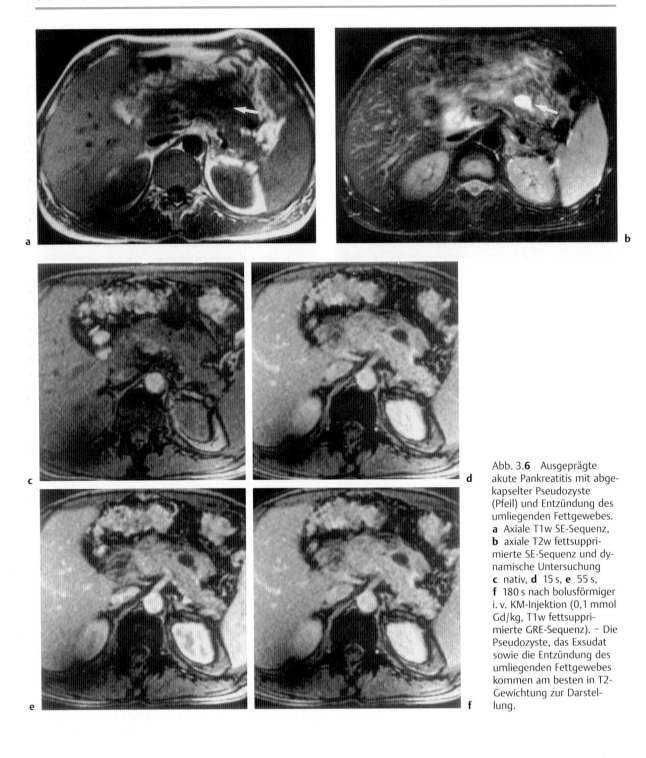

Abb. 3.**6** Ausgeprägte akute Pankreatitis mit abgekapselter Pseudozyste (Pfeil) und Entzündung des umliegenden Fettgewebes. **a** Axiale T1w SE-Sequenz, **b** axiale T2w fettsupprimierte SE-Sequenz und dynamische Untersuchung **c** nativ, **d** 15 s, **e** 55 s, **f** 180 s nach bolusförmiger i. v. KM-Injektion (0,1 mmol Gd/kg, T1w fettsupprimierte GRE-Sequenz). – Die Pseudozyste, das Exsudat sowie die Entzündung des umliegenden Fettgewebes kommen am besten in T2-Gewichtung zur Darstellung.

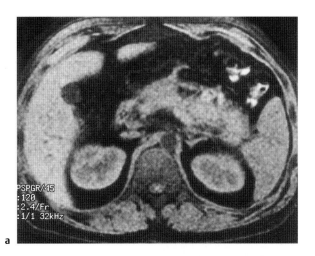

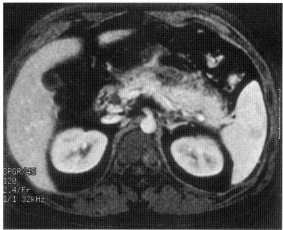

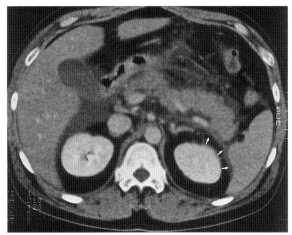

Abb. 3.7 Akute Pankreatitis mit Exsudat und Verdickung der Gerota-Faszie (Pfeile auf CT-Bild). **a** Axiale T1w fettsupprimierte SE-Sequenz vor und **b** nach i. v. KM-Gabe (0,1 mmol Gd/ kg), **c** im Vergleich zur KM-unterstützten Spiral-CT. – Die MRT ist sensitiver in der Darstellung der KM-Perfusion, während die CT eine höhere räumliche Auflösung aufweist (vgl. Gerota-Faszie).

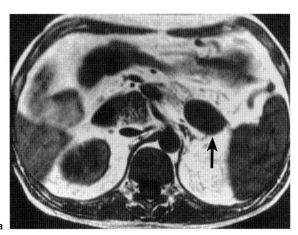

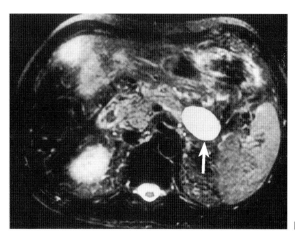

Abb. 3.8 Akute Pankreatitis mit Pseudozyste (Pfeil). **a** Axiale T1w SE-Sequenz, **b** axiale T2w fettsupprimierte SE-Sequenz.

Abb. 3.8 c–g ▷

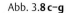

Abb. 3.**8 c–g**

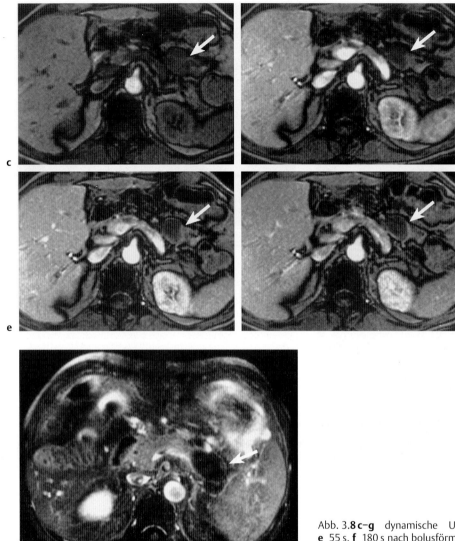

Abb. 3.**8 c–g** dynamische Untersuchung **c** nativ, **d** 15 s, **e** 55 s, **f** 180 s nach bolusförmiger i. v. KM-Injektion (0,1 mmol Gd/kg, T1w GRE-Sequenz) und **g** axiale T1w fettsupprimierte SE-Sequenz in der Spätphase nach KM-Gabe.

Chronische Pankreatitis

Die chronische Pankreatitis läßt sich in 80% der Fälle auf einen Alkoholabusus mit rezidivierender akuter Pankreatitis zurückführen. Die damit einhergehende Zerstörung der Azini mit Stase von Pankreassekret und Autodigestion haben einen fibrotischen Umbau des Pankreas mit Verlust des exokrinen Pankreasparenchyms sowie eine Dilatation und Verplumpung des Pankreasgangs und seiner Äste zur Folge (Abb. 3.**9**). Kalkeinlagerungen entstehen durch Präzipitation von Proteinen mit Calcium in den Anzini und Endkanälchen. Sie treten aber nur in 50% der Fälle (25) und erst im relativ fortgeschrittenen Stadium auf (6). Kalkkonkremente können zur Obstruktion von Pankreas- oder Gallengang führen (Abb. 3.**9**). Weitere Komplikationen der chronischen Pankreatitis sind Pseudozysten sowie die Ausbildung von Abszessen und die Milzvenenthrombose.

Durch den fibrotischen Umbau des Pankreasparenchyms ist die Signalintensität und die KM-Anreicherung auf fettgesättigten T1w SE- und GRE-Bildern gegenüber dem normalen Pankreasgewebe gemindert. Quantitative Daten gibt es diesbezüglich allerdings noch nicht. In der Beurteilung der Pankreasfibrose scheint die MRT jedoch sensitiver zu sein als die CT. Die CT vermag hingegen Verkalkungen direkt darzustellen (Abb. 3.**9 e**). In der MRT können Verkalkungen nur aufgrund ihrer Signalauslöschung in allen Sequenzen erkannt werden. Hervorzuheben ist dabei, daß diese Signalauslöschungen insbesondere auf den T2*w GRE-Sequenzen (langes TE), scheinbar an Größe zunehmen. Dennoch bleibt der Nachweis von Verkalkungen mit der MRT schwierig.

Ein Vorteil der MRT in der Beurteilung von Patienten mit chronischer Pankreatitis liegt in der Möglichkeit, das Pankreasgangsystem nichtinvasiv darzustellen. Obgleich

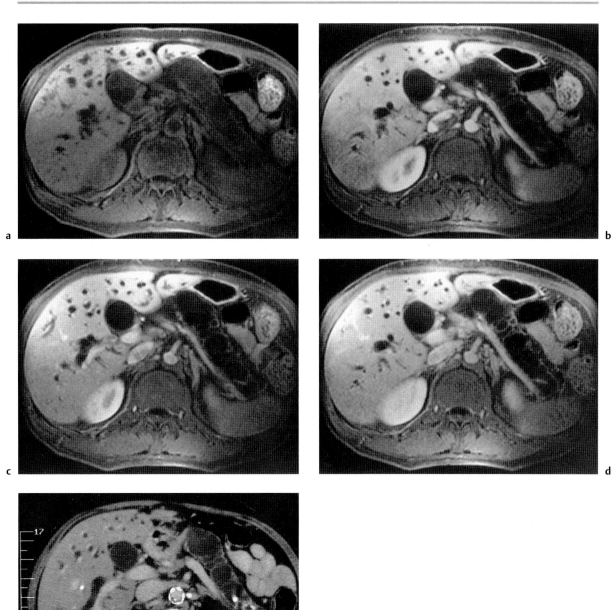

Abb. 3.**9** Chronische Pankreatitis. Dynamische Untersuchung **a** nativ, **b** 15 s, **c** 55 s, **d** 180 s nach bolusförmiger i. v. KM-Injektion (0,1 mmol Gd/kg, T1w fettsupprimierte GRE-Sequenz) **e** im Vergleich zur KM-unterstützten CT. – Verlust des Pankreasparenchyms mit ausgeprägter Dilatation des gesamten Gallengangsystems durch Verkalkungen im Bereich des Pankreaskopfes. Die CT ist der MRT im Nachweis von Verkalkungen überlegen.

es bei der derzeit verfügbaren Auflösung schwierig bleibt, die Pankreasgangkonturen mit der MRCP abschließend zu beurteilen, kann eine Dilatation des Pankreasgangs doch mit hoher Sicherheit nachgewiesen oder ausgeschlossen werden. Die Beurteilung eines nichtdilatierten Pankreasgangs ist aufgrund der relativ niedrigen räumlichen Auflösung begrenzt. Eine Verbesserung der räumlichen Auflösung in der MRCP sollte in Zukunft eine umfassende Beurteilung auch des Pankreasgangsystems ermöglichen können.

Pseudozysten

Pseudozysten entstehen zu 30–50% der Fälle aus Flüssigkeitsansammlungen, die sich im Rahmen einer Pankreatitis gebildet haben (Abb. 3.**5**, 3.**6**, 3.**8**). Aufgrund inflammatorischer Reaktionen wird die Flüssigkeit im Laufe von vier oder mehr Wochen abgekapselt (Abb. 3.**10**). Pseudozysten sind im Gegensatz zu Retentionszysten nicht mit Epithel ausgekleidet (19). Sie können zur Kompression der Milzvene, des Ductus choledochus, zur Fistelbildung mit Nachbarorganen, zur Infektion oder zur

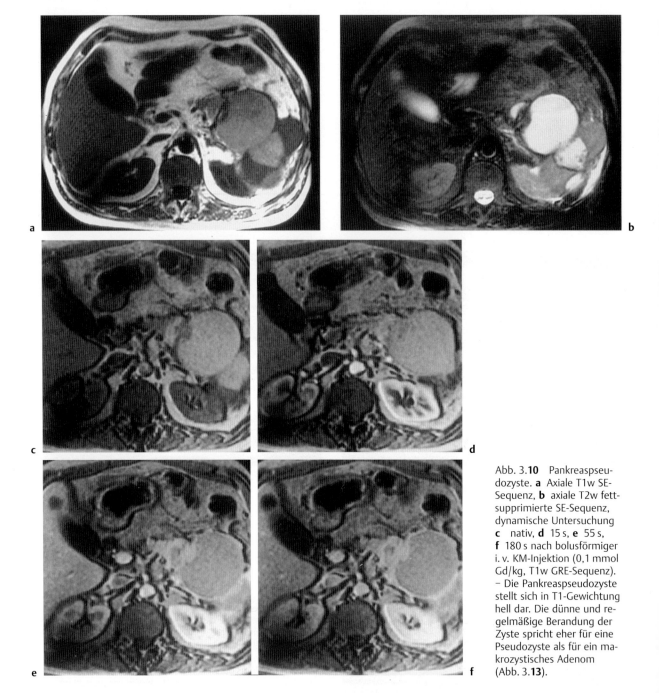

Abb. 3.**10**   Pankreaspseudozyste. **a** Axiale T1w SE-Sequenz, **b** axiale T2w fettsupprimierte SE-Sequenz, dynamische Untersuchung **c** nativ, **d** 15 s, **e** 55 s, **f** 180 s nach bolusförmiger i. v. KM-Injektion (0,1 mmol Gd/kg, T1w GRE-Sequenz). – Die Pankreaspseudozyste stellt sich in T1-Gewichtung hell dar. Die dünne und regelmäßige Berandung der Zyste spricht eher für eine Pseudozyste als für ein makrozystisches Adenom (Abb. 3.**13**).

Blockade des Lymphabflusses führen. Durch Ruptur können sie auch eine Peritonitis auslösen.

Der flüssige Inhalt von Pseudozysten kommt in der MRT am besten in T2-Gewichtung zur Darstellung (Abb. 3.**10**). Nach intravenöser Gabe von Kontrastmittel stellen sich die Zysten als nichtanreicherndes Areal dar. Bei Verdacht auf Pseudozysten sollte oral positives Kontrastmittel verabreicht werden, um eine sichere Differenzierung zwischen Pseudozysten und intraluminaler Duodenalflüssigkeit zu gewährleisten (Abb. 3.**5**).

Pseudozysten haben keine Verbindung zum Pankreasgang und können aufgrund dessen prinzipiell von schleimproduzierenden intraduktalen Tumoren (s. u.)

differenziert werden (32). In dieser seltenen Differentialdiagnose kann die MRCP wichtige Hinweise geben.

■ Pankreasneoplasien

Pankreaskarzinom

Die häufigste Pankreasneoplasie (95% der Fälle) ist das Adenokarzinom. Es geht zumeist (90%) aus dem Epithel der kleinen Pankreasgänge (duktales Karzinom) hervor und nur selten (10%) aus dem Epithel der Azini (azinäres Karzinom). Die meisten Karzinome (60%) entstehen im Pankreaskopf rechts von der V. mesenterica superior (Abb. 3.**11**) und nur wenige (20%) links von der V. mesen-

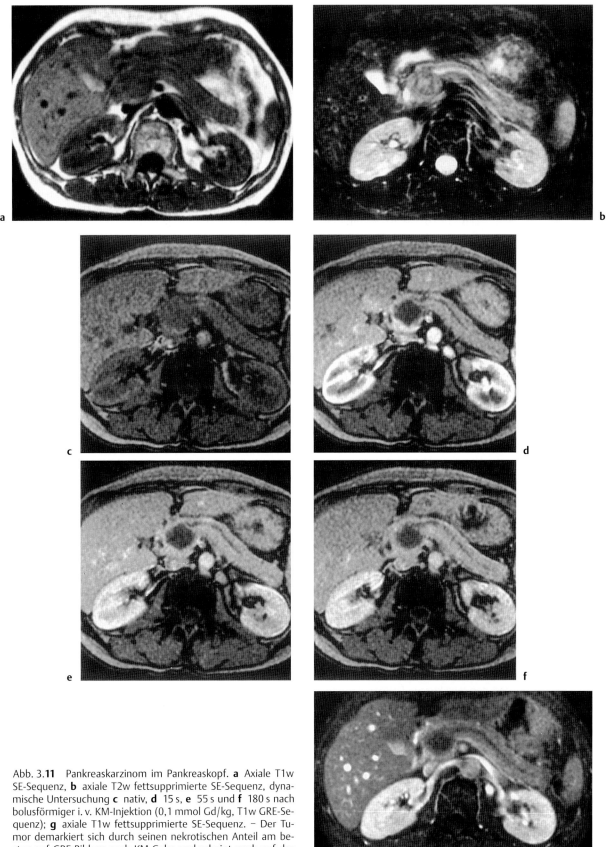

Abb. 3.11 Pankreaskarzinom im Pankreaskopf. **a** Axiale T1w SE-Sequenz, **b** axiale T2w fettsupprimierte SE-Sequenz, dynamische Untersuchung **c** nativ, **d** 15 s, **e** 55 s und **f** 180 s nach bolusförmiger i. v. KM-Injektion (0,1 mmol Gd/kg, T1w GRE-Sequenz); **g** axiale T1w fettsupprimierte SE-Sequenz. – Der Tumor demarkiert sich durch seinen nekrotischen Anteil am besten auf GRE-Bildern nach KM-Gabe und scheint noch auf das Pankreas beschränkt zu sein (Stadium T1b).

terica superior im Korpus- (15%) oder Schwanzbereich (5%) (Abb. 3.**12**). 20% der Tumoren sind diffus über das gesamte Organ verteilt (6). Mit Ausnahme der Tumoren im Pankreaskopfbereich, die sich frühzeitig durch Obstruktion der Gallenwege bemerkbar machen, werden die meisten Karzinome erst im inoperablen Stadium diagnostiziert. Sie weisen dann schon Leber- oder Lymphknotenmetastasen auf oder sind in Gefäße, Serosa oder ins Retroperitoneum infiltriert (46).

Pankreaskarzinome erscheinen im Vergleich zum normalen Pankreasgewebe vorwiegend hypointens auf fettsupprimierten T1w SE-/GRE-Sequenzen (Abb. 3.**11**, 3.**12**). Dies spiegelt den geringen Gehalt an Proteinen im transformierten malignen Gewebe wieder. Auf T2w Bildern zeigen Pankreaskarzinome eine uneinheitliche Signalintensität (Abb. 3.**11 b**, 3.**12 b**). Meist kommen sie leicht hyperintens zur Darstellung. Auch bedingt durch die Artefaktanfälligkeit langer Aufnahmezeiten, sind insbesondere kleine Pankreaskarzinome auf T2w Sequenzen oftmals nur schlecht erkennbar.

Im Gegensatz zu den endokrinen Tumoren ist das Adenokarzinom aufgrund der desmoplastischen, fibrotischen Tumorstruktur minderperfundiert. Es kommt deshalb in der dynamischen Untersuchung im Vergleich zum normalen Pankreasgewebe hypointens zur Darstellung (Abb. 3.**11 c–f**, 3.**12 c–f**).

In Abhängigkeit von der Lokalisation führt das Pankreaskarzinom zu einer Dilatation des Pankreas- und/ oder des Gallengangs (9). Bei der Beurteilung dieser Strukturen sind die HASTE-Sequenz mit einem TE zwischen 60 und 90 ms, die MRCP wie auch die kontrastverstärkte GRE-Sequenz hilfreich. Eine Dilatation des Gangsystems kann so mit Sicherheit nachgewiesen bzw. ausgeschlossen werden. Bei subtilen Befunden bleibt die konventionelle, invasive ERCP allerdings überlegen.

Das Fehlen einer Organkapsel ermöglicht ein schnelles Übergreifen des Pankreaskarzinoms auf das umliegende Gewebe. Dadurch kommt es früh zur Invasion der Adventitia der großen Gefäße, vor allem der A. und V. mesenterica superior sowie der V. portae. Ebenso wie die Gefäßinfiltrationen verschlechtern auch perineurale Infiltrationen und Lymphgefäßeinbrüche die Prognose. Zum Zeitpunkt der Operation bestehen abhängig von der Tumorgröße in über 50% bereits Lymphknotenmetastasen, wobei eine pankreasnahe erste Station und eine zweite entlang A. mesenterica superior, A. gastroduodenalis, A. hepatica communis sowie A. lienalis und Truncus coeliacus unterschieden werden (Abb. 3.**1**). Aufgrund der sehr kurzen Bahnen sind auch die paraaortalen und parakavalen Lymphknoten sowie Lymphknoten der Leberpforte schnell mitbetroffen (Abb. 3.**1**).

Das Pankreaskarzinom metastasiert primär in die Leber (in 66% der Fälle) und in die Lymphknoten (in 22% der Fälle) und erst vergleichsweise spät in die Lunge. Auch Knochen sowie Darm und Peritonealhöhle können Metastasen aufweisen. Im fortgeschrittenen Stadium greift der Tumor per continuitatem auf die Nachbarorgane wie Duodenum, V. cava inferior, Milzvene, Magen, Kolon, Milz, Nebenniere und Niere über. Das Pankreaskarzinom wird als resektabel angesehen, wenn es keine

Leber- und Lymphknotenmetastasen sowie keine Gefäßummauerung (Encasement) aufweist (27). Als Kriterium für eine Gefäßummauerung gilt der Verlust der perivaskulären Fettschicht, die auf T1w SE-Sequenzen (38) prinzipiell besser zur Darstellung kommt als in der CT (48). Die Darstellung des Blutflusses mittels GRE-Sequenzen ist bei der Beurteilung des Gefäßlumens der V. mesenterica superior sowie des portalen Gefäßsystems hilfreich. Die Sensitivität in der Detektion von Gefäßummauerungen konnte aber gegenüber der CT nicht signifikant verbessert werden (30). In der CT wird die Inoperabilität eines Pankreaskarzinoms wesentlich besser eingeschätzt als die Resektabilität, die sich nur in 50–90% der Fälle bewahrheitet (10). MRT-Studien zur Beurteilung der Resektabilität von Pankreaskarzinomen liegen bislang noch nicht vor. In kritischen Fällen muß letztendlich eine explorative Laparatomie zur Beurteilung der Resektabilität durchgeführt werden (9).

Periampulläres Karzinom

Vom Pankreaskopfkarzinom sollte das periampulläre Karzinom aufgrund der günstigeren Prognose abgegrenzt werden. Zu den periampullären Karzinomen zählen Papillenkarzinome, ampulläre Karzinome und Karzinome im terminalen Ductus choledochus und im terminalen Ductus pancreaticus. Obwohl diese Karzinome histologisch ebenfalls in die Gruppe der Adenokarzinome fallen, besitzen sie, nicht zuletzt aufgrund ihrer unterschiedlichen Ontogenese, mit einer 5-Jahres-Überlebensrate von über 30% nach Whipple-Operation eine wesentlich bessere Prognose. Auch gilt für periampulläre Karzinome eine eigene TNM-Klassifikation (Tab. 3.**3**), die in ihrer prognostischen Aussagekraft genauer ist als die für Pankreaskarzinome.

Tabelle 3.**3**   T-Klassifikation des Pankreaskarzinoms

	Pankreaskarzinom	**Periampulläres Karzinom**
T1	begrenzt auf Pankreas	begrenzt auf Ampulla Vateri
T1a	2 cm	
T1b	> 2 cm	
T2	Tumor breitet sich direkt im Duodenum, Ductus choledochus oder im peripankreatischen Gewebe aus	infiltriert in die Duodenalwand
T3	Tumor breitet sich direkt in Magen, Milz, Kolon oder in benachbarten großen Gefäßen aus	Tumor infiltriert weniger als oder genau 2 cm in das Pankreas
T4		Tumor infiltriert mehr als 2 cm in das Pankreas oder in benachbarte Organe

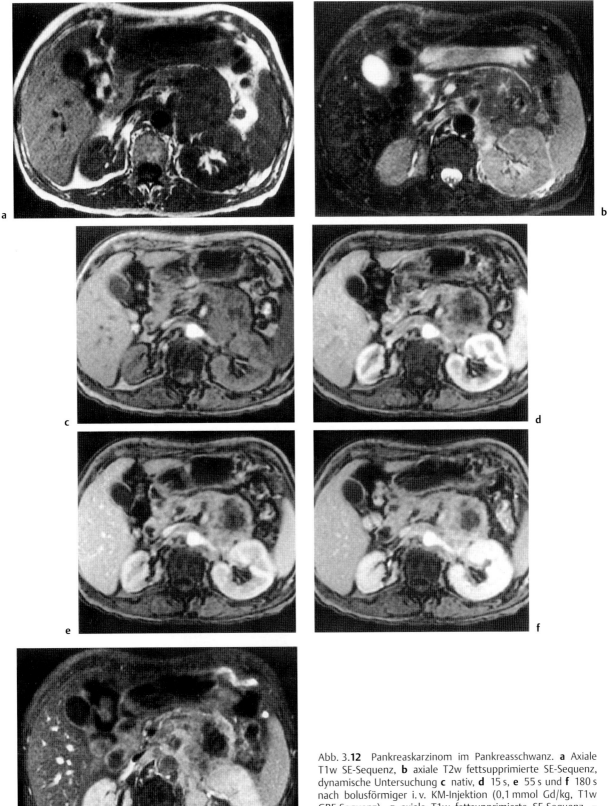

Abb. 3.**12** Pankreaskarzinom im Pankreasschwanz. **a** Axiale T1w SE-Sequenz, **b** axiale T2w fettsupprimierte SE-Sequenz, dynamische Untersuchung **c** nativ, **d** 15 s, **e** 55 s und **f** 180 s nach bolusförmiger i. v. KM-Injektion (0,1 mmol Gd/kg, T1w GRE-Sequenz), **g** axiale T1w fettsupprimierte SE-Sequenz. – Die dynamische Untersuchung (GRE-Sequenz) zeigt die Ausdehnung des Tumors, der in die linke Nierenarterie einwächst (Stadium T3). Die dynamische Untersuchung (GRE-Sequenz) ist den T1w SE-Sequenzen in der Pankreasdiagnostik überlegen.

Das periampulläre Karzinom macht sich frühzeitig durch einen cholestatischen Ikterus bemerkbar. Die MRCP kann zur Unterscheidung zwischen Pankreaskopfkarzinom und periampullärem Karzinom hilfreich sein. Der Tumor läßt sich in der Regel am besten auf kontrastverstärkten GRE-Sequenzen von der Umgebung abgrenzen. Um eine Trennung vom Duodenum zu gewährleisten, ist in diesen Fällen die orale Gabe von positiven Kontrastmitteln indiziert.

Zystische Pankreasneoplasien

Nur ca. 1% der Pankreaskarzinome sind zystischer Natur. Im Gegensatz zum duktalen soliden Adenokarzinom treten zystische Pankreasneoplasien vermehrt bei Frauen auf. Die zystischen Neoplasien stellen aufgrund ihrer Verwechslungsgefahr mit Pseudo-, Retentions- oder kongenitalen Zysten eine Herausforderung an die Bildgebung dar.

Es werden die schleimproduzierenden (muzinösen) Neoplasien von dem nichtschleimproduzierenden (serösen) Zystadenom (Synonym: mikrozystisches Adenom) unterschieden (Tab. 3.4). Zu den schleimproduzierenden Tumoren zählt das muzinöse Zystadenokarzinom (Synonym: makrozystisches Adenom/Adenokarzinom) und die intraduktal Mucin hypersezernierende Neoplasie (22, 32).

Die *intraduktal Mucin hypersezernierende Neoplasie* (IMHN) tritt gehäuft bei Männern auf und ist meistens im Pankreaskopfbereich lokalisiert. Sie entsteht direkt im Pankreasgang oder zumindest in einem seiner Hauptäste und zeichnet sich durch ausgeprägte intraduktale Schleimbildung aus. Diese führt durch rezidivierende Verstopfungen des Pankreasgangs morphologisch zu Duktektasien und klinisch zu Pankreatitiden mit erhöhter Amylase. Die Differentialdiagnose zwischen einer chronischen Pankreatitis und einer IMHN bleibt daher, sofern nicht eindeutig ein Schleimpfropf zu erkennen ist, schwierig.

Tabelle 3.**4** Zystische Pankreasneoplasien

Neoplasie	Muzinös	Altersgipfel	M : F	Lokalisation
IMHN (selten)	+	?	M : F > 1	Pankreaskopf
Makrozystisches Adenom	+	50 (40–60)	1 : 9	Pankreasschwanz (85%)
Mikrozystisches Adenom	–	65 (82% > 60)	1 : 4	Pankreaskopf

Das *makrozystische Adenom/Adenokarzinom* tritt vorwiegend bei Frauen in der 4.–6. Lebensdekade auf und ist meistens im Pankreasschwanzbereich lokalisiert (Abb. 3.**13**). Es entsteht in den peripheren Gängen und führt dort zu einer Zystenformation, die nicht mit dem Pankreasgang kommuniziert. Das makrozystische Adenom ist maligne oder hat zumindest ein hohes Potential zur malignen Entartung. Es sollte deshalb präventiv entfernt werden. Im allgemeinen weist es eine zystische Formation mit einem Durchmesser von weit über 2 cm auf. Es ist abgekapselt, unregelmäßig begrenzt und z. T. von dicken Septen unterteilt. Es produziert proteinreichen Schleim, der sich auf T1w wie auch auf T2w Sequenzen hyperintens darstellt (Abb. 3.**13**). Dieses Signalverhalten ist von dem von eingebluteten zystischen Strukturen, wie sie beispielsweise bei einer fulminanten Pankreatitis auftreten können, nicht zu differenzieren. Die MRT scheint der CT in der Darstellung des Zysteninhalts und der Zystenmorphologie überlegen zu sein (28).

Das *mikrozystische Adenom* tritt meist erst im fortgeschrittenen Alter (7.–8. Lebensdekade) auf. Es gilt als benigne und zeigt keine Gefäßummauerung (10). Charakteristisch für das mikrozystische Adenom ist ein traubenförmiges Konglomerat multipler, kleiner (< 2 cm)

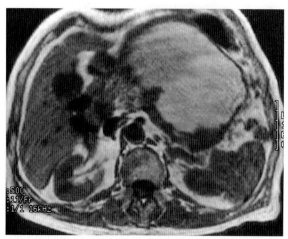

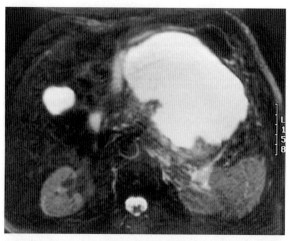

a

b

Abb. 3.**13** Makrozystisches Adenokarzinom. **a** Axiale T1w SE-Sequenz, **b** axiale T2w fettsupprimierte SE-Sequenz. – Der Zysteninhalt (proteinreicher Schleim) stellt sich hyperintens in T1-

Gewichtung dar. Die Größe, die Lokalisation sowie die verdickte unregelmäßig begrenzte Zystenwand sind klassische Merkmale des makrozystischen Adenokarzinoms.

Zysten, deren Ränder nodulär begrenzt und stark vaskularisiert sind. Durch die subepithelial gelegenen Kapillargefäße sind Einblutungen beim mikrozystischen Adenom wahrscheinlicher als beim makrozystischen Karzinom. Daher kann der Zysteninhalt beim mikrozystischen Adenom eine höhere Signalintensität in T1-Gewichtung aufweisen (28). Dennoch darf die Signalintensität des Zysteninhalts nicht als Kriterium zur Differenzierung überbewertet werden. Das mikrozystische Adenom ist im Unterschied zum makrozystischen Karzinom meist im Pankreaskopf lokalisiert.

Inselzelltumoren

Die Inselzelltumoren sind mit einer Inzidenz von 1/ 200 000 recht selten. 60–85% dieser Tumoren sind endokrin aktiv (18). Sie können aufgrund der klinischen Symptomatik und spezifischen Laborparameter früh und sicher diagnostiziert werden, während die endokrin inaktiven Tumoren sich erst bemerkbar machen, wenn sie durch ihre Größe Gallengangs- oder Darmobstruktion hervorrufen.

Inselzelltumoren sind im Vergleich zum normalen Pankreasgewebe hypointens auf T1w und deutlich hyperintens auf T2w Bildern (23, 37). Aufgrund der guten Vaskularisierung zeigen sie in der früharteriellen Phase der dynamischen Untersuchung einen deutlichen Signalanstieg (23, 37). Ebenso zeigen Lebermetastasen von Inselzelltumoren nach Gadoliniumgabe einen deutlichen Signalanstieg (23, 37, 44). Short-inversion-recovery-(STIR-)Sequenzen erweisen sich in der Demarkierung von Inselzelltumoren (17, 44) ebenfalls als hilfreich, haben aber den Nachteil, daß die Signalausbeute auf Kosten der morphologischen Information geht.

Der häufigste Inselzelltumor ist das *Insulinom.* Es ist meist gutartig (> 90%) und produziert nur in 50% der

Fälle Insulin. Insulinome sind gut vaskularisiert und kommen daher am besten in der dynamischen Untersuchung zur Darstellung. Große Insulinome sowie deren Leber- oder Lymphknotenmetastasen weisen eine typische ringförmige KM-Anreicherung auf (23).

Das *Gastrinom* ist ein im Pankreas (80%) oder Duodenum (20%) gelegener, gastrinproduzierender Tumor. Die autonome Gastrinproduktion führt zur chronischen Übersäuerung des Magens (Zollinger-Ellison-Syndrom). In 30% finden sich im Rahmen einer spontanen oder hereditären multiplen endokrinen Neoplasie (MEN I) weitere endokrine Neoplasien (Hypophysen- und Nebenschilddrüsenkarzinom). Das Gastrinom ist im Gegensatz zum Insulinom meist maligne, größer und weniger gut vaskularisiert. Gastrinome sind im Vergleich zum normalen Pankreasgewebe hypointens auf fettunterdrückten T1- und unabhängig von ihrer Größe hyperintens auf fettunterdrückten T2-SE-Sequenzen (28) (Abb. 3.**14**, 3.**15**). Die Kontrastmittelaufnahme ist aufgrund der im Vergleich zum Insulinom schlechteren Vaskularisation nur mäßig stark ausgeprägt (Abb. 3.**14c**, 3.**15c**).

Die sehr seltenen *Glukagonome, Somatostatinome* (45) (Abb. 3.**16**) und *Vipome* (43) sind meist maligne und metastasieren bevorzugt in die Leber.

Praktische Bedeutung im klinischen Alltag haben nur das Insulinom und das Gastrinom. Die übrigen Inselzelltumoren, wie VIPome (vasoaktives intestinales Polypetid), Glukagonome und Somatostatinome sind Raritäten.

Bei Inselzelltumoren hat die MRT eine große Bedeutung erlangt: präoperativ zur genauen Lokalisation sowie zum Ausschluß von Leber- oder Lymphknotenmetastasen und postoperativ zur Früherkennung von Rezidiven, die insbesondere beim Gastrinom in 50% der Fälle auftreten.

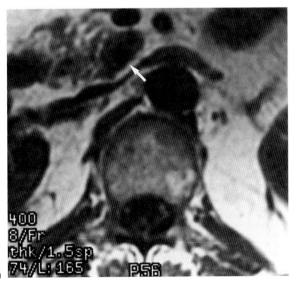
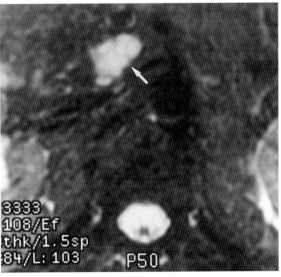

a   b

Abb. 3.**14** Gastrinom. **a** Axiale T1w SE-Sequenz, **b** axiale T12w fettsupprimierte SE-Sequenz, dynamische Untersuchung

(**c** nativ, **d** 15 s, **e** 55 s und **f** 180 s nach bolusförmiger i. v. KM-Injektion (0,1 mmol Gd/kg, T1w GRE-Sequenz).

Abb. 3.**14c–h** ▷

Abb. 3.**14 c–h**

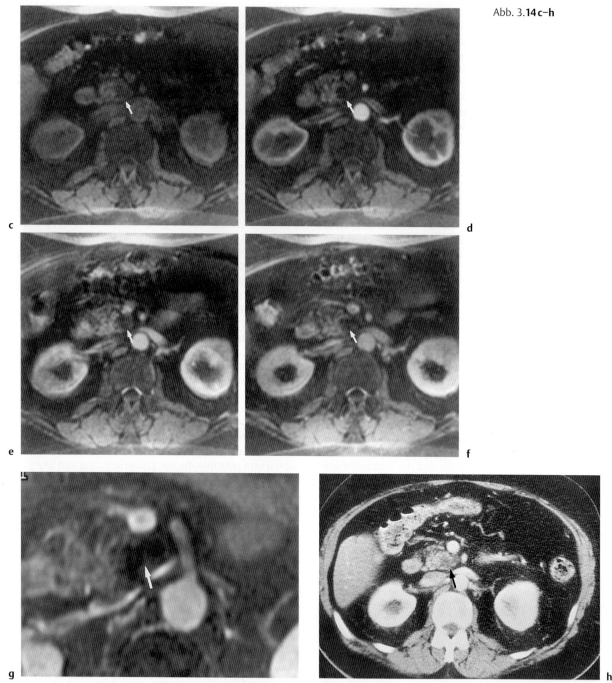

Abb. 3.**14 g**   axiale T1w fettsupprimierte SE-Sequenz in der Spätphase nach KM-Gabe und **h** KM-unterstützte Spiral-CT.

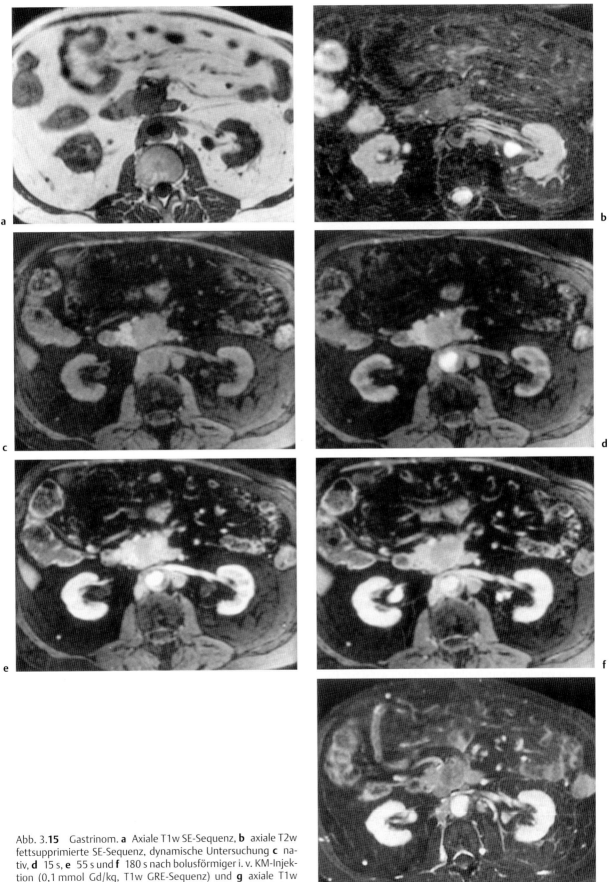

Abb. 3.**15** Gastrinom. **a** Axiale T1w SE-Sequenz, **b** axiale T2w fettsupprimierte SE-Sequenz, dynamische Untersuchung **c** nativ, **d** 15 s, **e** 55 s und **f** 180 s nach bolusförmiger i. v. KM-Injektion (0,1 mmol Gd/kg, T1w GRE-Sequenz) und **g** axiale T1w fettsupprimierte SE-Sequenz in der Spätphase nach KM-Gabe.

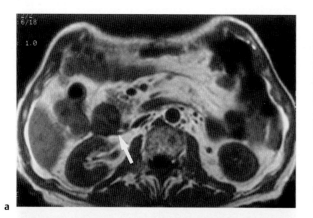

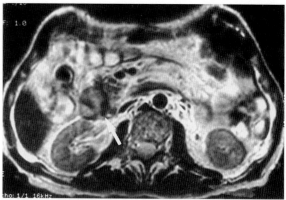

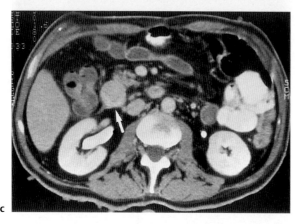

Abb. 3.**16**   Somatostatinom. **a** Axiale T1w SE-Sequenz vor und **b** nach KM-Gabe (0,1 mmol Gd/kg); **c** im Vergleich KM-unterstütztes Spiral-CT.

■ DD: entzündliche oder neoplastische Erkrankungen

Aufgrund des schlechten Kontrasts zwischen malignem und normalem Pankreasgewebe werden Pankreskarzinome nur selten als Zufallsbefund im frühen, d. h. noch operablen Stadium erkannt. Meistens gehen rezidivierende Entzündungen, ein Alkoholabusus oder ein Gallen- bzw. Pankreasgangstau voraus, die Anlaß zu einer gezielten Tumorsuche im Pankreas geben. Neben der fokalen und konturüberschreitenden Größenzunahme des Pankreas spricht ein Fehlen der klassischen Entzündungszeichen (Exsudation, Verdickung der peripankreatischen Faszien, perlschnurartiger Pankreasgang) eher für ein neoplastisches als für ein entzündliches Geschehen. Im Vergleich zum Pankreaskarzinom weist das Pankreasparenchym bei chronischer Pankreatitis nach Gadoliniumgabe einen höheren und länger andauernden Signalanstieg auf (39). Des weiteren kann die Morphologie des Pankreasgangs zur Unterscheidung zwischen Tumor und Entzündung herangezogen werden. Beträgt beispielsweise das Verhältnis von Pankreasdurchmesser zu seiner Gangweite weniger als 0,5, spricht dies eher für eine chronisch rezidivierende Pankreatitis mit Parenchymverlust und Gangerweiterung als für einen Tumor. Ebenso weist ein sich langsam verjüngender Ductus choledochus auf eine entzündliche Genese, ein abrupter Gangverschluß dagegen auf ein Konkrement oder einen Tumor hin. Um diese Differenzierung zu ermöglichen,

sollte die Pankreas-MRT bei solchen Fragestellungen durch eine MRCP ergänzt werden. Weiterhin ist die Integrität der perivaskulären Fettschicht eher mit einer fokalen Pankreatitis vereinbar, während die Gefäßummauerung eher für ein Karzinom spricht. Allerdings kann die Fettschicht um die A. und V. mesenterica bei akuter Pankreatitis ödematös infiltriert sein und eine Gefäßummauerung vortäuschen (26). Auch kann bei chronisch fibrosierender Pankreatitis die Fettschicht aufgebraucht sein, so daß ebenfalls eine Gefäßummauerung zu bestehen scheint.

So bleibt trotz fortschreitender Verbesserung der Schnittbildverfahren CT und MRT die Differenzierung zwischen fokaler Pankreatitis und Pankreaskarzinom mit obstruktiv bedingter Begleitpankreatitis immer noch Domäne der Histologie.

■ Pankreastransplantat

Die Pankeastransplantation wird oftmals in Kombination mit einer Nierentransplantation bei Patienten mit diabetisch bedingter Nephropathie durchgeführt. Deshalb ist bei der Beurteilung des Pankreastransplantats die MRT mit ihrem gut verträglichen Kontrastmittel (13) der CT mit ihrem nierenbelastenden Kontrastmittel vorzuziehen. Außerdem ermöglicht die MRT eine koronare Schnittführung, die häufig eine bessere Darstellung der Organmorphologie sowie der Gefäßanschlüsse erlaubt.

Zur Beurteilung eines Pankreastransplantats sollte auch wieder vorrangig eine dynamische Untersuchung durchgeführt werden. Durch die Aufnahme verschiedener Perfusionsphasen (frühaterriell, parenchymatös und interstitiell) können postoperative Komplikationen wie z. B. Venenthrombosen oder Abszesse am besten dargestellt werden.

■ Zusammenfassung

Pankreasentzündungen und -neoplasien können mit der MRT diagnostiziert werden. Vorwiegend aus finanziellen Gründen wird die MRT heutzutage erst nach der Sonographie oder der CT, sozusagen als Ultima ratio, in der nichtinvasiven Pankreasdiagnostik eingesetzt. Die reine Aufnahmezeit von ca. 60 Sekunden für eine HASTE-, GRE- und eine maximal T2w HASTE-(MRCP-)Sequenz könnte schon heute den primären Einsatz der MRT vor der untersucherabhängigen Sonographie und der KM-unterstützten CT rechtfertigen. Mit zunehmender räumlicher Auflösung durch entsprechende Spulen und Verfügbarkeit von MRT-Geräten ist in Zukunft ein gesteigerter Einsatz der MRT auch in der Pankreasdiagnostik zu erwarten.

Literatur

1 Balthazar, E. J., P. C. Freeny, E. van Sonnenberg: Imaging and intervention in acute pancreatitis. Radiology. 193 (1994) 297–306

2 Brailsford, J., J. Ward, A. G. Chalmers, J. Ridgway, P. J. Robinson: Dynamic MRI of the pancreas gadolinium enhancement in normal tissue. Clin. Radiol. 49 (1994) 104–108

3 Bret, P. M., C. Reinhold, P. Taourel, L. Guibaud, M. Atri, A. N. Barkun: Pancreas divisum: evaluation with MR cholangiopancreatography. Radiology 199 (1996) 99–103

4 Briggs, R. W., Z. Wu, C. R. Mladinich et al.: In vivo animal tests of an artifact-free contrast agent for gastrointestinal MRI. Magn. Reson. Imag. 15 (1997) 559–566

5 Brown, J. J.: Gastrointestinal contrast agents for MR imaging. Magn. Reson. Imag. Clin. N. Amer. 4 (1996) 25–35

6 Clark, L. R., M. H. Jaffe, P. L. Choyke, E. G. Grant, R. K. Zeman: Pancreatic imaging. Radiol. Clin. N. Amer. 23 (1985) 489–501

7 Cotton, P. B.: Congenital anomaly of pancreas divisum as cause of obstructive pain and pancreatitis. Gut 21 (1980) 105–114

8 Fishman, E. K., P. Soyer, D. F. Bliss, D. A. Bluemke, N. Devine: Splenic involvement in pancreatitis: spectrum of CT findings. Amer. J. Roentgenol. 164 (1995) 631–635

9 Freeny, P. C., L. W. Traverso, J. A. Ryan: Diagnosis and staging of pancreatic adenocarcinoma with dynamic computed tomography. Amer. J. Surg. 165 (1993) 600–606

10 Fuhrman, G. M., C. Charnsangavej, J. L. Abbruzzese, K. R. Cleary, R. G. Martin, C. J. Fenoglio, D. B. Evans: Thin section contrast enhanced computed tomography accurately predicts the resectability of malignant pancreatic neoplasms. Amer. J. Surg. 167 (1994) 104–111

11 Gabata, T., O. Matsui, M. Kadoya, J. Yoshikawa, S. Miyayama, T. Takashima, T. Nagakawa, M. Kayahara, A. Nonomura: Small pancreatic adenocarcinomas: efficacy of MR imaging with fat suppression and gadolinium enhancement. Radiology 193 (1994) 683–688

12 Gehl, H. B., R. Urhahn, K. Bohndorf, P. Klever, S. Hauptmann, K. P. Lodemann, S. Matern, V. Schumpelick, R. W. Gunther: Mn-DPDP in MR imaging of pancreatic adenocarcinoma: initial clinical experience. Radiology 186 (1993) 795–798

13 Haustein, J., H. P. Niendorf, G. Krestin, T. Louton, G. Schuhmann Giampieri, W. Clauss, W. Junge: Renal tolerance of ga-

dolinium-DTPA/dimeglumine in patients with chronic renal failure. Invest. Radiol. 27 (1992) 153–156

14 Hiraishi, K., I. Narabayashi, O. Fujita et al.: Blueberry juice: preliminary evaluation as an oral contrast agent in gastrointestinal MR imaging. Radiology 194 (1995) 119–123

15 Jacobsen, T. E., M. Laniado, B. E. Van Beers et al.: Oral magnetic particles (ferristene) as a contrast medium in abdominal magnetic resonance imaging. Acad. Radiol. 3 (1996) 571–580

16 Johnson, C. C., D. H. Stephens, M. G. Sarr: CT of acute pancreatitis: correlation between lack of contrast enhancement and pancreatic necrosis. Amer. J. Roentgenol. 156 (1991) 93–95

17 Kier, R., B. Kinder: Insulinomas: MR imaging with STIR sequences and motion suppression [letter]. Amer. J. Roentgenol. 158 (1992) 457–458

18 Kloppel, G., P. U. Heitz: Pancreatic endocrine tumors. Pathol. Res. Pract. 183 (1988) 155–168

19 Kloppel, G., B. Maillet: Pseudocysts in chronic pancreatitis: a morphological analysis of 57 resection specimens and 9 autopsy pancreata. Pancreas 6 (1991) 266–274

20 Lehman, G. A., S. Sherman: Pancreas divisum. Diagnosis, clinical significance, and management alternatives. Gastrointest. Endosc. Clin. N. Amer. 5 (1995) 145–170

21 Leung, D. A., G. C. McKinnon, C. P. Davis, T. Pfammatter, G. P. Krestin, J. F. Debatin: Breath-hold, contrast-enhanced, three-dimensional MR angiography. Radiology 200 (1996) 569–571

22 Lichtenstein, D. R., D. L. Carr-Locke: Mucin-secreting tumors of the pancreas. Gastrointest. Endosc. Clin. N. Amer. 5 (1995) 237–258

23 Liessi, G., C. Pasquali, A. A. D'Andrea, C. Scandellari, S. Pedrazzoli: MRI in insulinomas: preliminary findings. Europ. J. Radiol. 14 (1992) 46–51

24 Lu, D. S., S. Vedantham, R. M. Krasny, B. Kadell, W. L. Berger, H. A. Reber: Two-phase helical CT for pancreatic tumors: pancreativ versus hepatic phase enhancement of tumor, pancreas, and vascular structures. Radiology 199 (1996) 697–701

25 Luetmer, P. H., D. H. Stephens, E. M. Ward: Chronic pancreatitis: reassessment with current CT. Radiology 171 (1989) 353–357

26 Luetmer, P. H., D. H. Stephens, A. P. Fischer: Obliteration of periarterial retropancreatic fat on CT in pancreatitis: an exception to the rule. Amer. J. Roentgenol. 153 (1989) 63–64

27 Megibow, A. J., X. H. Zhou, H. Rotterdam, I. R. Francis, E. A. Zerhouni, D. M. Balfe, J. C. Weinreb, A. Aisen, J. Kuhlman, J. P. Heiken et al.: Pancreatic adenocarcinoma: CT versus MR imaging in the evaluation of resectability report of the Radiology Diagnostic Oncology Group. Radiology 195 (1995) 327–332

28 Minami, M., Y. Itai, K. Ohtomo, H. Yoshida, K. Yoshikawa, M. lio: Cystic neoplasms of the pancreas: comparison of MR imaging with CT. Radiology 171 (1989) 53–56

29 Ohshima, Y., Y. Tsukamoto, Y. Naitoh, Y. Hirooka, T. Furukawa, H. Nakagawa, T. Hayakawa: Function of the minor duodenal papilla in pancreas divisum as determined by duodenoscopy using indigo-carmine dye and a pH sensor. Amer. J. Gastroenterol. 89 (1994) 2188–2191

30 Patt, R., R. K. Zeman, R. Nauta et al.: Vascular encasement by pancreaticobiliary neoplasms: assessment with dynamic CT, spin echo MR imaging and gradient echo MR imaging. Radiology 181 (1991) 259 Abstract

31 Pisegna, J. R., J. L. Doppman, J. A. Norton, D. C. Metz, R. T. Jensen: Prospective comparative study of ability of MR imaging and other imaging modalities to localize tumors in patients with Zollinger Ellison syndrome. Dig. Dis. Sci. 38 (1993) 1318–1328

32 Procacci, C., R. Graziani, E. Bicego, I. A. Bergamo Andreis, P. Mainardi, G. Zamboni, P. Pederzoli, G. Cavallini, M. Valdo, G. F. Pistolesi: Intraductal mucin producing tumors of the pancreas: imaging findings. Radiology 198 (1996) 249–257

33 Reinhold, C., L. Guibaud, G. Genin, P. M. Bret: MR cholangio-pancreatography: comparison between two dimensional fast spin echo and three dimensional gradient echo pulse sequences. J. Magn. Reson. Imag. 5 (1995) 379 384

34 Rogers, J., J. Lewis, L. Josephson: Use of AMI-227 as an oral MR contrast agent. Magn. Reson. Imag. 12 (1994) 631–639

35 Semelka, R. C., M. A. Kroeker, J. P. Shoenut, R. Kroeker, C. S. Yaffe, A. B. Micflikier: Pancreatic disease: prospective comparison of CT, ERCP, and 1.5 T MR imaging with dynamic gadolinium enhancement and fat suppression. Radiology 181 (1991) 785–791

36 Semelka, R. C., S. M. Ascher: MR imaging of the pancreas. Radiology 188 (1993) 593–602

37 Semelka, R. C., M. J. Cumming, J. P. Shoenut, C. M. Magro, C. S. Yaffe, M. A. Kroeker, H. M. Greenberg: Islet cell tumors: comparison of dynamic contrast enhanced CT and MR imaging with dynamic gadolinium enhancement and fat suppression. Radiology 186 (1993) 799–802

38 Sironi, S., F. De Cobelli, A. Zerbi, G. Balzano, V. Di Carlo, A. DelMaschio: Pancreatic carcinoma: MR assessment of tumor invasion of the peripancreatic vessels. J. Comput assist. Tomogr. 19 (1995) 739–744

39 Sittek, H., A. F. Heuck, C. Folsing, J. Gieseke, M. Reiser: Statische und dynamische Kernspintomographie des Pankreas: Kontrastmittelkinetik des normalen Pankreasparenchyms bei Pankreaskarzinomen und chronischer Pankreatitis. Fortschr. Röntgenstr. 162 (1995) 396–403

40 Soto, J. A., M. A. Barish, E. K. Yucel, P. Clarke, D. Siegenberg, R. Chuttani, J. T. Ferrucci: Pancreatic duct: MR cholangiopancreatography with a three dimensional fast spin echo technique. Radiology 196 (1995) 459–464

41 Takehara, Y., K. Ichijo, N. Tooyama, N. Kodaira, H. Yamamoto, M. Tatami, M. Saito, H. Watahiki, M. Takahashi: Breath-hold MR cholangiopancreatography with a long-echo-train fast spin-echo sequence and a surface coil in chronic pancreatitis. Radiology 192 (1994) 73–78

42 Tham, R. T., H. G. Heyerman, T. H. Falke, A. H. Zwinderman, J. L. Bloem, W. Bakker, C. B. Lamers: Cystic fibrosis: MR imaging of the pancreas. Radiology 179 (1991) 183–186

43 Tjon, A., R. T. Tham, J. B. Jansen, T. H. Falke, F. Roelfsema, G. Griffioen, A. van den Sluys Veer, C. B. Lamers: MR, CT, and ultrasound findings of metastatic vipoma in pancreas. J. Comput. assist. Tomogr. 13 (1989) 142–144

44 Tjon, A., R. T. Tham, T. H. Falke, J. B. Jansen, C. B. Lamers: CT and MR imaging of advanced Zollinger Ellison syndrome. J. Comput. assist. Tomogr. 13 (1989) 821–828

45 Tjon, A., R. T. Tham, J. B. Jansen, T. H. Falke, C. B. Lamers: Imaging features of somatostatinoma: MR, CT, US, and angiography. J. Comput. assist. Tomogr. 18 (1994) 427–431

46 Tsuchiya, R., T. Noda, N. Harada, T. Miyamoto, T. Tomioka, K. Yamamoto, T. Yamaguchi, K. Izawa, T. Tsunoda, R. Yoshino et al.: Collective review of small carcinomas of the pancreas. Ann. Surg. 203 (1986) 77–81

47 Van Hoe, L., S. Gryspeerdt, G. Marchal, A. L. Baert, L. Mertens: Helical CT for the preoperative localization of islet cell tumors of the pancreas: value of arterial and parenchymal phase images. Amer. J. Roengenol. 165 (1995) 1437–1439

48 Vellet, A. D., W. Romano, D. B. Bach, R. B. Passi, D. H. Taves, P. L. Munk: Adenocarcinoma of the pancreatic ducts: comparative evaluation with CT and MR imaging at 1.5 T. Radiology 183 (1992) 87–95

49 Yoon, D. Y., B. I. Choi, J. K. Han, M. C. Han, M. O. Park, S. J. Suh: MR findings of secondary hemochromatosis: transfusional vs erythropoietic. J. Comput. assist. Tomogr. 18 (1994) 416–419

50 Zeman, R. K., L. V. McVay, P. M. Silverman, E. L. Cattau, S. B. Benjamin, D. F. Fleischer, B. S. Garra, M. H. Jaffe: Pancreas divisum: thin section CT. Radiology 169 (1988) 395–398

4 Milz

M. Laniado und F. Dammann

Einleitung

Die Milz ist zum einen ein lymphatisches Organ, das einem großen in den Blutkreislauf eingeschalteten Lymphknoten vergleichbar ist. Zum anderen nimmt sie über ihre besondere Gefäßarchitektur Einfluß auf die nichtlymphatischen Zellen des Blutes. Diese zentrale, wenn auch beim Erwachsenen nicht vitale Rolle erklärt, daß die Milz bei vielen Krankheitsprozessen mitbetroffen ist. Relativ selten sind dagegen primäre Erkrankungen der Milz. Daraus erklärt sich möglicherweise die geringe Zahl von Publikationen über die MRT der Milz. Da die Milz aber bei der MRT der Leber miterfaßt wird, sind Kenntnisse über fokale und diffuse Veränderungen des Organs wichtig.

Indikationen

Die Milz ist sonographisch und computertomographisch sehr gut untersuchbar. Absolute Indikationen für die MRT der Milz bestehen deshalb nicht. Zu den relativen Indikationen zählen das Staging lymphoproliferativer Erkrankungen (Hodgkin-Lymphom, Non-Hodgkin-Lymphom) und die seltenen primären Milztumoren. Auch für die Planung einer infradiaphragmalen Bestrahlung bei lymphoproliferativen Erkrankungen eignet sich die MRT, da die Milzhilusgefäße im koronaren Bild übersichtlich dargestellt werden können. Eine weitere relative Indikation ist die Kontrolle eines posttraumatischen Milzhämatoms bei pädiatrischen Patienten, sofern ein nichtoperatives Vorgehen gewählt wurde und die Sonographie in der Verlaufsbeurteilung keine reproduzierbaren Untersuchungsergebnisse liefert.

Untersuchungstechnik

Die Vorbereitung eines Patienten zur MRT der Milz umfaßt die Aufklärung über die KM-Gabe (extrazelluläres gadoliniumhaltiges KM (z. B. Magnevist) oder SPIO-(superparamagnetic iron particle-)KM (z. B. Endorem, Resovist) und die Injektion eines Spasmolytikums (z. B. Buscopan), die Plazierung einer Venenverweilkanüle und allgemeine Instruktionen über den Untersuchungsablauf (z. B. Länge der Atemstoppintervalle). Eine orale KM-Gabe ist in der Regel nicht erforderlich. Die Spulenwahl richtet sich nach der Ausstattung der Anlage (z. B. Phased-array-Körperspule). Der Patient wird in Rückenlage untersucht. Der Tisch sollte so eingestellt werden, daß das Zentrum des Lichtvisiers in Höhe des Xyphoids und damit in Untersuchungsposition der Nullpunkt des Untersuchungsfeldes in Höhe des Milzhilus liegt.

■ Abbildungsebenen

Untersuchungen, die speziell auf die Milz fokussiert sind, beginnen mit transversalen Aufnahmen (Abb. 4.1). Können bei einem Patienten bzw. an einer MR-Anlage qualitativ gute Aufnahmen in Atemstopp gewonnen werden, ist die Abbildung der Milz in koronarer Projektion eine sinnvolle Ergänzung (Abb. 4.2). Die Schichtdicke beträgt 6–8 mm, der Schichtabstand 2 mm.

■ Pulssequenzen

Das minimale Untersuchungsprotokoll umfaßt native T1w und T2w Aufnahmen. Für die T1w Aufnahmen können SE- oder GRE-Sequenzen in Atemstopp verwendet werden. In beiden Fällen sollte zur Optimierung des Kontrasts das kürzest mögliche TE gewählt werden. Die T2w Nativaufnahmen werden mit einer FSE-Sequenz gewonnen (z. B. Turbofaktor 5, höherer Faktor für Aufnahmen in Atemstopp), die durch eine fettsupprimierte Sequenz ergänzt werden kann (z. B. IR-Technik). Sehr vielversprechend, jedoch nur bei optimaler Geräteausstattung möglich sind T2w HASTE-Aufnahmen, die im Sekundenbereich angefertigt werden können (Tab. 4.1, 4.2).

■ Kontrastmittel

Bei der Suche nach fokalen Milzherden und deren Charakterisierung empfiehlt sich die bolusförmige Injektion eines extrazellulären Gd-KM mit Anfertigung einer dynamischen T1w KM-Serie. Diese umfaßt T1w GRE-Aufnahmen in Atemstopptechnik unmittelbar, 15 s, 45 s, 90 s und ca. 3 min nach Bolusinjektion von 0,1 mmol/kg KG Kontrastmittel. Insbesondere die T1w-GRE-Aufnahmen unmittelbar nach Bolusinjektion des KM haben sich für die Detektion fokaler Milzläsionen als sensitive Technik erwiesen (18, 28) (Abb. 4.3). Späte Aufnahmen sollten ca. 6–10 min p. i. unter Verwendung eines fettsupprimierten SE- oder einer fettsupprimierten GRE-Sequenz folgen.

Alternativ zum extrazellulären Gd-KM kann ein SPIO-KM infundiert werden, wobei pw Aufnahmen das Nativprotokoll ergänzen (36, 37). Nach SPIO-Gabe werden dieselben T2w, pw und T1w Sequenzen wie vor der KM-Infusion verwendet. Die pw Bilder vor und nach SPIO-Injektion werden idealerweise mit einer Doppelecho-FSE-Sequenz angefertigt, die als zweites Echo ein T2w Bild liefert.

Das SPIO-KM Endorem (Guerbet, Aulnay-sous-Bois, Frankreich) ist eine wäßrige Dispersion superparamagnetischer Eisenoxidpartikel, die mit einem niedrigmolekularen Dextran umhüllt sind (Molekulargewicht

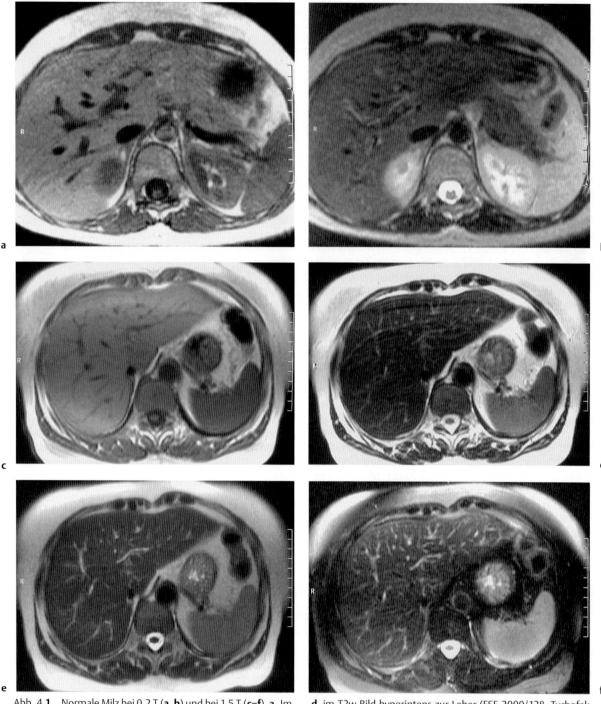

Abb. 4.1 Normale Milz bei 0,2 T (**a, b**) und bei 1,5 T (**c–f**). **a** Im T1w Bild (SE 450/15) hat die Milz bei 0,2 T eine niedrigere SI als die Leber, **b** während sie bei T2w Aufnahmetechnik hyperintens ist (FSE 3000/102, Turbofaktor 13). Im Oberpol der rechten Niere demarkiert sich ein hypointenser, solider Tumor. **c** Auch bei 1,5 T ist die Milz im T1w Bild hypo- (GRE 126/5/75°) und **d** im T2w Bild hyperintens zur Leber (FSE 2000/128, Turbofaktor 23). **e** In T2w HASTE-Technik ist der Kontrast zwischen Milz und Leber weniger ausgeprägt (HASTE ∞/90). **f** Mit Fettsättigung hat die Milz im T2w Bild eine deutlich höhere SI als die Leber (fettsupprimiertes FSE 2000/128, Turbofaktor 23).

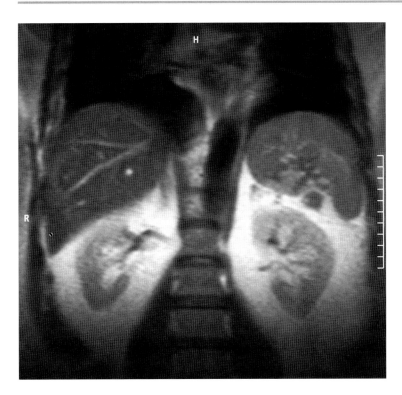

Abb. 4.**2** Koronare T2w Aufnahme mit der HASTE-Technik bei 1,0 T (TR 1000 ms, TE 43 ms). Die Meßzeit beträgt lediglich 1 s. Bei dieser Aufnahmetechnik ist die normale Milz nahezu isointens zur Leber. Nebenbefund: Anschnitt einer Darmschlinge im Milzhilus.

7000–9000). Die in Ampullen zu 8 ml angebotene bräunliche Lösung hat eine Eisenkonzentration von 0,2 mol/l (11,2 mg/l). Die Größe der einzelnen Eisenoxidkristalle beträgt 5 nm, und die Partikelgröße liegt zwischen 120 und 180 nm. Für die i.v. Infusion werden 0,075 ml/kg KG in 100 ml Glucose 5% vorbereitet. Daraus ergibt sich eine Dosierung von 15 μmol Fe/kg KG. Die

KM-Lösung wird über ein Filtersystem mit einem Porendurchmesser von 5 μm langsam infundiert. Die Infusionsgeschwindigkeit soll in den ersten 10 min 2 ml/min betragen, während anschließend für das restliche Infusionsvolumen über ca. 20 min eine Flußgeschwindigkeit von 4 ml/min eingestellt wird.

Tabelle 4.**1** Empfohlene Sequenzen und Sequenzparameter für die MR-Untersuchung der Milz

Gewichtung		Sequenztyp	TR (ms)	TE (ms)	Flip (°)	ETL	FS	N_{SL}	N_{AC}	T_{AC}	Atemstopp
T1		GRE (z. B. FLASH)	126	5	75	–	nein/(ja)	6 (3–8)	1	12–28 s	ja
T1	Gd-Dynamik	GRE (z. B. FLASH)	64	5	70	–	nein/(ja)	3	1	12–18 s	ja
T1	alternativ	SE	600	15	–	–	nein	19 (16–20)	3	5–8 min	nein
T2		FSE (bzw. TSE)	2000–2500	128	–	15–28	nein + ja	6 (3–8)	1	12–28 min	ja
T2	alternativ	FSE (bzw. TSE)	> 3500	90	–	3–7	nein	19 (16–20)	2	6–9 min	nein
T2	alternativ	HASTE	∞	87	180		nein	< 20	1	< 20 s	ja
T2	alternativ	IR (z. B. TIRM, STIR)	> 3500	60–90	–	5–9	ja	19 (16–20)	2	6–9 min	nein
pw		FSE Doppelecho	> 3500	22; 90	–	3–7	nein	19 (16–20)	2	6–9 min	nein
T2*		GRE (z. B. FLASH)	96	18	30	–	nein	6 (3–8)	1	12–28 s	ja

Möglichst Phased-array-Körperspule; Matrix 192 × 256; Field of view (FOV) 300–400 mm, 6/8 Rechteck; Schichtdicke 5–8 mm; Distanzfaktor 0,2–0,3; Orientierung transversal, fakultativ/alternativ koronar, (selten sagittal)

Beachte: Alle Angaben gelten für 1,0–1,5 T.

Tabelle 4.**2** Empfohlenes Sequenzprotokoll für die MR-Untersuchung der Milz

Schnitt	Sequenz	Orientierung	Atemstopp	Indikation
a)	T1w GRE	tra	ja	Basisdiagnostik
b)	T2w FSE	tra	ja	Basisdiagnostik
c)	fatsat T2w FSE	tra	ja	Basisdiagnostik
optional	T1w GRE mit Gd-Dynamik	tra	ja	(fraglicher) Herdbefund
optional	HASTE	tra	ja (oder nein)	minimale Untersuchungszeit (unruhiger Patient, schlechter AZ, Kinder); wenn b) nicht möglich
optional	T1w SE	tra	nein	wenn a) nicht möglich
optional	T2w FSE	tra	nein	wenn b) und/oder HASTE nicht möglich
optional	TIRM	tra	nein	wenn c) nicht möglich
d)	Post-KM T1w GRE	tra	ja	Basisdiagnostik
optional	Post-KM fatsat T1w GRE	tra	ja	z. B. bei organüberschreitenden Prozessen oder unklaren Veränderungen in der Umgebung

Beachte: Andere Schnittebenen (vor allem koronar) können in Abhängigkeit von der anatomischen Situation die transversale Ebene ergänzen oder ersetzen.

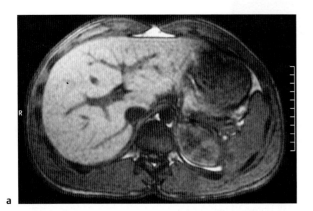

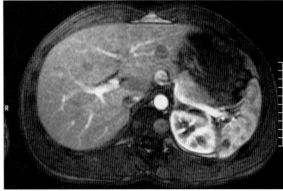

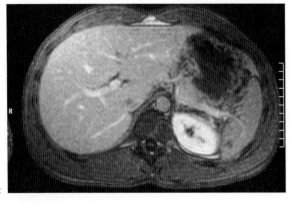

Abb. 4.**3** Native und dynamische MRT unmittelbar und 5 min p. i. (0,1 mmol/kg Magnevist) bei einem 28jährigen Patienten unter Chemotherapie wegen Morbus Hodgkin. **a** Die native T1w Aufnahme ermöglicht keine klare Abgrenzung der Milzläsion. **b** In der frühen Kontrastierungsphase demarkiert sich die Läsion deutlich vom inhomogen kontrastierenden normalen Milzgewebe. **c** 5 min p. i. ist die Abgrenzung des Herdes bereits wieder schlechter (1,0 T, GRE 64/5/70°).

Bildgebung der normalen Anatomie

Die Milz hat im Vergleich zur Leber längere T1- und T2-Relaxationszeiten und ist deshalb im T1w Bild hypointens und im T2w Bild hyperintens zur Leber (1, 8) (Abb. 4.1). Mit der Verwendung schneller T2w Aufnahmetechniken gleichen sich jedoch die Signalintensitäten

zwischen Milz und Leber u. U. an (Abb. 4.4). Unmittelbar nach Bolusinjektion eines extrazellulären Gd-KM zeigt die Milz zumeist einen inhomogenen Signalanstieg (girlandenförmig, fleckförmig oder peripher), wird dann jedoch innerhalb der ersten Minute p. i. homogen hyperintens (9, 13, 14, 17, 28) (Abb. 4.5). Nur in wenigen Fällen kommt es bereits initial zu einem homogenen Enhance-

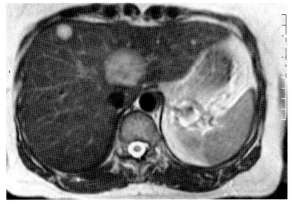

a

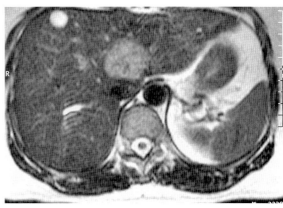

b

Abb. 4.**4**   Einfluß des Aufnahmeparameter auf die Kontraste im T2w Bild bei einer 53jährigen Patientin mit zentral gelegener Lebermetastase (Segmente 3/4 a) und subkapsulärer Leberzyste (Segment 4 a), jedoch normaler Milz (1,0 T). **a** Die T2w FSE-

Aufnahme mit einem TR/TE von 3000/90 und einem Turbofaktor von 5 zeigt die hyperintense Milz, die eine ähnliche SI wie die Metastase aufweist. **b** Bei Aufnahme in Atemstopp (FSE 2500/138, Turbofaktor 29) sind Milz und Leber isointens.

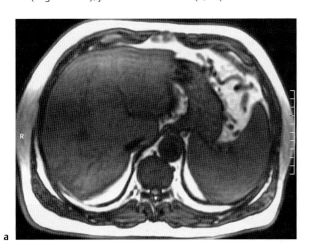

a

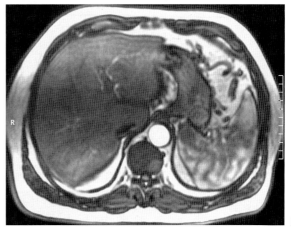

b

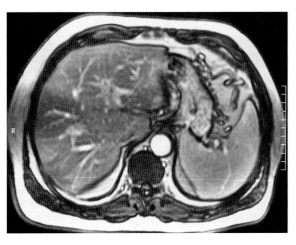

c

Abb. 4.**5**   Normale KM-Dynamik der Milz bei einem 63jährigen Patienten mit Pfortaderthrombose (1,0 T). **a** Die Signalabschattung im nativen T1w Bild kommt durch die Verwendung einer Phased-array-Körperspule zustande. **b** Unmittelbar nach Bolusinjektion von Magnevist (0,1 mmol/kg) zeigt die Milz eine girlandenförmige KM-Aufnahme, die **c** nach 1 min bereits homogen wird (GRE 106/5/70°).

ment (13, 28). Nach Injektion eines SPIO-KM gelangen ca. 10% der Dosis in die Milz, und die Signalintensität ist auf pw und T2w Aufnahmen deutlich herabgesetzt (36). Im T1w GRE-Bild nach SPIO-Gabe wird die Milz im Vergleich zum Nativbild leicht hypo- bis hyperintens (Abb. 4.**6**).

Beim Neugeborenen hat die Milz in der ersten Le-

benswoche auf T2w Aufnahmen ein iso- bis gering hypointenses Signal relativ zur Leber. Innerhalb der ersten 8 Monate wird das Organ langsam hyperintens. Im T1w Bild ist die Milz in den ersten zwei Wochen isointens oder leicht hypointens gegenüber der Leber. Erst danach verringert sich die Signalintensität deutlicher (5).

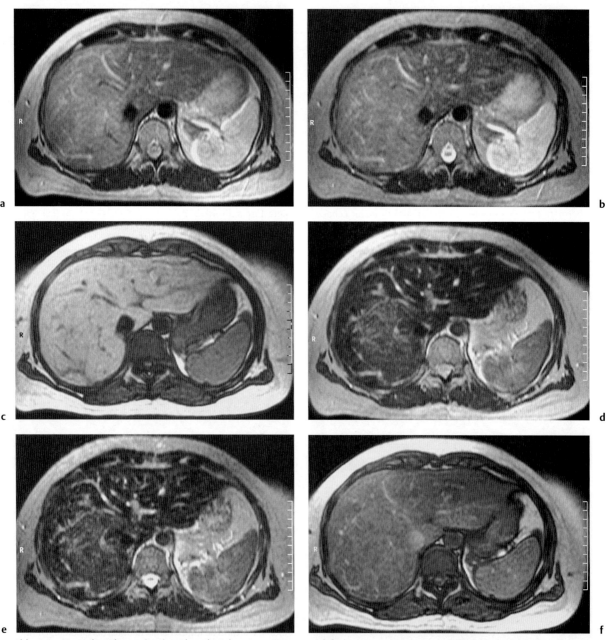

Abb. 4.6   Normale Milz vor (**a–c**) und nach Gabe eines SPIO (Resovist, 8 μmol Fe/kg) (**d–f**) bei einer 45jährigen Patientin mit FNH im Segment 7 der Leber (1,0 T). Im nativen **a** pw (SE 2500/ 45) und **b** T2w Bild (SE 2500/90) vor KM-Gabe ist die Milz hyperintens zur Leber, während **c** das T1w Bild die Hypointensität der Milz zeigt (GRE 150/5/70°). Nach Gabe des KM kommt es auf **d** der pw und **e** der T2w Aufnahme in der Milz und in der Leber zu einer deutlichen Signalabnahme (70 min p. i.). Die FNH ist besser abzugrenzen. **f** Im T1w Bild ist bei identischer Einstellung von Fenster und Zentrum die Leber deutlich und die Milz gering signalvermindert.

Bildgebung pathologischer Befunde

■ Benigne Tumoren

Die beiden häufigsten benignen Läsionen der Milz sind Zysten und Hämangiome. Weitere benigne Tumoren sind u. a. das Lymphangiom, das Hamartom, die Sarkoidose und der entzündliche Pseudotumor. Über die meisten benignen Läsionen wurde bisher nur in Form von Fallberichten publiziert, so daß die Aussagen zu den MR-Charakteristika zurückhaltend bewertet werden müssen.

Bei den *Zysten* handelt es sich zumeist um posttraumatische Pseudozysten (80% aller Milzzysten), angeborene, d. h. echte Zysten (Epidermoidzysten) oder Echinokokkuszysten (Milzbefall bei Echinokokkose < 2%). Selten handelt es sich um eine Pseudozyste auf dem Boden einer Pankreatitis. Zysten sind glatt begrenzt, signalarm im T1w, signalreich im T2w Bild und zeigen keine KM-Aufnahme (31) (Abb. 4.**7**). Septierungen, wie sie häufig bei der Echinokokkose auftreten (33), können aber nach KM-Gabe einen Signalanstieg aufweisen. Verkalkungen, die in Echinokokkuszysten, posttraumatischen Pseudozysten und Epidermoidzysten beobachtet werden, sind unabhängig von der Aufnahmesequenz signalarm. Bei hoher Zellzahl, erhöhtem Eiweißgehalt oder Einblutung hat der Zysteninhalt auf T1w Aufnahmen eine angehobene Signalintensität (Abb. 4.**8**).

Im Gegensatz zu Leberhämangiomen sind *Hämangiome* der Milz sehr selten, aber dennoch die häufigsten primären Milztumoren. In bis zu 25% der Fälle kommt es zur spontanen Ruptur. Wenn die gesamte Milz im Sinne einer Hämangiomatose durchsetzt ist, kann dies Ausdruck einer generalisierten Angiomatose sein (Klippel-Trénaunay-Weber Syndrom). Hämangiome sind im T2w Bild homogen hyperintens und zumeist glatt begrenzt (4, 21, 24) (Abb. 4.**9**). Bestehen jedoch zystische Anteile neben soliden (z. B. Hämangiomatose) oder liegen Infarkte in großen Hämangiomen vor, imponieren die Läsionen auf T2w Aufnahmen inhomogen (4, 21, 24) (Abb. 4.**10**). Im T1w Bild sind sie iso- bis hypointens zur Milz, bei Einblutungen u. U. hyperintens (10, 23, 24). Nach Injektion eines extrazellulären Gd-KM zeigen die meisten Hämangiome in der dynamischen MRT ein irisblendenförmiges Enhancement. Auf Spätaufnahmen sind sie hyperintens zur Milz (Abb. 4.**9**) (24). Eine gemischte Verteilung der Signalintensität findet sich bei der Hämangiomatose (Abb. 4.**10**) und dem sehr seltenen Litoralzellangiom der Milz (19, 20) (Abb. 4.**11**).

Das *Lymphangiom* der Milz tritt einzeln oder multipel auf (Lymphangiomatose). Es kann auf die Milz beschränkt sein oder im Sinne einer systemischen zystischen Angiomatose mit Hämangiomen und Lymphangiomen in anderen Organen vergesellschaftet sein. Diese Form der Erkrankung verläuft progredient und hat eine schlechte Prognose. Die Signalcharakteristika der Lymphangiome entsprechen denen von Zysten mit proteinreichem Inhalt (35).

Hamartome der Milz sind sehr seltene Läsionen, die einer atypischen Zusammensetzung von Zellen der roten Pulpa mit oder ohne Zellen der weißen Pulpa entsprechen. Sie sind zumeist relativ klein, können aber auch größere Ausmaße annehmen und dann mit einem Hypersplenismus einhergehen. In der MRT ist das Hamartom isointens im T1w und zumeist deutlich hyperintens im T2w Bild. Die Binnenstruktur ist inhomogen. Nach Injektion eines extrazellulären Gd-KM kommt es zu einem verzögerten, auf Spätaufnahmen jedoch deutlicheren Signalanstieg, der inhomogen sein kann (19, 24).

Auch der *entzündliche Pseudotumor* der Milz ist sehr selten. Histologisch finden sich Entzündungszellen neben einem Stroma aus Fibroblasten. Der Tumor ist isointens zur Milz im T1w Bild, heterogen hypointens auf T2w Aufnahmen und nimmt verzögert Kontrastmittel auf (12).

Bei der seltenen autosomal rezessiv vererbten Niemann-Pick-Erkrankung kommt es infolge eines angeborenen Enzymdefektes zu einer generalisierten *Speicherung von Sphingomyelin*, u. a. auch in der Milz. Die Milz hat im T1w und T2w Bild eine leicht erhöhte Signalintensität, was auf die Lipidspeicherung zurückgeführt wird. Umschriebene Läsionen nehmen verzögert Kontrastmittel auf und sind im T2w Bild deutlich hyperintens (20).

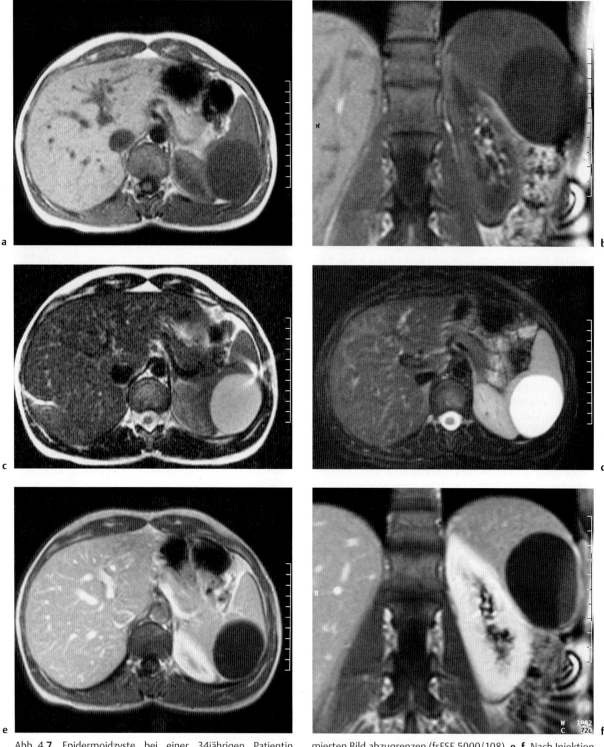

Abb. 4.7 Epidermoidzyste bei einer 34jährigen Patientin (1,5 T). **a, b** Im T1w Bild ist die Zyste hypointens zur Milz (GRE 126/5/75°). **c** Bei T2w Bildgebung mit Atemstopp ist die Zyste homogen signalreich und glatt begrenzt (FSE 2500/138, Turbofaktor 23). **d** Noch kontrastreicher ist der Befund im fettsuppri- mierten Bild abzugrenzen (fsFSE 5000/108). **e, f** Nach Injektion von Magnevist (0,1 mmol/kg) zeigt die Zyste keinen Signalanstieg (GRE 126/5/75°). Bem: lateral Überlagerung von Einfaltungsartefakten streifenförmig (**c**) oder flächig (**f**).

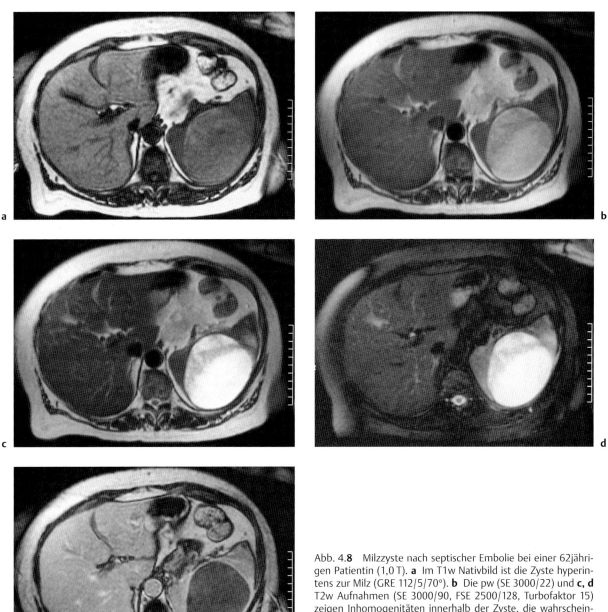

Abb. 4.**8**   Milzzyste nach septischer Embolie bei einer 62jährigen Patientin (1,0 T). **a** Im T1w Nativbild ist die Zyste hyperintens zur Milz (GRE 112/5/70°). **b** Die pw (SE 3000/22) und **c, d** T2w Aufnahmen (SE 3000/90, FSE 2500/128, Turbofaktor 15) zeigen Inhomogenitäten innerhalb der Zyste, die wahrscheinlich auf Zelldetritus zurückzuführen sind. Die SI der Milz ist in den pw und T2w Aufnahmen auffallend niedrig, so daß eine Eisenspeicherung im MPS anzunehmen ist. **e** Nach Injektion von Magnevist (0,1 mmol/kg) nimmt die Zyste kein KM auf (GRE 112 /5/70°).

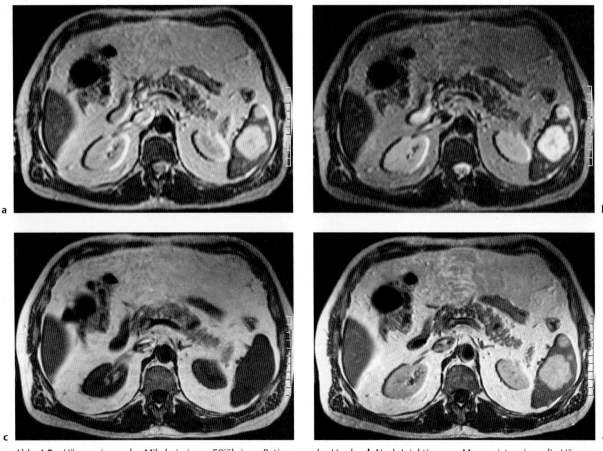

Abb. 4.**9** Hämangiome der Milz bei einem 59jährigen Patienten (1,5 T). In den **a** pw (SE 2500/15) und **b** T2w Aufnahmen (SE 2500/90) lassen sich drei hyperintense Läsionen abgrenzen. **c** Das T1w Nativbild (SE 600/15) ermöglicht keine Abgrenzung der Herde. **d** Nach Injektion von Magnevist weisen die Hämangiome in der späten Aufnahme einen deutlichen und homogenen Signalanstieg auf (SE 600/15).

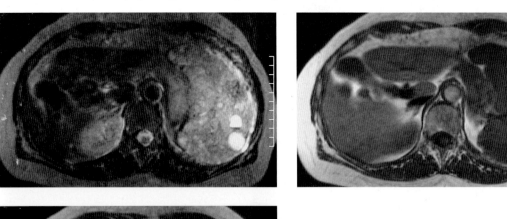

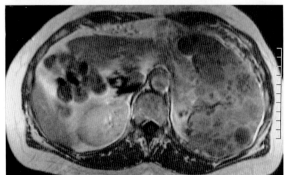

Abb. 4.**10** Hämangiomatose der Milz bei einer 63jährigen Patientin (1,5 T) **a** Die T2w Aufnahme zeigt eine inhomogene Milz, in der hypointense neben hyperintensen Läsionen abzugrenzen sind. Der Spiegel in einer der beiden hyperintensen, dorsalen Läsionen entspricht einem Sedimentationseffekt nach Einblutung (SE 2100/90). **b** Im T1w Nativbild ist nur der eingeblutete Herd hyperintens abgrenzbar (SE 600/15). **c** Nach Injektion von Magnevist (0,1 mmol/kg) demarkieren sich in der Spätaufnahme multiple Milzläsionen (SE 600/15).

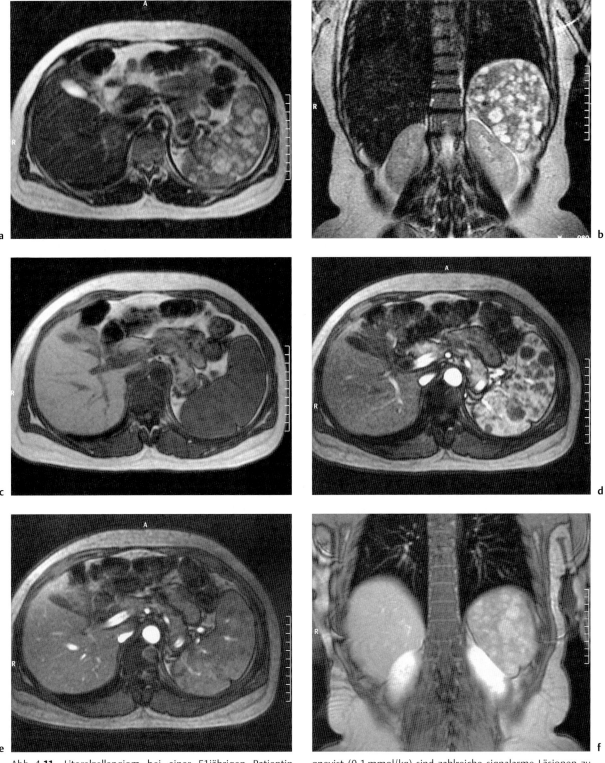

Abb. 4.**11** Litoralzellangiom bei einer 51jährigen Patientin (1,0 T). **a, b** Die T2w Aufnahmen zeigen multiple hyperintense Milzherde (FSE 2500/128, Turbofaktor 32), von denen **c** im T1w Nativbild nur wenige als hypointense Läsionen abzugrenzen sind (GRE 112/5/70°). **d** Unmittelbar nach Injektion von Magnevist (0,1 mmol/kg) sind zahlreiche signalarme Läsionen zu identifizieren (GRE 63/5/70°). **e** Ungefähr 2 min p. i. sind die Herde nur schlecht abgrenzbar (GRE 63/5/70°), während sie **f** auf der Spätaufnahme 10 min p. i. signalreich zur Milz sind (GRE 112/5/70°).

■ Maligne Tumoren

Der häufigste maligne Tumor der Milz ist das *Lymphom*. So weisen bei der Primärdiagnose eines Hodgkin-Lymphoms 23–34%, beim Non-Hodgkin-Lymphom 30–40% der Patienten einen Milzbefall auf. Die Lymphome können sich in Form einer diffusen Infiltration ohne umschriebene Herde, in Form miliarer Herde (< 2 cm) oder als große Tumorknoten manifestieren. Kommt es zu Nekrosen, so sind zystische Anteile vorhanden. Bei den seltenen primären Lymphomen der Milz ohne nodalen Befall (1% bei Non-Hodgkin-Lymphomen, jedoch häufiger bei AIDS-assoziierten Lymphomen) kann es zu einem Kapseldurchbruch mit Infiltration benachbarter Organe kommen.

Bei der infiltrativen Form und bei Herdbefunden < 1 cm (45–70% der Fälle) ist der Lymphomnachweis in der Milz mittels MRT schwierig, und u. U. ist nur die Splenomegalie Hinweis auf einen Befall. Der fehlende Signalabfall in der Milz nach Gabe eines SPIO-KM wurde jedoch als sensitives Zeichen für die diffuse Milzinfiltration beschrieben (37). Alternativ kann eine dynamische MRT mit einem extrazellulären Gd-KM durchgeführt werden, wobei die diffuse Milzinfiltration einen fleckförmigen Signalanstieg erkennen läßt (28) (Abb. 4.12). Auch die größeren fokalen Herde zeigen im Nativbild u. U. nur geringe Kontraste zur Umgebung, da sich ihre T1- und T2-Relaxationszeiten wenig von denen der Milz unterscheiden (8,

11, 23, 35) (Abb. 4.13). Erleichtert wird ihr Nachweis durch Tumornekrosen, die im T2w Bild hyperintens zur Milz sind (8). Deutlich besser demarkieren sich fokale Lymphomherde in der dynamischen MRT (28). Man darf davon ausgehen, daß auch in der SPIO-verstärkten MRT der Nachweis fokaler Lymphommanifestationen mit höherer Sensitivität als im Nativbild gelingt.

Metastasen finden sich in der Milz bei ca. 7% der Patienten mit metastasierten Tumoren. Am häufigsten handelt es sich um Melanommetastasen (50%), weniger häufig sind Milzmetastasen des Mamma-, Bronchial-, Kolon-, Ovarial-, Endometrium- und Prostatakarzinoms. Milzmetastasen haben im T1w Bild eine niedrige und im T2w Bild eine erhöhte SI (8) (Abb. 4.14). Sie sind nach Gabe eines SPIO-KM auf pw und T2w Aufnahmen sensitiver als auf den Nativaufnahmen nachzuweisen (36). Auch unmittelbar nach Bolusinjektion eines extrazellulären Gd-KM sind Metastasen auf T1w Aufnahmen besser als vor KM-Gabe abzugrenzen. Milzmetastasen bei melanotischem Melanom können im nativen T1w Bild aufgrund ihrer Hyperintensität sensitiv zu detektieren sein. Im T2w Bild können sie hypointens zur Milz sein (22) (Abb. 4.15).

Das *Angiosarkom* zählt zu den sehr seltenen primären Malignomen der Milz. Es metastasiert bevorzugt in die Leber und neigt zur Spontanruptur. Der Tumor tritt uni- oder multifokal auf und kann aus zystischen und soliden Anteilen aufgebaut sein. Anders als bei der Leber

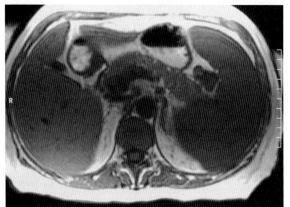

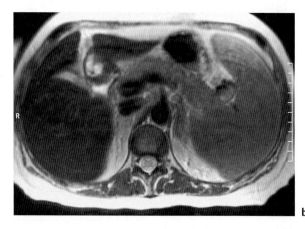

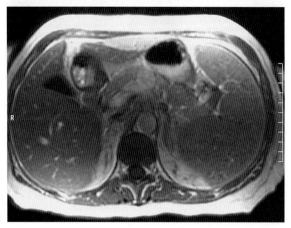

Abb. 4.**12**   Kleinknotiger NHL-Befall der Milz bei einer 58jährigen Patientin (1,5 T). **a** Das T1w Bild zeigt die Splenomegalie und ein Lymphom im Milzhilus (GRE 105/5/75°), **b** das T2w Bild zusätzlich multiple kleine, schwach signalarme Läsionen (FSE 3800/90, Turbofaktor 5). **c** Nach Injektion von Magnevist (0,1 mmol/kg) sind die kleinen Herde deutlicher abzugrenzen (GRE 105/5/75°).

ist für die Milz nicht erwiesen, ob eine Thorotrastspeicherung die Entstehung des Angiosarkoms induzieren kann. Aufgrund von Einblutungen kann das Angiosarkom im T1w und T2w hypointens zur Milz sein (27).

■ Infektiöse Läsionen

Bei immunkompetenten Patienten sind die Histoplasmose, die Tuberkulose und die Echinokokkose die häufigsten nichtviralen Infektionen mit Milzbeteiligung. Virusinfektionen, am häufigsten durch Epstein-Barr-Viren, Varizellen und Zytomegalieviren, führen zur Splenomegalie. Patienten mit einem geschwächten Immunsystem tragen ein erhöhtes Risiko für die Infektion der Milz mit Candida albicans, Aspergillus fumigatus und Cryptococcus neoformans (multiple Mikroabszesse), Mycobacterium tuberculosis (zumeist miliare Form) und Mycobacterium avium inracellulare (MAI) sowie Pneumocystis carinii (im Verlauf früh auftretende disseminierte Verkalkungen).

Zu Milzabszessen kann es auf fünf verschiedenen Wegen kommen:

- hämatogen (z. B. Endokarditis, Sepsis),
- durch lokale Ausbreitung (z. B. Pankreatitis, paranephritischer Abszeß),
- durch Superinfektion eines thrombembolischen Milzinfarktes,
- posttraumatisch und
- bei Immunsupression.

Pyogene Abszesse haben eine variable Signalintensität im T1w und T2w Bild. Sie können auf T1w Aufnahmen hypointens, aber auch hyperintens zur normalen Milz sein (Pus mit hoher Granulozytenzahl). Nach KM-Gabe demarkiert sich der Abszeß als irregulär begrenzte, zystische Läsion. Die multiplen Mikroabszesse bei Pilzbefall der Milz imponieren rundlich, mit erniedrigter Signalintensität im T1w und angehobener Signalintensität im T2w Bild (23, 29). Zum Nachweis der teilweise sehr kleinen Herde ist die dynamische MRT ein sensitives Verfahren (29). Da kleine Pilzabszesse auch bei vermehrter Eisenspeicherung im MPS der Milz sehr gut abgrenzbar sind (2), darf man davon ausgehen, daß die Sensitivität im Nachweis von Mikroabszessen durch die Anwendung eines SPIO-KM gesteigert werden kann.

Die Sarkoidose kann als granulomatöse Multiorganerkrankung auch die Milz befallen. In der MRT ist die Milz heterogen signalarm, und/oder es zeigen sich hypointense Läsionen im T2w Bild (15) (Abb. 4.**16**).

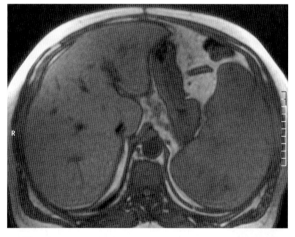

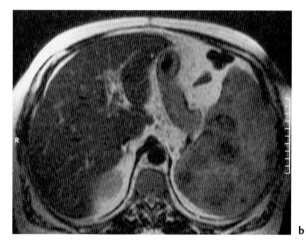

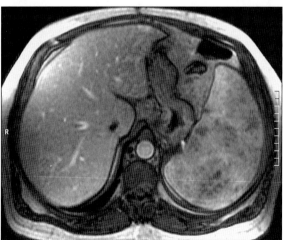

Abb. 4.**13** Grobknotiger NHL-Befall der Milz bei einem 48jährigen Patienten (1,0 T). **a** Die T1w Nativaufnahme zeigt einzelne hypointense Herde in der vergrößerten Milz (GRE 127/5/70°). **b** Auch im T2w Bild sind die Herde signalarm, wobei sich mehr Läsionen abgrenzen lassen (FSE 2000/138, Turbofaktor 29). **c** Nach Injektion von Magnevist (0,1 mmol/kg) zeigt die Milz ein deutlich inhomogenes Enhancement, und es sind zahlreiche Herde nachweisbar (GRE 127/5/70°).

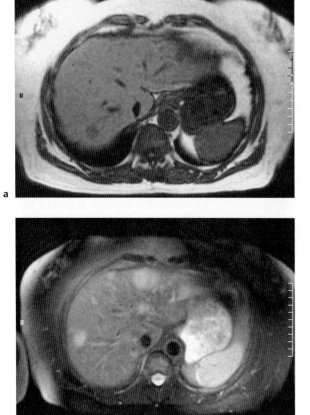
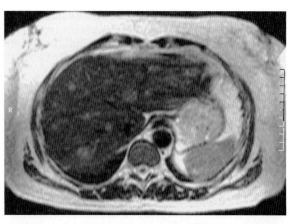
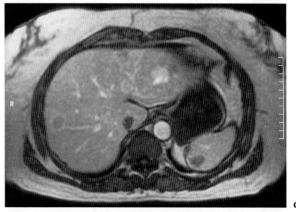

a

b

c

d

Abb. 4.**14** Lebermetastasen und Milzmetastase eines Mammakarzinoms bei einer 61jährigen Patientin (1,0 T). **a** Im T1w Nativbild sind die Lebermetastasen, nicht jedoch die Metastase in der signalarmen Milz erkennbar (GRE 127/5/70°). **b** Das T2w Bild zeigt neben hyperintensen Lebermetastasen auch einen signalreichen Milzherd (FSE 2500/128, Turbofaktor 23). **c** Im fettsupprimierten T2w Bild ist die Milzmetastase isointens zur signalreichen Milz und damit schlecht abgrenzbar (fsFSE 3142/ 22, Turbofaktor 5). **d** Das kontrastangehobene T1w Bild 2 min p. i. (Magnevist, 0,1 mmol/kg) ermöglicht eine sehr gute Abgrenzung der Milzmetastase, während die Abgrenzung der kleinen Leberherde relativ schlecht ist (GRE 127/5/70°).

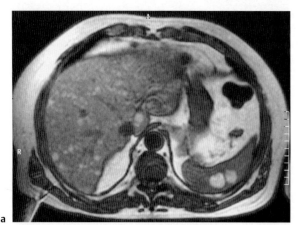
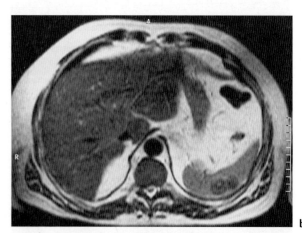

a

b

Abb. 4.**15** Leber- und Milzmetastasen eines melanotischen Melanoms bei einem 64jährigen Patienten (1,0 T). **a** Im T1w Nativbild haben die multiplen Lebermetastasen und beide Milzmetastasen ein hyperintenses Signal (GRE 112/5/70°). **b** Die Metastasen sind in der T2w Aufnahme signalarm und damit nur noch in der physiologischerweise relativ signalreichen Milz gut abzugrenzen (FSE 2500/128, Turbofaktor 23).

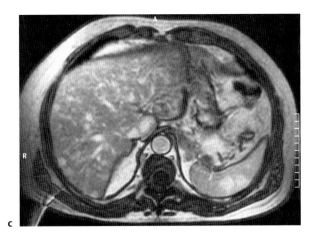

c

Abb. 4.**15c** Nach Injektion von Magnevist (0,1 mmol/kg) sind die Läsionen weniger gut, jedoch noch immer hyperintens vom kontrastierten Leber- und Milzparenchym abzugrenzen (GRE 127/5/70°).

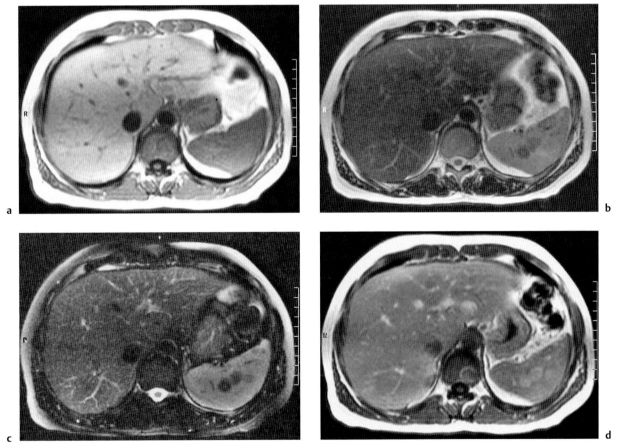

a b

c d

Abb. 4.**16** Milzbefall im Rahmen einer Sarkoidose bei einer 44jährigen Patientin (1,0 T). **a** Im T1w Nativbild ist die Milz homogen signalarm (GRE 139/7/70°). **b** Das T2w Bild zeigt signalarme Läsionen in der Milz (FSE 2000/128, Turbofaktor 23).

c Mit Fettsuppression sind die Herde noch deutlicher abgrenzbar (fsFSE 2000/128, Turbofaktor 23). **d** 3 min p. i. (Magnevist (0,1 mmol/kg) zeigen die Sarkoidoseherde eine deutliche KM-Aufnahme (GRE 139/7/70°).

■ Trauma

Verletzungen der Milz entstehen durch stumpfe und penetrierende Abdominaltraumen oder iatrogen (z. B. intraoperativ). Ein frisches Hämatom ist im T1w Bild hypo- und im T2w Bild hyperintens. Nach spätestens 7 Tagen wird das Hämatom auf T1w Aufnahmen hyperintens. Ältere Hämatome zeigen bei höherer Feldstärke (z. B. 1,5 T) durch Hämosiderinablagerungen einen signalarmen Randsaum, der vor allem auf T2w Aufnahmen zu sehen ist (7). In allen Sequenzen signalarm sind Verkalkungen eines alten Hämatoms. Die posttraumatische Pseudozyste hat dieselben Signalcharakteristika wie Zysten anderer Genese. Milzhämatome nehmen kein Kontrastmittel auf.

■ Milzinfarkt

Die häufigste Ursache eines Milzinfarktes ist die Thrombembolie bei Endokarditis, Vorhofflimmern oder linksventrikulärem Thrombus (ischämischer Infarkt). Bei massiver Splenomegalie kann es aber auch zu venösen Infarkten durch Thrombosen in den Milzsinuoiden kommen, die auf dem Boden des reduzierten Blutflusses in der Milz entstehen. Zu den Komplikationen des Milzinfarktes zählen die Milzruptur und die Superinfektion. Die Infarkte haben in Abhängigkeit vom Stadium eine variable Morphologie und SI. Im akuten Stadium sind sie zumeist keilförmig konfiguriert (Abb. 4.**17**). Subakute Infarkte imponieren zystisch (Abb. 4.**18**), und im chronischen Stadium bestimmt die Fibrosierung das Erscheinungsbild (23, 35).

■ Diffuse Veränderungen

Splenomegalie. Es gibt zahlreiche Ursachen für die Splenomegalie. Dazu zählen Abflußbehinderungen (z. B. portale Hypertension, Milzvenenverschluß oder -thrombose), infiltrative Prozesse (z. B. Morbus Gaucher,

Histiozytose), hämatologische Erkrankungen (z. B. Polycythaemia vera, Myelofibrose, Leukämie), entzündliche Erkrankungen (z. B. infektiöse Mononukleose) und neoplastische Erkrankungen (z. B. Lymphome, Leukämie). Mit der MRT ist die Ursache der Splenomegalie in einigen Fällen zu diagnostizieren (z. B. portale Hypertension mit Fundusvarizen). In der Regel sind jedoch die klinischen Parameter wegweisend für die spezifische Diagnose (Abb. 4.**19**).

Eine deutlich verkleinerte Milz besteht bei Thorotrastose und im Endstadium einer Sichelzellanämie, sofern der Patient ein homozygoter Merkmalsträger ist (Autosplenektomie) (23). Aufgrund von Hämosiderineinlagerungen und Verkalkungen hat die Milz bei Sichelzellanämie ein niedriges Signal im T1w und T2w Bild (1). Auch die weitgehende Milzfibrose der Thorotrastose läßt das Organ in allen Pulssequenzen signalarm erscheinen.

Eisenspeicherung. Die häufigsten Gründe für eine gesteigerte lineale Eisenspeicherung sind die vermehrte Sequestrierung von Erythrozyten in der Milz, beispielsweise im Rahmen multipler Transfusionen (extravasale Hämolyse), und die portale Hypertension. Eine seltenere Ursache ist die Rhabdomyolyse. Bei der extravasalen Hämolyse und der Rhabdomyolyse wird das Eisen im MPS der Milz gespeichert, während bei portaler Hypertension Hämosiderinablagerungen in verdickten Kollagenbündeln gefunden werden (Gamna-Gandy-Körper). Die angeborene (autosomalrezessiver Erbgang) und die erworbene Hämochromatose (z. B. bei sideroblastischer Anämie) mit pathologisch vermehrter intestinaler Eisenresorption führen zu einer Eisenablagerung in den Hepatozyten, im Pankreas, den endokrinen Drüsen und dem Herzen, nicht aber zu einer Speicherung in den Zellen des RES der Leber oder Milz. Auch bei der paroxysmalen nächtlichen Hämoglobinurie (intravasale Hämolyse) ist die Milz nicht das Organ der Eisenspeicherung (Leber, Nieren). Bei vermehrter Eisenspeicherung im

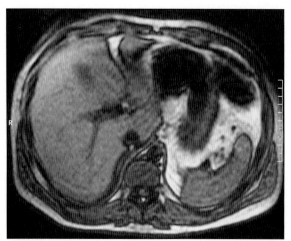

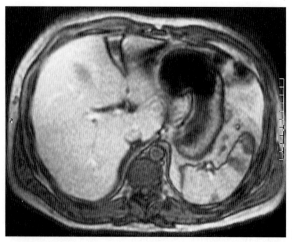

a

b

Abb. 4.17   Frische Milzinfarkte bei einem 37jährigen Patienten (1,0 T). **a** Vor KM-Gabe sind die Milzläsionen auf der T1w Aufnahme nicht abgrenzbar (GRE 128/5/70°), während sie sich

b im kontrastangehobenen T1w Bild (Magnevist, 0,1 mmol/kg) als teilweise keilförmige Perfusionsdefekte nachweisen lassen (GRE 128/5/70°).

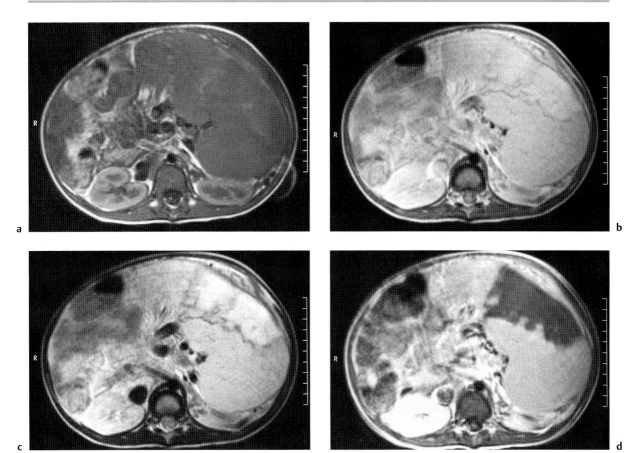

a

b

c

d

Abb. 4.**18** Milzinfarkt mit Einblutungen bei einem 6jährigen Jungen mit Leberzirrhose und Splenomegalie (1,0 T). **a** Das T1w Nativbild zeigt in der vergrößerten Milz eine girlandenförmige, schwach hyperintense Zone, die wahrscheinlich einem hämorrhagischen Randsaum entspricht. In der rechten parakolischen Rinne befindet sich signalarmer Aszites (SE 600/12). **b** Im

pw (SE 3000/22) und **c** im T2w Bild (SE 3000/90) demarkiert sich der Infarkt mit deutlich angehobener SI. Der vermutlich hämorrhagische Saum ist signalarm, was einer Hämosiderinablagerung entsprechen könnte. **d** Nach Injektion von Magnevist (0,1 mmol/kg) zeigt das Infarktareal keine KM-Aufnahme (SE 600/12).

MPS zeigt die Milz eine Signalcharakteristik wie nach Gabe eines SPIO-KM (Abb. 4.**20**). Die sensitivsten Techniken für den Nachweis der diffusen Signalminderung als Ausdruck der Eisenablagerung sind pw- und T2*w GRE-Sequenzen (1, 32). Hohe Eisenkonzentrationen führen auch auf T1w GRE-Aufnahmen zu einer Signalauslöschung. Besteht eine Hämochromatose, so ist die Signalintensität der zirrhotischen Leber vermindert, während die möglicherweise vergrößerte Milz eine normale Signalintensität aufweist (Abb. 4.**21**).

Siderotische Herde oder Gamna-Gandy-Körper sind zumeist diffus in der Milz verteilte, wenige Millimeter kleine Läsionen, die besonders deutlich auf GRE-Aufnahmen bei hoher Feldstärke als signalarme Herde sichtbar sind (16, 25, 26) (Abb. 4.**22**). Nach Gabe eines extrazellulären Gd-KM demarkieren sich die Läsionen im T1w Bild noch besser als in den Nativaufnahmen (16). Wird ein SPIO-KM verwendet, sind die Herde maskiert oder aber weiterhin erkennbar (Abb. 4.**23**). Neben der portalen Hypertension, der Pfortader- und Milzvenenthrombose und einer idiopathischen Genese können Gamna-Gandy-Körper in seltenen Fällen auch im Rahmen von hämolytischen Anämien, Leukämien und Lymphomerkrankungen auftreten.

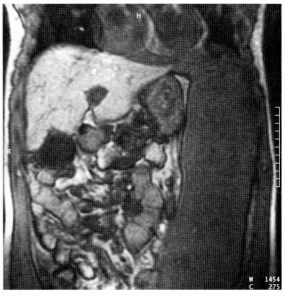

Abb. 4.**19** Ausgeprägte Splenomegalie bei einem 41jährigen Patienten mit Leberzirrhose (1,0 T, koronare Aufnahme, GRE 128/5/70°).

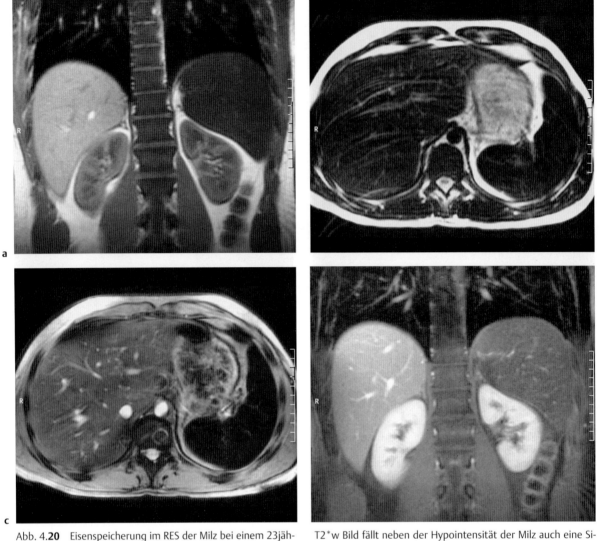

Abb. 4.**20** Eisenspeicherung im RES der Milz bei einem 23jäh-rigen Patienten mit Autoimmunhämolyse (1,5 T). **a** Im T1w Na-tivbild hat die Milz eine deutlich niedrigere SI als die Leber (GRE 75/5/72°). **b** Auf der T2w Aufnahme ist die SI der Milz noch niedriger als die der Leber (FSE 3000/138, Turbofaktor 28). **c** Im T2*w Bild fällt neben der Hypointensität der Milz auch eine Si-gnalminderung der Leber auf (GRE 96/18/30°). **d** Nach Injek-tion von Magnevist (0,1 mmol/kg) nimmt die Milz nur wenig Kontrastmittel auf (fsGRE 73/5/60°).

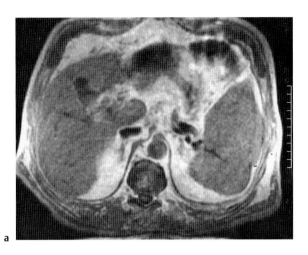

a

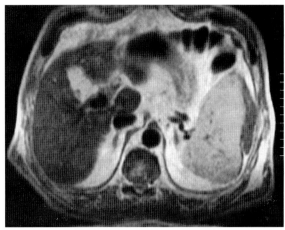

b

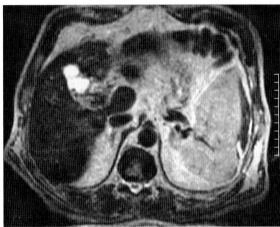

c

Abb. 4.**21**   Normale SI der Milz und Hypointensität der Leber durch Eisenüberladung der Hepatozyten im Rahmen einer Hämochromatose mit Leberzirrhose, hepatozellulärem Karzinom (nicht abgebildet) und Splenomegalie bei einem 76jährigen Patienten (0,2 T). **a** Das T1w Bild zeigt eine unphysiologisch niedrige SI der Leber im Vergleich zur isointensen Milz (SE 520/15). Auch **b** im pw (FSE 3500/26, Turbofaktor 5) und **c** ím T2w Bild (FSE 3500/106, Turbofaktor 5) ist die vergrößerte Milz normal signalreich abgebildet, während die Leber signalarm ist. Der signalarme Bereich links lateral der Milz entspricht dem hypertrophierten linken Leberlappen.

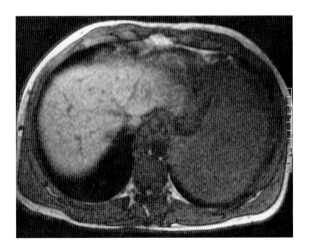

Abb. 4.**22**   Gamma-Gandi-Körper bei einem 54jährigen Patienten mit Leberzirrhose und Splenomegalie (1,0 T). Im T1w Nativbild sind in der Milz multiple kleine, signalarme Eisenablagerungen erkennbar (GRE 125/5/70°).

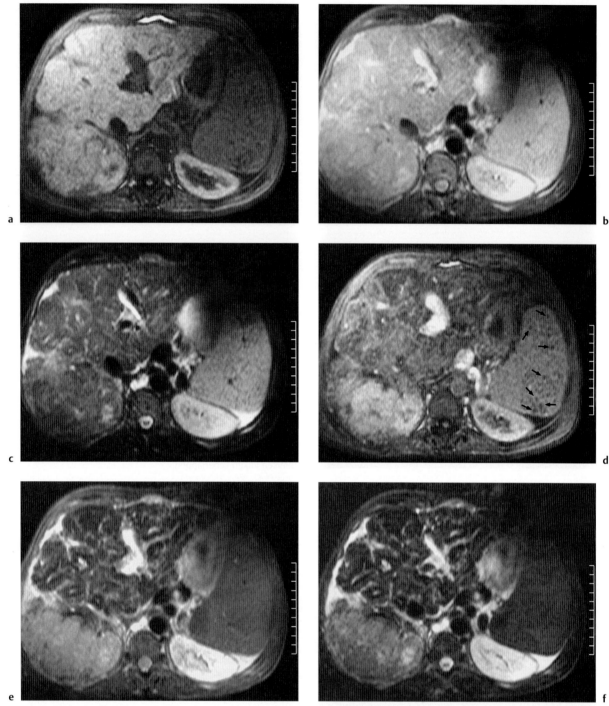

Abb. 4.**23** Gamma-Gandi-Körper in der vergrößerten Milz bei einem 35jährigen Patienten mit Leberzirrhose und hepatozellulärem Karzinom im rechten Leberlappen (1,0 T). In den **a** T1w (GRE 150/5/70°) **b** pw (SE 2500/45) und **c** T2w Nativaufnahmen (SE 2500/90) sind in der Milz multiple, signalarme Läsio-

nen erkennbar. 40 min nach Injektion von Resovist (8 μmol Fe/kg) sind die Herde (Pfeile) **d** im T1w Bild besser (GRE 150/5/70°) und **e** auf den pw (SE 2500/45) und **f** T2w Aufnahmen (SE 2500/90) schlechter abgrenzbar.

Literatur

1 Adler, D. D., G. M. Glazer, A. M. Aisen: MRI of the spleen: normal appearance and findings in sickle-cell anemia. Amer. J. Roentgenol. 147 (1986) 843–845

2 Cho, J.-S., E. E. Kim, D. G. K. Varma, S. Wallace: MR imaging of hepatosplenic candidiasis superimposed on hemochromatosis. J. Comput. assist. Tomogr. 14 (1990) 774–776

3 Dachman, A. H., A. C. Friedman: Radiology of the Spleen. Mosby, St. Louis 1993

4 Disler, D. G., F. S. Chew: Splenic hemangioma. Amer. J. Roentgenol. 157 (1991) 44

5 Donnelly, L. F., K. H. Emery, K. E. Bove, G. S. Bisset III: Normal changes in the MR appearance of the spleen during early childhood. Amer. J. Roentgenol. 166 (1996) 635–639

6 Ha, H. K., H. H. Kim, B. K. Kim, J. K. Han, B. I. Choi: Primary angiosarcoma of the spleen. CT and MR imaging. Acta radiol. 35 (1994) 455–458

7 Hahn, P. F., S. Saini, D. D. Stark, N. Papanicolou, J. T. Ferrucci: Intraabdominal hematoma: the concentric-ring sign in MR imaging. Amer. J. Roentgenol. 148 (1987) 115–119

8 Hahn, P. F., R. Weissleder, D. D. Stark, S. Saini, G. Elizondo, J. T. Ferrucci: MR imaging of focal splenic tumors. Amer. J. Roentgenol. 150 (1988) 823–827

9 Hamed, M. M., B. Hamm, M. E. Ibrahim, M. Taupitz, A. M. Mahfouz: Dynamic MR imaging of the abdomen with gadopentetate dimeglumine: normal enhancement patterns of the liver, spleen, stomach, and pancreas. Amer. J. Roentgenol. 158 (1992) 303–307

10 Harris, R. D., W. Simpson: Case report: MRI of splenic hemangioma associated with thrombocytopenia. Gastrointest. Radiol. 14 (1989) 308–310

11 Hess, C. F., J. Griebel, U. Schmidl, B. Kurtz, G. Koelbel, E. Jaehde: Focal lesions of the spleen. Preliminary results with fast MR imaging at 1.5 T. J. Comput. assist. Tomogr. 12 (1988) 569–574

12 Irie, H., H. Honda, K. Kaneko, T. Kuroiwa, T. Fukuya, K. Yoshimitsuk, H. Aibe, R. Hirakata, Y. Horie, T. Maeda, K. Masuda: Inflammatory pseudotumor of the spleen: CT and MRI findings. J. Comput. assist. Tomogr. 20 (1996) 244–248

13 Ito, K., D. G. Mitchell, K. Honjo, T. Fujita, H. Awaya, K. Takano, S. Koike, T. Matsumoto, N. Matsunaga: Gadolinium-enhanced MR imaging of the spleen: artifacts and potential pitfalls. J. Amer. Roentgenol. 167 (1996) 1147–1151

14 Ito, K., D. G. Mitchell, K. Honjo, T. Fujita, H. Uchisako, T. Matsumoto, N. Matsunaga, Y. Honma, K. Yamakawa: MR imaging of acquired abnormalities of the spleen. J. Amer. Roentgenol. 168 (1997) 697–702

15 Kessler, A., D. G. Mitchell, H. L. Isreal, B. B. Goldberg: Hepatic and splenic sarcoidosis: ultrasound and MR imaging. Abdom. Imag. 18 (1993) 159–163

16 Minami, M., Y. Itai, K. Ohtomo, S. Ohnishi, T. Niki, T. Kokubo, K. Yoshikawa, M. Iio: Siderotic nodules in the spleen: MR imaging of portal hypertension. Radiology 172 (1989) 681–684

17 Mirowitz, S. A., E. Gutierrez, J. K. T. Lee, J. J. Brown, J. P. Heiken: Normal abdominal enhancement patterns with dynamic gadolinium-enhanced MR imaging. Radiology 180 (1991) 637–640

18 Mirowitz, S. A., J. J. Brown, J. K. T. Lee, J. P. Heiken: Dynamic gadolinium-enhanced MR imaging of the spleen: normal enhancement patterns and evaluation of splenic lesions. Radiology 179 (1991) 681–686

19 Ohtomo, K., H. Fukuda, K. Mori, M. Minami, Y. Itai, Y. Inoue: CT and MR appearance of splenic hamartoma. J. Comput. assist. Tomogr. 16 (1992) 425–428

20 Omarini, L. P. A., S. E. Frank-Burkhardt, T. A. Seemayer, G. Mentha, F. Terrier: Niemann-Pick disease type C: nodular splenomegaly. Abdom. Imag. 20 (1995) 157–160

21 Peene, P., G. Wilms, L. Stockx, H. Rigauts, P. Vanhoenacker, A. L. Baert: Splenic hemangiomatosis: CT and MR features. J. Comput. assist. Tomogr. 15 (1991) 1070–1073

22 Premkumar, A., L. Sanders, F. Marincola, I. Feuerstein, R. Concepcion, D. Schwartzentruber: Visceral metastases from melanoma: findings on MR imaging. J. Amer. Roentgenol. 158 (1992) 293–298

23 Rabsuhka, L. S., A. Kawashima, E. K. Fishman: Imaging of the spleen: CT with supplemental MR examination. Radiographics 14 (1994) 307–332

24 Ramani, M., C. Reinhold, R. C. Semelka, E. S. Siegelman, L. Liang, S. M. Ascher, J. J. Brown, R. N. Eisen, P. M. Bret: Splenic hemangiomas and hamartomas: MR imaging characteristics of 28 lesions. Radiology 202 (1997) 166–172

25 Roubidoux, M. A.: MR of the kidneys, liver, and spleen in paroxysmal nocturnal hemoglobinuria. Abdom. Imag. 19 (1994) 168–173

26 Sagoh, T., K. Itoh, K. Togashi, T. Shibata, K. Nishimura, S. Minami, R. Asato, S. Noma, I. Fujisawa, K. Yamashita, Y. Nakano, J. Konishi: Gamna-Gandy bodies of the spleen: evaluation with MR imaging. Radiology 172 (1989) 685–687

27 Schülen, V., P. Horny, F.-W. Busch: Two cases of vascular tumors of the spleen; imaging results with pathologic correlation. Radiol. J. CEPUR 14 (1994) 61–62

28 Semelka, R. C., J. P. Shoenut, P. H. Lawrence, H. M. Greenberg, T. P. Madden, M. A. Kroeker: Spleen: dynamic enhancement patterns on gradient-echo MR images enhanced with gadopentetate dimeglumine. Radiology 185 (1992) 479–482

29 Semelka, R. C., J. P. Shoenut, H. M. Greenberg, E. J. Bow: Detection of acute and treated lesions of hepatosplenic candidiasis: comparison of dynamic contrast-enhanced CT and MR imaging. J. Magn. Reson. Imag. 2 (1992) 341–345

30 Semelka, R. C., J. P. Shoenut: The spleen. In Semelka, R. C., J. P. Shoenut: MRI of the Abdomen with CT Correlation. Raven Press, New York 1993 (pp. 53–58)

31 Shirkhoda, A., J. Freeman, A. R. Armin, A. A. Cacciarelli, R. Morden: Imaging features of splenic epidermoid cyst with pathologic correlation. Abdom. Imag. 20 (1995) 449–451

32 Siegelman, E. S., D. G. Mitchell, R. Rubin, H.-W. L. Hann, K. R. Kaplan, R. M. Steiner, V. M. Rao, S. J. Schuster, D. L. Burk, M. D. Rifkin: Parenchymal versus reticuloendothelial iron overload in the liver: distinction with MR imaging. Radiology 179 (1991) 361–366

33 von Sinner, W. N., H. Stridbeck: Hydatid disease of the spleen. Ultrasonography, CT and MR imaging. Acta radiol. 33 (1992) 459–461

34 Teufl, F., S. H. Duda, H. P. Horny, J. C. Xiac, F.-W. Busch, W. Schareck: Hämangiomatose der Milz. Erscheinungsbild in der Magnetresonanztomographie. Radiol. diagnost. 33 (1992) 193–196

35 Urrutia, M., P. J. Mergo, L. H. Ros, G. M. Torres, P. R. Ros: Cystic masses of the spleen: radiologic-pathologic correlation. Radiographics 16 (1996) 107–129

36 Weissleder, R., P. F. Hahn, D. D. Stark, G. Elizondo, S. Saini, L. E. Todd, J. Wittenberg, J. T. Ferrucci: Superparamagnetic iron oxide: enhanced detection of focal splenic tumors with MR imaging. Radiology 169 (1988) 399–403

37 Weissleder, R., G. Elizondo, D. D. Stark, P. F. Hahn, J. Marvil, J. F. Gonzales, S. Saini, L. E. Todd, J. T. Ferrucci: The diagnosis of splenic lymphoma by MR imaging: value of superparamagnetic iron oxide. Amer. J. Roentgenol. 152 (1989) 175–180

5 Gastrointestinaltrakt

W. Luboldt und M. Laniado

Einleitung

Die bildgebende Untersuchung des Gastrointestinaltrakts (GI-Trakt) war über Jahrzehnte die Domäne röntgenologischer Verfahren, insbesondere in Doppelkontrasttechnik. Mit der Einführung und stetigen Weiterentwicklung der Endoskopie sind die röntgenologischen Methoden heute nur noch für die Dünndarmdiagnostik konkurrenzlos geblieben. Neue Perspektiven haben sich jedoch aus radiologischer Sicht durch die Fortschritte der Ultraschall- und CT-Techniken ergeben, die mittlerweile eine sehr gute Darstellung der Darmwand ermöglichen und im Gegensatz zur konventionellen Röntgendiagnostik und Endoskopie eine direkte Beurteilung der Umgebung des GI-Trakts erlauben. Als weiteres Schnittbildverfahren war die MRT in ihrer Anfangsphase aufgrund der langen Meßzeiten und des Fehlens enteraler KM für eine Untersuchung des GI-Trakts wenig geeignet. Vor allem durch die Entwicklung schneller Pulssequenzen hat sich diese Situation geändert. Die relativ kurze Ära der MRT des GI-Trakts in Verbindung mit der starken Konkurrenz durch die Spiral-CT erklärt jedoch, warum bisher nur wenige Publikationen zur MRT des GI-Trakts erschienen sind und die Ausführungen in diesem Kapitel zumeist nicht auf breiten klinischen Erfahrungen basieren (Tab. 5.**1**).

Indikationen

Zu den derzeit wenigen absoluten Indikationen für die MRT des GI-Trakts (Tab. 5.**1**) zählt die Frage nach perianalen Fisteln und Abszessen bei Patienten mit entzündlicher Darmerkrankung, die aufgrund einer Stenose des Analkanals und/oder einer schmerzhaften Proktitis eine

Proktoskopie oder Endosonographie ohne Allgemeinnarkose nicht tolerieren. Unabhängig von den Untersuchungsbedingungen im Analkanal stellt auch der Verdacht auf einen tief in der Fossa ischiorectalis gelegenen Abszeß, der endosonographisch nicht erfaßt werden kann, eine absolute Indikation zur MRT dar.

In der Stufendiagnostik bei Tumoren des GI-Trakts nimmt die MRT derzeit eine nachgeordnete Stellung ein. Primärdiagnose, Staging und Nachsorge der gastrointestinalen Malignome erfolgen mittels Endoskopie, (Endo-)Sonographie, CT und/oder konventioneller Durchleuchtungsuntersuchungen (Sellink). Im Staging kann die MRT zur Bestimmung der Infiltrationstiefe beim Rektumkarzinom eingesetzt werden, sofern das onkologische Konzept eine präoperative Radiatio nur bei Infiltration in die Subserosa (Stadium T3) vorsieht und die Infiltrationstiefe sonographisch nicht bestimmt werden kann (relative Indikation). In der Nachsorge des Rektumkarzinoms hat die MRT Vorteile gegenüber der CT in der Differenzierung zwischen Narbengewebe und Tumorrezidiv. Daraus ergibt sich eine Indikation für die MRT bei unklarem CT-Befund und klinischem Verdacht auf ein präsakrales Rezidiv. Insbesondere im Hinblick auf die Bestimmung der Zielregion für eine perkutane Biopsie ist die MRT in dieser Situation indiziert.

Derzeit werden folgende neue gastrointestinale MRT-Verfahren klinisch erprobt (Tab. 5.**1**):
- MR-Enteroklysma zur Verlaufsbeurteilung und Darstellung operationsbedürftiger Komplikationen des Morbus Crohn;
- MR-Kolographie (MRC) zu Tumorvorsorge, Tumorfrüherkennung, Tumorstaging, Nachsorge und Beurteilung von entzündlichen Dickdarmerkrankungen;
- MR-Defäkographie/MR-Kolpozystorektographie zur Abklärung von Defäkationsstörungen.

Tabelle 5.**1** Indikationen und Hinweise zur MRT des Gastrointestinaltrakts

Indikation	Sequenz	Orientierung	Bemerkung
Perianale Fisteln und Abszesse	STIR	koronar, axial	insbesondere bei schmerzhafter Proktitis
Staging des Rektumkarzinoms	T2w SE	axial, sagittal	mit Endorektalspule
DD: OP-Narbengewebe vs. Karzinomrezidiv	T2w (T)SE und dynamische Untersuchung	koronar, axial	auch zur Zielortbestimmung für Biopsie
Morbus Crohn	MR-Enteroklysma (HASTE, T1w GRE)	koronar, axial	in Erprobung
Tumorvorsorge Tumorfrüherkennung Tumorstaging Tumornachsorge Entzündliche Dickdarmerkrankungen	MR-Kolographie (GRE, 3D-GRE, HASTE und ggf. dynamische Untersuchung)	koronar	in Erprobung
Defäkationsstörungen	MR-Defäkographie (T2w TSE, True-FISP)	sagittal	in Erprobung

Untersuchungstechnik

■ Enterale Kontrastmittel

Für die MRT galt neben den langen Meßzeiten anfänglich das Fehlen eines Kontrastmittels für den GI-Trakt als wesentlicher methodischer Nachteil gegenüber der CT. Von der Industrie wurden deshalb verschiedene Präparate bis zur Markteinführung entwickelt (14). Da sich auch Substanzen (z. B. Blaubeersaft) oder Präparate (Micropaque HD Oral, Guerbet, Sulzbach), die primär nicht für die MRT bestimmt sind bzw. entwickelt wurden, als geeignete enterale MRT-„Kontrastmittel" erwiesen haben, stehen diverse Möglichkeiten zur Verfügung, die Identifizierung des GI-Trakts bzw. die Abgrenzung der Darmwand zu optimieren. Dabei unterscheidet man positive, biphasische und negative Kontrastmittel (Tab. 5.**2**).

Zu den *positiven* enteralen Kontrastmitteln, die bereits auf dem Markt sind, zählen die paramagnetischen gadolinium-(Gd-) und eisenhaltigen (Fe) Formulierungen Magnevist enteral (Gd-DTPA, Schering, Berlin) und FerriSeltz (Fe-III-Ammoniumcitrat, Bracco, Mailand). Magnevist enteral wird in 100-ml-Flaschen einer Konzentration von 10 mmol/l Gd-DTPA und 150 g/l Mannit angeboten. Nach Verdünnung mit 900 ml Wasser ist das KM gebrauchsfertig (1 mmol/l, 15 g/l Mannit). Mannit verhindert die Wasserresorption, so daß Magnevist enteral zur Kontrastierung des gesamten Dünndarms verwendet werden kann. Die zwei verfügbaren Formulierungen von FerriSeltz enthalten 0,6 g oder 1,2 g Fe-III-Ammoniumcitrat, die in 600 ml Wasser gelöst werden. Das KM wird nur für die Kontrastierung von Magen und proximalem Dünndarm empfohlen. Werden 0,6 g FerriSeltz in 50 ml Wasser gelöst und mit 250 ml Milch gemischt, kann es auf stark T2w Aufnahmen auch als negatives KM fungieren, was für die Signalauslöschung im Duodenum bei der RARE-Sequenz beschrieben wurde (7).

Als *biphasisches* enterales KM (in T1-Gewichtung signalreich und in T2-Gewichtung signalarm) steht derzeit LumenHance (Bracco, Mailand) zur Verfügung. Es basiert auf Manganchlorid und soll demnächst kommerziell erhältlich sein.

Von den *negativen* enteralen Kontrastmitteln sind in Europa derzeit zwei Präparate auf dem Markt (Lumirem, Guerbet, Sulzbach; Abdoscan, Nycomed Amersham, Oslo). Beide enthalten superparamagnetische Eisenoxidpartikel (SPIO) in einer Größenordnung von 10–50 nm, die entweder dextranbeschichtet (Lumirem) oder auf Polymerkügelchen (Abdoscan) angebracht sind. Die KM ermöglichen eine Kontrastierung des gesamten Dünndarms. Ein weiteres, in den USA eingeführtes negatives KM für den gesamten GI-Trakt ist das protonenfreie, diamagnetische Imagent GI (Perfluorocarbon, Alliance Pharmaceuticals, San Diego). Die ölige Formulierung verdrängt den normalen Darminhalt und zeichnet sich durch eine rasche Darmpassage aus. Allerdings ist dieses KM relativ teuer.

Von den nicht speziell als enterale MRT-KM entwickelten Substanzen bietet möglicherweise Wasser mit oder ohne Mannitzusatz (z. B. 15 g/l) als biphasisches KM (in T1-Gewichtung signalarm und in T2-Gewichtung signalreich) die günstigste Kosten-Nutzen-Relation. Aber auch Bariumsulfat (negatives KM) sowie die herkömmlichen enteralen CT-KM können verwendet werden, da sie aufgrund ihrer Formulierung den gesamten GI-Trakt kontrastieren können (biphasisches KM).

■ Patientenvorbereitung

Die Untersuchung des GI-Trakts macht nicht zwingend die Gabe eines enteralen KM erforderlich. Zur besseren Kontrastierung und Distension der Magen- bzw. Darmwand ist sie jedoch von Vorteil. Unabhängig davon, ob ein enterales KM verwendet wird, sollte der Patient vor der MRT des GI-Trakts mindestens 4, besser sogar 8 Stunden Nahrungskarenz einhalten. Bei einer MRT des Rektums oder des Analkanals ist diese Maßnahme nicht erforderlich. Vor der Untersuchung des Rektums und des Kolons empfiehlt sich jedoch ein Reinigungseinlauf. Die allgemeinen Vorbereitungen in der MRT-Abteilung umfassen die Aufklärung über die eventuell erforderliche i.v. KM- und/oder Spasmolytikumgabe (z. B. 20–40 mg Buscopan), die Plazierung einer Venenverweilkanüle und allgemeine Instruktionen über den Untersuchungsablauf (z. B. Länge der Atemstoppintervalle).

■ Untersuchungsstrategie

Die Spulenwahl richtet sich nach der Größe des zu untersuchenden Gebiets (Körperoberflächenspule [Phased array] bei einem FOV < 40 cm, sonst Körperspule) (Abb. 5.**1**) und der Fragestellung (u. U. Beckenspule oder Endorektalspule beim Rektumkarzinom in Kombination mit Becken-, Körperoberflächen- oder Körperspule). Bei der Untersuchung des gesamten Kolons im Rahmen einer MR-Kolographie (S. 116) sollte der Patient nach Möglichkeit in Bauchlage untersucht werden. Dadurch läßt sich das Kolon in seiner Gesamtheit in koronarer Projektion mit dünneren Schichten zugunsten einer höheren räumlichen Auflösung abbilden. Sonst wird der Patient in Rückenlage untersucht. Dabei empfiehlt sich zur Orientierung und Planung weiterer Schichten zunächst eine koronare Schichtführung (Abb. 5.**1**). Für Sigma und Rektum

Tabelle 5.**2** Kommerzielle enterale MR-Kontrastmittel

Wirksubstanz	Firma	Handelsname	T1w	T2w
Gadolinium ≥ 10 mM	Schering	Magnevist enteral	+ +	+ –
Mangan	Bracco	LumenHance	+	–
Eisenammoniumcitrat	Bracco	FerriSeltz	–	–
Ferrumoxil (Fe₃O₄)	Guerbet Nycomed	Lumirem Abdoscan	–	–
Perfluorocarbon (protonenfrei)	Alliance Pharmaceuticals	Imagent GI	–	–

+ = signalreich,
– = signalarm.

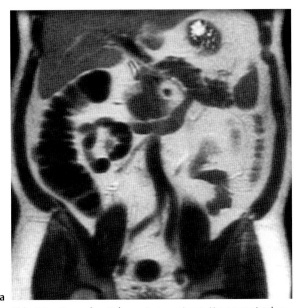
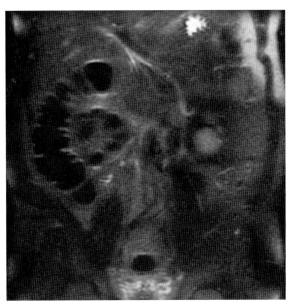

a
b

Abb. 5.**1** Normales Kolon mit negativem Kontrastmittel gefüllt. **a** Koronare HASTE-Sequenz, **b** koronare fettsupprimierte HASTE-Sequenz. – Die Aufnahme ohne Fettsuppression erlaubt eine bessere Abgrenzung der äußeren Kolonwand, während die

Aufnahme mit Fettsuppression sensitiver ist im Nachweis einer Entzündung im perikolischen Fettgewebe (hier keine Entzündung).

ist eine axiale Schichtführung vorteilhafter (Abb. 5.**2**). Beim Rektumkarzinom sollte zusätzlich eine sagittale Aufnahme angefertigt werden, um besser bestimmen zu können, ob der Tumor Nachbarorgane infiltriert.

Tab. 5.**3** faßt ein Sequenzprotokoll für den GI-Trakt zusammen. Es beinhaltet schnelle Sequenzen, die in

Atemstopp aufgenommen werden können. Dazu bietet sich zur T2-Gewichtung eine TSE- oder vorzugsweise HASTE- und zur T1-Gewichtung eine GRE-Sequenz an. Dabei ist zu beachten, daß die GRE-Sequenz aufgrund ihrer langen Aufnahmezeit pro Schicht relativ oft zu Bewegungsartefakten führt, die durch einen positiven lumina-

Tabelle 5.**3** Empfohlene Sequenzen und Sequenzparameter für die MR-Untersuchung des Gastrointestinaltraktes

Gewichtung	Orientierung	Sequenztyp	TR (ms)	TE (ms)	Flip (°)	ETL	FS	Matrix ($N_{phase} \times N_{frequ}$)	N_{AC}	SD (mm)	Atemstopp	Abb.
T2	cor + axial	HASTE (SSFSE)	–	60	–	–	nein	256×160	0,5	6	ja/nein	5.**2a**
T2	cor	HASTE (SSFSE)	–	90	–	–	ja	256×160	0,5	6	ja/nein	5.**2b**
T2[1]	axial	STIR[2]	5000–6500	20–90	–	12	ja	256×160	2	8	nein	5.**10**, 5.**12**
T2[3]	axial	SE (SE)	3500–5000	106	–	12	ja	512×512	2–4	6	nein	–
T1[4] (dynamisch)	cor/axial	GRE (FLASH/ SPGR)	100–150	Minimum	60	–	ja	256×160	1	6–8	ja	5.**3**, 5.**6**, 5.**7**
T1 (TOF)[4]	axial	GRE (FLASH/ SPGR)	33	10	30	–	nein	256×160	1	6	ja	–

[1] Bei Frage nach perianalen Fisteln oder Abszessen im Beckenbereich.
[2] TI = 150 ms.
[3] Im Beckenbereich mit Beckenspulen zum Staging in hoher räumlicher Auflösung.
[4] Bei unklarem Befund (im Becken axial, sonst koronar) oder zur gleichzeitigen Beurteilung der Leber (koronar) nativ und in Folge nach i.v. Gd-Gabe (0,1 mmol/kg KG).
[5] Zur besseren Differenzierung zwischen Lymphknoten und Gefäßen, insbesondere im Beckenbereich.

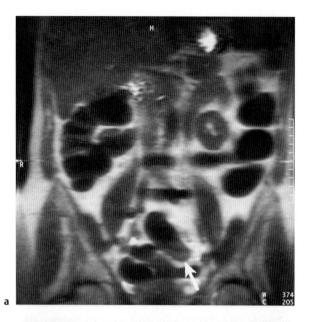

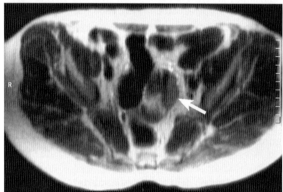

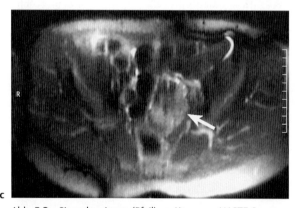

Abb. 5.**2** Sigmakarzinom (Pfeil). **a** Koronare HASTE-Sequenz (TE=60 ms), **b** axiale HASTE-Sequenz (TE=60 ms, **c** axiale fett-supprimierte HASTE-Sequenz (TE=90 ms). Bei pathologischen Befunden im Bereich des Sigmas (Pfeil) sollten auf jeden Fall auch Aufnahmen in axialer Schichtführung (**b, c**) erfolgen. – Das Karzinom kann durch den Kontrast zum umgebenden Fettgewebe relativ leicht abgegrenzt werden. Auf fettsupprimierten stärker T2w Aufnahmen (TE=90 ms) kann es sich u. U. durch ein hyperintenses Signal demarkieren (**c**).

len Kontrast u. U. verstärkt werden. Um diese Artefakt-verstärkung zu verhindern und gleichzeitig die anreichernde Darmwand nach i.v. KM-Gabe besser beurteilen zu können, sollte das Darmlumen in T1-Gewichtung signalarm sein. Auch in T2-Gewichtung ist eine signalarme Lumenkontrastierung vorteilhafter, damit pathologische Befunde in der Wand des GI-Trakts durch ihren erhöhten Wassergehalt besser abgegrenzt werden können. Insbesondere zur Beurteilung von entzündlichen Erkrankungen wird daher ein negatives Kontrastmittel favorisiert (z. B. Lumirem oder Abdoscan) (Tab. 5.**2**). Die Kombination negativer enteraler KM mit der positiven i.v. Kontrastierung der Darmwand (auch Doppelkontrast-MRT genannt) ist insbesondere vor dem Hintergrund der zukünftigen Zulassung von „blood-pool"-Kontrastmitteln, die durch eine längere intravaskuläre Halbwertszeit charakterisiert sind, vielversprechend.

■ Sequenzprotokoll

Prinzipiell sollten alle T2w Sequenzen vor der i.v. Gabe von paramagnetischen Kontrastmitteln eingesetzt werden. Zur Lokalisation des Befunds empfiehlt sich eine HASTE-Sequenz (Abb. 5.**1**). Die HASTE-Sequenz ist aufgrund der extrem kurzen Aufnahmezeit pro Schicht unempfindlich gegenüber Bewegungsartefakten. Sie kann daher ohne vorherige Buscopangabe und selbst bei normaler Atmung aufgenommen werden. Die HASTE-Sequenz sollte sowohl ohne als auch mit Unterdrückung des Fettsignals durchgeführt werden (Abb. 5.**1**), um einerseits die Darmwand abgrenzen und andererseits entzündungsbedingte Veränderungen im umgebenden Fettgewebe demarkieren zu können. Bei nicht ausreichender Qualität kann die HASTE-Sequenz durch eine T2w TSE-Sequenz ergänzt werden. Im Bereich des kleinen Beckens treten kaum noch atmungs- oder peristaltikbedingte Organbewegungen auf, so daß zugunsten einer besseren räumlichen Auflösung und eines besseren Kontrast-Rausch-Verhältnisses die Aufnahmezeit erhöht werden kann. Hier können SE-Sequenzen mit höherer Matrix und mehreren Akquisitionen benutzt werden. Je nach Fragestellung und Befund werden die T2w Aufnahmen in einer zweiten Ebene bzw. mit Fettsättigung wiederholt.

Sofern die klinische Fragestellung nicht schon anhand der T2w Bilder beantwortet werden kann, können zusätzlich noch T1w Sequenzen vor und nach i.v. KM-Gabe aufgenommen werden (Abb. 5.**3**). Dynamische Aufnahmen werden in Atemstillstand mit der GRE-Sequenz angefertigt. Sie sollten bei unterdrücktem Fettsignal gewonnen werden, um eine Artefaktverstärkung durch Fett zu verhindern und die Anreicherung nach KM-Injektion besser hervorzuheben. Das Fettsignal wird hier frequenzselektiv unterdrückt, da die alternative Technik, die Short-tau-inversion-recovery-(STIR-)Methode, mit dem Fettsignal auch das Signal der KM-Anreicherung in der Darmwand unterdrückt (2). Die STIR-Technik wird somit nur in der T2-gewichteten STIR-Sequenz zur Unterdrückung des Fettsignals benutzt. Sie liefert Bilder mit einem schlechteren Kontrast-Rausch-Verhältnis bei allerdings kürzerer Meßzeit (4). Die STIR-

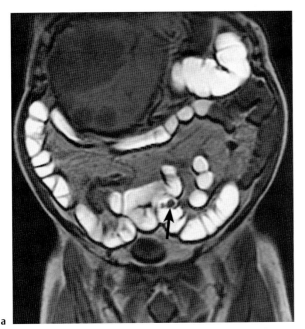

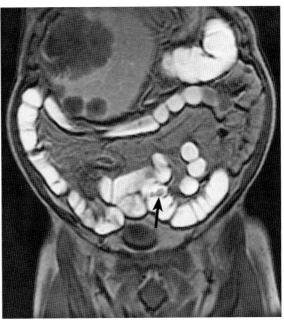

a

b

Abb. 5.**3** Polyp (Pfeil) und Lebermetastasen. Dynamische Untersuchung, **a** nativ, **b** 15 s nach i.v. Bolusgabe von Gadolinium (0,1 mmol/kg KG). Die KM-Anreicherung im Kolonkarzinom und im Polypen erhöht die diagnostische Sicherheit in der Diffe-

renzierung zwischen solidem Gewebe und Stuhlresten bzw. Darmgas. Gleichzeitig verbessert die KM-Gabe die Abgrenzbarkeit der Lebermetastasen.

Sequenz ist hingegen Methode der Wahl in der Beurteilung von perianalen Fisteln. Zur Beurteilung des Mesenteriums sowie des Omentums und insbesondere von Gefäßverschlüssen kann eine True-FISP-Sequenz mit kurzem TR in axialer Schichtführung aufgenommen werden, da hiermit perfundierte Gefäße signalreich und verschlossene Gefäße dunkel dargestellt werden.

■ Spasmolytikum

Im Hinblick auf die gute Verträglichkeit, den relativ niedrigen Preis von Buscopan und die bessere Distension des Darmlumens in Hypotonie ist selbst dann ein Spasmolytikum zu empfehlen, wenn ausschließlich Aufnahmen in Atemstopp angefertigt werden. Die Injektion des Spasmolytikums (20 mg i.v.) erfolgt nach Anfertigung der Lokalisationsaufnahmen, d. h. vor Akquisition der ersten diagnostischen Sequenz und insbesondere den GRE-Bildern, die aufgrund ihrer relativ langen Aufnahmezeit pro Schicht anfälliger gegenüber Peristaltikartefakten sind. Bei Bedarf kann eine Nachinjektion im Verlauf der Untersuchung vorgenommen werden. Ist die Untersuchungsregion auf das Rektum oder den Analkanal beschränkt, entstehen erfahrungsgemäß nur wenig Peristaltikartefakte. Wird diese Region bei gefüllter Harnblase untersucht und befinden sich damit die Dünndarmschlingen außerhalb des Gesichtsfeldes, kann auf die Gabe eines Spasmolytikums verzichtet werden. Als Spasmolytikum wird Glucagon verwendet, wenn Kontraindikationen gegen Buscopan vorliegen. Die Dosierung beträgt 1 mg i.v.

Bildgebung der normalen Anatomie

Die normale Darmwand hat im T1w Bild eine relativ niedrige Signalintensität. Nach i.v. KM-Injektion reichert die Darmwand an, was insbesondere auf fettsupprimierten T1w Bildern erkennbar ist. Die Dicke der Darmwand beträgt 3–4 mm. In der Perianal- und Perirektalregion werden der supra- und infralevatorische Raum, die Paraanalregion und die Fossa ischiorectalis unterschieden (Abb. 5.**4**). Anatomisch von Bedeutung sind hier der M. levator ani, die Mm. sphincter ani externus et internus und der M. puborectalis. Der M. sphincter ani internus hat im Vergleich zu den anderen Muskeln eine höhere Signalintensität im T2w Bild (Abb. 5.**5**). Zwischen den Mm. sphincter ani externus und internus befindet sich der intersphinktäre Spalt, der unter normalen Bedingungen nicht entfaltet ist. Der M. sphincter ani externus dehnt sich etwas weiter nach kaudal aus als der M. sphincter ani internus. Der M. levator ani trennt den supralevatorischen vom infralevatorischen Raum. Unterhalb der Levatorebene liegt der Analkanal, oberhalb das Rektum.

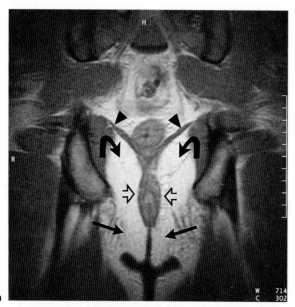

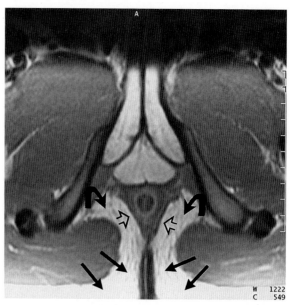

Abb. 5.**4** Normale Anatomie. **a** Koronare TSE-Sequenz, **b** axiale pw TSE-Sequenz. – Die gebogenen Pfeile zeigen die Fossa ischorectalis, die offenen Pfeile den Paraanalraum und die geraden Pfeile den subkutanen Raum. Im koronaren Bild (**a**) ist der M. levator ani beiderseits deutlich abzugrenzen (Pfeilspitze). Anatomisch beginnt oberhalb der Levatorebene das Rektum, während unterhalb der Levatorebene der Analkanal lokalisiert ist.

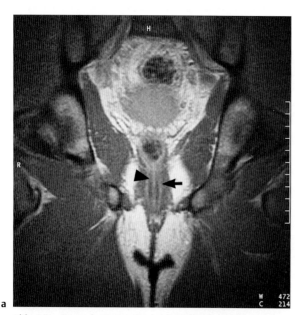

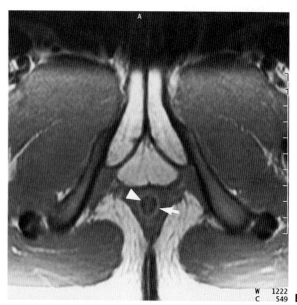

Abb. 5.**5** Normale Anatomie des Sphinkterapparats. **a** Koronare pw TSE-Sequenz, **b** axiale pw TSE-Sequenz,

Abb. 5.**5 c** Axiale fettsupprimierte T2w TSE. – Der M. sphincter ani externus hat eine Signalintensität wie die Skelettmuskulatur, während der M. sphincter ani internus deutlich hyperintens imponiert (Pfeil). Die Mukosa ist relativ hypointens (Pfeilspitze). Deutlicher sind die Kontraste im fettunterdrückten T2w Bild.

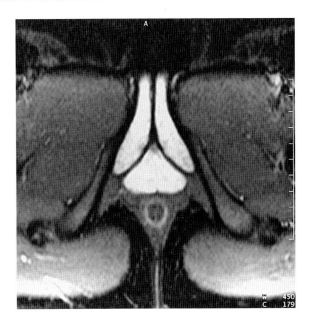

Bildgebung pathologischer Befunde

■ Magen

Das *Adenokarzinom* ist der häufigste maligne Tumor des Magens. Etwas weniger als die Hälfte dieser Tumoren betreffen den ösophagokardialen Übergang. Das Karzinom wächst umschrieben, zirkulär oder diffus (Linitis plastica). Die tumorbedingte Wandverdickung kann minimal sein (z. B. 6 mm) oder sehr ausgeprägt (mehr als 4 cm), wobei die transmurale Tumorinfiltration mit der Wanddicke korreliert. So ist ein wandüberschreitendes Wachstum sehr wahrscheinlich, wenn die Magenwand mehr als 2 cm mißt. Proximal gelegene Magenkarzinome können den linken Leberlappen, das Zwerchfell und die Milz entlang des Lig. gastrolienale infiltrieren, während das Pankreas bei distalen Karzinomen betroffen sein kann. Lymphknotenmetastasen finden sich perigastral, am Truncus coeliacus, im Lig. hepatoduodenale, retropankreatisch, in der Mesenterialwurzel und/oder paraaortal. Fortgeschrittene Karzinome gehen mit Tumormanifestationen im Omentum majus, im Peritoneum und in den Ovarien einher (Krukenberg-Tumor). Die TNM-Klassifikation des Magenkarzinoms ist in Tab. 5.**4** zusammengefaßt.

Lymphome des Magens machen 3–5% der malignen Magentumoren aus und sind die häufigste Lymphommanifestation im GI-Trakt (meist Non-Hodgkin-Lymphom). Es kann ausschließlich der Magen betroffen sein, aber häufiger findet sich ein Lymphombefall auch in anderen Lokalisationen. Da das Lymphom in erster Linie submukös vorliegt, kann die Diagnose endoskopisch schwierig zu stellen sein. Das Magenlymphom kann direkt ins perigastrale Fettgewebe und in die benachbarten Organe infiltrieren, mit einer regionären Lymphadenopathie einhergehen und/oder disseminiert in der Peritonealhöhle verteilt sein. Im Gegensatz zum Adenokarzinom befällt das Lymphom häufig den ganzen Magen

Tabelle 5.**4** TNM-Klassifikation des Magenkarzinoms

Infiltration		Lymphknoten-metastasen	Fern-metastasen
T1	Lamina propria oder Submukosa	N1 1–6 regionäre LK	M1*
T2	Muscularis propria oder Subserosa	N2 7–15 regionäre LK	
T3	Serosa (viszerales Peritoneum)	N3 > 15 regionäre LK	
T4	Nachbarstrukturen		

* z. B. Leber (45–55%), Lunge (6–30%), Peritoneum, Ovarien.

und kann trotz einer Dicke von mehr als 4 cm noch auf die Wand beschränkt sein.

Das seltene *Leiomyosarkom* macht 1–3% der malignen Magentumoren aus. Der Primärtumor ist zumeist groß, rund oder ellipsoid konfiguriert und zum größten Teil extragastral lokalisiert, so daß eine Wandverdickung im eigentlichen Sinne nicht vorliegen muß. Leiomyosarkome metastasieren durch direkte Organinfiltration, peritoneale Aussaat und hämatogen (Leber, Lunge, Knochen), während eine Metastasierung in perigastrale und paraaortale Lymphknoten ungewöhnlich ist.

Magenmetastasen treten am häufigsten bei malignem Melanom, Mammakarzinom und Bronchialkarzinom auf. Zuweilen erscheinen Mammakarzinommetastasen als diffuse Wandverdickung, so daß eine Differenzierung vom primären Adenokarzinom des Magens unmöglich ist. Das Plattenepithelkarzinom des distalen Ösophagus infiltriert die Kardia in 15% der Fälle. Schließlich kann es bei Karzinomen des Colon transversum und des Pankreas zur direkten Magenwandinfiltration entlang des Lig. gastrocolicum bzw. gastrolienale kommen.

Der häufigste benigne Magentumor ist das *Leiomyom*, das in der Submukosa entsteht. Es handelt sich

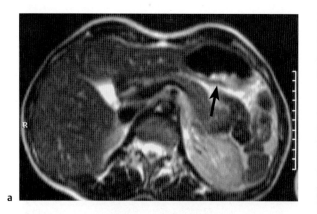

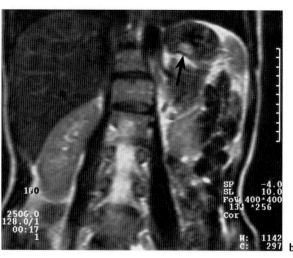

Abb. 5.**6**   Magenkarzinom. **a** Axiale und **b** koronare T2w TSE-Sequenz. – Durch orale Gabe eines negativen Kontrastmittels hat das Magenkarzinom einen hohen Kontrast zum Lumen.

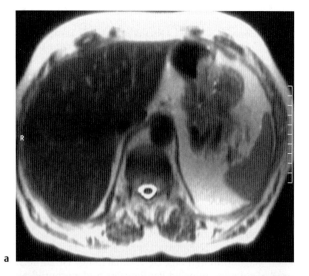

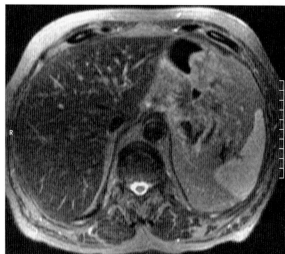

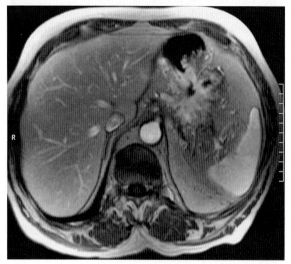

Abb. 5.**7**   Magenkarzinom. Oral wurde ein negatives Kontrastmittel gegeben. **a** Axiale HASTE-Sequenz, **b** axiale STIR-Sequenz, **c** axiale T1w fettsupprimierte GRE-Sequenz nach i.v. Bolusgabe von Gadolinium (0,1 mmol/kg KG). – In T2-Gewichtung kommt das Karzinom relativ signalarm zur Darstellung. Es zeigt eine deutliche KM-Anreicherung nach KM-Gabe.

zumeist um asymptomatische Tumoren. Bei einer Größe von mehr als 5 cm kommt es gehäuft zu Ulzerationen und Blutungen, so daß die Diagnose auf T1w Bildern aufgrund von relativ frischen (2 Tage bis 4 Wochen), hyperintensen Einblutungen oder Eisenartefakten aus dem Blutabbauprodukt Hämosiderin gestellt werden kann. Andere Ursachen einer Wandverdickung des Magens sind der Morbus Ménétrier (meist Magenfundus und -korpus) und der Morbus Crohn (meist Antrum).

MRT. Ungefähr 30 min vor Untersuchungsbeginn erhält der Patient 500 ml orales KM. Weitere 200–300 ml werden auf der MR-Liege verabreicht. Transversalaufnahmen sollten in jedem Fall angefertigt werden. Abhängig von der Befundlokalisation und -ausdehnung ergänzen koronare und/oder sagittale Aufnahmen das Untersuchungsprotokoll. Die i.v. Injektion eines Spasmolytikums ist unbedingt zu empfehlen. Davon ausgenommen sind

kinetische Untersuchungen zur Beurteilung der Magenperistaltik und -entleerung (S. 139).

Magenkarzinome stellen sich im Vergleich zur Magenwand meistens hyperintens auf T2w Aufnahmen (Abb. 5.**6**) dar (5). Da sie aber auch isointens im Vergleich zur Magenwand sein können, ist eine KM-unterstützte Untersuchung bei Verdacht auf ein Magenkarzinom zu empfehlen (Abb. 5.**7**). Zum lokalen Staging von Magentumoren scheint die Chemical-shift-Technik besonders geeignet (1) (Abb. 5.**8**). Durch eine destruktive Interferenz zwischen Wasser- und Fettsignal (opposed phase), die durch Wahl einer bestimmten TE-Zeit (ungradzahlige Vielfache von 2,1 bei 1,5 T) erzielt werden kann, kommt es zu einer dunklen Trennlinie im Übergangsbereich zwischen perigastralem Fettgewebe und Gewebe. Eine Infiltration des Tumors in Nachbarorgane läßt sich auf diesen Opposed- oder Out-of-phase-Aufnahmen relativ einfach an einer Unterbrechung dieser Trennlinie erkennen (Abb. 5.**8**).

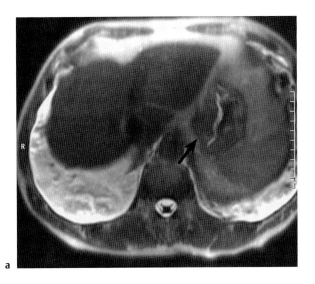

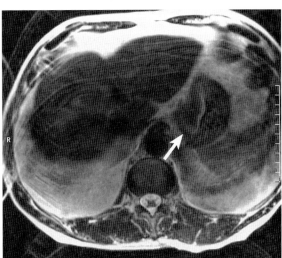

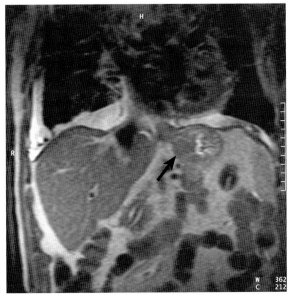

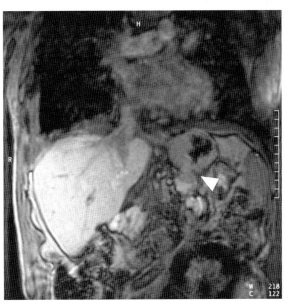

Abb. 5.**8** Magenkarzinom (Pfeil). Oral wurde ein negatives Kontrastmittel gegeben. **a** Axiale fettsupprimierte HASTE-Sequenz; **b** axiale T2w fettsupprimierte TSE-Sequenz. **c** Koronare

HASTE-Sequenz. **d** Koronare Opposed-phase-GRE-Sequenz (TE=6,3 ms), dynamische Untersuchung

Abb. 5.**8** e–i ▷

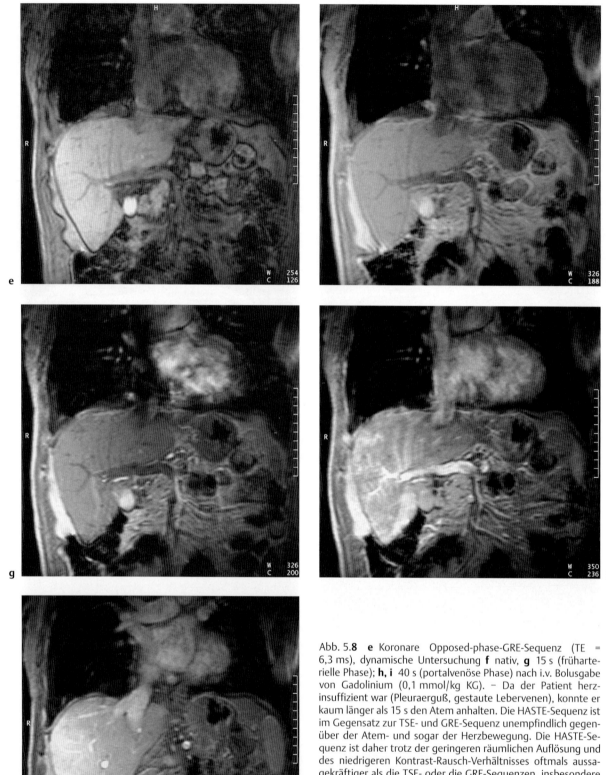

Abb. 5.**8 e** Koronare Opposed-phase-GRE-Sequenz (TE = 6,3 ms), dynamische Untersuchung **f** nativ, **g** 15 s (frühaterielle Phase); **h, i** 40 s (portalvenöse Phase) nach i.v. Bolusgabe von Gadolinium (0,1 mmol/kg KG). – Da der Patient herzinsuffizient war (Pleuraerguß, gestaute Lebervenen), konnte er kaum länger als 15 s den Atem anhalten. Die HASTE-Sequenz ist im Gegensatz zur TSE- und GRE-Sequenz unempfindlich gegenüber der Atem- und sogar der Herzbewegung. Die HASTE-Sequenz ist daher trotz der geringeren räumlichen Auflösung und des niedrigeren Kontrast-Rausch-Verhältnisses oftmals aussagekräftiger als die TSE- oder die GRE-Sequenzen, insbesondere bei Patienten, die den Atem nicht lange anhalten können. Die Infiltration des Karzinoms in das Pankreas (Pfeilspitze) ist am besten auf den koronaren Opposed-phase-Aufnahmen anhand der Unterbrechung in der Fett-Organ-Trennlinie zu erkennen. Das Karzinom zeigt erst in der späten Phase nach KM-Gabe eine Kontrastanhebung. Eine Infiltration in die V. mesenterica superior sowie Lebermetastasen sind nicht nachweisbar.

■ Dünndarm

Tumoren des Dünndarms sind selten und machen ca. 6% der Neoplasien des GI-Trakts aus. Ein Drittel der Dünndarmtumoren betreffen das Duodenum, von den übrigen $^2/_3$ sind die meisten im terminalen Ileum lokalisiert. Die häufigsten benignen Dünndarmtumoren sind Leiomyome, Adenome und Lipome. Zu den Malignomen zählen Adenokarzinome, Leiomyosarkome, Lymphome, Neurofibrosarkome, Karzinoide und Metastasen (z. B. Lunge, Mamma, malignes Melanom). Bei Neoplasien des Dünndarms kann es zur Intussuszeption kommen (20).

Leiomyome und -sarkome sind sehr gefäßreich und oft zentral nekrotisiert. Sie werden daher meist durch massive Blutungen symptomatisch. Sie wachsen exzentrisch und gehen typischerweise mit extraluminalen Raumforderungen einher. In der Bildgebung ist zwischen Myom und Sarkom häufig nicht zu differenzieren. Adenokarzinome und Lymphome führen zu einer konzentrischen Darmwandverdickung. Das Adenokarzinom betrifft eher den proximalen Dünndarm (50% im Duodenum) und geht mit den klinischen Zeichen der Obstruktion einher. Beim Lymphom (20% aller Dünndarmtumoren) ist das terminale Ileum am häufigsten betroffen, und es finden sich paraaortale und mesenteriale Lymphome. Mesenteriale Lymphome sind beim Non-Hodgkin-Lymphom häufig (50%), bei Morbus Hodgkin dagegen selten (4%). Das Karzinoid ist der häufigste primäre Tumor des Dünndarms (Ileozäkalbereich) und der Appendix. Die regionären Lymphknotenvergrößerungen gehen mit sternförmigen Retraktionsphänomenen im Mesenterium einher.

Von den entzündlichen Darmerkrankungen steht im Bereich des Dünndarms der Morbus Crohn im Vordergrund. Er betrifft bevorzugt das terminale Ileum, kann aber prinzipiell alle Anteile des Dünndarms befallen. Es kommt zur Wandverdickung, charakteristischerweise in allen Wandschichten. Daraus resultiert eine Lumeneinengung mit ggf. prästenotischer Dilatation. Extraluminal können Abszesse, Phlegmonen, Fisteln, Lymphknotenvergrößerungen und eine Hypertrophie des mesenterialen Fettgewebes vorliegen. Eine ungleich seltenere Ursache für postentzündliche Wandverdickungen des Dünndarms ist die bestrahlungsbedingte Enteritis. Von den sonstigen pathologischen Befunden des Dünndarms, die der MRT potentiell zugänglich sind, sei hier nur das Duodenaldivertikel genannt. Es liegt typischerweise an der Medialseite des duodenalen C oder juxtapapillär, was mit Pankreas- und Gallengangerweiterung einhergehen kann.

MRT. Die Kontrastierung des gesamten Dünndarms macht eine fraktionierte orale KM-Gabe erforderlich. Jeweils 500 ml erhält der Patient 45 und 30 min, weitere 250 ml 5–10 min vor der Untersuchung. Eine speziell bei Patienten mit entzündlicher Darmerkrankung an einigen Zentren praktizierte Methode ist die Applikation von lumirem- oder abdoscanhaltiger Methylcellulose (2) über eine Sellink-Sonde, die vor der MRT unter Durchleuchtung jenseits des Treitz-Bandes plaziert wird (MR-Sellink).

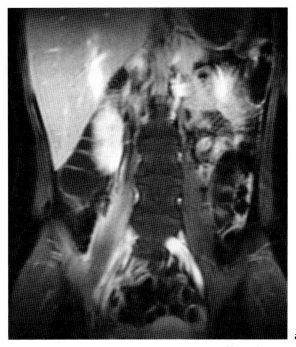

a

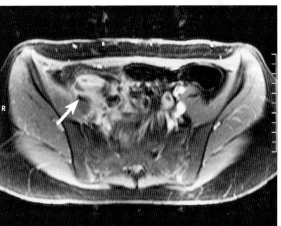

b

Abb. 5.**9** MR-Enteroklysma bei Morbus Crohn. **a** Koronare, **b** axiale fettsupprimierte T1w GRE-Sequenz nach i.v. Gd-Gabe und negativer Darmkontrastierung mit Eisenoxidpartikel. – Die Stenosierung des terminalen Ileums mit Wandverdickung und transmuraler KM-Anreicherung spiegeln den Grad der Entzündung wider. Eine zusätzliche KM-Anreicherung dorsal des Ileums und entlang des M. psoas rechts in Verbindung mit einem Lufteinschluß (Pfeil) deutet auf einen Abszeß hin. Durch Antibiose konnte eine Rückbildung des Befunds erzielt werden, so daß keine Operation notwendig war (Aufnahmen Dr. N. Holzknecht).

Schnelle Sequenzen (HASTE und GRE) in Verbindung mit negativem oralen KM sind zur Beurteilung entzündlicher Darmerkrankungen und insbesondere zur Darstellung operationsbedürftiger Komplikationen des Morbus Crohn (Fisteln, Strikturen, Abszesse) besonders hilfreich (8). Zur Suche einer Entzündungsreaktion wird üblicherweise eine koronare fettsupprimierte HASTE-Sequenz eingesetzt, die zur Beurteilung des Ausmaßes der Entzündung durch eine KM-unterstützte fettsupprimierte T1w GRE-Sequenz ergänzt werden kann (Abb. 5.**9**, 5.**10**).

Die HASTE-Sequenz dient aufgrund ihrer relativ niedrigen räumlichen Auflösung nur zur schnellen Lokalisation des Befunds. Sofern der Patient etwas länger die Luft anhalten kann, sollten ergänzend noch T2w TSE-Sequenzen mit und ohne Fettsättigung durchgeführt werden (Abb. 5.**11**). Zur besseren Orientierung und Beurteilung sollten sowohl koronare als auch axiale Aufnahmen angefertigt werden (Abb. 5.**9**, 5.**11**). Das Ausmaß der Stenosierung und Wandverdickung kann am besten auf T2w TSE- (Abb. 5.**11**) oder nach i. v. KM-Gabe auf T1w GRE-Sequenzen in axialer Schichtführung beurteilt werden (Abb. 5.**9**, 5.**10**). Die Längenausdehnung des Befunds, die Darmwandverdickung sowie die KM-Anreicherung sind meßbare Größen, die zur objektiven Bestimmung der Entzündungsaktivität herangezogen werden können (11, 26) (Tab. 5.**5**).

Tabelle 5.**5** MRT-Kriterien zur Klassifizierung der Entzündungsaktivität bei entzündlichen Darmerkrankungen (26)

MRT-Kriterien	Entzündungsaktivität		
	geringe	mittlere	schwere
Wandverdickung	4–5 mm	5–10 mm	> 10 mm
Längenausdehnung	< 5 cm	–	–
Kontrastanhebung	< 50%	≤ 100%	> 100%

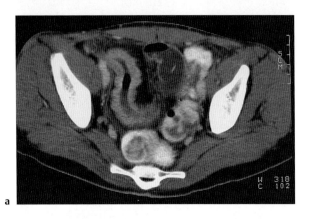

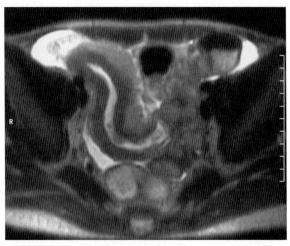

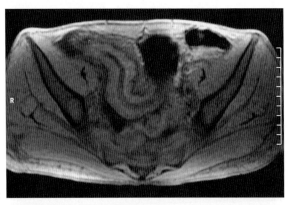

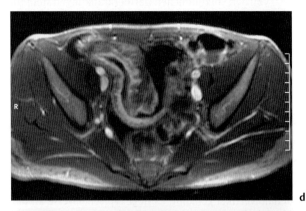

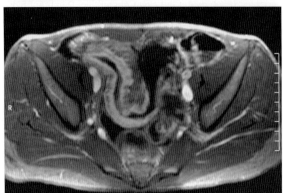

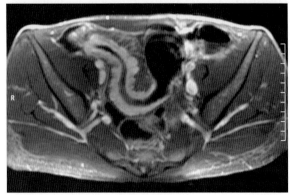

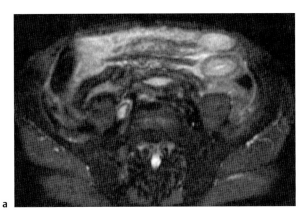

a

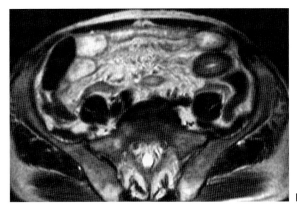

b

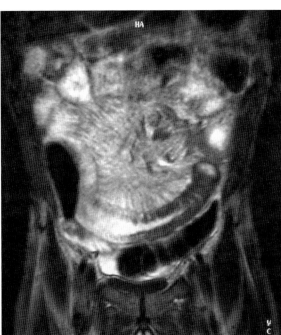

c

Abb. 5.**11** Morbus Crohn. **a** Axiale T2w fettsupprimierte TSE-Sequenz, **b** axiale T2w TSE-Sequenz, **c** koronare T2w TSE-Sequenz. – Bei jungen Patienten, die länger den Atem anhalten können, kann alternativ zur HASTE- auch die TSE-Sequenz zugunsten einer höheren räumlichen Auflösung verwendet werden. Die Wand des terminalen Ileums ist ödematös verdickt mit umgebender Entzündungsreaktion im Fettgewebe. Während die Fettsuppression zur Demarkierung von entzündlich bedingten Flüssigkeitsansammlungen im umgebenden Fettgewebe notwendig ist, läßt sich die Wandverdickung besser auf den nicht fettsupprimierten Aufnahmen abgrenzen.

◁ Abb. 5.**10** Morbus Crohn im akuten Schub. **a** KM-unterstützte CT, **b** axiale HASTE-Sequenz, dynamische Untersuchung **c** nativ, **d** 15 s, **e** 50 und **f** 90 s nach i.v. Bolusgabe von Gadolinium (0,1 mmol/kg KG). – Die Wandverdickung mit transmuraler KM-Aufnahme und die Stenosierung des terminalen Ileums mit prästenotischer Dilatation sind typische Zeichen des Morbus Crohn und können in beiden Schnittbildverfahren, CT und MRT, gleich gut diagnostiziert werden. – Die fehlende Strahlenexposition und höhere KM-Empfindlichkeit der MRT auf KM erlauben dynamische Untersuchungen zur Klassifizierung und Verlaufskontrolle von entzündlichen Darmerkrankungen. Die HASTE-Sequenz dient zur schnellen Orientierung und ist oftmals zur Bestimmung der Befundausdehnung diagnostisch schon ausreichend.

Lipome lassen sich in der MRT mit Hilfe der Fettsättigung relativ eindeutig nachweisen. Ein hohes Signal auf T1w Bildern, das sich durch Fettsättigung unterdrükken läßt, spricht für ein Lipom. Die übrigen Dünndarmtumoren demarkieren sich in der MRT auf T1w Aufnahmen meistens erst durch ihre KM-Anreicherung nach i.v. KM-Gabe (25). Lymphome zeigen allerdings nur eine mäßige KM-Anreicherung und sind daher in erster Linie an der Wandverdickung (Abb. 5.**12**) in Verbindung mit Lymphknoten im Mesenterium zu erkennen. Mit Ausnahme von Lymphomen, die in T2-Gewichtung isointens im Vergleich zu Fett- und hyperintens im Vergleich zu Muskelgewebe sind (23), ist das Kontrastverhalten von Dünndarmtumoren in T2-Gewichtung in der Literatur bisher noch nicht beschrieben.

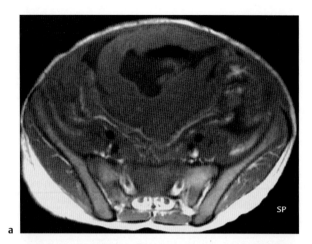

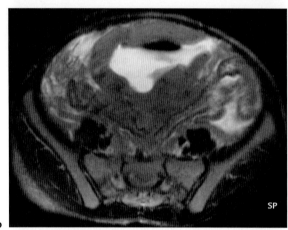

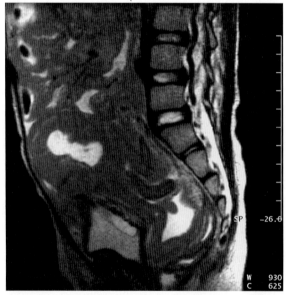

Abb. 5.**12** Dünndarmlymphom. **a** Axiale T1w GRE-Sequenz, **b** axiale T2w fettsupprimierte TSE-Sequenz, **c** sagittale T2w TSE-Sequenz. – Eine ausgeprägte und kontinuierliche Darmwandverdickung charakterisiert das Dünndarmlymphom.

■ Kolon und Rektum

Kolorektales Karzinom

Das kolorektale Karzinom ist der zweithäufigste maligne Tumor bei Männern und Frauen. Es entsteht zu etwa 90% aus einem Adenom. Mehr als 50% der Tumoren sind im Rektosigmoid lokalisiert. Das Karzinom wächst typischerweise zirkulär und führt schließlich zur Obstruktion. Etwa 50% aller kolorektalen Karzinome finden sich im Rektum, 20% im Sigma, 6% im Colon descendens, 8% im Colon transversum, 6% im Colon ascendens und 10% im Zäkum (Abb. 5.**13**). Mehrfachkarzinome treten bei 2–3% der Patienten mit kolorektalem Karzinom auf.

Die TNM-Stadieneinteilung ist in Tab. 5.**6** zusammengefaßt. Das kolorektale Karzinom breitet sich lokal in das perirektale oder parakolische Fettgewebe aus, daneben über die Lymphbahnen und bei Einbruch in die Gefäße auf hämotogenem Wege. Die Metastasierung beginnt am häufigsten mit einer lymphogenen Ausbreitung. Bei der Operation ist die Resektion des Lymphabflußgebiets entlang den versorgenden Blutgefäßen entscheidend, um Lokalrezidive und sekundäre Fernmetastasen zu verhindern.

Die Lymphabflußwege des Kolons entsprechen der arteriellen Versorgung entlang der A. ileocolica, der A. colica dextra, der beiden Äste der A. colica media und des kurzen Stamms der A. mesenterica inferior mit der A. colica sinistra und den Aa. sigmoideae (Abb. 5.**13**). Das Rektum führt im Gegensatz zu den anderen Kolonabschnitten nur sehr wenig Lymphgefäße, so daß die Gefahr der lymphogenen Metastasierung erst mit Infiltration der Muscularis mucosae und Submukosa beginnt. Der Lymphabfluß verläuft dann über die A. rectalis superior zur A. mesenterica inferior und über die Aa. rectales inferior und die Iliaca-interna-Gefäße zur seitlichen Beckenwand. Nur bei sehr tiefem Tumorsitz und Infiltration in die Levatorebene oder bei blockiertem Lymphabfluß nach proximal erfolgt die Metastasierung nach distal und inguinal wie beim Analkarzinom. Im allgemeinen finden sich distale Lymphknoten nicht weiter als 2–3 cm vom Tumorrand entfernt.

Tabelle 5.**6**   TNM-Klassifikation des kolorektalen Karzinoms

Infiltration		Lymphknoten-metastasen	Fern-metastasen
T1	Submukosa	N1 ≤ 3 regionäre LK	M1*
T2	Muscularis propria	N2 > 3 regionäre LK	
T3	Subserosa, nichtperitonealisiertes perikolisches/perirektales Gewebe		
T4	Nachbarstrukturen/viszerales Peritoneum		

* z. B. Leber (69–80%), Lunge (12–37%), Skelett, Nebennieren, Gehirn, Peritoneum

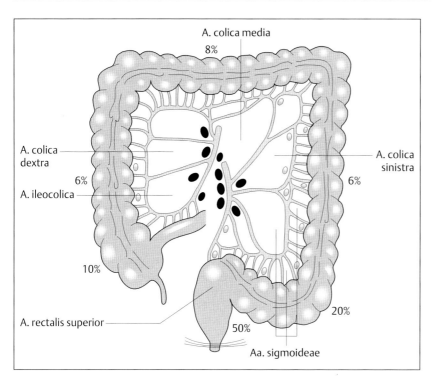

Fernmetastasierung

Entsprechend dem venösen Abfluß über das Pfortadersystem stellt die Leber das primäre und am häufigsten betroffene Wirtsorgan für Metastasen dar. Zweithäufigster Metastasierungsort ist die Lunge, wobei vor allem beim tiefen Rektumkarzinom auch eine primäre Lungenmetastasierung bei venöser Drainage über Beckenvenen und paravertebrale Venen auftreten kann. Es folgen in der Häufigkeit Skelettmetastasen und der Befall von Nebennieren und Gehirn. Bei fortgeschrittenem Tumor kommt es zu einer peritonealen Tumoraussaat mit Ovarialabsiedelungen. Beim metastasierten Kolonkarzinom finden sich die Filiae in der Leber zu 69–80%, im Peritoneum zu 17–32% und in der Lunge zu 12–37%. Demgegenüber metastasiert das Rektumkarzinom nur zu 59–66% in die Leber und zu 12% ins Peritoneum, aber dafür relativ häufig in die Lunge (zu 19–47%). Die Wahrscheinlichkeit einer synchronen oder metachronen Metastasierung wird von verschiedenen Faktoren des Primärtumors beeinflußt. So steigt die Inzidenz mit zunehmendem T- und N-Stadium, aber auch mit abnehmender Tumordifferenzierung. Weitere nichtetablierte Faktoren, welche die Metastasenhäufigkeit mitbestimmen, sind der Ploidiestatus, die Wachstumsfraktion sowie der Verlust von Adhäsionsmolekülen.

Kolorektale Karzinomrezidive treten meist lokoregionär auf. Das Rezidiv im Anastomosebereich selbst ist besonders häufig nach tiefer anteriorer Resektion von Tumoren des proximalen Rektums oder des distalen Sigmoids. Lokalrezidive können die Bauchwand, das Beckenskelett, die Ureteren und das Pankreas infiltrieren. Das präsakrale Rektumkarzinomrezidiv bezieht häufig den M. piriformis ein und kann zu einer Infiltration des N. ischiadicus führen. Tumorrezidive treten in Abhängigkeit vom Stadium bei Diagnosestellung in bis zu 50% der Fälle auf.

MRT bei neoplastischen Erkrankungen

Für die Kontrastierung des Kolons eignen sich die orale und/oder die rektale KM-Gabe, letztere insbesondere bei pathologischen Befunden von Colon descendens, Colon sigmoideum und Rektum. Die oral gegebene KM-Menge entspricht der für die Füllung des Dünndarms (S. 111), wobei die Zeitdauer zwischen KM-Gabe und MRT-Bildgebung deutlich länger sein sollte. Das KM-Volumen beim rektalen Einlauf richtet sich nach der Toleranz des Patienten bzw. Wirkung des Buscopans. Kolorektale Karzinome sind in der MRT in erster Linie anhand ihrer Morphologie und weniger anhand ihrer Signalintensiät auf T2w Bildern oder anhand ihrer KM-Anreicherung nach i. v. KM-Gabe zu erkennen. Ist die interessierende Region das Colon sigmoideum, empfiehlt sich die Untersuchung bei zumindest partiell gefüllter Blase, so daß der Patient beim Eintreffen in der MRT-Abteilung nach dem Füllungszustand der Harnblase gefragt werden sollte, um ggf. durch eine Kochsalzinfusion die Diurese zu forcieren. Transversalaufnahmen sollten in jedem Fall angefertigt werden (Abb. 5.**2**). Auch für die MRT des Rektums ist eine Untersuchung bei zumindest partiell gefüllter Blase vorteilhaft. Zur Bestimmung der Infiltrationstiefe können Endorektalspulen benutzt werden, mit deren Hilfe die verschiedenen Wandschichten des Rektums sowie Lymphknoten bis zu 2 mm aufgelöst werden können (24). Zur besseren Unterscheidung zwischen Lymphknoten und Gefäßanschnitten kann eine Time-of-flight-(TOF-)Sequenz (selektive Gefäßdarstellung) verwendet werden.

MR-Kolographie (MRC)

Zu Vorsorge, Früherkennung, Staging und Nachsorge von kolorektalen Karzinomen wird derzeit die MR-Kolographie (MRC) (Tab. 5.**7**) erprobt (17, 19). Die MRC basiert auf dem gleichen Prinzip wie die KM-unterstützte MR-Angiographie. Nur wird hier das paramagnetische Kontrastmittel ins Kolon gegeben. Die dreidimensionale und KM-selektive Aufnahmetechnik in Verbindung mit der hohen räumlichen Auflösung ermöglicht u. a. die Nachverarbeitung zur virtuellen Koloskopie, die in Verbindung mit multiplanaren Rekonstruktionen die Früherkennung von endoluminalen Tumoren wesentlich vereinfacht. Die MRC beinhaltet neben der 3D-GRE-Sequenz auch eine HASTE-Sequenz, die pathologische Befunde aufgrund ihres erhöhten Wassergehaltes hervorhebt. Somit können in der MRC kolorektale Raumforderungen aufgrund von Morphologie und Kontrast erkannt werden.

Um das Kolon in seiner Gesamtheit mit homogener Signalverteilung abbilden zu können, wird anstatt der Oberflächen- die Körperspule benutzt. Die Darmvorbereitung entspricht der einer „herkömmlichen" Koloskopie. Zur MRT liegt der Patient in Bauchlage auf der MR-Untersuchungsliege und erhält einen Einlauf, derzeit bestehend aus 60 ml eines extrazellulären Gd-KM (0,5molar) und 3 l Wasser. Die relativ hohe Gd-Konzentration ($\geq$ 10 mmol/l) bewirkt in T1-Gewichtung ein positives Signal und in T2-Gewichtung eine Signalauslöschung. Alternativ kann z. B. auch Eisenglycerophosphat in Reinform (18) oder mit Gadolinium dotiert für diesen Zweck benutzt werden. Der Patient ist auf saugfähigen Windeln gelagert und in eine wasserdichte Folie eingewickelt, um bei Inkontinenz das KM zu absorbieren und einen KM-Übertritt in den Scanner zu vermeiden.

Als Localizer wird eine axiale HASTE-Sequenz ohne Fettsättigung benutzt. Ist eine Perforation nicht völlig ausgeschlossen, wird die HASTE-Sequenz gleich mit Fettsättigung durchgeführt (Abb. 5.**14**). Unmittelbar vor Beginn des Einlaufes erhält der Patient i.v. ein Spasmolytikum (20–40 mg Buscopan). Der Einlauf erfolgt unter MR-Sichtkontrolle mit einem hydrostatischen Druck von 0,5 m Wassersäule. Zur MR-Sichtkontrolle wird eine nichtschichtselektive GRE-Sequenz mit einer zeitlichen Auflösung von 1 Bild pro Sekunde benutzt (Abb. 5.**15**, 5.**16a**). Sobald das Kolon komplett gefüllt und ausreichend distendiert ist, wird axial eine nichtschichtselektive GRE-Sequenz aufgenommen, um anhand der beiden Projektionen die nachfolgenden Sequenzen grafisch einplanen zu können. Es folgen eine 3D-GRE- (Abb. 5.**16b**) und eine HASTE-Sequenz (Abb. 5.**16c**) zunächst in Bauchlage. Bei unklarem Befund oder Vorliegen eines Kolonkarzinoms wird zum Staging, insbesondere zur Beurteilung der Leber, zusätzlich noch eine koronare 2D-GRE-Sequenz vor und 20 sowie 60 s nach i.v. KM-Gabe (0,1 mmol Gd/kg Körpergewicht) aufgenommen (Abb. 5.**16d, e**). Bei verbleibendem Darmgas im Kolon wird der Patient in Rückenlage gedreht und die 3D-GRE- sowie HASTE-Sequenz wiederholt. Vor der Umlagerung des Patienten wird der KM-Beutel auf den Boden gelegt, damit das KM anstatt in den Dünndarm in den Beutel zurückläuft. Während der Lokalisierungsaufnahmen in Rückenlage wird der KM-Beutel zur Dickdarmfüllung wieder über das Patientenniveau gehängt.

Alle Aufnahmen der MRC erfolgen in Atemstillstand, wobei die HASTE-Sequenzen u. U. auch bei flacher Atmung durchgeführt werden können. Während der gesamten Untersuchung bleibt die Schlauchverbindung zwischen Rektum und Einlaufbeutel geöffnet, um peristaltik- oder atembedingte Druckwellen sowie restliches

Tabelle 5.**7**   MR-Kolographie[1]

Gewichtung	Orientierung	Sequenztyp	TR (ms)	TE (ms)	Flip (°)	FS	Matrix ($N_{phase} \times N_{frequ}$)	N_{AC}	SD (mm)	Abb.
T2	axial	HASTE (SSFSE)	–	60	–	nein	256×160	0,5	10	5.**1a**
T1[2]	cor axial[3]	GRE (FLASH/SPGR)	Minimum	Minimum	60	nein	256×160	0,5	–	5.**4**
T1	cor	GRE (FLASH/SPGR)	Minimum	Minimum	70	nein	384 (256) ×192 (160)	0,5	1,8–3	5.**5a**, 5.**4a**
T2[4]	cor	HASTE (SSFSE)	–	60	–	nein	256×160	0,5	6	5.**1a**, 5.**2a**
T2	cor	HASTE (SSFSE)	–	90	–	ja	256×160	0,5	6	5.**1b**, 5.**2b**
(T1)[5] (dynamisch)	cor	GRE (FLASH/SPGR)	100–150	Minimum	60	ja	256×160	1	6–8	5.**3**, 5.**6**, 5.**7**

[1]   In Bauch- und Rückenlage, mit Ausnahme der „Einlaufmonitorsequenz" müssen alle GRE-Sequenzen in Atemstillstand aufgenommen werden. Die HASTE-(SSFSE-)Sequenzen hingegen können notfalls auch unter Atmung aufgenommen werden.

[2]   Nicht schichtselektive Sequenz zur Darstellung des rektalen Einlaufs („Einlaufmonitorsequenz").

[3]   Wird am Ende des Einlaufs nochmals axial zur graphischen Planung der nachfolgenden Sequenzen durchgeführt (zweiter Localizer).

[4]   Bei positivem Befund im Sigma Aufnahme in axialer Schichtführung wiederholen.

[5]   Bei unklarem Befund (im Becken axial, sonst koronar) oder zur gleichzeitigen Beurteilung der Leber (koronar) nativ und in Folge nach i.v. Gd-Gabe (0,1 mmol/kg KG).

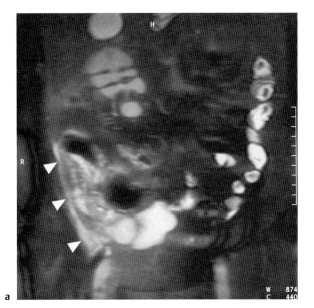

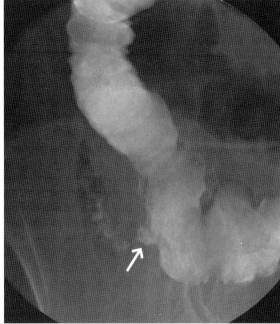

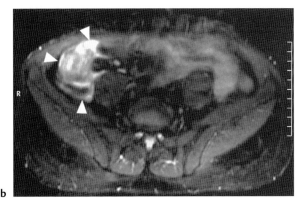

Abb. 5.**14** Flüssigkeitsverhalt (Pfeilspitzen) und entzündliche Wandverdickung des elongierten Sigmas bei Perforation nach Polypektomie. **a** Koronare fettsupprimierte HASTE-Sequenz; **b** axiale fettsupprimierte HASTE-Sequenz; **c** konventioneller Kontrasteinlauf. – Die freie Flüssigkeit in Verbindung mit der Wandverdickung des Sigmas spricht für eine Perforation, die sich im konventionellen Kontrasteinlauf bestätigte (Pfeil).

Darmgas in den Beutel ableiten zu können. Die Höhe des hydrostatischen Drucks zur Aufrechterhaltung der Kolondistension (Gleichgewichtsdruck) richtet sich nach der Toleranz des Patienten und kann mittels eines MRT-kompatiblen Infusionsständers variabel eingestellt werden.

Da im Querschnittsbild Haustren nur schwer von Polypen zu unterscheiden sind (19), wird zunächst mit der Analyse der virtuellen Koloskopie (VC) begonnen (Abb. 5.**16f**). Anschließend wird die Kontur des Kolons sukzessive in koronarer, sagittaler und axialer Schichtorientierung systematisch vom Rektum bis zum Zäkum interaktiv abgefahren und beurteilt (Abb. 5.**16f**). Abschließend werden die T2w Bilder analysiert (Abb. 5.**16c**). Suspekte Befunde in der virtuellen Koloskopie werden mit den korrespondierenden Befunden auf den multiplanaren Rekonstruktionen (Abb. 5.**16f**) und T2w Bildern korreliert und umgekehrt. Zur effektiven Analyse ist ein leistungsfähiger Computer erforderlich, der eine interaktive Beurteilung in quasi Echtzeit ermöglicht. Zur Orientierung, Navigation und Korrela-

tion zwischen den Befunden in der virtuellen Koloskopie und denen in den Schnittbildrekonstruktionen sollte auf dem Computerbildschirm die virtuelle Koloskopie in Verbindung mit den multiplanaren Rekonstruktionen (MPR) dargestellt sein (Abb. 5.**16f**). Die virtuelle Koloskopie scheint die sensitivste Nachverarbeitungsmethode in der Detektion von kolorektalen Raumforderungen zu sein. Sie ist jedoch wegen der fehlenden Kontrastgebung relativ unspezifisch in der Differenzierung zwischen Kotresten und Lufteinschlüssen. Während Lufteinschlüsse durch die Spiegelbildung und die Einnahme der höchsten Position in den axialen oder sagittalen Schichtrekonstruktionen relativ einfach identifiziert werden können, kann sich die Differenzierung zwischen Kotresten und Polypen relativ schwierig gestalten. Der Patient sollte daher in Bauch- und Rückenlage untersucht werden, um Lufteinschlüsse und Kotreste durch ihren Positionswechsel von fixierten Polypen unterscheiden zu können. Die Wiederholung der Aufnahmen in veränderter Patientenposition ist daher insbesondere bei Patienten, die schlecht bzw. gar nicht abgeführt sind,

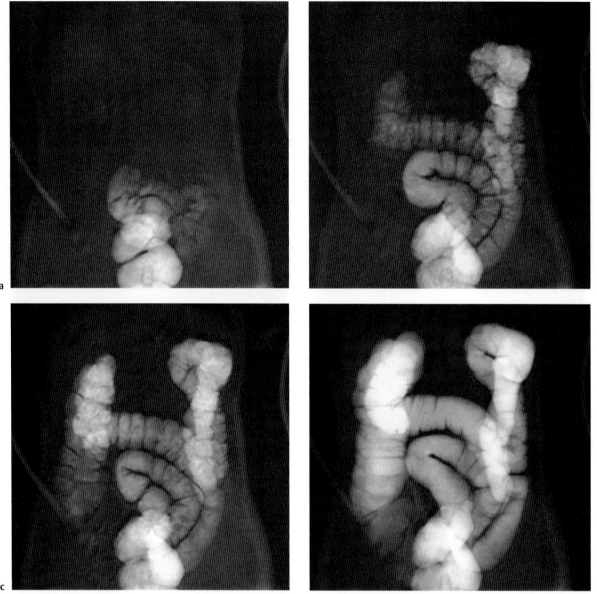

a

b

c

d

Abb. 5.**15** MR-kontrollierter Einlauf. Nichtschichtselektive GRE-Sequenz mit einem FOV von 46 cm. − In nahezu Echtzeit können der Füllungszustand sowie die Distension des Kolons beurteilt werden, um optimale Bedingungen für die nachfolgende 3D-Datenakquisition zu schaffen.

zu empfehlen. Außerdem sollten die Aufnahmen wiederholt werden, um durch Verlagerung der verbleibenden Restluft auch die Kolonabschnitte in der virtuellen Endoskopie beurteilen zu können, die vorher nicht einsehbar waren (Abb. 5.**17**). Neben der Fixierung und der Morphologie (Abb. 5.**18**) kann auch das Signal in T2-Gewichtung als Kriterium zur Differenzierung zwischen Kotresten bzw. Lufteinschlüssen und soliden Raumforderungen genutzt werden. Ein helles Signal in T2-Gewichtung ist beweisend für das Vorliegen einer soliden Raumforderung (Abb. 5.**19**), da Kot und Luft nur sehr wenig bzw. kein Signal in T2-Gewichtung aufweisen. Der Umkehrschluß gilt jedoch nicht. Unauffällige T2w Bilder

können keineswegs die Existenz von kleineren Raumforderungen ausschließen. Das Signalverhaltern von kolorektalen Adenomen und Karzinomen auf fettsupprimierten HASTE-, T2w TSE- oder STIR-Sequenzen (Abb. 5.**20**) ist bisher noch nicht systematisch erforscht worden. Es zeichnet sich jedoch ab, daß größere Karzinome im Vergleich zu kleineren Adenomen bzw. Adenokarzinomen eine niedrigere Signalintensität auf HASTE-Aufnahmen zeigen (Abb. 5.**2**, 5.**21**). Kolorektale Karzinome sind daher in der MRT in erster Linie anhand der Morphologie und weniger anhand ihrer Signalintensität auf T2w Bildern oder ihrer KM-Anreicherung nach i.v. KM-Gabe zu diagnostizieren (Abb. 5.**21**).

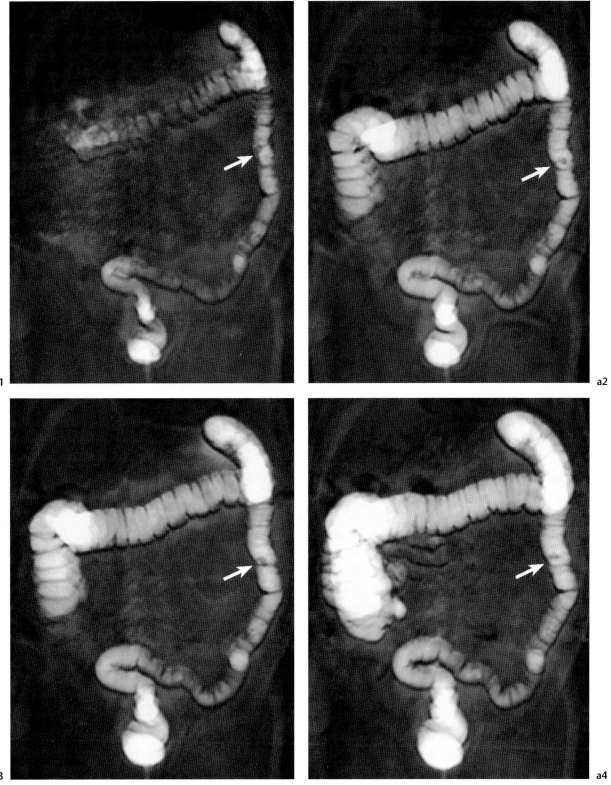

a1　　　　　　　　　　　　　　　　　　　　　a2

a3　　　　　　　　　　　　　　　　　　　　　a4

Abb 5.**16**　MR-Kolographie (MRC) zur Tumorvorsorge und Tumorfrüherkennung. Adenom (Pfeil). **a** Koronare nichtschichtselektive GRE-Sequenz;　　　　　　　　　　　　　　　　　　　Abb. 5.**16 b–e**　▷

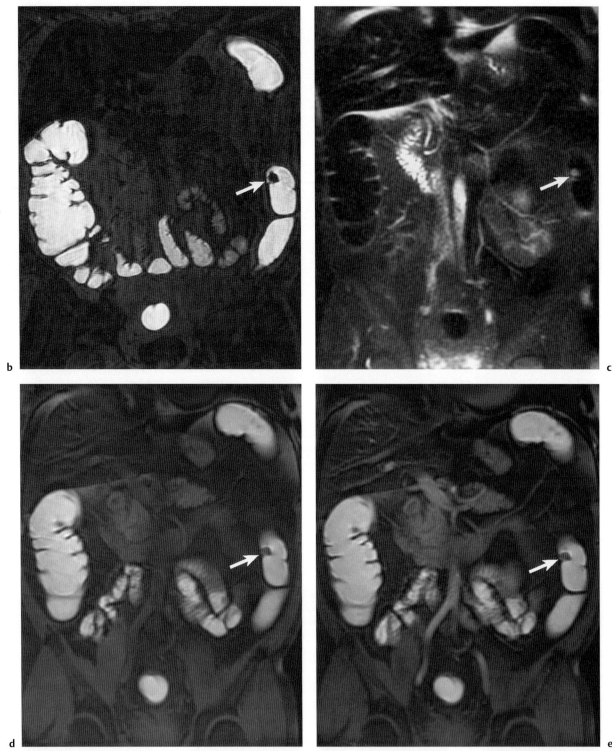

Abb. 5.**16 b** koronare 3D-GRE-Sequenz; **c** fettsupprimierte HASTE-Sequenz, dynamische Untersuchung **d** nativ, **e** 15 s nach i.v. Bolusgabe von Gadolinium (0,1 mmol/kg KG). Abb. 5.**16 f** ▷

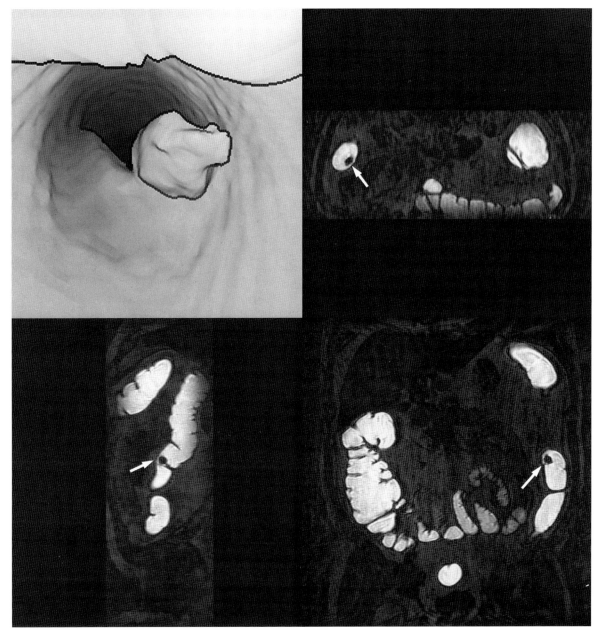

Abb. 5.**16f** Computerbildschirmunterteilung zur interaktiven Befundung der MR-Kolographie mittels der virtuellen Endoskopie (oben links) in Verbindung mit den korrespondierenden multiplanaren Rekonstruktionen (MPR): axial (oben rechts), sagittal (unten links), koronar (unten rechts). – Die 3D-Sequenz ermöglicht die Rekonstruktion von endoluminalen Perspektiven und beliebig im Raum ausgerichteten Querschnittsbildern zur schnellen Detektion von endoluminalen Raumforderungen. Mit der HASTE-Sequenz kann die Kolonwand direkt dargestellt und zwischen solidem Gewebe und Luft- oder Stuhlresten unterschieden werden. Eine hohe SI spricht für einen pathologischen Befund. Die konstante Lage des Befundes während des Einlaufs dient als weiteres Kriterium zur Unterscheidung zwischen soliden Raumforderungen und Luft- oder Stuhlresten. Bei unklarem Befund und verbleibendem Darmgas können die 3D- und die HASTE-Sequenzen in Rückenlage des Patienten wiederholt werden. Zusätzlich lassen sich unsichere Befunde durch eine KM-Anreicherung in der dynamischen Untersuchung erhärten. Die HASTE- sowie ggf. auch die dynamische Sequenz können gleichzeitig zur Abklärung des gesamten Bauchraumes genutzt werden.

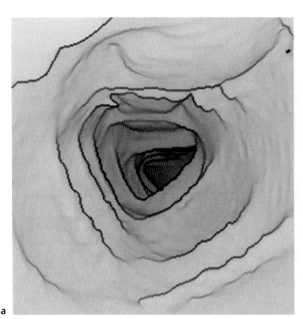
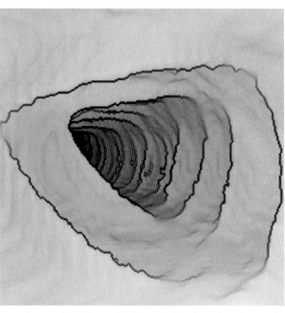

a

b

Abb. 5.**17**   Normale virtuelle Koloskopie des Colon transversum, **a** in Bauchlage, **b** in Rückenlage. – Verbleibende Restluft im Kolon kann anhand der höchsten Position und des Wasser-Luft-Spiegels als solche identifiziert werden. Durch den Wechsel von der Bauch- in die Rückenlage werden die Lufttaschen verlagert und damit die zuvor nicht einsehbaren Abschnitte beurteilbar.

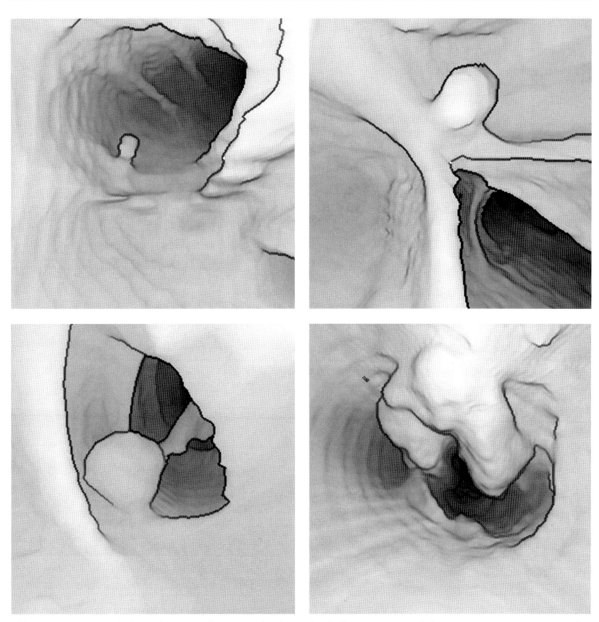

Abb. 5.**18** Virtuell endoskopische Darstellung verschieden großer Adenome (8 mm, 12 mm und 20 mm im größten Durchmesser) bis hin zum Karzinom. – Die Pathogenese des ko-lorektalen Karzinoms (Adenom-Karzinom-Sequenz zu über 90%) ermöglicht eine einfache Tumorvorsorge durch Polypekto-mie.

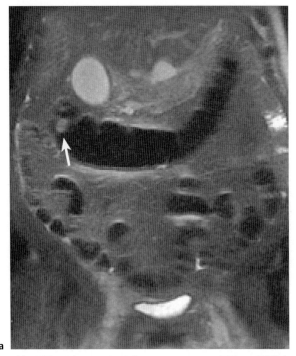

a

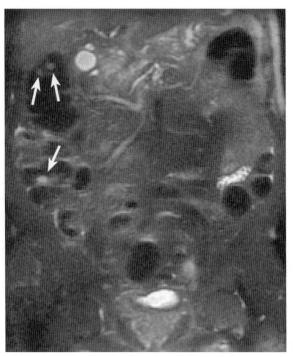

b

Abb. 5.**19** Adenome im Colon transversum und Zäkum (Pfeile). **a** und **b** Fettsupprimierte HASTE-Sequenz. – Die Polypen, die in T2-Gewichtung hyperintens dargestellt sind, können von verbleibenden Stuhl- oder Luftresten unterschieden werden.

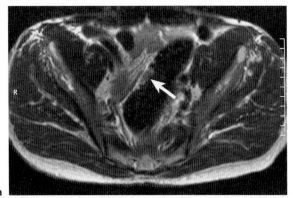

a

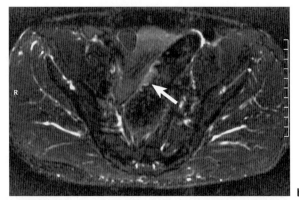

b

Abb. 5.**20** Tubulovillöses Adenom (Pfeil) mit schweren Dysplasien. **a** T2w TSE-Sequenz; **b** STIR-Sequenz. – Das Adenom stellt sich auf der T2w TSE-Sequenz und der STIR-Sequenz relativ zum Muskel hyperintens dar.

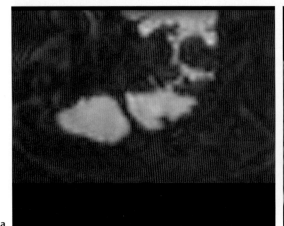

a

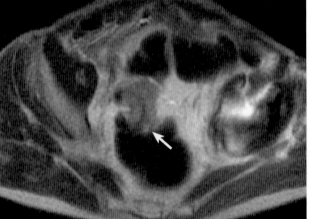

b

Abb. 5.**21** Sigmakarzinom. **a** Axiale Rekonstruktion der 3D-GRE-Sequenz, **b** axiale HASTE-Sequenz. – Auf den hochaufgelösten Bildern der 3D-GRE-Sequenz imponiert das Karzinom morphologisch durch die Irregularität in der Kontur der Kolonwand und die Lumeneinengung. Auf den T2w Bildern zeigt das Karzinom (Pfeil) eine im Vergleich zum Fettgewebe und Adenom (Abb. 5.**16c**, 5.**19**) niedrige Signalintensität.

Die Pathogenese des kolorektalen Karzinoms (Adenom-Karzinom-Sequenz) bietet im Vergleich zu anderen Tumorentitäten die Möglichkeit einer einfachen Tumorvorsorge durch Polypektomie. Die MR-Kolographie kann hier möglicherweise genutzt werden, um aus der großen Anzahl der potentiell Gesunden diejenigen herauszufiltern, die von einer prophylaktischen Polypektomie profitieren könnten (Abb. 5.**18**). Darüber hinaus ermöglicht sie auch eine Früherkennung von Tumoren zur rechtzeitigen Resektion im kurativen Sinne.

Die MR-Kolographie kann auch zum präoperativen Staging von kolorektalen Karzinomen benutzt werden, insbesondere bei den Patienten, bei denen die Tumorstenose mit dem Endoskop nicht passiert und somit das proximale Kolon nicht beurteilt werden kann (Abb. 5.**22**). Von den verschiedenen 3D-Darstellungsformen – Oberflächendarstellung (surface shaded display, SSD), maximale Intensitätsprojektion (MIP), virtuelle Koloskopie (virtual colonoscopy, VC), multiplanare Rekonstruktionen (MPR) und virtuelle Doppelkontrastdar-

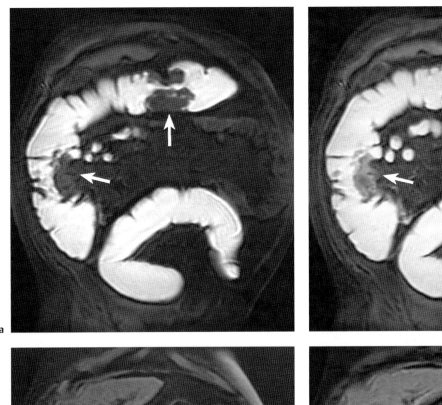
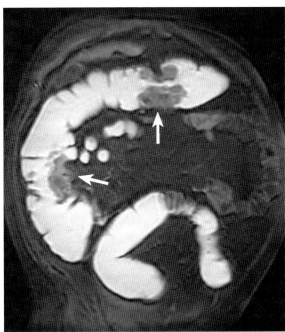

a

c

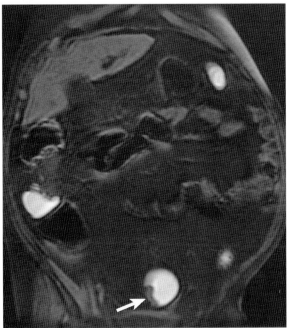
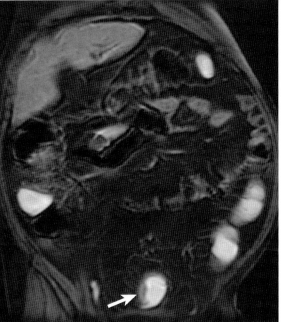

b

d

Abb. 5.**22** MR-Kolographie (MRC) zum Tumorstaging bei einem Patienten mit endoskopisch unpassierbarer Tumorstenose im Colon transversum. Metachrone Kolonkarzinome im Colon ascendens, Colon transversum sowie im Rektum (Pfeile) und Zweitkarzinom (hepatozelluläres Karzinom) in der Leber (Pfeilspitze).

Abb. 5.**22 e–i** ▷

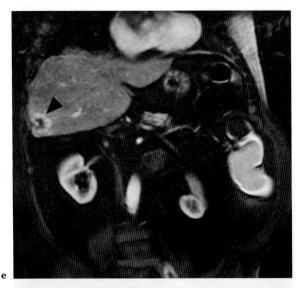

e

Abb. 5.**22** Dynamische Untersuchung **a, b** nativ, **c–e** 15 s nach i.v. Bolusgabe von Gadolinium (0,1 mmol/kg KG). Möglichkeiten der Bildnachverarbeitung. **f** Schattierte Oberflächendarstellung (shaded surface display, SSD). **g** Maximale Intensitätsprojektion (MIP). **h** Virtuelle Koloskopie (virtual colonoscopy, VC). **i** Multiplanare Rekonstruktion (MPR). – Die äußere Morphologie des Kolons kann mittels Oberflächendarstellung oder maximaler Intensitätsprojektion und die endoluminale mittels virtueller Koloskopie dreidimensional veranschaulicht werden. Die multiplanare Rekonstruktion zeigt einen weiteren Tumor (Pfeil) im Rektum, der in der SSD-, MIP- und VC-Darstellung nicht erkennbar war. Die Sensitivität der MR-Kolographie wird somit hauptsächlich durch die Analyse der MPR bestimmt. Die dynamische Untersuchung wird bei vorhandenem Kolonkarzinom zur Abklärung der Leber durchgeführt. Sie erhöht gleichzeitig die Spezifität und somit die diagnostische Sicherheit in der Unterscheidung zwischen Tumorgewebe und Luft- bzw. Stuhlresten. Das Karzinom im Rektum (Pfeil) zeigt eine KM-Anreicherung.

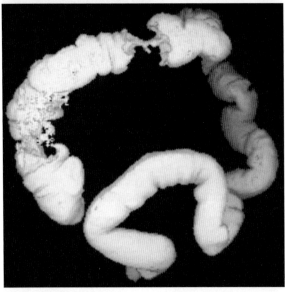

f

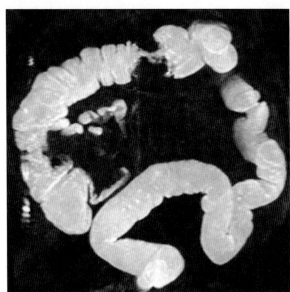

g

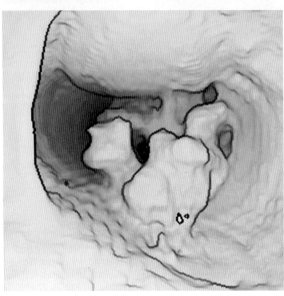

h

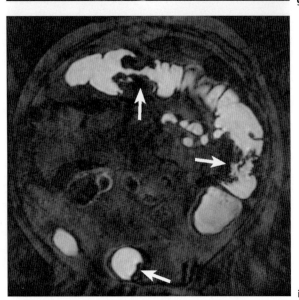

i

stellung – zeigen derzeit die MPR in Verbindung mit der VC die höchste Sensitivität in der Erkennung von kolorektalen Raumforderungen (Abb. 5.**22**). Die SSD-, die MIP-Darstellung oder die Bildgebung des Einlaufs kann zum Verständis der Kolonanatomie (Abb. 5.**23**) und damit zur Operationsplanung beitragen. Der diagnostische Nutzen virtueller Doppelkontrastdarstellungen wird derzeit erforscht.

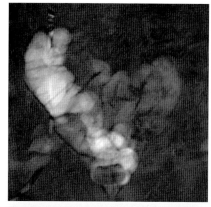

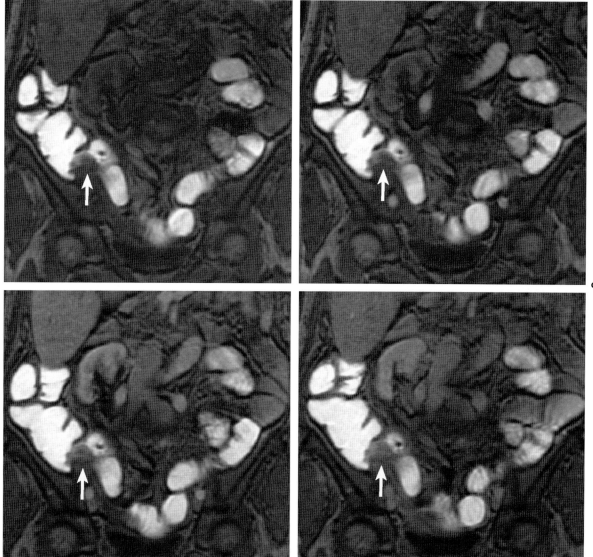

Abb. 5.**23** MR-Kolographie (MRC) zur Tumornachsorge. Rezidiv im Bereich der Zäkum-Sigma-Anastomose (Pfeile) bei subtotaler Kolektomie. **a** Nichtschichtselektive GRE-Sequenz, dynamische Untersuchung **b** nativ, **c** 15 s, **d** 55 s, **e** 180 s nach bolusförmiger i.v. KM-Injektion (0,1 mmol Gd/kg KG). – Die nicht-schichtselektive Aufnahme gibt Aufschluß über die postoperative Kolonanatomie. Die KM-unterstützten Aufnahmen zeigen die KM-Anreicherung im Rezidiv und seine extraluminale Ausbreitung.

In der postoperativen Nachsorge kommt der MRT eine gewisse Bedeutung in der Unterscheidung zwischen Tumorrezidiv und operativ oder radiogen bedingtem Narbengewebe zu. Obgleich diese Differenzierung oftmals auch in der MRT sehr schwierig ist, sprechen eine KM-Anreicherung (21) (Abb. 5.**24**) oder ein hyperintenses Signal in T2-Gewichtung (12) für ein Tumorrezidiv. Bei weiterhin unklarem Befund kann die MRT zumindest zur Zielortbestimmung für eine Biopsie dienen (Abb. 5.**24**). Der Stellenwert der MRT in der Früherkennung eines Rezidivs sowie in der Unterscheidung zwischen Narben- und Tumorgewebe bleibt jedoch weiterhin abzuklären, insbesondere im Vergleich zur Fluorodesoxyglucose-Positronenemissionstomographie (FDG-PET), die sich als alternative Methode anbietet.

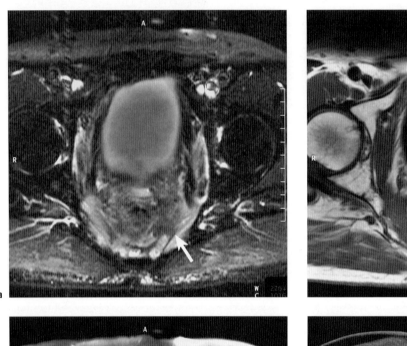

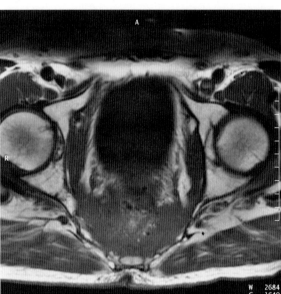

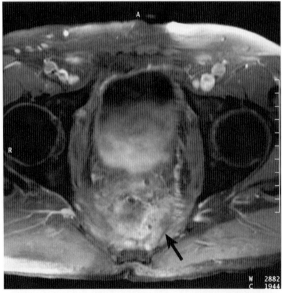

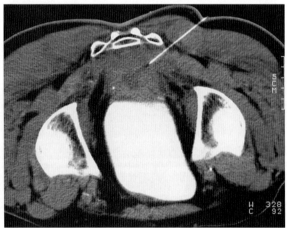

Abb. 5.**24** MRT zur Biopsieplanung bei einem Patienten mit Verdacht auf Karzinomrezidiv (Pfeil). **a** T2w fettsupprimierte SE-Sequenz; **b** T1w SE-Sequenz; **c** T1w fettsupprimierte SE-Sequenz nach i.v. KM-Gabe und **d** CT-gesteuerte Biopsie. – Der im Vergleich zur CT höhere Weichteil- und KM-Kontrast zur MRT kann zur Bestimmung des Zielortes zur Biopsie genutzt werden. Das histologisch nachgewiesene Karzinomrezidiv demarkiert sich am besten nach KM-Gabe auf der fettsupprimierten T1w SE-Sequenz.

Entzündliche Erkrankungen

Die häufigsten entzündlichen Erkrankungen des Kolons sind die Divertikulitis auf dem Boden einer Divertikulose, die Colitis ulcerosa und der Morbus Crohn. Deutlich seltener sind postradiogene Veränderungen des Kolorektums. Im Gegensatz zum Morbus Crohn ist bei der Colitis ulcerosa vornehmlich die Mukosa und nicht die gesamte Darmwand befallen. Dennoch besteht bei entsprechender Ausprägung der Entzündung eine deutliche Wandverdickung. Die Colitis ulcerosa beginnt typischerweise im Rektum und breitet sich kontinuierlich nach proximal aus, während beim Morbus Crohn ein diskontinuierlicher Befall häufig ist. Die bei Morbus Crohn typischen Fisteln, Abszesse und lokoregionären Lymphknotenvergrößerungen sind bei der Colitis ulcerosa selten; sigmoidovesikale Fisteln kommen jedoch vor. Im Verlauf einer Divertikulose, die zu ca. $2/3$ das Sigma betrifft, kommt es ebenfalls zu einer Darmwandverdickung. Stenosen, peridivertikulitische Infiltrationen des Fettgewebes, gedeckte Perforationen, Abszesse und Fisteln können bei der Divertikulitis auftreten.

Die akute Appendizitis betrifft ca. 6% der Bevölkerung. Bei unkomplizierten Fällen zeigen sich eine Wandverdickung, entzündliche Veränderungen im umgebenden Fettgewebe (58–88%) und in bis zu 23% Kotsteine (Appendikolith). Die Häufigkeit der perforierten akuten Appendizitis wird mit 25% angegeben. Dabei kommt es u. U. zur Phlegmone oder zum perityphlitischen Abszeß. Im Vergleich zur unkomplizierten Entzündung sind Appendikolithen bei der perforierten Appendizitis sehr viel häufiger.

MRT bei entzündlichen Erkrankungen

Die MRC kann auch zur Beurteilung entzündlicher Erkrankungen eingesetzt werden (Abb. 5.**25**), jedoch empfiehlt sich im Gegensatz zur MRC die Verwendung eines negativen enteralen Kontrastmittels (Tab. 5.**1**) zur besseren lumenseitigen Kontrastierung der muralen KM-Anreicherung in der dynamischen Untersuchung (Abb. 5.**10**, 5.**11**). Zur Kontrastierung des distalen Dünndarms und des proximalen Kolons werden 2–3 Stunden vor der MRT 400–600 ml KM verabreicht. Sofern auch der proximale Dünndarm kontrastiert sein muß, gibt man 30 min und 5–10 min vor Untersuchungsbeginn weitere 500 ml bzw. 250 ml orales KM. Idealerweise wird die Vorbereitung ergänzt durch einen KM-Einlauf, wobei sich das Volumen nach der subjektiven Toleranz des Patienten richtet. Insbesondere bei Vorliegen einer ausgeprägten Entzündung kann der Einlauf Schmerzen bereiten, so daß die Untersuchung relativ schnell durchgeführt werden sollte und der Einlauf ggf. wieder abgelassen werden muß (Abb. 5.**25**). Wie beim Dünndarm sollte die fettsupprimierte HASTE-Sequenz als „Such"- (Abb. 5.**26**) und die KM-unterstützte GRE-Sequenz als „Staging"-Sequenz eingesetzt werden (Abb. 5.**27**, 5.**28**).

Bei Patienten mit Colitis ulcerosa zeigt die Kolonwand (Mukosa und Submukosa) in T1- und T2-Gewichtung im aktiven Stadium eine erhöhte Signalintensität (3). Im inaktiven Stadium ist die Colitis ulcerosa eher an-

hand der Wandverdickung des Kolons zu erkennen. In der Differenzierung zwischen Morbus Crohn und Colitis ulcerosa ist die MRT nicht sensitiver als die Endoskopie (26). Eine transmurale KM-Anreicherung und ein diskontinuierliches Befallsmuster mit Befall des terminalen Ileums und Aussparung des Rektums (Abb. 5.**9**, 5.**10**) ist typisch für den Morbus Crohn, während eine retrograd vom Rektum ausgehende kontinuierliche Ausbreitung für eine Colitis ulcerosa spricht (Abb. 5.**28**). Beim Morbus Crohn zeigt meist die gesamte Darmwand eine Signalanhebung auf KM-unterstützten GRE-Aufnahmen, während bei der Colitis ulcerosa im chronischen Stadium oder bei einer unspezifischen Enteritis die Serosa vorwiegend ausgespart bleibt (Abb. 5.**29**). Schon nach einem Jahr ist bei der Colitis ulcerosa im chronischen Stadium eine durch Ödem und Lymphangiektasie bedingte Verdickung der Submucosa zu erkennen, die in T1-Gewichtung relativ signalarm zur Darstellung kommt.

Zu den Komplikationen bei Morbus Crohn zählen Fisteln, Abszesse, Stenosen, Konglomerattumoren und sehr selten als Spätkomplikation ein kolorektales Karzinom (Abb. 5.**30**). Bei der Colitis ulcerosa gehören Blutungen, das toxische Megakolon und im Gegensatz zum Morbus Crohn die karzinomatöse Entartung zu den häufigen Komplikationen. Das Karzinomrisiko korreliert mit dem Ausmaß der Kolonbeteiligung und der Dauer der Erkrankung (40% bei Befall des gesamten Kolons und 25 Jahren Krankheitsdauer) und sollte bei der Verlaufsbeurteilung unbedingt mit berücksichtigt werden (Abb. 5.**31**).

In der Diagnose der Divertikulitis stellt die MRT derzeit keine Konkurrenz zur Spiral-CT dar. Die CT scheint aufgrund der höheren räumlichen Auflösung sensitiver in der Erkennung entzündlicher Veränderungen des Fettgewebes (Peridivertikulitis) zu sein. Die CT wird bei der Frage nach Divertikulitis jedoch insbesondere aus logistischen Gründen der MRT vorgezogen. Die MRT kann ebenso zur Diagnostik einer Divertikulitis eingesetzt werden mit der Möglichkeit, a) dem Patienten eventuell die i.v. KM-Gabe in der CT durch eine T2-Gewichtung zu ersparen und b) gleichzeitig Fistelverbindungen darzustellen. Dazu eignet sich besonders die MRC (Abb. 5.**31**, 5.**32**). Der T2w Kontrast der fettsupprimierten HASTE-Sequenz kann zur Beurteilung der Entzündung sowie zum Ausschluß eines Abszesses genutzt werden, die hohe räumliche Auflösung und dreidimensionale Datenakquisition der 3D-GRE-Sequenz zur Darstellung der Divertikulose (Abb. 5.**31**) und von Fistelverbindungen zwischen Sigma und Harnblase (Abb. 5.**32**).

Als sensitive und spezifische Zeichen einer Appendizitis fanden zwei Arbeitsgruppen eine deutliche KM-Anreicherung in der Appendixwand im fettsupprimierten T1w Bild nach i.v. KM-Gabe (10) bzw. ein deutliches hyperintenses Lumen, eine leicht hyperintense, verdickte Appendixwand (Abb. 5.**33**) sowie ein deutlich hyperintenses, periappendikuläres Gewebe im T2w TSE-Bild (9). Die Ergebnisse sind als vorläufig zu betrachten, zeigen aber, daß die MRT potentiell auch für die Diagnose der Appendizitis geeignet wäre.

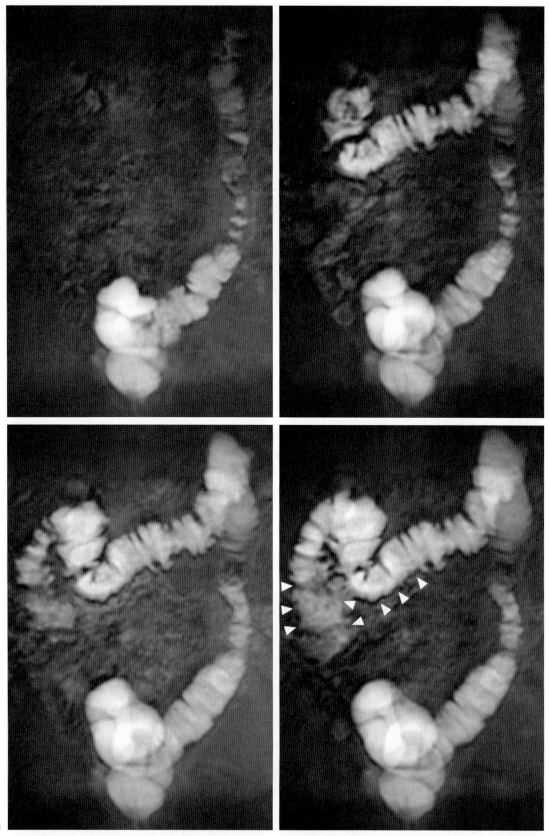

a

Abb. 5.**25**   MR-Kolographie (MRC) zur Beurteilung entzündlicher Darmerkrankungen. Morbus Crohn im akuten Schub.
a Koronare nichtschichtselektive GRE-Sequenz;   Abb. 5.**25 b–c**   ▷

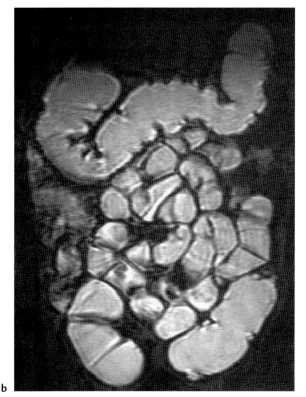

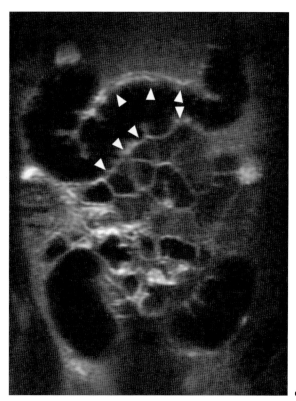

b

c

Abb. 5.**25 b**   Koronare 3D-GRE-Sequenz; **c** fettsupprimierte HASTE-Sequenz.   Abb. 5.**25 d–g** ▷

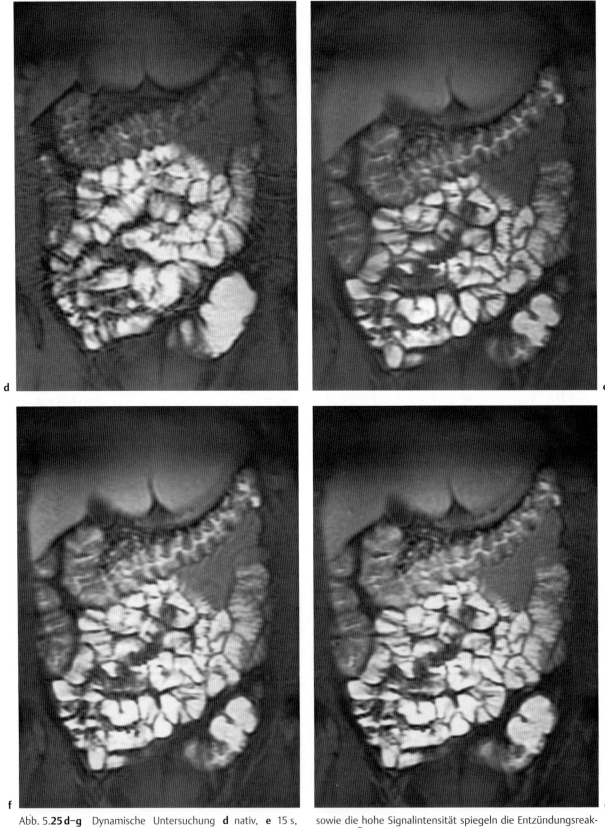

Abb. 5.25 d–g Dynamische Untersuchung **d** nativ, **e** 15 s, **f** 55 s, **g** 180 s nach bolusförmiger i.v. KM-Injektion (0,1 mmol Gd/kg KG). – Die Unregelmäßigkeiten in der Darmwand, insbesondere des Zäkums und des Colon transversum (Pfeilspitzen) sowie die hohe Signalintensität spiegeln die Entzündungsreaktion mit Ödembildung und Hyperämie wider (Pfeile) – Wegen einlaufbedingter Schmerzen wurde vor der dynamischen Untersuchung der Einlauf wieder abgelassen.

Abb. 5.**26** Tuberkulose im Zäkum (Pfeil). Koronare fettsupprimierte HASTE-Sequenz in Verbindung mit einem negativen KM-Einlauf. – Die entzündliche Wandveränderung (Pfeil) kommt in T2-Gewichtung hyperintens zur Darstellung.

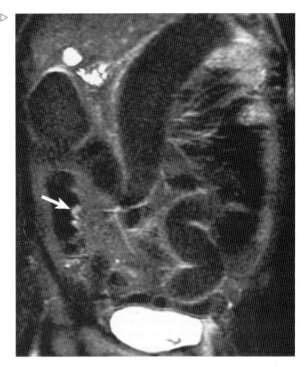

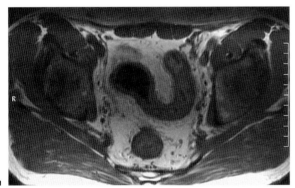

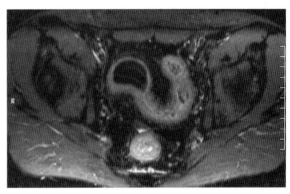

Abb. 5.**27** Morbus Crohn. **a** T1w SE-Sequenz; **b** T1w fettsupprimierte SE-Sequenz, 1 min nach i.v. Gd-Gabe (0,1 mmol Gd/kg KG). – Zugunsten einer höheren räumlichen Auflösung können im Beckenbereich anstatt der GRE- auch SE-Sequenzen bei flacher Atmung aufgenommen werden. Die Wandverdickung und transmurale KM-Anreicherung des Sigmas spiegeln den Schweregrad der Entzündung wider (Tab. 5.**5**).

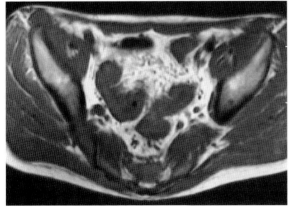

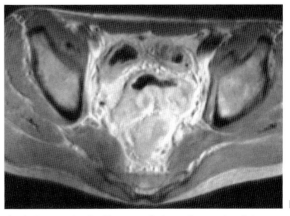

Abb. 5.**28** Akute Colitis ulcerosa im Sigma. **a** T1w SE-Sequenz; **b** T1w SE-Sequenz nach i.v. Gd-Gabe (0,1 mmol Gd/kg KG). – Die Wandverdickung, die Länge des betroffenen Kolonabschnitts sowie die Kontrastanhebung lassen den Schweregrad der Entzündung erkennen (Tab. 5.**5**).

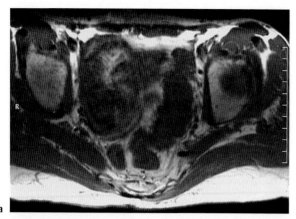

a

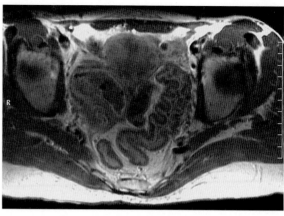

b

Abb 5.**29** Strahlenenteritis im Sigma. **a** T1w GRE-Sequenz, **b** T1w GRE-Sequenz nach i.v. Gd-Gabe (0,1 mmol Gd/kg KG). – Die Entzündung demarkiert sich erst nach KM-Gabe. Im Gegen-satz zum Morbus Crohn (Abb. 5.**22**) beschränkt sich die Entzündung nur auf die Schleimhaut (Mukosa und Submukosa).

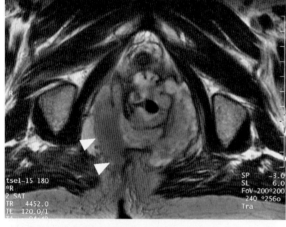

a

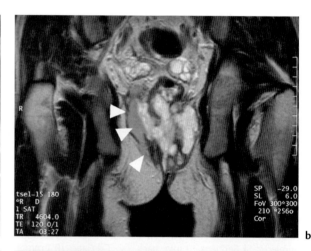

b

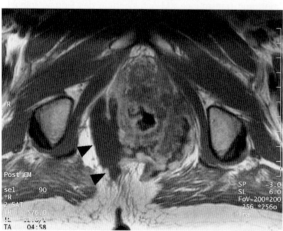

c

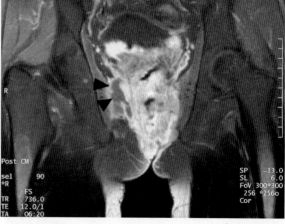

d

Abb. 5.**30** Karzinom, Fistel und Abszeß (Pfeilspitzen) als Komplikation im Rahmen eines Morbus Crohn. **a** Axial T2w TSE-Sequenz, **b** koronare T2w TSE-Sequenz, **c** axiale T1w SE-Sequenz nach i. v. Gd-Gabe, **d** koronare T1w SE-Sequenz nach i. v. Gd-Gabe. – Deutlich KM-aufnehmendes Tumorgewebe im Bereich des Analkanals und des Rektums, das teilweise entlang von Fistelgängen nach kaudal bis in die Rima ani herunterreicht. Begleitend deutliche entzündliche Veränderungen mit großem Abszeß rechts in der Fossa ischiorectalis (Pfeil).

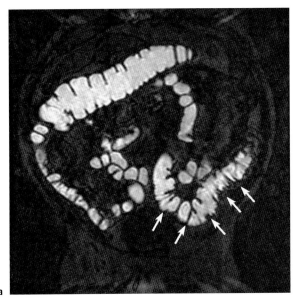
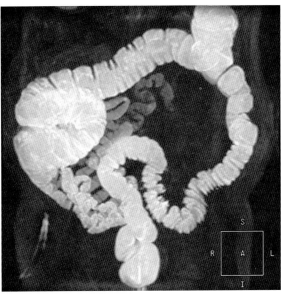

Abb. 5.**31** MR-Kolographie bei Sigmadivertikulitis (Pfeile). **a** 3D-GRE-Sequenz, **b** maximale Intensitätsprojektion (MIP). Die MR-Kolographie kann auch bei älteren Patienten mit Verdacht auf Sigmadivertikulitis und folglich erhöhter Perforations-

gefahr des Dickdarms eingesetzt werden, um luminale und extraluminale Befunde gleichzeitig darstellen und letztlich ein Karzinom in der klinischen Differentialdiagnose zur Divertikulitis ausschließen zu können.

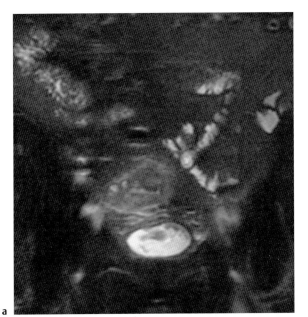
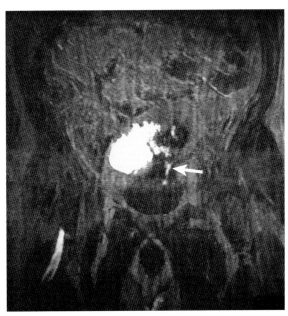

Abb. 5.**32** Divertikulitis mit sigmoidovesikaler Fistel (Pfeil). **a** Fettsupprimierte HASTE-Sequenz vor KM-Einlauf; **b** 3D-GRE-Sequenz. – Auf den fettsupprimierten HASTE-Aufnahmen ist die wassergefüllte Stenose des Sigmas mit umgebender Entzündungsreaktion und Kot in der Harnblase zu erkennen. Nach

Stopp des Einlaufs vor der Stenose stellt sich eine sigmoidovesikale Fistel auf den hochauflösenden 3D-GRE-Aufnahmen dar. Kontrastmittel in der Blase (nicht mit abgebildet) beweist letztlich die Existenz dieser Fistelverbindung, die sich auch klinisch durch Kot im Urin bestätigte.

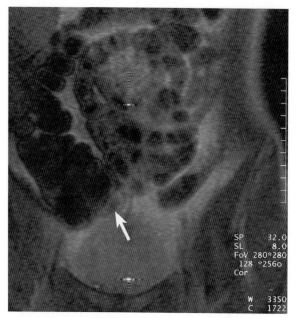

Abb. 5.**33** Appendizitis. Koronare T2w True-FISP-Sequenz, aufgenommen in Atemanhaltetechnik (25 s) mit einem offenen 0,2-T-MR-Gerät. – Die Wandverdickung mit hyperintensem Signal spricht für eine Appendizitis.

■ Analkanal

Das Analkarzinom macht 1–2% der Dickdarmkarzinome und ca. 3,9% aller anorektalen Karzinome aus. Es findet sich gehäuft u. a. bei Patienten mit analen Fisteln und männlichen Homosexuellen. Anders als beim kolorektalen Karzinom gilt für das Analkarzinom nicht die sog. Adenom-Karzinom-Sequenz. Die TNM-Klassifikation des Analkarzinoms ist in Tab. 5.**8** zusammengefaßt.

Patienten mit einem Morbus Crohn des Dünndarms entwickeln in 32% der Fälle im Verlauf ihrer Erkrankung perianale Komplikationen in Form von Fisteln und Abszessen. Die Rate erhöht sich auf 56%, wenn zusätzlich das Kolon befallen ist, und auf 70% bei isoliertem Morbus Crohn des Kolons. Bei 5% der Patienten sind die perianalen Fisteln und Abszesse die Erstmanifestation des Morbus Crohn. Neben dem Morbus Crohn kann es auch im Rahmen einer Tuberkulose oder einer Colitis ulcerosa zu spezifischen perianalen Fisteln kommen. Im Gegensatz

zu den herkömmlichen Proktodealabszessen sind die crohnassoziierten Fisteln und Abszesse häufig fuchsbauartig verzweigt und neigen zum Rezidiv.

MRT. Bei der MRT des Analkanals ist die rektale und insbesondere die orale KM-Gabe im allgemeinen nicht sinnvoll. Sie wurde von lediglich zwei Arbeitsgruppen zur besseren Abgrenzung perianaler Fisteln empfohlen (22). Zur Fisteldarstellung (Fistulographie) kann allerdings mittlerweile auch die hohe räumliche Auflösung der KM-unterstützten Angiosequenz genutzt werden (Abb. 5.**32**). Hierzu ist wie in der MRC ein 5- bis 10 molarer Gd-Wasser-Einlauf nötig. Für die Beurteilung der supralevatorischen Strukturen ist eine teilgefüllte Harnblase hilfreich, so daß der Patient bei leerer Harnblase Tee oder Wasser per os bekommen sollte. Bei der Frage nach perianalen entzündlichen Komplikationen ist die i.v. KM-Gabe nicht unbedingt erforderlich, wird aber zur besseren Beurteilung der Fistelaktivität empfohlen. Transversalaufnahmen sollten in jedem Fall angefertigt werden. Abhängig von Befundlokalisation und -ausdehnung ergänzen koronare und/oder sagittale Aufnahmen das Untersuchungsprotokoll. Da perianale Fisteln oft weit nach kaudal reichen, sollten die transversalen und koronaren Aufnahmen das subkutane Fettgewebe des Gesäßes einschließen.

Mit dieser Technik können perianale Komplikationen des Morbus Crohn sehr gut dargestellt werden (15). Aktive Fisteln sind im fettsupprimierten T2w Bild deutlicher hyperintens, auf nicht fettsupprimierten T2w Sequenzen jedoch isointens zum Fettgewebe. T1w Sequenzen zeigen die Fisteln signalarm, wobei nach KM-Gabe eine Anreicherung zu beobachten ist. Dieselbe Signalcharakteristik trifft auf perianale Abszesse zu, von denen ab einer Befundgröße über 1 cm gesprochen wird (Abb. 5.**34**). Subkutane Fisteln penetrieren vom distalen Analkanal ausgehend lediglich den M. sphincter ani in-

Tabelle 5.**8** TNM-Klassifikation des Analkarzinoms

Tumorgröße		Lymphknoten-metastasen	Fern-metastasen
T1	≤ 2 cm	N1 perirektal	M1*
T2	> 2–5 cm	N2 unilateral A. iliaca interna/inguinal	
T3	> 5 cm	N3 perirektal und inguinal, bilateral	
T4	Organ-infiltration	A. iliaca interna/inguinal	

* z. B. Leber (50%), Becken und Peritoneum (25%), Lunge (15%)

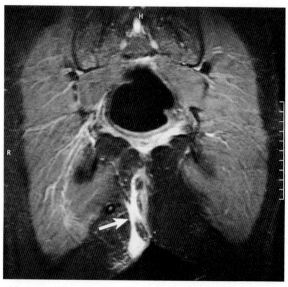

Abb. 5.**34** Paraanale Fistel mit subkutanem Abszeß rechts (Pfeil). Koronare fettsupprimierte T2w TSE-Sequenz. – Der Abszeß hat im Gegensatz zur Fistel einen Durchmesser von mehr als 1 cm.

ternus und ziehen zwischen Internus und Externus zur Haut (Abb. 5.**35**). Entsteht eine Fistel weiter kranial oder entwickelt sich eine distal entstandene Fistel ausschließlich oder zusätzlich nach kranial, verläuft sie zunächst im intersphinktären Spalt, d. h. zwischen den Mm. sphincter ani internus und externus. Dort kann sich ein Abszeß bilden (intersphinktärer Abszeß). Andere Komplikationen sind der Fistel-Abszeß-Durchbruch durch den M. sphincter ani externus (transsphinktäre Fistel) in den Paraanalraum (Abb. 5.**36**) oder weiter in die Fossa ischiorectalis. Nicht selten kommt es dann zum paraanalen (Abb. 5.**37**) bzw. ischiorektalen Abszeß (Abb. 5.**38**). Schließlich kann eine intersphinktäre Fistel nach kranial bis oberhalb der Levatorebene reichen, dort einen Abszeß verursachen (supralevatorischer Abszeß) und/oder von kranial den M. levator ani durchbrechen (supralevatorische Fistel). Damit gelangt die Entzündung in die Fossa ischiorectalis, wo sich ein Abszeß und/oder weitere Fisteln ausbilden können. Narben zeigen im T1w und T2w Bild eine signalarme Morphologie (Abb. 5.**39**). In fettsupprimierten T2w Aufnahmen können sie jedoch noch leicht hyperintens zum Fettgewebe sein. Zur Fisteldarstellung mit der MRT eignen sich insbesondere STIR-Sequenzen (Tab. 5.**3**, Abb. 5.**29**). Um die Beziehung von Fisteln in bezug zum M. levator ani darzustellen, sollte das Untersuchungsprotokoll auch T2w Sequenzen in koronarer Schichtführung beinhalten.

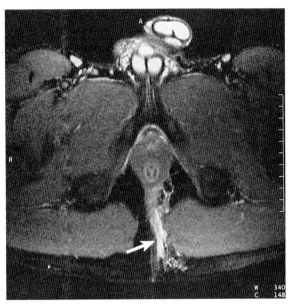

Abb. 5.**35** Subkutane Fistel links (Pfeil). Axiale T2w fettsupprimierte TSE-Sequenz. – Der M. sphincter ani externus und der M. glutaeus maximus links zeigen keine entzündliche Beteiligung.

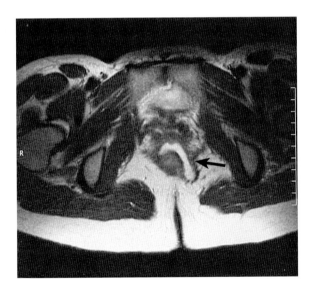

Abb. 5.**36** Transsphinktäre Fistel links (Pfeil). Axiale T2w TSE-Sequenz. – Die transsphinktäre Fistel mündet in einen linksseitigen paraanalen Abszeß. Ein intersphinktärer Abszeß befindet sich ventral des Analkanals.

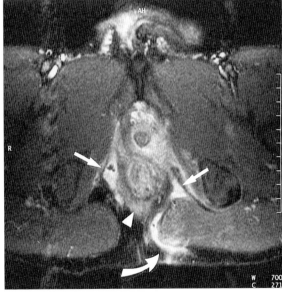

Abb. 5.**37** Paraanaler Abszeß beiderseits (Pfeile) und subkutane Fistel (gebogener Pfeil). Axiale T2w fettsupprimierte TSE-Sequenz. – Auf der rechten Seite ist in dem hyperintensen Abszeß ein kleiner Lufteinschluß erkennbar. Der rechte M. sphincter ani externus (Pfeilspitze) ist deutlich aufgetrieben und ödematös durchtränkt (hyperintenses Signal). Auch im Randbereich des M. glutaeus maximus links signalisiert die angehobene Signalintensität eine entzündliche Beteiligung.

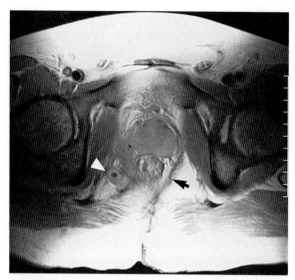

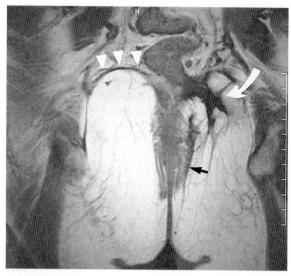

Abb. 5.**38**   Abszeß in der Fossa ischiorectalis rechts (Pfeil-spitze) mit kleinem Lufteinschluß. Axiale pw TSE-Sequenz. Der rechte M. levator ani ist aufgrund einer entzündlichen Mitbetei-ligung nicht mehr abzugrenzen, während der linke M. levator ani erkennbar ist (Pfeil).

Abb. 5.**39**   Narbe in der linken Fossa ischiorectalis (gebogener Pfeil) und narbige Veränderungen des M. levator ani links. Koro-nare T1w TSE-Sequenz. Im T1w Bild hat die Narbe eine hypoin-tense Signalintensität. Auch paraanal links läßt sich eine lineare, hypointense Narbe abgrenzen (gerader Pfeil). Der rechte M. le-vator ani ist unauffällig (Pfeilspitzen).

Funktionelle MRT-Untersuchungen

■ Magenfunktionsuntersuchung

In der MR-Funktionsuntersuchung des Magens (13) wird die Entleerungs-, Kontraktions-(Motalitäts-)- und Se-kretionsrate des Magens bestimmt. Dazu wird dem Pa-tienten eine flüssige Testmahlzeit mit positivem Kon-trastmittel (1mmolar Gadolinium) verabreicht. An-schließend wird der Magen in bestimmten Zeitinterval-len mittels einer Multi-slice-TSE- oder GRE-Sequenz aufgenommen. Aus den 3D-Datensätzen kann das Ma-genvolumen in Abhängigkeit von der Zeit berechnet werden. Von diesem ist das Sekretionsvolumen des Ma-gens abzuziehen, um das Mahlzeitvolumen zu bestim-men. Die Änderung des Mahlzeitvolumens pro Zeitinter-vall kann dann als Maß für die Entleerungsfrequenz des Magens angesehen werden. Das Sekretionsvolumen des Magens kann indirekt über die Verdünnung und die da-mit verbundene Signaländerung des Kontrastmittels be-rechnet werden. Aufgrund der relativ langsamen Entlee-rungsrate des Magens reicht eine Wiederholung der Aufnahme in Abständen von 15 min aus.

Mit Hilfe von schnellen 2D- oder 3D-GRE-Sequen-zen kann die Magenperistaltik erfaßt und quantifiziert werden. Mit einer dynamischen Aufnahmesequenz (zeitliche Auflösung 1 Bild pro Sekunde) kann jede ein-zelne Kontraktionswelle von der Kardia bis zum Antrum pylori verfolgt werden. Die relativ langsame Peristaltik des Magens (~ 3 Kontraktionen pro Minute) wird so zeit-lich ausreichend aufgelöst. Durch die Bestimmung der Einschnürtiefe (maximale Änderung des Magenquer-

schnitts bei 2D- bzw. des Volumens bei 3D-Aufnahmen), der Frequenz und der Ausbreitungsgeschwindigkeit der Kontraktionswelle können Kontraktionen quantifiziert werden. Ein möglicher Anwendungsbereich der Me-thode liegt in der Untersuchung der diabetischen Ga-stropathie und ihrer Rückbildung nach Nieren-Pan-kreas-Transplantation.

■ Defäkographie

Die MR-Defäkographie oder die MR-Kolpozystorektogra-phie (MR-KCRG) ist ein relativ neues Verfahren (16). Es er-möglicht anhand von kinematischen Aufnahmen eine funktionelle Beurteilung des Beckenbodens unter belie-big wiederholbaren Stuhlhalte- und -preßmanövern zur Abklärung von Defäkationsstörungen (Abb. 5.**40**).

Zur MR-Kolpozystorektographie wird das Rektum mit Ultraschallgel gefüllt und der Patient in Rückenlage untersucht. Eine saugfähige Unterlage und eine wasser-dichte Folie verhindern die Verschmutzung des Gerätes. In manchen offenen MR-Geräten kann der Patient eine Sitzposition wie bei der konventionellen Defäkographie einnehmen (6). Die Art der Patientenposition scheint al-lerdings keinen wesentlichen Einfluß auf die Aussage-kraft der Methode zu haben. Zunächst wird eine T2w TSE-Sequenz zur anatomischen Orientierung und zum Ausschluß von anderen pathologischen Befunden im Becken in axialer Schichtführung aufgenommen. Ab-schließend werden mit einer True-FISP-Sequenz (TR/ TE=6,9/2,5 ms) auf der Urethra-Rektum-Linie schräg-sa-gittale Bilder mit einer Zeitauflösung von 1,3 s pro Bild unter Stuhlpreß- und -haltemanövern aufgenommen.

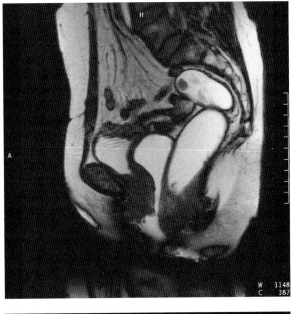
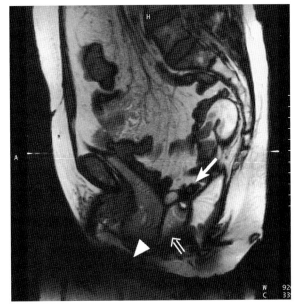

a

b

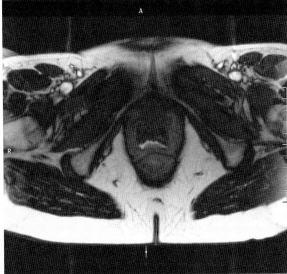
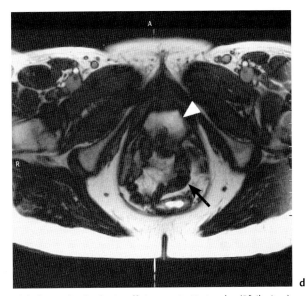

c

d

Abb. 5.**40** 53jährige Patientin bei Zustand nach Hysterektomie. **a** Sagittale T1w True-FISP-Sequenz in Ruhe; **b** sagittale T1w True-FISP-Sequenz beim Pressen. **c** Axiale T1w True-FISP-Sequenz in Ruhe; **d** axiale T1w True-FISP-Sequenz beim Pressen. – In der sagittalen Aufnahme zeigt sich beim Pressen eine globale Beckenbodeninsuffizienz mit Zystozele (Pfeilspitze), Scheidenabschlußdeszensus (offener Pfeil) und Enterozele (Pfeil). In der axialen Aufnahme wird das Auseinanderweichen des Hiatus genitalis und analis (Levatortor) mit Vorfall von zwei Dünndarmschlingen deutlich (Aufnahmen Dr. A. Lienemann).

Die Schichtdicke beträgt dabei 7 mm und die Matrixgröße 256 × 256.

Mit dieser Methode können Defäkationsstörungen, die durch große retinierende Rektozelen, Invaginationen oder Beckenbodenhernien verursacht sind, diagnostiziert und im Ausmaß beurteilt werden. Im Gegensatz zur konventionellen Defäkographie lassen sich auch komplexe Deszensusformen (Beckenbodenhernien mit mehreren Organen im Bruchsack) darstellen. Die MR-KCRG wird derzeit insbesondere zur Untersuchung von Dünndarmherniationen in den vorderen oder hinteren Paravaginalraum (Enterozelen) eingesetzt. Enterozelen sind meistens mit einem Deszensus von anderen Bekkenorganen (Blase, Vagina, Uterus, Rektum oder Kolon) verbunden und kommen gehäuft bei Frauen im jungen Alter vor, so daß aus diagnostischen und strahlenhygienischen Gründen eine MRT-Untersuchung gerechtfertigt erscheint. Die ersten Ergebnisse deuten darauf hin, daß in Zukunft zumindest zur Abklärung komplexer Deszensusformen die MR-KCRG eine vielversprechende Alternative zur konventionellen Defäkographie darstellt.

Ausblick

In der Beurteilung des GI-Trakts konkurriert die MRT sowohl mit Schnittbildverfahren (CT, Ultraschall), konventionell radiologischen Projektionstechniken als auch mit der Endoskopie. Die variable Schichtführung, der hohe Weichteilkontrast sowie die Möglichkeit, kinematische Aufnahmen für funktionelle Untersuchungen anzufertigen, sind die wesentlichen Vorteile der MRT. Die Vielzahl neuer Untersuchungsmethoden, wie MR-Enteroklysma (MR-Sellink, MR-Doppelkontrast), MR-Kolographie, MR-Fistulographie und MR-Defäkographie (MR-Kolpozystorektographie) zeigt, daß die MRT auch in der bildgebenden gastroenterologischen Diagnostik neue Perspektiven eröffnet.

Literatur

1 Dux. M., T. Roeren, C. Kuntz, A. Schipp, D. Scheller, G. Mechtersheimer, G. W. Kauffmann: MRI for staging of gastric carcinoma: first results of an experimental prospective study. J. Comput. assist. Tomogr. 21 (1997) 66–72

2 Faber. S. C., M. K. Stehling, N. Holzknecht, J.Gauger, T. Helmberger, M. Reiser: Pathologic conditions in the small bowel: findings at fat-suppressed gadolinium-enhanced MR imaging with an optimized suspension of oral magnetic particles. Radiology 205 (1997) 278–282

3 Giocagnoni, A., M. Misericordia, F. Terilli, E. Brunelli, S. Contucci, I. Bearzi: MR Imaging of ulcerative colitis. Abdom. Imag. 18 (1993) 371–375

4 Ha, H. K., E. H. Lee, C. H. Lim, Y. M. Shin, Y. K. Jeong, K. H. Yoon, M. G. Lee, Y. I. Min, Y. H. Auh: Application of MRI for small intestinal diseases. J. magn. Reson. Imag. 8 (1998) 375–383

5 Hasegawa, S., R. C. Semelka, T. C. Noone, J. T. Woosley, H. B. Marcos, P. J. Kenney, E. S. Siegelman: Gastric stromal sarcomas: correlation of MR imaging and histopathologic findings in nine patients. Radiology 208 (1998) 591–595

6 Hilfiker, P. R., J. F. Debatin, W. Schwizer, A. W. Schoenenberger, M. Fried, B. Marincek: MR defecography: depiction of anorectal anatomy and pathology. J. magn. Reson. Imag. 22 (1998) 749–755

7 Hirohashi, S., H. Uchida, K. Yoshikawa, N. Fujita, K. Ohtomo, Y. Yuasa, Y. Kawamura, O. Matsui: Large scale clinical evaluation of bowel contrast agent containing ferric ammonium citrate in MRI. Magn. Reson. Imag. 12 (1994) 837–846

8 Holzknecht, N., T. Helmberger, C. von Ritter, J. Gauger, S. Faber, M. Reiser: Dünndarm MRT mit schnellen MR Sequenzen bei Morbus Crohn nach Enteroklysma mit oralen Eisepartikeln. Radiologe 38 (1998) 29–36

9 Hormann, M., K. Paya, K. Eibenberger, R. Dorffner, S. Lang, S. Kreuzer, V. M. Metz: MR imaging in children with nonperforated acute appendicitis: value of unenhanced MR imaging in sonographically selected cases. Amer. J. Roentgenol. 171 (1998) 467–470

10 Incesu, L., A. Coskun, M. B. Selcuk, H. Akan, S. Sozubir, F. Bernay: Acute appendicitis: MR imaging and sonographic correlation. Amer. J. Roentgenol. 168 (1997) 669–674

11 Kettritz, U., K. Isaacs, D. M. Warshauer, R. C. Semelka: Crohn's disease. Pilot study comparing MRI of the abdomen with clinical evaluation. J. clin. Gastroenterol. 21 (1995) 249–253

12 Krestin, G. P., W. Steinbrich, G. Friedmann: Recurrent rectal cancer: diagosis with MR imaging versus CT. Radiology 168 (1988) 307–311

13 Kunz, P., G. R. Crelier, W. Schwizer, J. Borovicka, C. Kreiss, M. Fried, P. Boesiger: Gastric emptying and motility: Assessment with MR imaging – Preliminary observations. Radiology 207 (1998) 33–40

14 Laniado, M., A. F. Kopp: Gegenwärtiger Stand der klinischen Entwicklung von MR-Kontrastmitteln. Fortschr. Röntgenstr. 167 (1997) 541–550

15 Laniado, M., F. Makowiec, F. Dammann, E. C. Jehle, C. D. Claussen, M. Starlinger: Perianal complications of Crohn disease: MR imaging findings. Europ. Radiol. 7 (1997) 1035–1042

16 Lienemann, A., C. Anthuber, A. Baron, P. Kohz, M. Reiser: Dynamic MR colpocystorectography assessing pelvic-floor descent. Europ. Radiol. 7 (1997) 1309–1317

17 Luboldt, W., P. Bauerfeind, P. Steiner, M. Fried, G. P. Krestin, J. F. Debatin: Preliminary assessment of three-dimensional magnetic resonance imaging for various colonic disorders. Lancet 349 (1997) 1288–1291

18 Luboldt, W., J. Fröhlich, N. Schneider, D. Weishaupt, F. Landolt, J. F. Debatin: An optimized enema composition for MR-Colonography (MRC). Radiology (1999) in press

19 Luboldt, W., P. Steiner, P. Bauerfeind, P. Pelkonen, J. F. Debatin: Detection of mass lesions with MR colonography: preliminary report. Radiology 207 (1998) 59–65

20 Marcos, H. B., R. C. Semelka, S. Worawattanakul: Adult intussusception: Demonstration by current MR techniques. Magn. Reson. Imag. 15 (1997) 1095–1098

21 Muller-Schimpfle, M., G. Brix, G. Layer, P. Schlag, R. Engenhart, S. Frohmuller, T. Hess, I. Zuna, W. Semmler, G. van Kaick: Recurrent rectal cancer: diagnosis with dynamic MR imaging. Radiology 189 (1993) 881–889

22 Myhr, G. E., H. E. Myrvold, G. Nilsen, J. E. Thoresen, P. A. Rinck: Perianal fistulas: use of MR imaging for diagnosis. Radiology 191 (1994) 545–549

23 Negendank, W. G., A. M. al Katib, C. Karanes, M. R. Smith: Lymphomas: MR imaging contrast characteristics with clinical-pathologic correlations [see comments]. Radiology 177 (1990) 209–216

24 Schnall, M. D., E. E. Furth, E. F. Rosato, H. Y. Kressel: Rectal tumor stage: correlation of endorectal MR imaging and pathologic findings [see comments]. Radiology 190 (1994) 709–914

25 Semelka, R. C., G. John, N. L. Kelekis, D. A. Burdeny, S. M. Ascher: Small bowel neoplastic disease: demonstration by MRI. J. magn. Reson. Imag. 6 (1996) 855–860

26 Shoenut, J. P., R. C. Semelka, C. M. Magro, R. Silverman, C. S. Yaffe, A. B. Micflikier: Comparison of magnetic resonance imaging and endoscopy in distinguishing the type and severity of inflammatory bowel disease. J. clin. Gastroenterol. 19 (1994) 31–35

6 Nieren

R. A. Kubik-Huch und G. P. Krestin

Einleitung

Die Magnetresonanztomographie hat in den letzten Jahren einen zunehmenden Stellenwert bei der Abklärung renaler Pathologien bekommen und wird heute häufig alternativ oder ergänzend zu Ultraschall (US), intravenöser Urographie (IVU) und Computertomographie (CT) eingesetzt. Technische Weiterentwicklungen konnten Probleme wie z. B. Atembewegungsartefakte lösen, und gadoliniumhaltige Kontrastmittel – die im Gegensatz zu jodhaltigen Kontrastmitteln, wie sie in der IVU und CT verwendet werden, auch bei niereninsuffizienten Patienten angewendet werden können – haben die diagnostische Sicherheit der MRT weiter verbessert.

Die MRT hat den Vorteil eines hohen Gewebekontrasts und der multiplanaren Bildgebung, was eine hohe Sicherheit bei der Charakterisierung und der genauen anatomischen Zuordnung von pathologischen Befunden erlaubt. Außerdem ermöglicht sie Einblicke in die renale Funktion, namentlich die Nierenperfusion und Ausscheidung. Die MR-Angiographie gibt Informationen zur arteriellen und venösen Gefäßversorgung im gleichen Abklärungsgang.

Indikationen

Eine wichtige Indikation der MRT der Nieren liegt in der Abgrenzung maligner Tumoren von benignen Läsionen, wie z. B. von komplizierten Zysten oder dem Angiomyolipom. Wird ein maligner Nierentumor klinisch und bildgebend vermutet, erlaubt die MRT die präoperative Beurteilung der Tumorausdehnung. Sie ist hierbei der CT insbesondere bei der Beurteilung eines Tumoreinwachsens in die Nierenvene oder die V. cava inferior überlegen.

Aufgrund technischer Weiterentwicklungen, namentlich durch die heute zur Verfügung stehende Gd-verstärkte dreidimensionale MR-Angiographie-Sequenz in Atempause, hat die MR-Angiographie einen zunehmenden Stellenwert bei der Abklärung von Patienten mit vermuteter renovaskulärer Hypertonie bekommen. Einen Vorteil gegenüber der konventionellen Angiographie bietet sie hier insbesondere bei niereninsuffizienten Patienten, da die MRT unabhängig von der Gabe jodhaltiger Kontrastmittel ist.

Bei nierentransplantierten Patienten liefert die MRT nicht nur Informationen zur Morphologie, Funktion und Perfusion des Transplantats, sondern erlaubt auch die Beurteilung der arteriellen und venösen Gefäßversorgung.

Untersuchungstechnik

Für die Untersuchung der Nieren eignet sich die Körperspule oder die Torso-Phased-array-Spule, die aufgrund eines verbesserten Signal-Rausch-Verhältnisses eine höhere räumliche Auflösung ermöglicht. Zu Beginn des Untersuchungsprotokolls sollte zur Übersicht eine axiale T1w SE-Sequenz durchgeführt werden. Die Nieren sind in das auf dieser Sequenz hyperintense perirenale Fett eingebettet. Die T1w Sequenz erlaubt am besten die kortikomedulläre Differenzierung der Nieren.

Während der Patient ein- und ausatmet, bewegen sich die Nieren bis zu 4 cm. Die meisten heute verwendeten MR-Systeme bieten eine „respiratory compensation" (z. B. ROPE, COPE, Exorcist) an, um diese Atemartefakte zu minimieren. Alternativ kann eine schnelle GRE-Sequenz in Atemstillstand verwendet werden. Werden bei dieser Sequenz bestimmte Echozeiten verwendet, kommt es zu einer Dephasierung von Wasser- und Fettprotonen (out of phase = opposed phase, Gegen-Phase) und damit zu einer künstlichen Akzentuierung der Grenzflächen, was eine gute Differenzierung zwischen intra- und extrarenalen Läsionen erlaubt.

In derselben axialen Schichtführung sollte dann eine T2w Sequenz durchgeführt werden, welche eine Gewebecharakterisierung der untersuchten Läsion ermöglicht. Für diesen Zweck kann entweder eine schnelle Spinechosequenz (FSE, TSE) oder eine T2w Gradientenechosequenz (GRE, FLASH) mit einem kleinen Flipwinkel verwendet werden.

Da insbesondere Nierenzellkarzinome häufig in die venösen Gefäße einbrechen, sollte zur Beurteilung der Gefäße eine zusätzliche Gefäßsequenz („time of flight"-[TOF-]Technik) Anwendung finden.

Um die genaue anatomische Lokalisation und die Ausdehnung einer Läsion zu erfassen, sind Aufnahmen in zusätzlichen Ebenen, vorzugsweise in der koronaren Ebene zu empfehlen. Hierzu kann z. B. eine dynamische KM-verstärkte T1w schnelle GRE-Sequenz (FMSPGR, Turbo-FLASH) vor und z. B. 30, 60 und 180 s nach KM-Injektion verwendet werden. Diese Sequenz ergibt nicht nur Informationen über die Morphologie, sondern erlaubt auch Einblicke in die Nierenperfusion.

Eine anschließende KM-verstärkte axiale T1w Sequenz mit Fettsuppression ist hilfreich für die Beurteilung später Perfusionsdefekte und der perirenalen Ausdehnung eines pathologischen Befunds (Tab. 6.1).

Zur genauen Beurteilung des Nierenbeckenkelchsystems und der Ureteren kann eine MR-Urographie durchgeführt werden. In der Literatur wird dafür zur Zeit die RARE-Sequenz (rapid acquisition with relaxation enhancement) (SSFSE, HASTE) verwendet. Dies ist

Tabelle 6.1 Beispiel eines Untersuchungsprotokolls für die Abklärung von pathologischen Nierenbefunden (1,5-T-General-Electric-Scanner

Puls-sequenz	Ebene	Sequenz-typ	TR (ms)	TE (ms)	Flip (°)	ETL	FS	Matrix	FOV	SD (mm)	NEX	Atem-stopp
T1	tra	2D SE	400–600		90	1	nein	256×192	28–32	8/2	2	nein
T2	tra	2D FSE/TSE	4000–5000	120	90	8	ja	256×192	28–32	8/2	3–4	nein
TOF	tra	2D vasc TOF SPGR	33		30	1	nein	256×192	32	5/6	1	ja
dyn T1 + Gd	cor	dyn 2D FMSPGR/ FLASH	100–150		60	1	evtl.	256×192	28	6/2	2	ja
T1 + Gd	tra	2D SE	400–600		90	1	ja	256×192	28–32	8/2	2	nein

eine schnelle, stark T2w Sequenz, die selektiv flüssig-keitshaltige Strukturen wie das ableitende Harnsystem darstellen kann (1, 39, 43, 45, 51).

Steht die Beurteilung der Nierenarterien im Vordergrund der Untersuchung, kann eine Phasenkontrast-MR-Angiographie durchgeführt werden. Diese erlaubt nicht nur die nichtinvasive morphologische Darstellung der Gefäßanatomie, sondern ermöglicht zusätzlich eine genaue Quantifizierung des renalen Blutflusses (10, 27, 37). Zur morphologischen Darstellung der Nierenarterien hat sich in letzter Zeit jedoch vor allen Dingen die atemangehaltene Gd-verstärkte dreidimensionale MR-Angiographie (3D MRA) durchgesetzt) Kap. 5 (16).

Bildgebung der normalen Anatomie

Die Nieren sind gepaarte, retroperitoneal gelegene Organe, die in den Fossae lumbales liegen. Das Nierenparenchym besteht makroskopisch aus dem Mark (Medulla renalis) und der Rinde (Cortex renalis). MR-tomographisch ist die kortikomedulläre Differenzierung am besten auf den nativen und frühen KM-verstärkten T1w Sequenzen zu erkennen (Abb. 6.1). Die Nieren verfügen über eine derbe Organkapsel, die normalerweise bildgebend nicht abgrenzbar ist, und sind von dem perirenalen Fettgewebe, der sogenannten Capsula adiposa, umgeben. Nieren, Nebennieren und Capsula adiposa werden von einem Faszensack (Fascia renalis) eingeschlossen. Die Faszien sind MR-tomographisch insbesondere dann gut abgrenzbar, wenn sie – z. B. entzündlich bedingt – verdickt sind (50, 55).

Bildgebung der pathologischen Befunde

■ Benigne pathologische Befunde

Anlagestörungen

Eine Nierenektopie, wie z. B. die Beckenniere, entsteht dann, wenn während der embryonalen Entwicklung die Wanderung der Niere in die Nierenloge unvollständig ist. Die multiplanare Bildgebung der MRT, und hier insbesondere die koronare Ebene, ist hilfreich für die genaue Lokalisation. Die MR-Angiographie erlaubt außerdem die Beurteilung der Blutversorgung der ektopen Niere, die in der Regel durch aberrierende Arterien, welche von der Aorta oder den Beckenarterien ausgehen, erfolgt.

Die Hufeisenniere (Abb. 6.2) ist das Ergebnis einer Fusion beider Nieren im Bereich der Unterpole, wobei die Verbindung entweder aus fibrösem Gewebe oder aus Nierenparenchym bestehen kann. Die Funktion der ektopen Nieren und Hufeisennieren ist in der Regel normal, aufgrund ihrer ungeschützten Lage werden sie jedoch häufiger bei einem Trauma verletzt als eine Niere in orthotoper Lokalisation (35).

Trauma

Abdominelle Traumata, wie sie z. B. bei Verkehrsunfällen auftreten, führen häufig auch zu renalen Kontusionen oder Gefäßverletzungen. Vorgeschädigte Nieren, z. B. im Rahmen einer Hydronephrose, oder solche in ektoper Lokalisation wie die Hufeisenniere sind gehäuft betroffen. Da in der Regel die Überwachung schwerverletzter Patienten in der MRT nicht gegeben ist, ist ihre Rolle in einer Notfallsituation zur Zeit noch beschränkt. Vorteile sind jedoch die multiplanare Bildgebung mit einer hohen Sensitivität für Ischämie und kleinere Blutun-

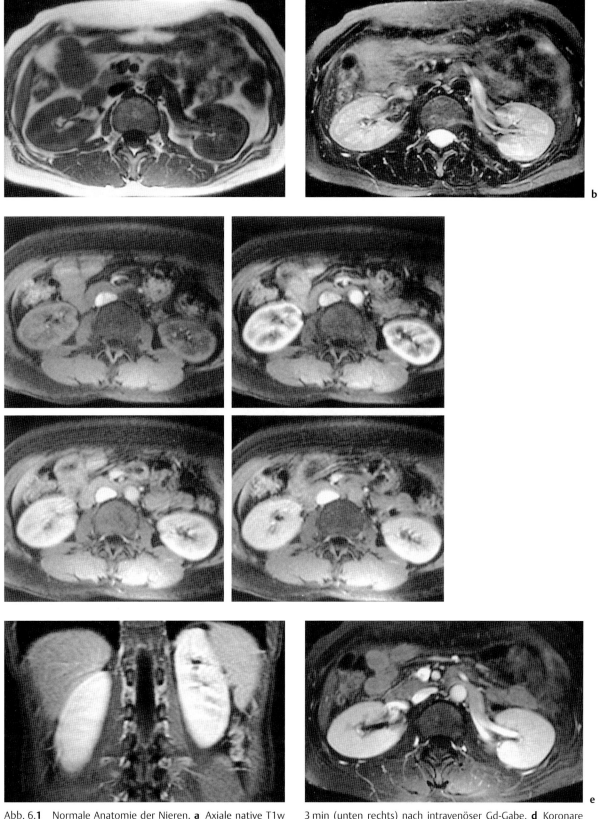

Abb. 6.**1**   Normale Anatomie der Nieren. **a** Axiale native T1w SE-Sequenz. **b** Axiale T2w fettsupprimierte schnelle SE-Sequenz. **c** Axiale dynamische atemangehaltene GRE-Sequenz vor (oben links), sofort (oben rechts), 1 min (unten links) und 3 min (unten rechts) nach intravenöser Gd-Gabe. **d** Koronare atemangehaltene GRE-Sequenz 5 min nach intravenöser Gd-Gabe. **e** Axiale Gd-verstärkte T1w fettsupprimierte SE-Sequenz.

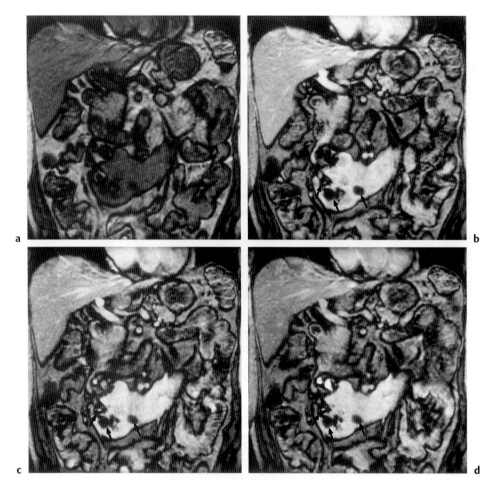

Abb. 6.**2** Hufeisen-
niere. Koronare dynami-
sche atemangehaltene
GRE-Sequenz **a** vor,
b sofort, **c** 1 min und
d 3 min nach intrave-
nöser Gd-Gabe. – Die
Hufeisenniere zeigt
mehrere kleine Läsio-
nen, die auf der nativen
T1w Sequenz hypoin-
tens und auf der T2w
Sequenz (nicht abgebil-
det) hyperintens sind
und keine KM-Anreiche-
rung zeigen, vereinbar
mit einfachen Nierenzy-
sten (Pfeile).

gen sowie die Möglichkeit mittels der MR-Angiographie
auch die Gefäßsituation zu beurteilen (35). Neben externen Traumata können intra- oder perirenale Hämatome
auch durch andere Ätiologien wie die extrakorporale
Stoßwellenlithotripsie, Gerinnungsstörungen, arteriovenöse Malformation, Nierenarterienaneurysmen, Nierenzellkarzinom oder Nierenzystenruptur bedingt sein.
Hier erlaubt die MRT nicht nur kleinere Blutungsherde
nachzuweisen, sondern ist oft auch für das Erkennen der
Blutungsursache sowie die Verlaufsbeurteilung hilfreich. Die Signalintensität von hämorrhagischen Läsionen ist auf T1w und T2w Aufnahmen – je nach Alter und
Zusammensetzung der Blutung – variabel (Abb. 6.**3**, 6.**4**).

Differentialdiagnostisch muß das perirenale Hämatom von dem Urinom abgegrenzt werden, das, wie der
Urin in der Harnblase, hypointens auf T1w und hyperintens auf T2w Aufnahmen zur Darstellung kommt (35). In
der akuten Phase nach Verletzungen des Nierenbeckenkelchsystems kann gelegentlich mit dynamischen Sequenzen eine KM-Leckage nachgewiesen werden.

Entzündungen/Abszeß

Bei Patienten mit akuter Pyelonephritis werden bildgebende Verfahren in der Regel dann eingesetzt, wenn der
Verdacht auf eine Komplikation wie Pyonephrose oder

Abszeß besteht. MR-Befunde bei entzündlichen Veränderungen der Nieren umfassen Veränderungen der Signalintensität, verursacht durch das begleitende Ödem,
Unschärfe der renalen Konturen sowie Verlust der kortikomedullären Differenzierung (Abb. 6.**5**). Das umgebende perirenale Fettgewebe kann entzündlich infiltriert und die perirenalen Faszien verdickt sein – beides
am besten auf nativen T1w Sequenzen zu erkennen. Bei
fortgeschrittenen entzündlichen Veränderungen können Perfusionsdefekte auf Gd-verstärkten Sequenzen zu
erkennen sein (Abb. 6.**6**). Ein vollständig ausgebildeter
Abszeß zeigt eine zentrale, auf T2w Bildern hyperintense Flüssigkeitsansammlung, umgeben von einem
KM-aufnehmenden Randsaum (26, 47, 53). In manchen
Fällen kann bildgebend die Unterscheidung zwischen
abszedierender Entzündung und zystischem Nierenzellkarzinom schwierig sein. Die klinischen Symptome und
eventuell die Verlaufskontrolle erlauben jedoch in der
Regel diese Differenzierung (26, 30).

Schrumpfnieren sind meist das Ergebnis chronischer Entzündungen. Narbige Einziehungen der Nierenkontur lassen gelegentlich eine Differenzierung von angeborenen hypoplastischen Nieren oder einer vaskulä-
ren Genese zu (Abb. 6.**7**).

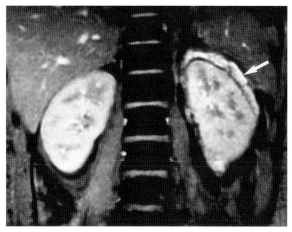

Abb. 6.**3** Perirenales Hämatom links. Koronare T2w GRE-Sequenz. Perirenaler Flüssigkeitssaum (Pfeil) links.

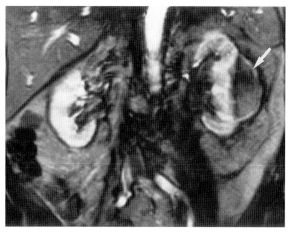

Abb. 6.**4** Subakutes subkapsuläres Hämatom links. Koronare KM-verstärkte T1w GRE-Sequenz. Hypointense subkapsuläre Flüssigkeitsansammlung links (Pfeil).

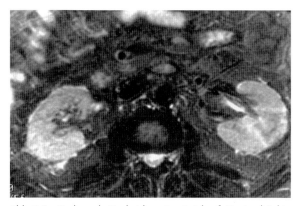

Abb. 6.**5** Pyelonephritis beiderseits. Axiale, fettunterdrückte T2w schnelle Spinechosequenz. Die Nieren sind ödematös aufgetrieben, links besteht eine segmentale, hypointense, schlecht demarkierte Läsion. Das umgebende Fettgewebe ist leicht imbibiert.

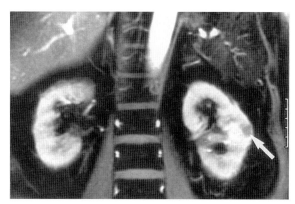

Abb. 6.**6** Nierenabszeß links. Koronare KM-verstärkte T1w GRE-Sequenz. Auftreibung der Nierenparenchyms, Perfusionsdefekt im Kortex der linken Niere (Pfeil), vereinbar mit einer einschmelzenden Läsion. Keine perirenale Reaktion.

Harnstauung

Eine Erweiterung des Nierenbeckenkelch- und ableitenden Harnsystems ist Folge einer akuten oder chronischen Obstruktion. Als häufigste Gründe für eine akute Harnstauung sind Steine oder Blutkoagel, Schwangerschaft sowie Ureterödem nach iatrogener Instrumentation zu nennen (Abb. 6.**8**). Eine chronische Harnstauung kann congenital oder erworben sein, zu den letzteren Ursachen zählen Tumoren der Harnblase, der Prostata, der Zervix und des Uterus, des Retroperitoneums, Ureterstrikturen sowie die benigne Prostatahyperplasie. Der Ultraschall und die intravenöse und retrograde Pyelographie sind die Abklärungsmodalitäten der Wahl. In letzter Zeit hat die MR-Urographie mit der Verwendung ultraschneller stark T2w Sequenzen (RARE) an Bedeu-

tung gewonnen (Abb. 6.**9**). Obwohl sie zur Zeit qualitativ der konventionellen Urographie noch unterlegen ist, hat sie den Vorteil, auch bei Patienten mit Niereninsuffizienz oder KM-Allergien sowie Schwangeren angewendet werden zu können (1, 39, 43, 45, 51). Ein Nachteil besteht jedoch darin, daß mäßig erweiterte oder normal weite Ureteren nur selten abgrenzbar sind und mit der aktuellen Technik kleinere Konkremente sich kaum darstellen lassen.

Nierenzysten

Einfache Zysten (Abb. 6.**2**, 6.**10**, 6.**11**) sind die häufigsten renalen Läsionen und sind bei ungefähr 50% aller Personen über 50 Jahren zu finden. Sie sind gutartig und stellen in der Regel Zufallsbefunde dar. In der MRT lassen

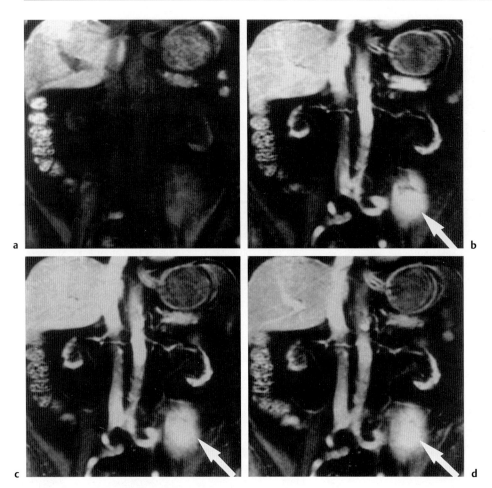

a   b   c   d

Abb. 6.**7** Pyelonephritische Schrumpfnieren beiderseits. Koronare dynamische atemangehaltene T1w GRE-Sequenz **a** vor, **b** sofort, **c** 1 min und **d** 3 min nach intravenöser Gd-Gabe. Beide Nieren sind stark verkleinert und zeigen nur noch einen schmalen Parenchymsaum mit zahlreichen narbigen Einziehungen. Transplantatniere (Pfeil) in der linken Fossa iliaca.

sich scharf begrenzte, auf T1w Aufnahmen hypointense und auf T2w Aufnahmen hyperintense Läsionen erkennen, welche nach Gadoliniumgabe keine KM-Aufnahme zeigen (33, 49). KM-verstärkte, fettunterdrückte T1w MR-Sequenzen sollen für den Nachweis kleiner Zysten eine höhere Sensitivität haben als die Computertomographie (48, 49). Nach ihrer Lokalisation werden parapelvine Zysten und kortikale Nierenzysten unterschieden. Parapelvine Zysten können gelegentlich eine Stauung des Nierenbeckenkelchsystems vortäuschen .

Sind die Zysten im Nierenkortex an der Grenze zum perirenalen Fett lokalisiert, kann dies auf GRE-Sequenzen zu einem Chemical-shift-Artefakt entlang der phasenkodierenden Richtung führen, welcher nicht als pathologische Verdickung der Zystenwand interpretiert werden darf (52).

Komplizierte Zysten sind die Folge von Entzündung oder Einblutung und enthalten folglich proteinhaltiges Material oder Blut. Sie zeigen oft erhöhte Signalintensitäten auf T1w und T2w Aufnahmen, je nach Alter der Blutung kann das Signalverhalten jedoch auch deutlich variieren (Abb. 6.**12**). Septierungen, Wandverdickungen und -verkalkungen sind häufig zu finden. Anhand von MR-Kriterien kann die Differenzierung einer komplizierten Zyste von einer Neoplasie gelegentlich schwierig sein. Außerdem wird das gleichzeitige Vorkommen ei-

nes Karzinoms in bis zu 30% der hämorrhagischen Zysten beschrieben (Abb. 6.**13**). In unklaren Fällen ist deshalb eine operative Freilegung der Niere und histologische Sicherung der Diagnose indiziert (33).

Die adulte polyzystische Nierenerkrankung zeigt einen autosomal dominanten Vererbungsgang und wird in der Regel nach dem 4. Lebensjahrzehnt symptomatisch. Die Erkrankung ist mit Zysten in anderen Organen wie der Leber und Aneurysmen der Hirnarterien assoziiert. Die MRT hat im Vergleich zur KM-verstärkten CT den Vorteil, daß sie auch bei Niereninsuffizienz durchgeführt werden kann (46). Auf MR-Aufnahmen zeigen sich stark vergrößerte Nieren mit multiplen Zysten verschiedener Größe und Signalintensität (Abb. 6.**14**). Die MR-Untersuchung wird in der Regel bei Patienten mit Fieber oder Schmerzen durchgeführt, um eine Superinfektion oder ein Nierenzellkarzinom auszuschließen. Die Unterscheidung einer komplizierten hämorrhagischen Zyste von einer Entzündung oder einem Karzinom kann allerdings auch MR-tomographisch erhebliche Schwierigkeiten bereiten. Eine Studie von Hilpert u. Mitarb. (20) zeigt jedoch, daß bei Patienten mit polyzystischer Nierenerkrankung eingeblutete Zysten häufig dadurch von Karzinomen unterschieden werden können, daß sie sichtbare Flüssigkeits-Hämosiderin-Spiegel aufweisen.

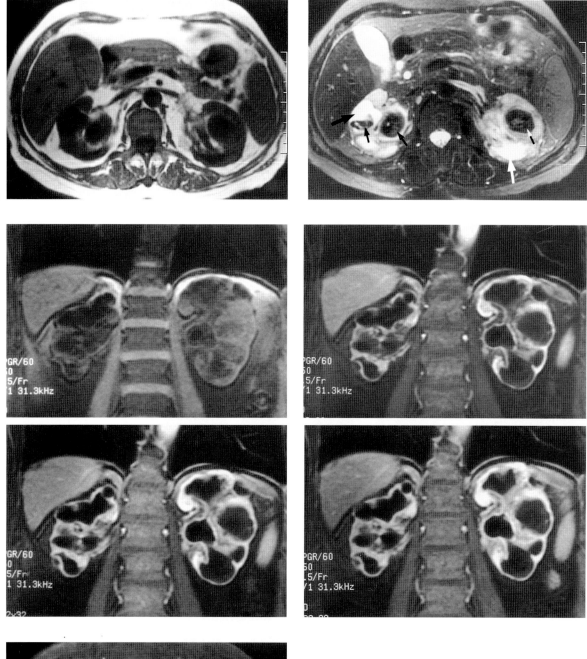

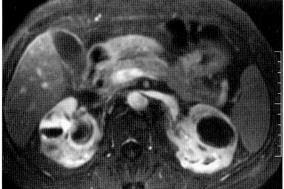

Abb. 6.**8** Nierenbeckenausgußsteine beiderseits mit Hydro-nephrose. **a** Axiale native T1w SE-Sequenz. **b** Axiale T2w schnelle SE-Sequenz mit Fettunterdrückung. **c** Koronare dynamische atemangehaltene GRE-Sequenz vor (oben links), sofort (oben rechts), 1 min (unten links) und 3 min (unten rechts) nach intravenöser Gd-Gabe. **d** Axiale KM-verstärkte T1w SE-Sequenz mit Fettunterdrückung. – Es stellen sich mehrere Konkremente im Nierenbeckenkelchsystem dar (kleine Pfeile in **b**), die eine Signalauslöschung auf den T1w und T2w Aufnahmen zeigen und zu einer konsekutiven Erweiterung des Nierenbeckenkelchsystems beiderseits führen (große Pfeile, in **b**). Der Parenchymsaum der Nieren ist deutlich verdünnt.

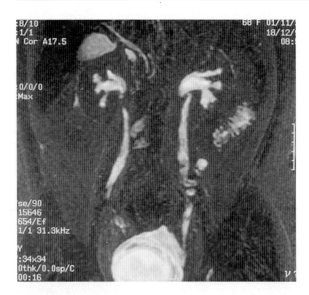

Abb. 6.**9** Harnabflußbehinderung beiderseits bei Blasenkarzinom. MR-Urographie (RARE). Die stark T2w Sequenz (Maximum-Intensitätsprojektion, MIP) zeigt ein erweitertes Nierenbeckenkelchsystem beiderseits bei bilateraler Abflußbehinderung bei bekanntem Blasenkarzinom.

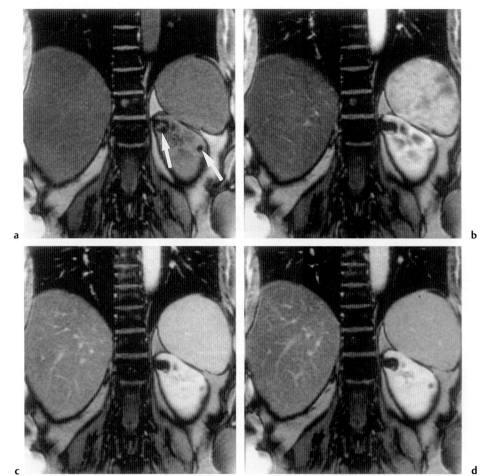

Abb. 6.**10** Einfache kortikale Zysten. Koronare dynamische atemangehaltene GRE-Sequenz **a** vor, **b** sofort, **c** 1 min und **d** 3 min nach intravenöser Gd-Gabe. Die zwei einfachen kleinen kortikalen Zysten (Pfeile) in der linken Niere zeigen keine KM-Anreicherung.

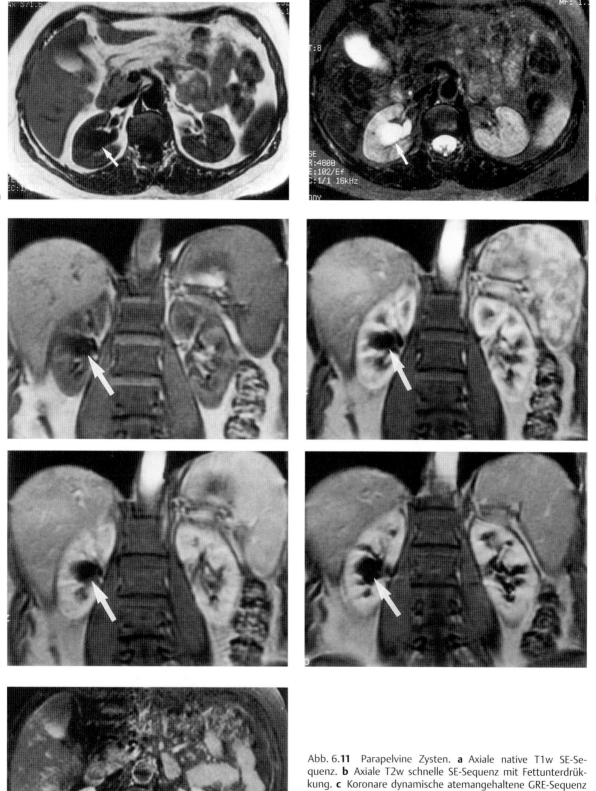

Abb. 6.**11** Parapelvine Zysten. **a** Axiale native T1w SE-Sequenz. **b** Axiale T2w schnelle SE-Sequenz mit Fettunterdrük-kung. **c** Koronare dynamische atemangehaltene GRE-Sequenz vor (oben links), sofort (oben rechts), 1 min (unten links) und 3 min (unten rechts) nach intravenöser Gd-Gabe. **d** Axiale KM-verstärkte T1w SE-Sequenz mit Fettunterdrückung. – Die flüs-sigkeitshaltigen parapelvinen Zysten (Pfeile) in der rechten Niere sind hypointens auf T1w und hyperintens auf T2w Aufnah-men und zeigen keine KM-Anreicherung.

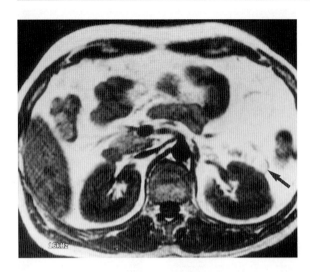

Abb. 6.**12** Komplizierte Zyste. Native T1w SE-Sequenz. Die kleine kortikale Zyste in der linken Niere zeigt eine hohe Signalintensität auf der T1w Aufnahme, vereinbar mit einer Einblutung (Pfeil).

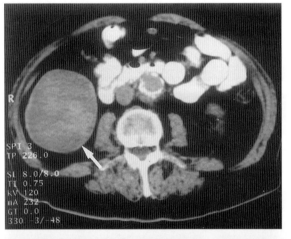

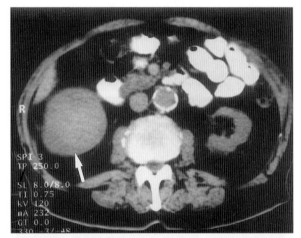

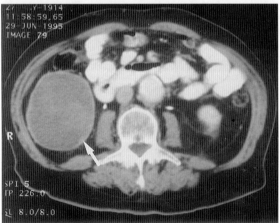

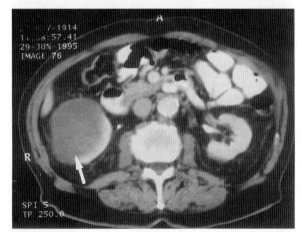

a

Abb. 6.**13** Komplizierte Zyste mit Einblutung. **a** Native (oben) und KM-verstärkte (unten) Computertomographie, je zwei Schichtebenen. Große Zyste (Pfeile) in der rechten Niere mit leichter Wandverdickung und inhomogenen, teils hyperdensem Inhalt.

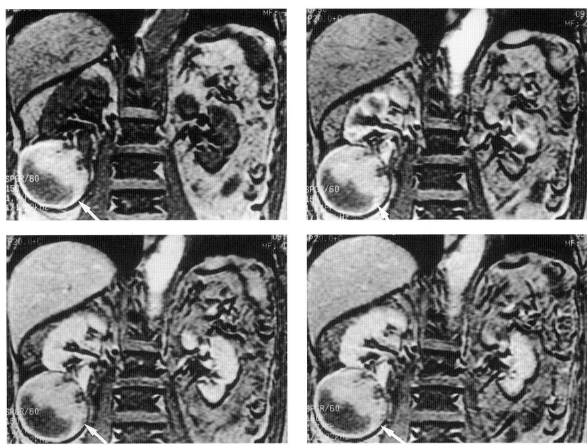

Abb. 6**13 b** Koronare dynamische atemangehaltene GRE-Sequenz vor (oben links), sofort (oben rechts), 1 min (unten links) und 3 min (unten rechts) nach intravenöser Gd-Gabe. Der Zysteninhalt (Pfeil) weist eine inhomogene Signalintensität auf. Es läßt sich keine pathologische Anreicherung nachweisen.

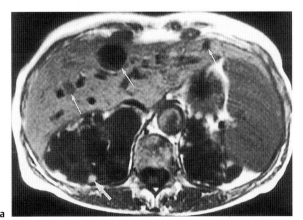

a

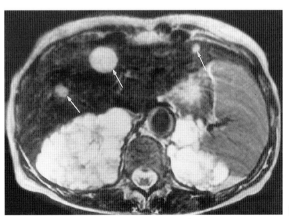

b

Abb. 6.**14** Adulte polyzystische Nierenerkrankung. **a** Axiale native T1w SE-Sequenz. **b** Axiale T2w schnelle SE-Sequenz mit Fettunterdrückung. – Die Nieren sind beiderseits vergrößert und haben multiple Zysten, welche auf den T1w Bildern hypoin- tens, auf den T2w Bildern hyperintens sind. In der rechten Niere kommt eine kleine, auf der nativen T1w Sequenz hyperintense, damit wohl eingeblutete Zyste (Pfeil) zur Darstellung. Die Leber zeigt ebenfalls mehrere Zysten (dünne Pfeile).

Benigne Nierentumoren
(Tab. 6.**2**)

Tabelle 6.**2**   Übersicht der benignen Nierentumoren

Häufiger
- Adenom
- Onkozytom
- Angiomyolipom
- multilokuläres zystisches Nephrom

Sehr selten
- Hämangiom
- Leiomyom
- Lymphangiom
- Lipom
- juxtaglomerulärer Tumor (Reninom)

Gutartige Nierentumoren sind in der Regel klein und verursachen keine Symptome. Sie stellen deshalb meist Zufallsbefunde bei der US-Untersuchung, CT oder MRT dar. Benigne Neoplasien der Niere können epithelialen oder mesenchymalen Ursprungs sein. Onkozytom und Nierenzelladenom sind epithelialer Herkunft. Gutartige mesenchymale Tumoren sind Angiomyolipome sowie seltenere Neoplasmen wie Hämangiome, Lymphangiome, Leiomyome, Lipome und juxtaglomeruläre Tumoren (Reninome).

Adenome der Nieren (Abb. 6.**15**) sind oft auch histologisch nicht von malignen Adenokarzinomen zu unterscheiden. Es wird deshalb diskutiert, ob sie möglicherweise nur ein frühes, metastasenfreies Stadium darstellen (31). Läsionen werden in der Regel als benigne angesehen, wenn sie weniger als 2–3 cm im Durchmesser messen und keine pathologischen, histologischen oder bildgebenden Kriterien für Malignität oder aggressives Verhalten zeigen. Solche kleinen Nierentumoren werden in 4–22% aller Autopsien gefunden (17). Da es keine definitiven bildgebenden Unterscheidungskriterien für be-

nigne und maligne Läsionen gibt, sollten jedoch auch alle kleinen in der MRT und anderen Untersuchungstechniken als Zufallsbefund entdeckten Läsionen als potentiell maligne angesehen und engmaschig verlaufskontrolliert bzw. chirurgisch entfernt werden. Die multiplanare Bildgebung der MRT ermöglicht die genaue Bestimmung der Lokalisation und Ausdehnung des Tumors. Dies ist insbesondere dann wichtig, wenn chirurgisch nur eine Enukleation oder Nierenteilsresektion und keine Nephrektomie geplant wird.

Onkozytome sind seltenere benigne Nierentumoren, die histologisch aus charakteristischen großen eosinophilen Zellen bestehen. Sie kommen 2,5mal häufiger bei Männern vor, wobei sie im Vergleich zu den klassischen Adenomen meist in einer etwas höheren Altersgruppe zu finden sind (31). Die Tumoren sind in der Regel relativ groß, durchschnittlich zwischen 5 und 8 cm messend, und zeichnen sich durch eine ausgezeichnete Langzeitprognose aus. Es wurde jedoch über Onkozytome mit fokalen maligne entarteten Arealen berichtet (54). Trotz ihrer Größe sind die Tumoren in ungefähr der Hälfte der Patienten asymptomatisch, in den anderen Fällen ist die Hämaturie die häufigste Manifestation.

In der CT und MRT zeigen die Tumoren charakteristischerweise eine sternförmige zentrale Narbe innerhalb einer sonst homogenen Raumforderung. Allerdings ist diese Morphologie nur bei etwa der Hälfte der Onkozytome zu sehen, und andererseits kann eine zentrale Narbe gelegentlich auch bei Nierenzellkarzinomen zu finden sein (2, 7). Gelegentlich kann nach Gd-Gabe auf dynamischen Sequenzen eine frühe radspeichenartige KM-Aufnahme zu erkennen sein, wie sie auch in der konventionellen Angiographie beschrieben wird (26) (Abb. 6.**16**, 6.**17**).

Angiomyolipome sind Hamartome, welche aus Fett, glatter Muskulatur und pathologischen Blutgefäßen bestehen. Hämorrhagien und Nekrosezonen innerhalb des Tumors sind häufig. Angiomyolipome sind mit einer Inzidenz von 0,3% aller Nierentumoren eher selten (53).

50–80% der Patienten mit Angiomyolipomen leiden unter einer tuberösen Sklerose, wobei in diesen Fällen die Angiomyolipome in den Nieren in der Regel kleiner, multipel und bilateral sind (14, 31). Die Tumoren können eine Größe von bis zu 20 cm erreichen. Wenn symptomatisch, präsentieren sich die Patienten meist mit einer palpablen abdominalen Raumforderung, Flankenschmerzen, Mikrohämaturie oder retroperitonealer Blutung. Vereinzelt wurden Fälle mit malignem Verhalten wie lokal invasivem Wachstum, regionaler Lymphknotenbeteiligung oder Vena-cava-inferior-Thrombose beobachtet. In der Regel zeigen Angiomyolipome jedoch einen gutartigen Verlauf, und die chirurgische Resektion führt zur definitiven Heilung (31). Angiomyolipome können mit der MRT mit großer diagnostischer Sicherheit erkannt werden. Die fetthaltigen Tumorareale zeigen eine hohe Signalintensität auf den T1w Sequenzen. Der Fettgehalt kann durch eine zusätzliche fettsupprimierte Sequenz bewiesen werden, was eine klare Abgrenzung von hämorrhagischem Gewebe erlaubt (48) (Abb. 6.**18**). Auf GRE-Aufnahmen können sehr kleine Angiomyolipome signalarm zur Darstellung kommen,

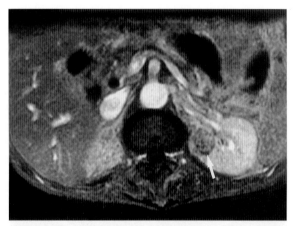

Abb. 6.**15**   Nierenzelladenom. Axiale KM-verstärkte T1w SE-Sequenz, fettunterdrückt. – 2 cm große, scharf begrenzte Raumforderung in der linken Niere (Pfeil), die weniger Kontrastmittel als das umgebende Nierenparenchym aufnimmt. Ein Nierenzelladenom wurde nach Resektion histologisch gesichert.

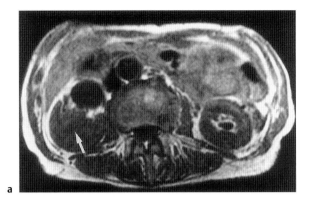
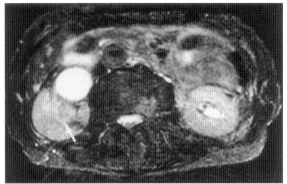

a

b

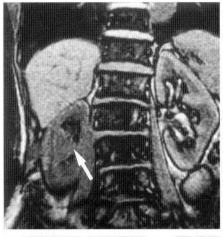
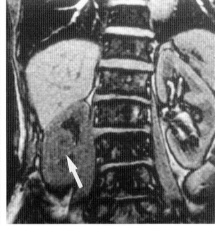
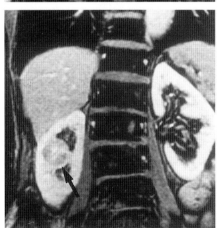

c

Abb. 6.**16** Onkozytom.
a Axiale native T1w SE-Sequenz.
b Axiale T2w schnelle SE-Sequenz mit Fettunterdrükkung. **c** Koronare dynamische atemangehaltene GRE-Sequenz vor (oben links), sofort (oben rechts), 1 min (unten links) und 3 min (unten rechts) nach intravenöser Gd-Gabe. – Raumforderung zentral in der rechten Niere (Pfeile), die auf den T1w und T2w Sequenzen beinahe isointens zum umgebenden Nierenparenchym und damit schlecht abgrenzbar ist. Auf der dynamischen Sequenz zeigt die scharf begrenzte Läsion eine radspeichenartige KM-Aufnahme, welche auf die Diagnose eines Onkozytoms hinweist.

wenn Fett- und Wasserprotonen der Läsion mit entgegengesetzter Phase präzedieren (opposed phase). Differentialdiagnostisch muß noch an ein Liposarkom des perirenalen Fettgewebes gedacht werden, wobei zur genauen Tumorlokalisation die multiplanare Bildgebung der MRT hilfreich ist und bei diesen Tumoren in der Regel die intrarenale Komponente fehlt (13, 57). In Einzelfällen enthalten Angiomyolipome vorwiegend Muskelgewebe bei makroskopisch weitgehend fehlendem Fettanteil; in diesem Fall können sie bildgebend nicht von Karzinomen oder anderen Tumoren unterschieden werden.

Das multilokuläre zystische Nephrom ist ein seltener gutartiger Nierentumor, welcher dem metanephritischen Blastem entstammt und einer benignen Variante des Wilms-Tumors zu entsprechen scheint. Der Tumor zeigt eine biphasische Alters- und Geschlechtsverteilung mit Häufigkeitsgipfeln bei Knaben unter 4 Jahren sowie bei Frauen im Alter von 40–60 Jahren (32). Der Tumor ist meist relativ groß – durchschnittlich ca. 10 cm – und besteht aus multiplen, nichtkommunizierenden, durch dünne Septen getrennte Zysten, die insgesamt von einer dicken Kapsel umgeben sind.

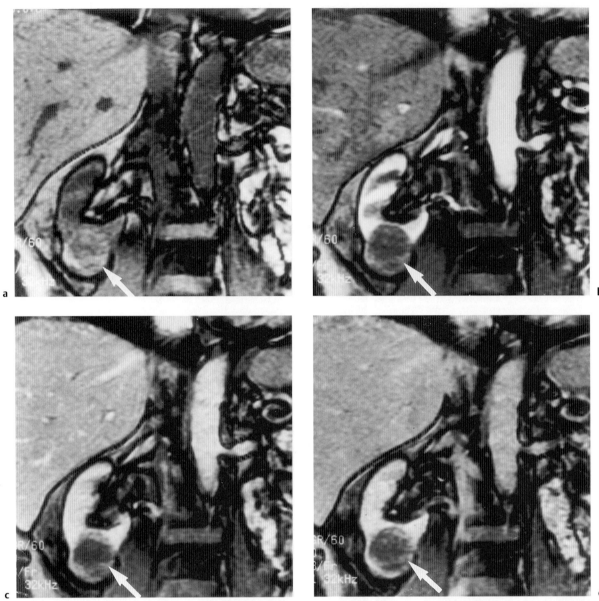

a

b

c

d

Abb. 6.**17** Onkozytom. Koronare dynamische atemangehaltene GRE-Sequenz **a** vor, **b** sofort, **c** 1 min und **d** 3 min nach intravenöser Gd-Gabe. Scharf begrenzte inhomogen und wenig KM-aufnehmende Läsion. Die Diagnose eines Onkozytoms wurde histologisch gestellt, bildgebend ist die Läsion nicht von anderen Nierentumoren zu differenzieren.

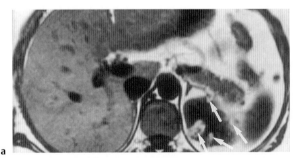

a

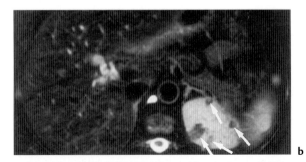

b

Abb. 6.**18** Angiomyolipome. **a** Axiale native T1w SE-Sequenz. **b** Axiale T2w schnelle SE-Sequenz mit Fettunterdrückung. Die linke Niere zeigt vier Läsionen (Pfeile), die auf der nativen T1w Sequenz die gleiche hohe Signalintensität wie Fett aufweisen und auf der fettunterdrückten T2w Sequenz einen Abfall der Signalintensität zeigen.

Der klinische Verlauf ist in der Regel gutartig, in seltenen Fällen kann es jedoch zu einer Entartung in ein Nephroblastom im Kindes- bzw. Sarkom im Erwachsenenalter kommen. In der CT und MRT gibt es keine Kriterien, um das multilokuläre zystische Nephrom sicher von einem zystischen malignen Tumor zu differenzieren; differentialdiagnostisch ist an einen zystischen Wilms-Tumor bzw. ein zystisches Nierenzellkarzinom zu denken. Aus diesen Gründen ist die chirurgische Exzision in allen Fällen indiziert (32).

Seltene benigne Nierentumoren sind Hämangiome, Lymphangiome, Leiomyome, Lipome und juxtaglomeruläre Tumoren (Reninome). Mit Ausnahme des Lipoms sind die MR-Befunde dieser Tumoren unspezifisch, und die Diagnose muß histologisch gesichert werden.

■ Maligne Nierentumoren

Primäre Nierentumoren
(Tab. 6.**3**)

Tabelle 6.**3** Übersicht über die primären und sekundären malignen Nierentumoren

Primäre maligne Nierentumoren
Häufiger
• Nierenzellkarzinom (Hypernephrom, Adenokarzinom der Niere)
• Nierenbeckenkarzinom (Übergangszellkarzinom)
• Wilms-Tumor (Nephroblastom)
Selten
• Leiomyosarkom
• Rhabdomyosarkom
• Angiosarkom
• Liposarkom
• Fibrosarkom
Sekundäre maligne Nierentumoren
• Metastasen
• Lymphom

Das Nierenzellkarzinom (Synonyme: Hypernephrom, Adenokarzinom der Niere) ist zwar der häufigste maligne Tumor der Niere, ist aber mit einem Anteil von 2% aller Tumoren des Erwachsenen insgesamt eher selten. Das Karzinom tritt gehäuft bei Männern und vor allem in der 5. und 6. Altersdekade auf. Ungefähr 1% der Patienten haben bilaterale Läsionen, und in ca. 5% liegen mehrere Tumoren in der gleichen Niere vor. Symptome sind häufig unspezifisch und treten meist erst relativ spät auf, die als klassisch beschriebene Trias Hämaturie, Schmerzen und palpaple Raumforderung in der Flanke wird nur in ungefähr 20% der Patienten gesehen (41).

Eine genaue Beurteilung der Tumorausdehnung ist für die Therapiewahl wichtig, da die radikale Operation die einzige kurative Behandlungsmethode ist. Solange das Karzinom innerhalb der Nierenkapsel lokalisiert ist (Stadium T1, T2), wird eine radikale Nephrektomie durchgeführt, bei Tumoreinbruch in die Nierenvene und V. cava inferior ist zusätzlich eine Thrombektomie bzw. das Einsetzen eines venösen Grafts indiziert.

Während in der amerikanischen Literatur für das Tumorstaging häufig die Robson-Klassifikation benutzt wird, hat sich in Europa das TNM-System durchgesetzt (56).

Die Treffsicherheit für die Stadieneinteilung des Nierenzellkarzinoms variiert in der Literatur für die CT zwischen 67 und 91%, die Resultate der MRT sind vergleichbar bis leicht überlegen (12, 21, 23). Vorteile der MRT sind in der besseren Abgrenzung von Tumorthromben auch in den intrarenalen Anteilen der Nierenvenen und einer zuverlässigen Beurteilung der perirenalen Ausbreitung zu sehen (30, 44).

Auf nativen T1w Aufnahmen ist das Nierenzellkarzinom wie auch andere solide Nierenläsionen meist isointens im Vergleich zu dem umgebenden Gewebe und der Tumor damit nur erkennbar, wenn er zu einer Formveränderung der Nierenkontur führt. Auf T2w Aufnahmen werden variable Signalintensitäten gesehen (27, 38). Als Folge von Tumornekrose und Einblutung zeigen etwa 15% der Nierenzellkarzinome liquide Areale, die auf T2w Aufnahmen hyperintens zur Darstellung kommen. Sowohl der Nachweis als auch die Charakterisierung von Läsionen werden durch KM-Gabe verbessert (11, 48). KM-verstärkte schnelle GRE-Sequenzen geben zusätzlich Aufschluß über das Perfusionsverhalten und die exakte intrarenale Ausdehnung (11, 26).

Für die genaue Beurteilung der Tumorausdehnung sind die multiplanaren Bildgebungsmöglichkeiten der MRT von Vorteil. Sagittale und koronare Aufnahmen erlauben eine gute Abgrenzung der Raumforderung von umgebenden Organen. Die extrarenale Ausdehnung wird am besten auf „opposed-phase"-GRE-Bildern beurteilt, da durch die entgegengesetzte Orientierung von Fett- und Wasserprotonen eine künstliche Betonung der renalen Konturen erreicht wird. Sind diese Konturen nicht mehr scharf abgrenzbar, ist das zusammen mit einer Signalintensitätsabnahme im perirenalen Fettgewebe als Hinweis für eine Tumorinfiltration zu werten.

Zum Zeitpunkt der Diagnosestellung liegt in etwa 20% der Fälle bereits ein Einbruch in venöse Strukturen vor. Dieser wird am besten auf einer flußsensitiven Sequenz (time of flight) diagnostiziert, da diese die Abgrenzung intravaskulärer Thromben erlaubt (44). Mit zusätzlichen KM-verstärkten Sequenzen können KM-anreichernde Tumorzapfen und in der Regel nicht anreichernde benigne Thromben unterschieden werden.

Der metastatische Befall eines Lymphknotens wird vermutet, wenn dieser eine Größe von 1–1,5 cm überschreitet. Falsch positive wie auch falsch negative Ergebnisse sind jedoch aufgrund einer reaktiven Lymphknotenhyperplasie einerseits bzw. mikroskopischem Tumorbefall nichtvergrößerter Lymphknoten andererseits relativ häufig (Abb. 6.**19**–6.**22**).

Das Nierenbeckenkarzinom (Synonyme: Übergangszellkarzinom, Transitionalzellkarzinom) des oberen Urogenitaltrakts macht etwa 7% aller renalen Neoplasien aus. Ein erhöhtes Erkrankungsrisiko haben Pa-

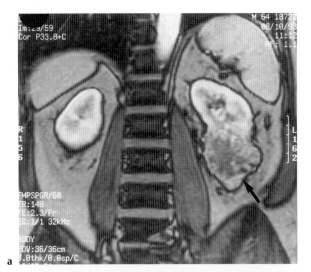

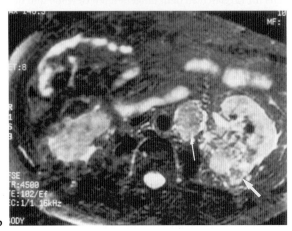

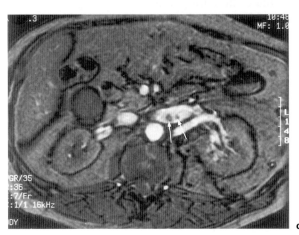

Abb. 6.**19** Nierenzellkarzinom, Stadium T3bN2. **a** Koronare KM-verstärkte GRE-Sequenz. **b** Axiale T2w fettunterdrückte schnelle SE-Sequenz. **c** Axial Time-of-flight-Sequenz. – Große, zentral nekrotische Raumforderung (Pfeil in **a**) im Bereich des Unterpols der linken Niere. Der Tumor infiltriert das perirenale Fett (großer Pfeil in **b**). Große paraaortale Lymphknotenmetastase (kleiner Pfeil in **b**). Kleine Tumorthrombi (Pfeile in **c**) in der linken Nierenvene. Die histologische Sicherung ergab ein Stadium T3bN2.

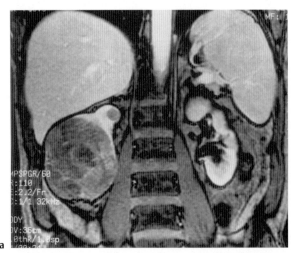

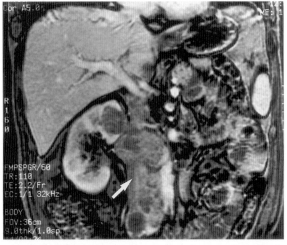

Abb. 6.**20** Nierenzellkarzinom, Stadium T3bN2. **a, b** koronare KM-verstärkte GRE-Sequenz (**b** 3 cm dorsal von **a**). Raumforde- rung in der rechten Niere im Bereich des Unter- und Oberpols. KM-anreichernder Tumorzapfen in der V. cava inferior (Pfeil).

tienten mit Blasenkarzinom sowie Individuen, die einen Analgetikaabusus bzw. eine Exposition mit Karzinogenen (Anilin, Cyclophosphamid, Tabak) aufweisen.

Das Übergangszellkarzinom entsteht häufig multizentrisch, zwischen 8 und 40% der Patienten mit Tumoren des Nierenbeckens haben synchron oder metachron einen Zweittumor im unteren Urogenitaltrakt bzw. auf der kontralateralen Seite (58). Die Bedeutung der MRT bei der Diagnosestellung ist limitiert. Solange das Nierenbeckenkelchsystem nicht dilatiert ist, können insbesondere kleinere Tumoren übersehen werden, da sie meist isointens zu dem umgebenden Nierengewebe erscheinen. Allerdings zeigen sie in der Regel auf dynamischen Gd-verstärkten GRE-Sequenzen eine frühe KM-Aufnahme (3). Ein fortgeschrittenes Tumorstadium mit

Invasion des Nierenparenchyms kann bildgebend nicht mehr von einem Nierenzellkarzinom unterschieden werden, sekundäre Zeichen wie Gefäßinvasion sind beim Übergangszellkarzinom zwar seltener, kommen jedoch ebenfalls vor (30) (Abb. 6.**23**, 6.**24**).

Das Nephroblastom (Synonym: Wilms-Tumor) ist ein maligner embryonaler Tumor, der gehäuft bei Kindern im Alter von 2,5–3 Jahren ohne Geschlechtsprädilektion auftritt; es ist der häufigste bösartige abdominelle Tumor bei Kindern im Alter zwischen 1 und 8 Jahren überhaupt. Das Nephroblastom ist assoziiert mit Mißbildungen des Urogenitaltrakts, Aniridie und Beckwith-Wiedemann-Syndrom (31). Der Tumor zeigt in der MRT variable, durch Nekrose und Einblutung meist inhomogene Signalintensitäten und kann aufgrund des Si-

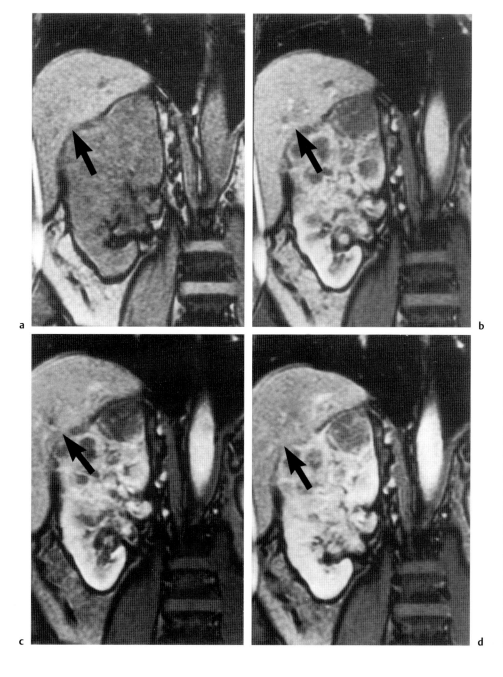

a

b

c

d

Abb. 6.**21** Nierenzellkarzinom, Stadium T4N0. Koronare dynamische atemangehaltene GRE-Sequenz **a** vor, **b** sofort, **c** 1 min und **d** 3 min nach intravenöser Gd-Gabe. Inhomogene Raumforderung im Oberpol der linken Nieren mit Infiltration der Leber. Die durch die entgegengesetzte Orientierung von Fett- und Wasserprotonen (opposed phase) entstehende künstliche Betonung der renalen Kontur ist im Bereich der Tumorinfiltration aufgehoben (Pfeil).

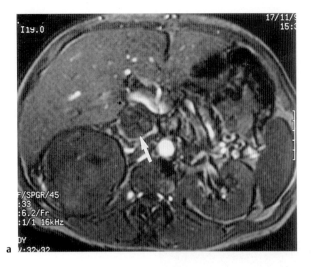

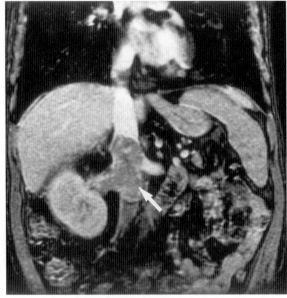

Abb. 6.**22** Nierenzellkarzinom, Stadium T3bN1. **a** Axiale Time-of-flight-Sequenz. **b** Koronare KM-verstärkte GRE-Sequenz. Fehlendes Flußsignal in der V. cava inferior (Pfeil in **a**) auf der TOF-Sequenz. Der Tumorthrombus in der rechten Nierenvene und rechten V. cava inferior zeigt eine inhomogene KM-Anreicherung (Pfeil in **b**).

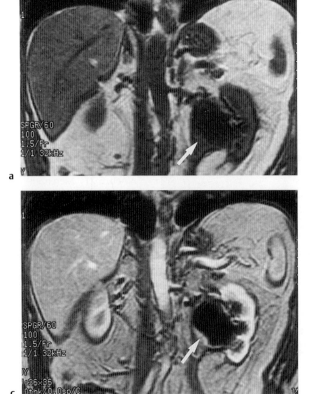

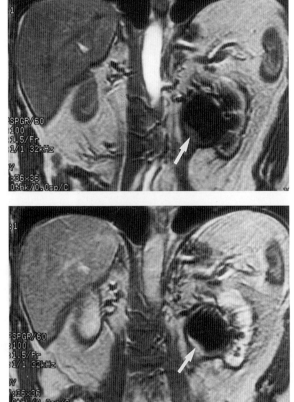

Abb. 6.**23** Nierenbeckenkarzinom. Koronare dynamische atemangehaltene GRE-Sequenz **a** vor, **b** sofort, **c** 1 min und **d** 3 min nach intravenöser Gd-Gabe. Kleine KM-aufnehmende Raumforderung (Pfeile) im linken Pyelon, die zu einer Abflußbehinderung mit Hydronephrose des Nierenbeckenkelchsystems führt.

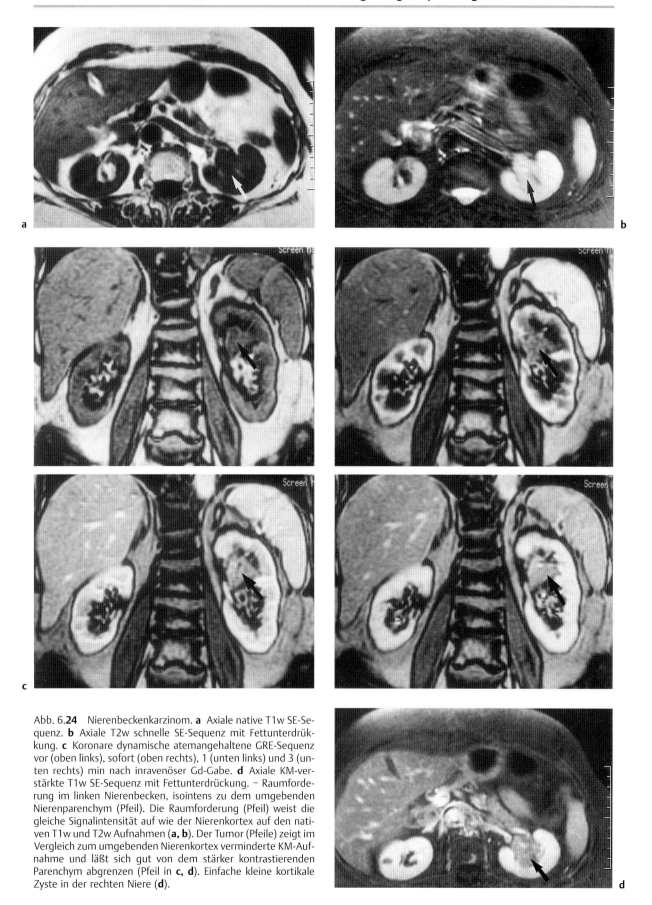

Abb. 6.**24** Nierenbeckenkarzinom. **a** Axiale native T1w SE-Sequenz. **b** Axiale T2w schnelle SE-Sequenz mit Fettunterdrükkung. **c** Koronare dynamische atemangehaltene GRE-Sequenz vor (oben links), sofort (oben rechts), 1 (unten links) und 3 (unten rechts) min nach inravenöser Gd-Gabe. **d** Axiale KM-verstärkte T1w SE-Sequenz mit Fettunterdrückung. – Raumforderung im linken Nierenbecken, isointens zu dem umgebenden Nierenparenchym (Pfeil). Die Raumforderung (Pfeil) weist die gleiche Signalintensität auf wie der Nierenkortex auf den nativen T1w und T2w Aufnahmen (**a, b**). Der Tumor (Pfeile) zeigt im Vergleich zum umgebenden Nierenkortex verminderte KM-Aufnahme und läßt sich gut von dem stärker kontrastierenden Parenchym abgrenzen (Pfeil in **c, d**). Einfache kleine kortikale Zyste in der rechten Niere (**d**).

gnalverhaltens allein nicht von anderen renalen Tumoren differenziert werden. Die MRT kann aber bei der präoperativen Planung hilfreich sein, indem sie die Abgrenzung der Raumforderung von normalem Nierengewebe und umgebenden Strukturen ermöglicht (6, 34) (Abb. 6.**25**).

Leiomyosarkome, Rhabdomyosarkome, Liposarkome, Angiosarkome und Fibrosarkome sind seltene maligne primäre Neoplasien der Nieren. Die MR-Befunde sind meist unspezifisch, und die definitive Diagnose wird histologisch gestellt.

Sekundäre Nierentumoren
(Tab. 6.**3**)

Zwar werden Nierenmetastasen in 2–20% aller Autopsien nachgewiesen, doch spielen sie für die bildgebenden Verfahren eine untergeordnete Rolle, da sie meist symptomlos sind und damit erst sehr spät oder überhaupt nicht diagnostiziert werden (9). Metastasen stellen sich in der Regel radiologisch als multifokale Läsionen dar (Abb. 6.**26**). Obwohl das Signalverhalten der Läsionen unspezifisch ist, liegt die Diagnose bei multiplen, bilateralen soliden Nierenläsionen und dem Vorhandensein eines bekannten Primärtumors bzw. weiterer extrarenaler Metastasen meist nahe. Bei Primärtumoren wie Bronchuskarzinom, Mammakarzinom oder Kolonkarzinom wurden jedoch auch große solitäre Läsionen beschrieben, die MR-tomographisch nicht von einem Primärtumor zu unterscheiden waren (9).

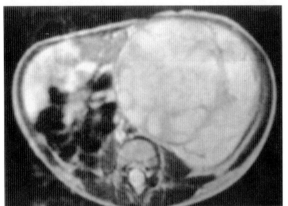
a

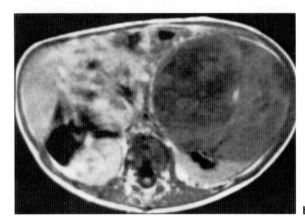
b

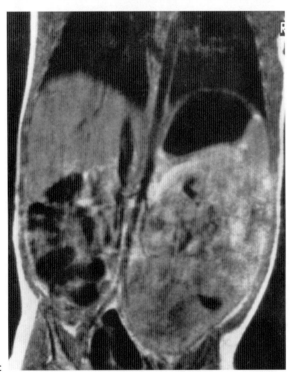
c

Abb. 6.**25** Nephroblastom. 18 Monate altes Mädchen. **a** Axiale T2w schnelle SE-Sequenz. **b** Axiale KM-verstärkte T1w SE-Sequenz. **c** Koronare KM-verstärkte T1w SE-Sequenz. – Der Tumor zeigt eine inhomogen hohe Signalintensität auf der T2w Aufnahme und ist vom Nierenparenchym schlecht abgrenzbar (**a**). Er nimmt weniger Kontrastmittel als das umgebende normale Nierenparenchym auf. Die multiplanare Bildgebung erlaubt eine genaue Bestimmung der Tumorausdehnung (**b, c**).

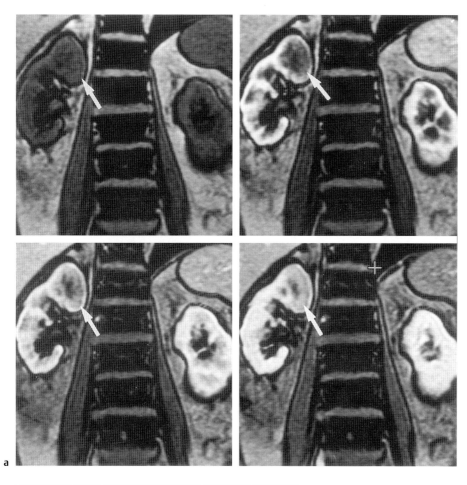

a

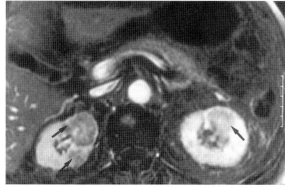

b

Abb. 6.**26** Bilaterale Nierenmetastasen bei Bronchuskarzinom. **a** Koronare dynamische atemangehaltene GRE-Sequenz vor (oben links), sofort (oben rechts), 1 min und 3 min (unten rechts) nach intravenöser Gd-Gabe. **b** Axiale KM-verstärkte, fettunterdrückte T1w SE-Sequenz. – Auf der GRE-Sequenz (**a**) zeigt sich eine Auftreibung am Oberpol der rechten Niere durch eine etwas langsamer und weniger perfundierte Läsion (Pfeil). Die axiale Aufnahme (**b**) zeigt zwei Läsionen in der rechten Niere und eine Läsion in der linken Niere, die weniger Kontrastmittel als das umgebende Nierenparenchym aufnehmen (Pfeile).

Primäre Lymphome der Nieren sind äußerst selten. Die Nieren können jedoch bei Lymphompatienten sekundar mitbeteiligt sein, entweder durch Wachstum per continuitatem von retroperitonealen Lymphknoten ausgehend oder durch hämatogene Ausbreitung. Das Erscheinungsbild der renalen Lymphommanifestation umfaßt multiple oder solitäre Läsionen sowie eine diffuse Infiltration, die einer Vergrößerung der Niere zur Folge hat (18, 40). Auf dynamischen KM-verstärkten T1w GRE-Sequenzen können die nodulären, meist relativ hypovaskulären Lymphommanifestationen in der Regel in der frühartriellen Phase leicht von dem verstärkt

KM-aufnehmenden normalen Nierenparenchym unterschieden werden (Abb. 6.27). Weitere MR-Zeichen eines diffusen Lymphombefalls sind ein Verlust der kortikomedullären Differenzierung, diffuse Vergrößerung des Organs sowie die assoziierte Lymphadenopathie (26).

■ Funktionelle Nierenuntersuchungen

Die MRT zeichnet sich außer durch die hohe räumliche auch durch eine gute zeitliche Auflösung aus. Dadurch erlaubt sie nicht nur eine morphologische Darstellung von pathologischen Nierenprozessen, sondern kann

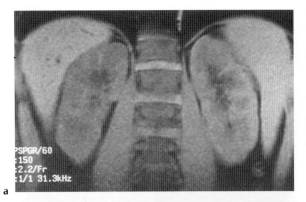
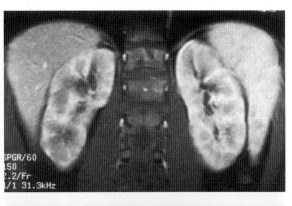
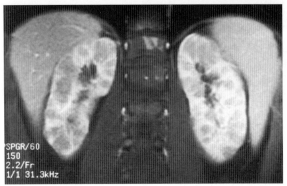
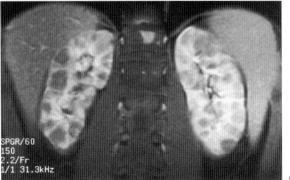
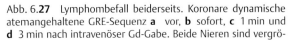

Abb. 6.**27**   Lymphombefall beiderseits. Koronare dynamische atemangehaltene GRE-Sequenz **a** vor, **b** sofort, **c** 1 min und **d** 3 min nach intravenöser Gd-Gabe. Beide Nieren sind vergrö-ßert und zeigen multiple hypovaskularisierte rundliche Läsionen.

auch gewisse Einblicke in die renale Funktion geben (Abb. 6.**28**). Verschiedene Erkrankungen wie z. B. Glomerulonephritis, interstitielle Nephritis, Nierenbeteiligung bei Diabetes mellitus oder chronische Harnstauung können zu einer globalen Einschränkung der renalen Funktion führen. Andere Entitäten wie die extrakorporale Stoßwellenlithotrypsie hingegen führen zu einer segmentalen Funktionseinschränkung (5, 24, 29). Da Gd-haltige MR-Kontrastmittel im Gegensatz zu den jodhaltigen Röntgenkonstrastmitteln, wie sie in der CT oder Angiographie verwendet werden, nicht nephrotoxisch sind, können sie auch bei diesen Patienten ohne Risiko verwendet werden (28, 42, 46).

Gadoliniumhaltige Kontrastmittel werden in den Nierenglomeruli vollständig filtriert und dann in den Henle-Schleifen und Sammelröhrchen der Medulla durch Wasserrückresorption konzentriert. Auf Sequenzen, die mit einer hohen zeitlichen Auflösung akquiriert werden, wie dynamische KM-verstärkte GRE- oder echoplanare Sequenzen, kann die KM-Passage durch die konzentrationsabhängigen Veränderungen der Relaxationszeiten gut verfolgt werden. Der typischerweise auftretende Signalintensitätsabfall ist bei Patienten mit eingeschränkter Nierenfunktion und folglich verzögerter KM-Ausscheidung weniger deutlich. Bei starker Niereninsuffizienz mit einer Kreatinin-Clearance über 30 ml/min kann die typische Kontrastumkehr in der Medulla, die auf die starke Gd-Konzentration und den dadurch dominierenden T2-Verkürzungseffekt zurückzuführen ist, sogar vollständig fehlen (25, 26, 30).

■ MR-Angiographie der Nierenarterien

Nierenarterienstenosen werden bei ungefähr 1–5% der Patienten mit Hypertonie als Ursache vermutet. Die Diagnose der renovaskulären Hypertonie hat an Wichtigkeit zugenommen, da heute effektive therapeutische Verfahren wie die perkutane transluminale Angioplastie (PTA) oder die chirurgische Revaskularisation zur Verfügung stehen. Der Goldstandard bei der Abklärung dieser Erkrankung bleibt die konventionelle Angiographie, die MR-Angiographie hat aufgrund technischer Weiterentwicklungen jedoch einen zunehmenden Stellenwert sowohl in der Primärdiagnostik als auch für die Verlaufskontrolle nach therapeutischer Intervention bekommen. Die Phasenkontrast MR-Angiographie erlaubt nicht nur die nichtinvasive morphologische Darstellung der Gefäßanatomie, sondern ermöglicht zusätzlich eine genaue Quantifizierung des renalen Blutflusses (10, 22, 37) (Abb. 6.**29**). Große Fortschritte bei der morphologischen Darstellung der Nierenarterien wurden in letzter Zeit durch die Gd-verstärkte dreidimensionale MR-Angiographie-Sequenz (3D MRA) in Atempause erreicht (Abb. 6.**30**) (Kap. 15). Die Verwendung von Gd-haltigen Kontrastmitteln hat zu einer deutlichen Verbesserung der Bildqualität mit einer konsekutiven Verbesserung der Aussagekraft geführt. Die dreidimensionale MRA ist im Gegensatz zur Phasenkontrast- oder Time-of-flight-Technik keine flußsensitive Technik, sondern basiert allein auf der durch die Gd-Gabe bedingten T1-Verkürzung des Blutes im Vergleich zum umgebenden Gewebe.

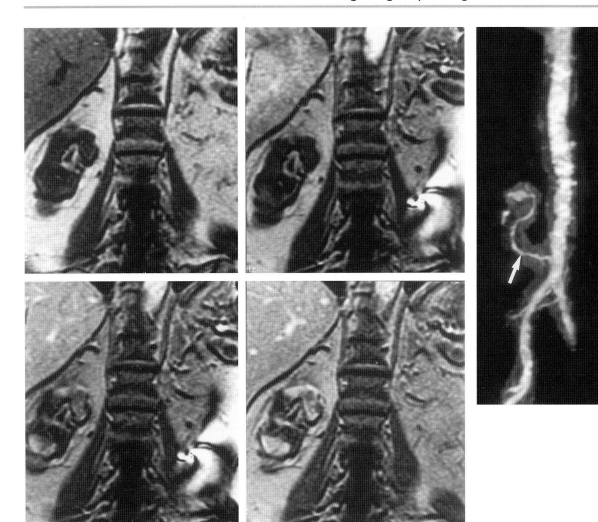

a

c

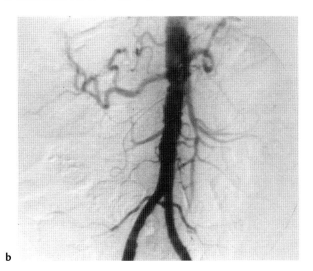

b

Abb. 6.**28** Nierenarterienverschluß rechts und konsekutive Revaskularisation. **a** Koronare dynamische atemangehaltene GRE-Sequenz vor (oben links), sofort (oben rechts), 1 min (unten links) und 3 min (unten rechts) nach intravenöser Gd-Gabe. **b** Konventionelle Übersichtsangiographie. **c** Dreidimensionale MR-Angiographie. **d** Koronare dynamische atemangehaltene GRE-Sequenz vor (oben links), sofort (oben rechts), 1 min (unten links) und 3 min (unten rechts) nach intravenöser Gd-Gabe. – Bei Verschluß der rechten Nierenarterie zeigt sich eine Restperfusion im Bereich des Unter- und Oberpols der Niere (**a**), bekannter Status nach Nephrektomie links. Die konventionelle Angiographie bestätigt den Verschluß der rechten Nierenarterie (**b**). Es wurde eine chirurgische Revaskularisation der rechten Niere durch Anlegen eines Venenbypasses durchgeführt. Die MR-Angiographie (**c**) zeigt einen offenen Bypass mit aneurysmatischer Aufweitung an der distalen Anastomose. Nach chirurgischer Revaskularisation zeigt sich wieder eine fast vollständig normalisierte Perfusion der rechten Niere (**d**).

Abb. 6.**28 d** ▷

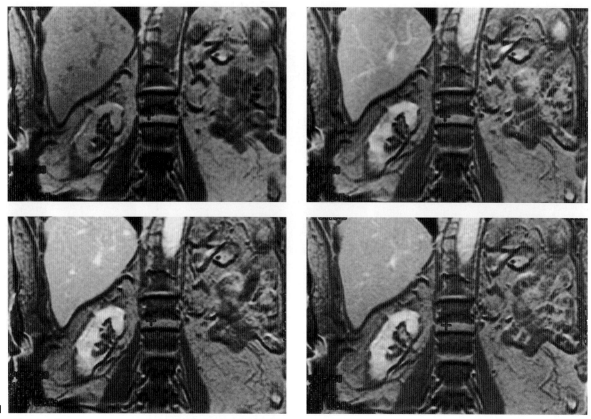

d

Abb. 6.**28 d**

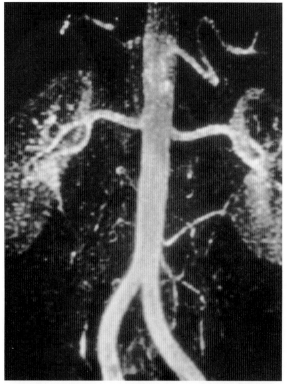

Abb. 6.**29** Singuläre normale Nierenarterien beiderseits ohne Hinweis für Stenosen. Kontrastmittelverstärkte T1w dreidimensionale MR-Angiographie.

Dies hat unter anderem den Vorteil, daß Fluß- oder Sättigungsartefakte entfallen (36). In einer Studie von Hany u. Mitarb. (16) lag die Sensitivität der dreidimensionalen MRA für den Nachweis hämodynamisch relevanter Nierenarterienstenosen unter Verwendung der Katheterangiographie als Goldstandard bei 90%, die Spezifität betrug 98%.

Die Nierenvenenthrombose kann bei Neugeborenen und Kindern als Komplikation einer Dehydrierung auftreten. Beim Erwachsenen wird die benigne Thrombose als Komplikation von Nierenerkrankungen wie Amyloidose oder Glomerulonephritis, bei Trauma, externer Kompression der Nierenvenen – z. B. durch Tumor und retrogrades Einwachsen von Thromben aus der V. cava inferior – gesehen. Die betroffene Niere ist im akuten Stadium stark vergrößert, im Verlauf treten Infarkte auf, die zum Endstadium einer Schrumpfniere führen können. Eine Nierenvenenthrombose wird aufgrund eines fehlenden Flußsignals auf einer flußsensitiven (time of flight) Sequenz diagnostiziert. Eine zusätzliche KM-verstärkte Sequenz, z. B. eine dynamische GRE-Sequenz, erlaubt die Differenzierung eines benignen von einem malignen Thrombus. Im Gegensatz zu einem intravaskulären Tumorwachstum zeigt ein benigner thrombotischer Verschluß in der Regel keine Signalintensitätszunahme nach Gd-Injektion.

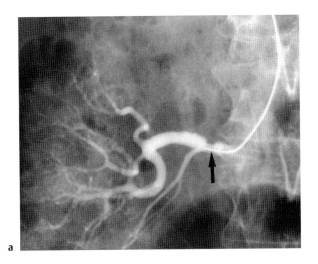
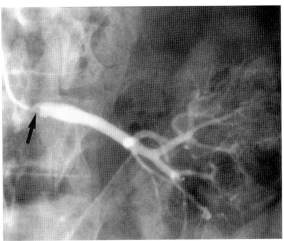

a

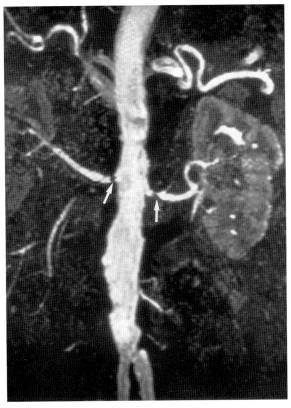

b

Abb. 6.**30** Nierenarterienstenosen beiderseits. **a** Konventionelle Angiographie. **b** KM-verstärkte T1w dreidimensionale MR-Angiographie. Wandunregelmäßigkeiten der Aorta abdominalis.

■ **Transplantatniere**

Bei Patienten nach Nierentransplantation können verschiedene Komplikationen auftreten, darunter postoperativ bedingte Hämatome, Urinome oder Lymphozelen, Stauung des ableitenden Harnsystems, Infarkte, akute tubuläre Nekrose, Toxizität durch Ciclosporin und andere Pharmaka sowie akute oder chronische Abstoßung (15, 19). Die MRT hat in letzter Zeit, nicht zuletzt auch aufgrund technischer Neuerungen, einen zunehmenden Stellenwert bei der Abklärung dieser Veränderungen bekommen. Sie liefert Informationen zur Morphologie, Funktion und Perfusion des Transplantats (4, 15 19) (Abb. 6.**31**). Liegt eine Abstoßung des Transplantats vor,

kann die kortikomedulläre Differenzierung, am besten auf den T1w Aufnahmen erkennbar, verlorengehen. Allerdings ist dieses Zeichen unspezifisch, denn es kann auch bei Ciclosporintoxizität, Stauung und anderen Komplikationen auftreten (4, 15, 19). Infarziertes Nierengewebe bzw. eine kortikale Nekrose zeigen auf den T2w Aufnahmen in der Regel eine erhöhte Signalintensität sowie eine deutliche Minderperfusion auf dynamischen KM-verstärkten Sequenzen (15, 19) (Abb. 6.**32**).

Zur Beurteilung der arteriellen und venösen Gefäßversorgung des Transplantats und Diagnose von Gefäßstenosen sowie Thrombosen eignen sich sowohl die dynamische KM-verstärkte GRE-Sequenz, vorzugsweise

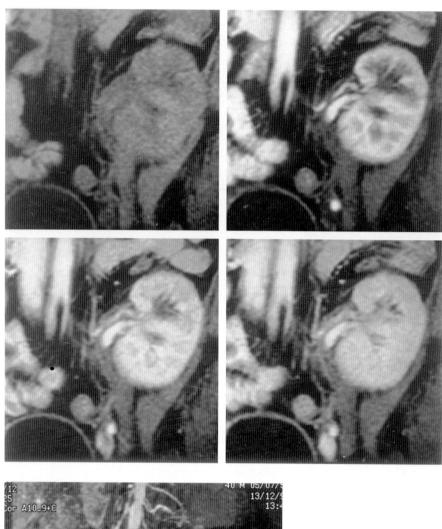

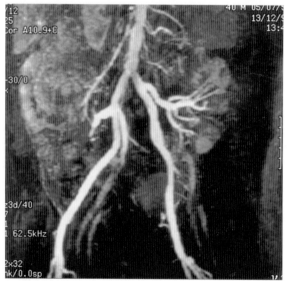

Abb. 6.**31** Transplantatniere mit guter Funktion. **a** Koronare dynamische atemangehaltene GRE-Sequenz vor (oben links), sofort (oben rechts), 1 min (unten links) und 3 min (unten rechts) nach intravenöser Gd-Gabe. Regelrechte gleichmäßige Perfusion der Transplantatniere in der linken Fossa iliaca. **b** Dreidimensionale MR Angiographie. Offene, nichtstenosierte Transplantatarterie, die aus der linken A. iliaca communis abgeht.

mit Sekundärverarbeitung nach dem Maximum-Intensitätsprojektion-Verfahren (MIP) (Abb. 6.**32**) als auch die Time-of-flight-(TOF-)MR-Angiographie (8). Große Fortschritte, insbesondere bei der Beurteilung arterieller Ge-

fäße, brachte – wie auch bei der Beurteilung der arteriellen Versorgung der Eigennieren – die atemangehaltene KM-verstärkte T1w dreidimensionale MR-Angiographie-Sequenz (4, 16, 36).

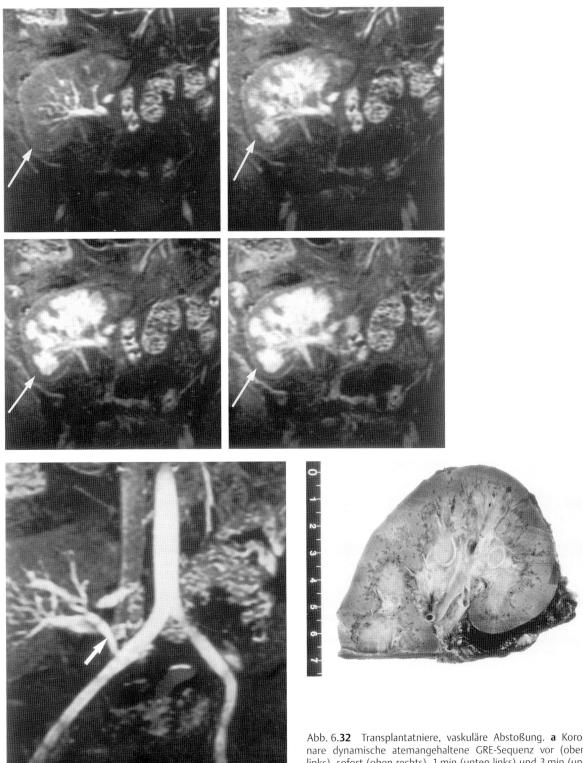

Abb. 6.**32** Transplantatniere, vaskuläre Abstoßung. **a** Koronare dynamische atemangehaltene GRE-Sequenz vor (oben links), sofort (oben rechts), 1 min (unten links) und 3 min (unten rechts) nach intravenöser Gd-Gabe. **b** Maximum-Intensitätsprojektion (MIP) der arteriellen Phase. **c** Makropräparat nach Entfernung der Transplantatniere. Fehlende Perfusion der Nierenrinde (Pfeile in **a**). Es zeigt sich eine regelrechte Darstellung des Hauptstamms (Pfeil) und der Segmentäste der Transplantatnierenarterie, jedoch keine periphere Perfusion. Histologisch war eine kortikale Nekrose bei vaskulärer Abstoßung nachzuweisen.

Literatur

1 Aerts, P., L. van Hoe, H. Bosmans, R. Oyen, G. Marchal, A. L. Baert: Breath-hold MR urography using the HASTE technique. Amer. J. Roentgenol. 166 (1996) 543–545

2 Ball, D. S., A. C. Friedman, D. S. Hartman, P. D. Radecki, D. F Caroline: Scar sign of renal oncocytoma: magnetic resonance imaging appearance and lack of specificity. Urol. Radiol. 8 (1986) 46–48

3 Barentz, J. O., S. H. J. Ruijs, S. P. Strijk: The role of MR imaging in carcinoma of the urinary bladder. Amer. J. Roentgenol. 160 (1993) 937–947

4 Baumgartner, B. R., R. C. Nelson, T. I. Ball et al.: MR imaging of renal transplants. Amer. J. Roentgenol. 147 (1986) 949–953

5 Baumgartner, B. R., K. W. Dickey, S. S. Ambrose, K. N. Walton, R. C. Nelson, M. E. Bernadino: Kidney changes after extracorporeal shock wave lithotripsy: appearance on MR imaging. Radiology 163 (1987) 531–534

6 Belt, T., M. Cohen, J. Smith, D. Cory, S. McKenna, R. Weetman: MRI of Wilms' tumor: promise as the primary imaging method. Amer. J. Roentgenol. 146 (1986) 955–961

7 Bonavita, J. A., H. M. Pollack, M. P. Banner: Renal oncocytoma: further oberservations and literature review. Urol. Radiol. 2 (1981) 229–234

8 Brichaux, J. C., N. Grenier, C. Douws et al.: Time-of-flight angiography of kidney transplants. Radiology 189 (1993) 189 (Abstract 487)

9 Choyke, P. L., E. M. White, R. K. Zeman, M. H. Jaffe, L. R. Clark: Renal metastases: clinicopathologic and radiologic correlation. Radiology 162 (1987) 359–363

10 Debatin, J. F., R. H. Ting, H. Wegmüller et al.: Renal artery blood flow: Quantitation with phase-contrast MR imaging with and without breath holding. Radiology 190 (1994) 371–378

11 Eilenberg, S., J. Lee, J. Brown, S. Mirowitz, V. Rartar: Renal masses: evaluation with gradient-echo Gd-DTPA-enhanced dynamic MR imaging. Radiology 166 (1990) 634–649

12 Fein, A., J. Lee, D. Balfe, J. Heiken, D. Ling, H. Glazer, B. McClennan: Diagnosis and staging of renal cell carcinoma: a comparison of MR imaging and CT. Amer. J. Roengenol. 148 (1987) 749–753

13 Friedman, A. C., D. S. Hartman, J. Sherman, E. M. Lauten, M. Coldman: Computed tomography of abdominal fatty masses. Radiology 139 (1981) 415–429

14 Hajdu, S. I., F. W. Foote: Angiomyolipoma of the kidney: report of 27 cases and review of the literature. J. Urol. 102 (1969) 396–401

15 Hanna, S., O. Helenon, C. Legendre et al.: MR imaging of renal transplant rejection. Acta radiol. 32 (1991) 42–46

16 Hany, T. F., H. Pfammater, M. Schmidt, D. A. Leung, J. F. Debatin: Ultraschnelle, kontrastverstärkte 3D MR-Angiographie der Aorta und Nierenarterien in Apnoe. Fortschr. Röntgenstr. 166 (1997) 397–405

17 Harrison, R. B., R. Dyer: Benign space-occupying conditions of the kidneys. Semin. Roentgenol. 22 (1987) 275–283

18 Hauser, M., G. P. Krestin, R. P. Brennan, H. R. Burger, W. Fuchs: Cross-sectional imaging for differentiation of bilateral solid multifocal intrarenal and perirenal lesions. Clin. Radiol. 50 (1995) 288–294

19 Hélénon, O., E. Attlan, C. Legendre, S. Hanna, A. Denys, M. Souissi, H. Kreis, J. F. Moreau: Gd-DOTA-enhanced MR imaging and color Doppler US of renal allograft necrosis. Radiographics 12 (1992) 21–33

20 Hilpert, P. L., A. C. Friedman, P. D. Radecki et al.: MRI of hemorrhagic renal cysts in polycystic kidney disease. Amer. J. Roentgenol. 146 (1986) 1167–1172

21 Hricak, H., B. Demas, R. Williams, N. McNamara, M. Hedgock, E. Amparao, E. Tanagho: Magnetic resonance imaging in the diagnosis and staging of renal and perirenal neoplasms. Radiology 154 (1985) 709–715

22 Huch Böni, R. A., W. Schöpke, G. P. Krestin et al.: Phase contrast MRI quantitation of renal arterial, blood flow pre and post percutaneous transluminal angioplasty. Europ. Radiol. 5, S64 (1995) 311

23 Johnson, C. D., N. R. Dunnick, R. H. Cohan, F. F. Illescas: Renal adenocarcinoma: CT staging of 100 tumors. Amer. J. Roentgenol. 148 (1987) 59–63

24 Kaude, J. V., C. M. Williams, M. R. Millner, K. N. Scott, B. Finlayson: Renal morphology and function immediately after extracorporal shock-wave lithotripsy. Amer. J. Roentgenol. 145 (1985) 305–313

25 Kikinis, R., G. K. von Schulthess, P. Jäger et al.: Normal and hydronephrotic kidney: evaluation of renal function with contrast-enhanced MR imaging. Radiology 165 (1987) 837–842

26 Krestin, G. P.: Morphologic and Functional MRI of the Kidneys and Adrenal Glands. Field & Wood, Philadelphia 1990

27 Krestin, G. P., W. Gross-Fengels, B. Marincek: Bedeutung der Magnetresonanztomographie (MRT) für die Diagnostik und Stadieneinteilung des Nierenzellkarzinoms. Radiologe 32 (1992) 121–126

28 Krestin, G. P., G. Schuhmann-Giamperi, J. Haustein et al.: Functional dynamic MRI imaging, pharmacokinetics and safety of Gadolinium-DTPA in patients with impairend renal function. Europ. Radiol. 2 (1992) 16–23

29 Krestin, G. P., R. Fischbach, R. Vorreuther, G. K. von Schulthess: Alterations in renal morphology and function after ESWL therapy: evaluation with dynamic contrast-enhanced MRI. Europ. Radiol. 3 (1993) 227–233

30 Krestin, G. P.: Magnetic resonance imaging of the kidneys: current status. Magn. Resohn. quart. 19 (1994) 2–21

31 Leder, L. D., H. J. Richter: Pathology of renal and adrenal neoplasms. In Löhre, E., L. D. Leder: Renal und Adrenal Tumors, 2nd ed. Springer, Berlin (pp. 1–68)

32 Madewell, J. E., S. M. Goldman, C. J. Davis jr., D. S. Hartman, D. S. Feigin, J. E. Lichtenstein: Multilocular cystic nephroma: a radiographic-pathologic correlation of 58 patients. Radiology. 146 (1983) 309–321

33 Marotti, M., H. Hricak, P. Fritzsche, L. E. Crooks, M. W. Hedgock, E. A. Tanagho: Complex and simple renal cysts: comparative evaluation with MR imaging. Radiology 162 (1987) 679–683

34 Müller, M., G. P. Krestin, U. Willi: Abdominale Tumoren beim Kind: Vergleich zwischen Magnetresonanztomographie und Ultrasonographie. Fortschr. Röntgenstr. 158 (1993) 914–918

35 Pollack, H. M., H. A. Wein: Imaging of renal trauma. Radiology 172 (1989) 297–308

36 Prince, M. R., D. L. Narasimham, J. C. Stanley, T. L. Chenevert, D. M. Williams, M. V. Marx, K. J. Cho: Gadolinium-enhanced MR angiography of the abdominal aorta and its major branches. Radiology 197 (1995) 785–792

37 Prince, M., M. R. Body: Angiography with gadolinium contrast agents. In Rofsky, N. M.: Contrast Agents for Body MR Imaging. Magn. Res. Imag. Clin. N. Amer. Febr. 1996

38 Quint, L., G. Glazer, T. Chenervert et al.: In vivo and in vitro MR imaging of renal tumors: histopathologic correlation and pulse sequence optimization. Radiology 169 (1988) 359–362

39 Regan, F., M. E. Bohlman, R. Khazan, R. Rodriquez, H. Schultze-Haakh: MR urography using HASTE imaging in the assessment of ureteric obstruction. Amer. J. Roentgenol. 167 (1996) 1115–1120

40 Resznek, T. H., I. Mootoosamy, J. A. W. Webb, M. A. Richards: CT in renal and perirenal lymphoma: a further look. Clin. Radiol. 42 (1990) 233–238

41 Riches, E. W., I. H. Griffiths, A. C. Thackeray: New growth of the kidney and urether. Brit. J. Urol. 23 (1951) 297–356

42 Rofsky, N. M., J. C. Weinreb, M. A. Bosniak, R. B. Libes, B. A. Birnbaum: Renal lesion characterization with Gadolinium-enhanced MR imaging. Efficacy and safety in patients with renal insufficiency. Radiology 180 (1991) 85–89

43 Rothpearl, A., D. Frager, A. Subramanian et al.: MR urography: technique and application. Radiology 194 (1995) 125–130

44 Roubidoux, M. A., N. R. Dunnick, H. D. Sostman, R. A. Leder: Renal carcinoma: detection of venous extension with gradient-echo MR imaging. Radiology 182 (1992) 269–272

45 Roy, C., C. Saussine, X. LeBras et al.: Assessment of painful ureterohydronephrosis during pregnancy by MR urography. Europ. Radiol. 6 (1996) 334–338

46 Schuhmann-Giampieri, G., G. P. Krestin: Pharmacokinetic of Gd-DTPA in patients with chronic renal failure. Invest. Radiol. 26 (1991) 975–979

47 von Schulthess, G. K.: Morphology and Function in MRI. Springer, Berlin 1989

48 Semelka, R., H. Hricak, S. Stevens, R. K. Rinegold, E. Tomei, P. Carroll: Combined gadolinium-enhanced and fat-saturation MR imaging of renal masses. Radiology 178 (1991) 803–809

49 Semelka, R. C., J. P. Shoenut, C. M. Magro, M. A. Kroeker, R. MacMahon, H. M. Greenberg: Renal cancer staging: comparison of contrast-enhanced CT and gadolinium-enhanced fat-suppressed spin-echo and gradient-echo MR imaging. Magn. Reson. Imag. 3 (1993) 597–602

50 Semelka, R. C., N. Kelekis: Kidneys. In: Semelka, R. C., S. M. Ascher, C. Reinhold: MRI of the Abdomen and Pelvis. Wiley-Liss, New York 1997 (pp. 397–470)

51 Sigmund, G., B. Stoever, L. B. Zimmerhackl et al.: RARE-MR-urography in the diagnosis of upper urinary tract abnormalities in children. Pediat. Radiol. 21 (1991) 416–420

52 Soila, K. P., M. Viamont, P. M. Starewicz: Chemical shift misregistration effect in magnetic resonance imaging. Radiology 153 (1984) 819–820

53 Stanley, R. J.: Benign renal neoplasm. In McClennan, B. L. Syllabus: A Categorical Course in Genitourinary Radiology RSNA, 1994

54 Tikkakoski, T., M. Palvansalo, A. Alanen et al.: Radiologic findings in renal oncocytoma. Acta radiol. 32 (1991) 363–367

55 Töndury, G.: Angewandte und topographische Anatomy. 5. Aufl. Thieme, Stuttgart 1981

56 UICC: TNM Classification of Malignant Tumors, 4. Ausg. 2. Rev. Springer, Berlin 1992

57 Vas, W., M. K. Wolverson, F. Johnson, M. Sundaram, Z. Salimi: MRI of an angiomyolipoma. Magn. Res. Imag. 4 (1986) 485–488

58 Youssem, D. M., O. M. B. Gatewood, S. M. Goldman, F. F. Marshall: Synchronous and metachronous transitional cell carcinoma of the urinary tract: prevalence, incidence, and radiographic detection. Radiology 167 (1988) 613–618

7 Nebennieren

G. G. Zimmermann-Paul, J. F. Debatin und G. P. Krestin

Einleitung

Trotz der nur geringen Größe stellen die Nebennieren mit einem Gesamtgewicht von ca. 11 g komplexe hormonproduzierende Organe dar, die sich durch eine Vielzahl von Regelkreisen regulieren lassen. Bei Störungen dieser Regelkreise finden sich nicht nur klinisch manifeste hormonelle Dysfunktionen, sondern auch der diagnostischen Bildgebung zugängliche Veränderungen. Zugleich können in den Nebennieren zahlreiche funktionell inaktive benigne und maligne Läsionen entstehen. Während sich bei 2–10% aller Autopsiefälle vorher unerkannte Nebennierenadenome finden, können bei Patienten mit fortgeschrittenen malignen extraadrenalen Primärtumoren in bis zu 26% der Fälle Nebennierenmetastasen nachgewiesen werden. Es ist daher nicht überraschend, daß sich in der abdominellen Bildgebung oft eine Nebennierenläsion als Zufallsbefund findet. Gerade bei Patienten mit bekannten malignen Grunderkrankungen ist die Dignitätsabklärung für das weitere Vorgehen von entscheidender Bedeutung.

Indikationen

Die Indikationen zur Durchführung einer MRT bei bekannter Nebennierenläsion beruhen im wesentlichen auf folgenden Tatsachen:

- Der gute Weichteilkontrast des Nebennierengewebes zur Umgebung erlaubt eine einfache Identifizierung.
- Die Möglichkeit der Bildgebung in verschiedenen Ebenen, insbesondere der koronaren Ebene, begünstigt die Bestimmung der Herkunft großer Tumoren in der Nebennierenloge.
- Aufgrund hoher Gewebespezifität ermöglicht die MRT die Charakterisierung verschiedener Nebennierenläsionen (8, 10, 19).

Untersuchungstechnik

Aufgrund ihrer geringen Größe und der zwerchfellnahen Lokalisation ist die Darstellung der Nebennieren eine Herausforderung für die MR-Bildgebung. Notwendig sind eine hohe räumliche Auflösung sowie ein hohes Signal-Rausch-Verhältnis, das eine Differenzierung normalen Nebennierengewebes von anliegenden Organen und pathologischen Läsionen ermöglicht. Diese Voraussetzungen der hohen Auflösung und des guten S/R-Verhältnisses werden am besten von Oberflächenspulen erfüllt. Insbesondere erweisen sich hier Spulen mit mehreren Komponenten (Phased-array-Spulen) für den Signalempfang als geeignet.

■ Abbildungsebenen

Grundlage jedes Untersuchungsprotokolls sollte die axiale Ebene sein. Insbesondere zur Darstellung von Nachbarschaftsbeziehungen stellt aber die zusätzliche koronare Ebene eine diagnostisch wichtige Bereicherung dar. Aufgrund der geringen Größe sollten Schichtdicken von 5 mm oder weniger mit maximal 1–2 mm Zwischenschichtlücke gewählt werden. Die Auflösung in Frequenz- und Phasenkodierrichtung sollte weniger als 1,5 mm betragen, was mit einer patientenabhängigen Gesichtsfeldgröße zwischen 28 und 36 cm sowie einer Matrix von 192 × 256 in der Regel erreicht werden kann. Das S/R-Verhältnis kann durch mehrere Anregungen verbessert werden (2–4 NEX).

■ Pulssequenzen

Zur primären Abgrenzung der Nebenniere und Orientierung im Retroperitoneum ist die T1w Sequenz zu empfehlen. Bei einer Feldstärke von 1,5 T führt eine möglichst kurze Repetitionszeit von ca. 300 ms zu einer Reduktion von Bewegungsartefakten sowie einer guten Differenzierung vom signalreichen retroperitonealen Fett. Für eine gute T1-Gewichtung sollten möglichst kurze Echozeiten von 8–16 ms gewählt werden (Tab. 7.1).

Als T2w Sequenz hat sich aufgrund der verkürzten Akquisitionszeiten mit reduzierten Bewegungsartefakten die Turbo-Spinechosequenz (TSE) weitgehend etabliert. Abhängig von den gerätespezifischen minimalen Echozeiten (10–20 ms) sollten zwischen 8 und 16 Echos bei einer Bandbreite von 32 kHz gewählt werden. Die TR-Zeit sollte zwischen 3500 und 4500 ms liegen, die TE-Zeit etwa um 100 ms (Tab. 7.1). Da im Gegensatz zu den konventionellen T2w SE-Sequenzen Fett auf den TSE-Bildern hell erscheint, bietet sich eine frequenzselektive Fettsättigung kurz vor der 90°-Anregung an. Damit stellt sich die Nebenniere im Vergleich zum Lebergewebe hyperintens dar. Zusätzliche Vorteile der Fettsättigung liegen in der Reduktion von Bewegungsartefakten, geringerem Rauschen und schärferer Abgrenzung des Organs. Allerdings muß als Nachteil eine Reduktion der Schichtanzahl pro Akquisition in Kauf genommen werden sowie das Risiko einer inhomogenen Fettunterdrückung innerhalb des Gesichtsfeldes mit einer Einschränkung der diagnostischen Aussagekraft (14).

Als Alternative zur T2w TSE kann auch eine T2*-betonte GRE-Sequenz verwendet werden (z. B. FFE, FISP,

Tabelle 7.1 Empfohlene Sequenzen und Sequenzparameter für die MRT-Untersuchung der Nebennieren

Gewichtung	Orientie-rung	Sequenz	TR (ms)	TE (ms)	Flip (°)	ETL	FS	Matrix	N$_{AC}$	SD (mm)	Atem-stopp
T1	axial	SE	300-500	8-16	–	–	nein	256×192	2-4	5	nein
T2	axial/ koronar	FSE (GRE)	3500-4500 (60)	100 (30)	– (15)	8-16 (-)	ja (ja)	256×192 (256×192)	2-4 (2-4)	5 (5)	nein (ja)
In-Phase	axial	GRE	100-150	4,2-4,8*	60	–	nein	256×192	1-3	5-8	ja (nein)
Gegen-Phase	axial	GRE	100-150	2,1-2,4*	60	–	nein	256×192	1-3	5-8	ja (nein)
Dynamisch	koronar	GRE	100-150	3-5	60	–	nein	256×192	1	6-8	ja

* Gilt für 1,5 T (s. auch Tab. 1.**3**)

GRASS, mit TR 60 ms, TE 30 ms, Flipwinkel 15°). Diese Technik hat den Vorteil einer weiteren Verkürzung der Akquisitionszeit mit der Möglichkeit atemangehaltener Aufnahmen und damit verbesserter Bildqualität (11).

Von besonderer Bedeutung für die Diagnose von Adenomen hat sich der Nachweis von intrazellulärem Fett mittels fettsensitiver Sequenzen (chemical shift imaging) gezeigt (17). Der Fettgehalt kann dabei durch das Chemical shift imaging (CSI) durch den Vergleich von In-phase-(IP-) und Gegen-Phase-(opposed-phase, OP-)GRE-Bildern bestimmt werden. Auf MR-Systemen von 1,5 T (64 MHz) besitzen Fett- und Wasserspins einen Frequenzunterschied von ca. 224 Hz. Daher findet ein Phasenzyklus von Wasser- und Fettspins alle 2,24 ms nach dem Anregungsimpuls statt. Innerhalb dieses Intervalls sind Fett- und Wasserspins abwechselnd in und außer Phase. Die Signalintensität (SI) auf den OP-Bildern hängt vom Fett- und Wasseranteil innerhalb des Gewebes ab. Rein fett- oder wasserhaltiges Gewebe weist auf den IP- und OP-Bildern identische Signalintensität auf. Strukturen, die sowohl Fett- wie auch Wasserprotonen enthalten, zeichnen sich auf den OP-Bildern im Gegensatz zu den IP-Bildern durch einen Signalabfall aus (Abb. 7.1). Ein SI-Abfall von > 5% wird dabei als sicherer Fettnachweis gewertet (23). Folgende Parameter sind für

IP- und OP-GRE-Sequenzen zu empfehlen (1,5 T): eine schnelle, multiplanare, atemangehaltene GRE-Pulsse-quenz mit einer TR zwischen 100 und 150 ms, einem Flipwinkel von 60° und eine TE von ca. 2,4 ms für die OP-Bilder bzw. von ca. 4,8 ms für die IP-Bilder. Liegt die kleinste wählbare TE über 3,0 ms, so kann für die OP-Bilder auch eine TE von ca. 7,0 ms gewählt werden.

■ Kontrastmittel

Zur weiteren Abklärung der Dignität einer Nebennieren-läsion hat sich die Gabe von paramagnetischen Kontrastmitteln als hilfreich erwiesen (11), wobei primär unspezifische Kontrastmittel mit Verteilung im Extra-zellulärraum zum Einsatz kommen. Insbesondere in der Charakterisierung von nicht fetthaltigen Tumoren ist das dynamische KM-Verhalten ein wichtiger Hinweis für die Malignität (12). Dabei werden vorzugsweise schnelle, atemangehaltene, multiplanare GRE-Sequenzen (TR 100–150 ms, TE (4–5 ms), Flipwinkel 60°) zunächst nativ sowie bis zu 15 min nach der intravenösen Gabe eines Gd-haltigen KM-Bolus (0,1 mmol/kg Körperge-wicht) akquiriert. Die Schichtdicke sollte zwischen 6 und 8 mm (20% Zwischenschichtintervall) betragen. Mit diesen Parametern können bis zu 20 Schichten in weniger als 24 s aufgenommen werden. Eine zusätzliche Fett-sättigung kann für die Beurteilung von Vorteil sein, reduziert allerdings die Anzahl der akquirierbaren Schichten (21). Die Darstellung in der koronaren Ebene zeigt die genaue Beziehung der Nebennieren zu den benachbarten Organen wie Leber und Nieren (8).

Weitere in der Literatur beschriebene Sequenzen, wie die T1w SE-Sequenz nach KM-Applikation (17), die fettunterdrückte T1w SE-Sequenz (14) sowie die T2w Echoplanarsequenz (20), bringen keine zusätzlichen Informationen für die Zuordnung von Nebennierenläsio-nen.

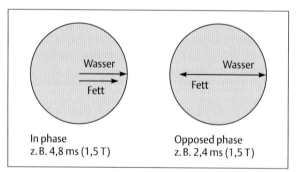

Abb. 7.1 Nachweis des Fettgehalts einer Läsion durch das Chemical shift imaging (CSI). Auf Systemen von 1,5 T (64 MHz) besitzen Fett- und Wasserspins einen Frequenzunterschied von ca. 224 Hz. Als In-phase (TE-Zeit von 4,8 ms) zeigen Wasser- und Fettspins die gleiche Phasenrichtung, als Opposed phase (TE-Zeit von 2,4 ms) die entgegengesetzte. Beim Vergleich von In-phase- und Opposed-phase-Aufnahmen wird der Fettanteil nachgewiesen durch einen Signalverlust der fetthaltigen Läsion auf den Opposed-phase-Aufnahmen.

■ Bildanalyse

Zur exakten Beurteilung der durchgeführten Sequenzen und zur Charakterisierung der vorliegenden pathologischen Befunde wird oft auch eine quantitative Analyse der Bilddaten erforderlich. Dabei erfolgen SI-Messungen innerhalb einer „region of interest (ROI)", die so groß wie möglich zu wählen ist und unter Vermeidung von Partialvolumeneffekten und Bewegungsartefakten in den homogenen, soliden Anteilen der Nebennierenläsion gelegt werden sollte (1).

Auf den T2w Bildern (fettgesättigt) werden die Signalintensitäten des Nebennierentumors (SI NN) mit den SI eines vergleichbaren Areals in der Rückenmuskulatur (SI M), in der Milz (SI S), oder der Leber (SI L) in Bezug gesetzt. Für den interindividuellen Vergleich kann so die relative SI (z. B. SI_{rel} = SI NN/SI M) gebildet werden. Da die Leber- und Milzsignalintensitäten häufig durch Speichererkrankungen (Steatose, Hämosiderose) verändert sind und auch das Fettsignal bei gleichzeitiger Suppression unterschiedlich ist, sollte die Bestimmung der SI_{rel} in bezug auf Muskulatur erfolgen. Hierbei hat sich ein SI_{rel}-Wert von 3,5 als Wert mit der höchsten Sensitivität und Spezifität erwiesen.

Die Analyse der CSI-Sequenz erfolgt über einen Vergleich der Signalintensitäten auf den IP-("in phase"-) mit den OP-("opposed phase"-)Bildern. Dabei kann eine Indexberechnung nach den Angaben von Tsushima u. Mitarb. (23) durchgeführt werden:

- Index = ([SI IP − SI OP/SI IP) · 100%.

Ein SI-Index größer als 5% entspricht dabei einem signifikanten Lipidanteil. Einfacher ist es, die prozentuale Änderung der Signalintensität (SI %) der OP-Bilder im Vergleich zu den IP-Bildern zu berechnen:

- SI % = 100 − (SI OP · 100/SI IP).

Eine prozentuale Signalintensitätsänderung um weniger als 5% läßt dabei einen signifikanten Fettanteil ausschließen, während eine Abnahme um mehr als 25% als positiver Nachweis für den Fettgehalt einer Läsion gilt.

Für die Analyse des dynamischen Kontrastverhaltens der Läsionen werden die Signalintensitäten in der Läsion zu den einzelnen Zeitpunkten (SI T) nach KM-Gabe mit den Nativwerten (SI N) verglichen. Der dynamische Kontrastquotient (SI_{dyn} = SI T/SI N) kann so über die Zeit aufgetragen werden. Nach Krestin u. Mitarb. (12) werden ein schneller KM-Anstieg und eine über die Zeit anhaltende hohe SI (SI_{dyn} > 2) in der Läsion im Sinne eines Plateaus als Malignitätskriterium angesehen. Demgegenüber gilt ein eher moderater Signalintensitätsanstieg (SI_{dyn} < 2) mit einer über die Zeit schnellen Reduktion der Signalintensität bis zur kompletten KM-Elimination ("washout") als typisch für eine benigne Läsion.

Anatomie und Bildgebung der normalen Nebenniere

Die Nebennieren befinden sich in Höhe der 11.–12. Rippe, liegen lateral der Wirbelkörper und sind durch den oberen Anteil der Gerota-Faszie begrenzt. Sie sind im perirenalen Fett eingebettet und somit gut von umliegenden Strukturen abgrenzbar. Die rechte Nebenniere liegt oberhalb des oberen Nierenpols, medial der dorsalen Kontur des rechten Leberlappens und lateral des rechten Zwerchfellschenkels und grenzt ventral an die V. cava inferior. Die linke Nebenniere kommt anteromedial des oberen Pols der linken Niere zu liegen. Sie befindet

sich lateral des linken Zwerchfellschenkels, posterolateral der Aorta und posteromedial der Milzgefäße und des Pankreas.

Die Nebennieren lassen sich am besten auf den T1w Sequenzen vom signalreichen retroperitonealen Fett abgrenzen. Bei den meisten Patienten sind beide Nebennieren gut zu identifizieren (links zu 99%, rechts zu 91%) (4). Der Nachweis wird durch eine Abnahme des umgebenden Fettes oder rechts durch eine übermäßige Hepatomegalie erschwert. Die Abgrenzung von Gefäßen wird durch den Signalverlust des fließenden Blutes auf den SE-Bildern erleichtert. Dies ist insbesondere bei Patienten mit portaler Hypertension von Bedeutung, bei denen eine dilatierte linke Zwerchfellvene eine Auftreibung an der vorderen Begrenzung der linken Nebenniere vortäuschen kann (3).

Die normale Nebenniere zeigt mit allen üblichen Pulssequenzen eine homogene Struktur von eher niedriger bis mittlerer Signalintensität, die etwas höher ist als die der paravertebralen Muskulatur und etwas niedriger als die der Leber und der Nierenrinde. Da die Nebenniere Fett enthält, sind die Signalintensitäten in der fettsensitiven CSI-Sequenz auf den OP-Bildern gegenüber den IP-Bildern reduziert (17). Nach KM-Applikation (Gd-Verbindungen) zeigen die Nebennieren eine frühgarterielle Anreicherung; innerhalb von 5 min wird das Kontrastmittel größtenteils ausgewaschen (11).

Bildgebung der pathologischen Befunde

Erste Hinweise auf pathologische Nebennierenveränderungen sind deutliche Konturveränderungen (1). Im Nachweis von Läsionen > 1 cm hat sich die MRT gegenüber der CT als gleichwertig erwiesen (8). Mit der Möglichkeit der artefaktfreien atemangehaltenen Bildgebung in Kombination mit Oberflächenspulen ist auch ein Nachweis kleinerer Läsionen gegeben. Von entscheidendem Vorteil ist jedoch die Gewebespezifität der MRT, die eine Dignitätsdiagnose einer Nebennierenläsion erlaubt (10, 12, 23).

Die Erkrankungen der Nebenniere können entsprechend ihrem Ursprungsort als der Nebennierenrinde bzw. dem Nebennierenmark zugehörig unterteilt werden. Betrachtet man die Funktion als Kriterium, so kann eine Einteilung in "stumme" Läsionen, bei denen der Hormonhaushalt normal ist, und in Läsionen, die eine klinische Symptomatik aufgrund einer Hyper- oder Hyposekretion hervorrufen, erfolgen. Primäre oder sekundäre hormonelle Funktionsstörungen der Nebennieren können mittels klinischer Tests nachgewiesen werden. Die bildgebende Diagnostik ist untergeordnet, kann aber gelegentlich für die weitere Therapie von Bedeutung sein. Die MRT ist hierbei keine primäre Untersuchungsmethode.

Die Charakterisierung von nicht endokrin aktiven Nebennierenläsionen stellt ein komplexes Problem dar. Während abdomineller CT-Untersuchungen werden sie als "Inzidentalom" in ca. 0,6–1,3% der Patienten zufällig entdeckt (22). Bei Autopsien schwanken die Angaben über Inzidentalome zwischen 1,4 und 64,5% (6). Ihre

Größe liegt zwischen 0,5 und 6 cm. Meist liegt ein inaktives Adenom vor, aber bei Patienten mit einem metastasierenden Tumorleiden, beispielsweise beim Bronchialkarzinom, sind die Dignitätsdiagnose und der Metastasenausschluß von besonderer Bedeutung.

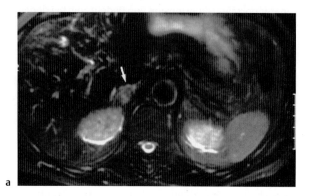

a

■ Benigne Befunde

Nebennierenrindeninsuffizienz

Die NNR-Insuffizienz (Morbus Addison) wird durch eine primäre Form oder eine Störung im Hypothalamusregelkreis hervorgerufen (sekundäre Form). Als häufigste Ursache wird derzeit ein idiopathischer Autoimmunprozeß diskutiert, wobei die Nebennieren normal oder lediglich diskret verkleinert imponieren (1). Die klinische Manifestation erfordert eine Reduktion des Nebennierengewebes um mindestens 90% (7). Als Ursache für die Destruktion der Nebennierenrinde kommen entzündliche Prozesse wie die Tuberkulose oder Histoplasmose, Tumormetastasen, hämorrhagische Infarzierungen und Speicherkrankheiten in Frage (7). In Verbindung mit einem raumfordernden Prozeß (Tuberkulose, Metastase) erscheint die Nebenniere in Form der entsprechenden Läsion vergrößert.

Entzündungen

Vor der Möglichkeit tuberkulostatischer Therapie war der Befall der Nebennieren im Rahmen einer Tuberkulose eine häufige Ursache der Nebenniereninsuffizienz. Mit der Zunahme immunsupprimierender Erkrankun-

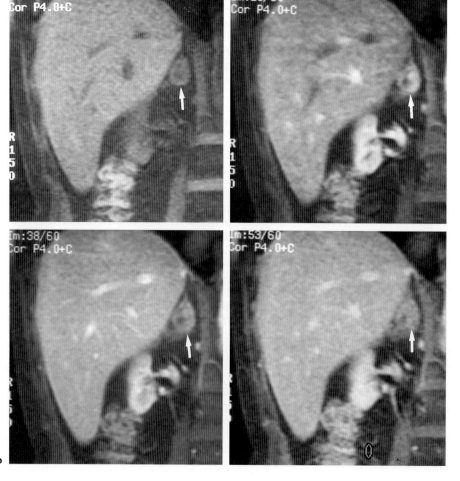

b

Abb. 7.**2**   Tuberkulose der rechten Nebenniere (1,5 T). **a** In der axialen T2w Sequenz findet sich ein niedriger SI-Ouotient relativ zur Muskulatur (Pfeil). **b** In der dynamischen Sequenz (TR/TE 150/2,4 ms) zeigt sich nach KM-Injektion ein nur geringer, kurz anhaltender SI-Anstieg (Pfeile) (nativ oben links, 30 s oben rechts, 3 min 30 s unten links, 7 min 30 s unten rechts).

gen in neuerer Zeit finden sich heute wieder vermehrt Mitbeteiligungen der Nebennieren im Rahmen entzündlicher Erkrankungen. Als Erreger werden am häufigsten Mycobacterium tuberculosis (Abb. 7.**2**) und Histoplasma capsulatum gefunden, Infektionen mit Blastomyzes und Kryptokokkus kommen aber gelegentlich auch vor. Bei den meisten Patienten findet sich eine Beteiligung auch anderer Organe (18).

Das Befallsmuster der Nebennieren ist in der Regel bilateral und symmetrisch. Typischerweise zeigen die Läsionen eine inhomogene Signalintensität mit zentraler Einschmelzung (Abszedierung). Aufgrund des fehlenden Fettgehalts (keine Signaländerung in der fettsensitiven CSI-Sequenz) sind sie nicht von Malignomen der Nebennieren zu unterscheiden. In der Regel weisen die soliden Anteile der Läsion auf den T2w Bildern eine niedrige SI auf mit einer SI_{rel} von < 3,5 im Vergleich zur paravertebralen Muskulatur. Entscheidend ist auch das dynamische Kontrastverhalten mit einem mäßiggradigen Signalanstieg in der Frühphase und einer raschen Elimination mit SI-Abnahme nach einigen Minuten.

Hyperplasie und Nebennierenrindenüberfunktion

Morphologisch ist die Diagnose einer Hyperplasie der Nebenniere schwierig. Oft sind dabei die Nebennieren nicht pathologisch verändert. Eine diffuse Vergrößerung des Organs mit noch erhaltener Organform deutet auf die Hyperplasie hin. Die Rolle der Bildgebung besteht lediglich im Nachweis oder Ausschluß eines Adenoms. Aber auch hierbei ist die Differenzierung zwischen einer makronodulären Hyperplasie, die vor allem beim Hyperaldosteronismus vorkommen kann, und einem kleinen Adenom gelegentlich unmöglich. Funktionelle, szintigraphische Untersuchungen oder die Venenblutentnahme sind in solchen Fällen unumgänglich.

Beim endogenen Hyperkortisolismus (Cushing-Syndrom) liegt in 80% der Fälle eine vermehrte ACTH-Sekretion bei Störung des hypophysären Regelkreises vor, was mit einer bilateralen Hyperplasie der Nebennieren einhergeht. Bei weniger als 20% dieser Patienten wird eine ektope paraneoplastische ACTH-Sekretion im Rahmen eines extraadrenal lokalisierten Primärtumors gefunden (Bronchialkarzinom, Mammakarzinom, Melanom). Bei ca. 20% der Erwachsenen liegt die ACTH-unabhängige primäre Form des Cushing-Syndroms vor, die durch einen cortisolproduzierenden Tumor der Nebennierenrinde hervorgerufen wird. In einem Drittel dieser Fälle ist der Tumor maligne (Nebennierenkarzinom).

Der primären Form des Hyperaldosteronismus liegt in 80% der Fälle ein aldosteronproduzierendes Adenom der Nebennierenrinde zugrunde. In lediglich 20% der Fälle findet sich als Ursache eine Hyperplasie der Zona glomerulosa. Karzinome sind sehr selten (< 1%). Die Adenome finden sich unilateral, bevorzugt bei Frauen, und treten in der Regel im Alter zwischen 30 und 50 Jahren auf (7). Die Nebennierenhyperplasie tritt bilateral auf und betrifft Männer und Frauen gleichermaßen. Der Nachweis eines autonomen Adenoms führt in der Regel zu einer chirurgischen Intervention, wohingegen eine Hyperplasie medikamentös behandelt wird.

Bei der erhöhten Produktion von Androgenen wird meist eine kongenitale bilaterale Nebennierenrindenhyperplasie als Folge eines Enzymdefekts der Steroidsynthese gefunden. In ca. 20% der Fälle liegen autonome Nebennierentumoren vor. Sie können in jedem Lebensalter und gleich häufig bei Männern und Frauen auftreten. Obwohl der Großteil benignen Adenomen entspricht, sind bis zu 25% der Tumoren maligne (multinodal).

Zysten

Nebennierenzysten sind seltene Läsionen, die in jedem Lebensalter auftreten können. Frauen sind in einem Verhältnis 3:1 häufiger als Männer betroffen (5). Zysten können jede Größe einnehmen; etwa 15% treten bilateral auf. Aufgrund der unterschiedlichen Histologie werden vier Zystentypen unterschieden. Die häufigsten sind die Endothelialzysten mit 45%. Als Ursache wird eine lymphatische Abflußstörung diskutiert. Mit 39% folgen die Pseudozysten, die entweder als Residuen einer Nebennereneinblutung oder als degenerierte Nebennierenneoplasie zu werten sind. Epitheliale Zysten (9%) sind selten und beinhalten zystische Adenome. Schließlich liegt den parasitischen Zysten (7%) eine Echinokokkeninfektion zugrunde.

Im MR-Bild imponieren die Nebennierenzysten hypointens auf T1w und hyperintens auf T2w Bildern (7). Die dynamischen kontrastverstärkten Sequenzen zeigen keine KM-Anreicherung. Allerdings kommen im Gegensatz zu den Nierenzysten bei Nebennierenzysten oft deutlich verdickte Wände vor.

Nebennierenrindenadenom

Nebennierenrindenadenome sind benigne Tumoren, die von adrenokortikalen Zellen ausgehen. Histologisch bestehen sie vornehmlich aus massiv fettbeladenen Spongiozyten, die entweder trabekulär oder als solide Nester angeordnet sind. Sie sind von einer Faserkapsel umgeben und gut von der übrigen Nebenniere abgegrenzt. Im MR-Bild erscheinen die Adenome als homogene Raumforderungen, die in ihrer Größe von unter 1–8 cm variieren können. Die meisten endokrin nicht aktiven Adenome haben jedoch eine Größe von weniger als 3 cm (Abb. 7.**3**).

Obwohl die Relaxationszeiten der stummen Adenome ähnlich denen der normalen Nebenniere und der Leber sind (4, 19), zeigen einige hormonproduzierende Adenome, insbesondere die aldosteronproduzierenden Adenome, mäßig erhöhte Signalintensitäten auf den T2w Bildern (1). Allerdings gibt es auch endokrin aktive Adenome, die isointens mit Lebergewebe zur Darstellung kommen, genauso wie stumme Adenome, die gegenüber dem Lebergewebe hyperintens imponieren können. Letzteres ist oft Ausdruck von hämorrhagischen Infarzierungen und Nekrosebildung in den Adenomen (7). Eine sichere Differenzierung der endokrin aktiven von den nicht hypersezernierenden Adenomen ist daher mittels MRT kaum möglich.

In der Regel jedoch unterscheiden sich Nebennierenadenome auf den T2w Aufnahmen von Maligno-

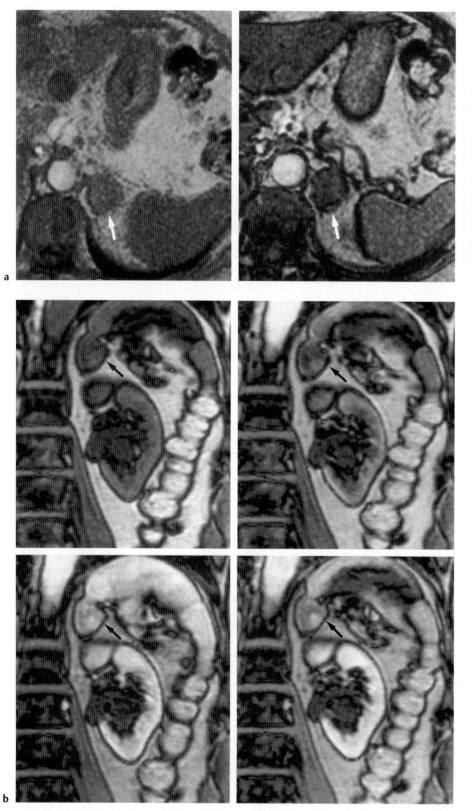

Abb. 7.**3** Hormonell inaktives Nebennierenadenom
mit einer Größe unter 3 cm
(Pfeile) mit deutlichem Fettnachweis auf der CSI-Se-
quenz (1,5 T). **a** SI-Abnahme zwischen den „In-
phase"- (links, TR/TE 150/
4,2 ms) und Gegen-Phase-
(rechts, TR/TE 150/2,1 ms)
Bildern von etwa 40%.
b Die dynamisch kontrastverstärkte Sequenz zeigt
eine geringe Signalzunahme
nach 30 s (oben rechts) und
2 min 30 s (unten links),
aber eine bereits deutliche
Signalabnahme 5 min 30 s
nach KM-Gabe (unten
rechts).

men der Nebennieren. Unabhängig von der hormonellen Aktivität liegt die SI_{rel} bezogen auf Muskelgewebe meist unter 3,5. Mittels fettsensitiver Sequenzen (CSI) lassen sich Adenome mit einer 100%igen Treffsicherheit identifizieren. Aufgrund ihres Fettgehalts zeigen sie auf den OP-Bildern die charakteristische Signalintensitätsabnahme von über 25% im Vergleich zu den IP-Bildern (17, 23, 24) (Abb. 7.**3**). Nach Applikation von Kontrastmittel weisen die Adenome mäßiggradige frühe Anreicherung auf mit einem konsekutiven schnellen Signalverlust (12) (Abb. 7.**3**).

■ Maligne Tumoren

Primäres Nebennierenrindenkarzinom

Das Nebennierenrindenkarzinom ist ein seltener Tumor mit einer Inzidenz von etwa 1 pro 1 Million (7). Es kann in jedem Lebensalter auftreten; das mittlere Alter liegt jedoch im 50. Lebensjahr. Über 90% der beschriebenen Fälle zeigen zum Zeitpunkt der Diagnose eine Größe von über 6 cm. Häufiger ist ein linksseitiges als ein rechtsseitiges Auftreten, in 10% der Fälle liegen bilaterale Karzinome vor. Etwa die Hälfte der Nebennierenrindenkarzinome ist endokrin aktiv (Hyperkortisolismus, Virilisierung) (2).

Die MR-Erscheinung ist von der Tumorgröße und der Tumorperfusion abhängig (Abb. 7.**4**). Während kleine Tumoren von einer Größe < 5 cm in der Regel mit homogener SI zur Darstellung kommen, zeigen große Tumoren oft Areale von Nekrosen und hämorrhagischer Infarzierung (Abb. 7.**4**). Die Infiltration in Nachbarorgane ist häufig. Eine Infiltration der Gefäße, insbesondere der V. cava, kann mittels MR vor allem durch flußsensitive GRE-Bilder, nachgewiesen werden.

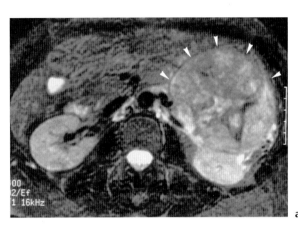

a

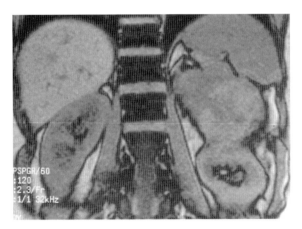

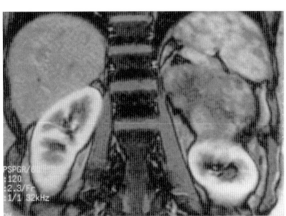

b

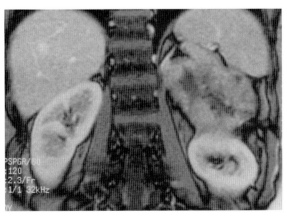

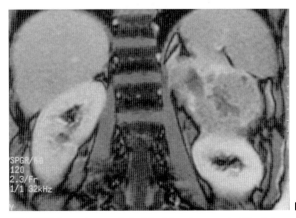

Abb. 7.**4** Primäres Nebennierenrindenkarzinom (1,5 T). **a** Charakteristische nekrotische Areale auf der fettgesättigten T2w axialen Aufnahme und hoher SI-Quotient verglichen mit der Muskulatur (Pfeilspitzen). **b** Nach KM-Applikation (GRE, TR/

TE 150/2,4 ms, koronar) findet sich schon nach 30 s (oben rechts) ein kräftiger SI-Anstieg mit einer anschließenden Plateauphase einer erhöhten Signalintensität über mehr als 10 min 30 s (unten rechts).

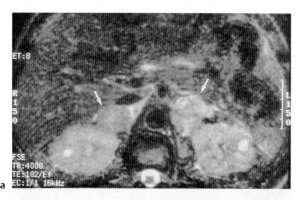
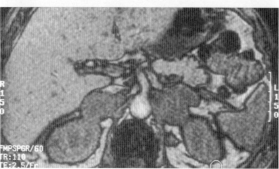
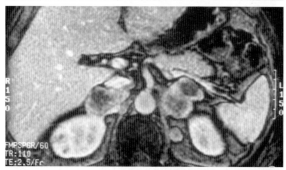
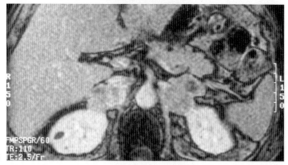

Abb. 7.**5** Bilaterale Nebennierenmetastasen eines Bronchialkarzinoms **a** mit einem relativen SI-Quotienten von 4,8 im Vergleich zur Muskulatur auf dem T2w axialen Bild (Pfeile) (1,5 T). **b** In der dynamischen kontrastverstärkten Sequenz (GRE, TR/TE 150/2,4 ms) findet sich ein schneller SI-Anstieg nach KM-Gabe (Mitte) mit einem anschließenden Plateau der SI über 10 min 30 s (unten).

Auf den T2w Bildern stellen sich Nebennierenkarzinome typischerweise signalreich dar mit einer Si_{rel} bezogen auf Muskulatur von > 3,5 (Abb. 7.**4**). Im Gegensatz zu den Adenomen enthalten die Nebennierenkarzinome kein Fett, so daß die Signalminderung auf den OP-Bildern der CSI-Sequenz gegenüber den IP-Aufnahmen weniger als 5% beträgt. Nach KM-Applikation findet sich schon in der ersten Minute ein kräftiger SI-Anstieg mit einer anschließenden Plateauphase mit einer erhöhten Signalintensität über mehr als 10 Minuten (12) (Abb. 7.**4**).

Metastasen

Die Nebennieren stellen einen bevorzugten hämatogenen Metastasierungsort für eine Vielzahl von Primärtumoren dar. Am häufigsten sind das Bronchial- (Abb. 7.**5**) und das Mammakarzinom, gefolgt von Melanom, gastrointestinalen Tumoren, dem medullären Schilddrüsenkarzinom und dem Pankreaskarzinom (7). In einem Autopsiegut von Tumorpatienten konnten NN-Metastasen mit einer Häufigkeit von bis zu 27% nachgewiesen werden (18).

Auf den T2w Bildern (Abb. 7.**5**) weisen Metastasen eine erhöhte Signalintensität gegenüber der paravertebralen Muskulatur auf ($Si_{rel} > 3,5$). Der Vergleich mit der Leber zeigt ebenfalls erhöhte Signalintensitäten (1, 8, 19). Da Metastasen kein Fett enthalten, läßt sich mit der CSI-Sequenz keine signifikante SI-Abnahme auf den OP-Bildern erkennen. In der dynamischen kontrastverstärkten Sequenz findet sich zusätzlich ein schneller SI-Anstieg mit einem anschließenden Plateau der SI über 10 min (Abb. 7.**5**).

Lymphom

Die Nebennierenbeteiligung ist beim Non-Hodgkin-Lymphom häufiger als beim Morbus Hodgkin. Primäre Nebennierenlymphome sind selten (18) (Abb. 7.**6**). Bei den meisten Patienten liegt gleichzeitig eine retroperitoneale Lymphomatose vor. Obwohl der Lymphombefall meist bilateral ist, kommt es selten zu einer NN-Insuffizienz (7).

MR-tomographisch könnnen Nebennierenlymphome nicht von anderen Malignomen der Nebenniere differenziert werden. So besteht auf den T2w Bildern eine erhöhte Signalintensität der Läsionen (Abb. 7.**6**), die auch kein Fett enthalten (14). Nach KM-Applikation findet sich meist eine deutliche langanhaltende Anreicherung (12).

Phäochromozytom

Das Phäochromozytom ist der häufigste Tumor des Nebennierenmarks und entwickelt sich aus adrenomedullären Zellen, die eine Affinität zu Chromsalzen besitzen. Phäochromozytome produzieren zu 80% Adrenalin und zu 20% Noradrenalin. Ihre Metaboliten können im Serum und Urin nachgewiesen werden. Phäochromozytome imponieren häufig als runde oder ovale Raumforderungen, die vom komprimierten umgebenden Gewebe gut abgrenzbar sind und eine durchschnittliche Größe von 5 cm aufweisen (Abb. 7.**7**). Sie sind gut vaskularisiert und häufig hämorrhagisch (13).

Im Rahmen multipler endokriner Neoplasien sind Phäochromozytome häufig assoziiert mit anderen endokrinen Tumoren (15). Familiär auftretende Phäochromozytome sind die häufigste Form der angeborenen Erkrankung. Die autosomal dominant vererbten MEN-Syndrome 2A (Morbus Sippel) und 2B sind in etwa 65–100% mit Phäochromotzytomen assoziiert, die in diesem Falle meist (80%) bilateral auftreten. Phäochromozytome kommen in etwa 10% der Patienten mit Neurofibromatose vor, und auch eine Assoziation zum Hippel-Lindau-Syndrom ist beschrieben. Etwa 15% der Phäochromozytome sind außerhalb der Nebenniere lokalisiert; die Tumoren jedoch, die mit einem endokrinen Syndrom assoziiert sind, finden sich alle intraadrenal. Obwohl überwiegend benigne, erfüllen etwa 13% der Phäochromozytome die Malignitätskriterien (7), wobei die extraadrenal lokalisierten Phäochromozytome häufiger zur malignen Entartung neigen.

Im T2w MR-Bild zeigt das Phäochromozytom gegenüber Muskulatur und Leber eine deutlich erhöhte Signalintensität (Abb. 7.**7**). Dies trifft auch für die soliden Tumoranteile zu, wobei sich als Zeichen der Nekrose häufig ein insgesamt inhomogenes Signalmuster mit zentral zystischen Arealen nachweisen läßt (7, 19).

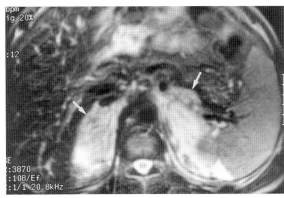

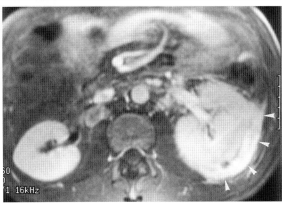

a

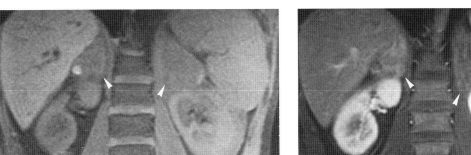

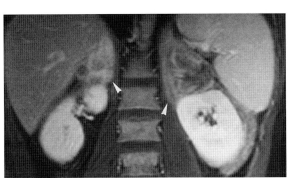

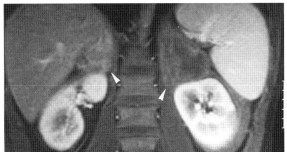

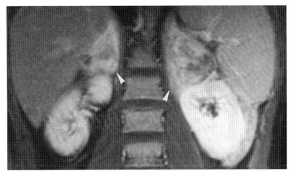

b

Abb. 7.**6** Bilateraler Lymphombefall der Nebennieren (1,5 T). **a** Die T2w Aufnahmen zeigen einen deutlich erhöhten SI-Quotienten der Läsionen gegenüber der Muskulatur (oben). Linksseitig ummauert das Lymphom die Niere (unten, Pfeilspitzen).

b Nach KM-Applikation (GRE, TR/TE 150/2,4 ms) findet sich eine deutliche langanhaltende Anreicherung bis über 10 min 30 s (unten rechts).

Da Phäochromozytome in der Regel kein Fett enthalten, sind sie mit der CSI-Sequenz nicht von anderen nichtlipidhaltigen Läsionen zu unterscheiden. In der Literatur wurden vereinzelte Fälle von zumindest partiell fetthaltigen Phäochromozytomen beschrieben, die in der fettsensitiven Sequenz falsch als Adenome interpretiert wurden (16).

Nach KM-Gabe zeigen Phäochromozytome ähnlich den Malignomen eine ausgeprägte frühe Anreicherung und eine langsame KM-Elimination (Plateauphase) (Abb. 7.7). Einige Autoren (9) beschreiben eine im Vergleich zu den Malignomen noch deutlich ausgeprägtere Signalzunahme.

Im Vergleich zu anderen Untersuchungsmethoden ist die MRT im Nachweis eines adrenalen Phäochromozytoms der CT gleichwertig und der MIBT-Szintigraphie überlegen (MRT besitzt eine höhere Sensitivität bei niedrigerer Spezifität). Für extraadrenale Phäochromozytome sind MRT und MIBT-Szintigraphie etwa gleich zuverlässig, aber der CT deutlich überlegen.

Neuroblastom

Das Neuroblastom ist der häufigste Tumor bei Kindern unter 5 Jahren (Abb. 7.8). Der Tumor entwickelt sich aus undifferenzierten Zellen des neuralen Ektoderms, ausgehend von sympathischen Ganglien (13). Typischerweise sind die Neuroblastome im Nebennierenmark lokalisiert. Ein Vorkommen im Grenzstrang ist ebenfalls häufig (3). In der Regel produzieren Neuroblastome Ca-

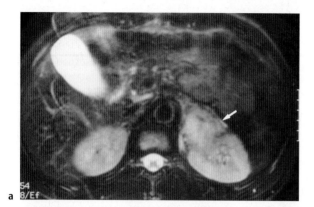

a

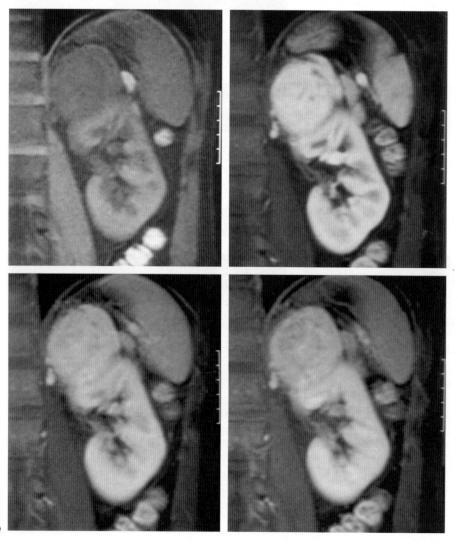

b

Abb. 7.7 Linksseitiges Phäochromozytom **a** mit deutlich erhöhter Signalintensität genenüber der Muskulatur auf den T2w Bildern (Pfeil) (1,5 T). **b** Nach KM-Gabe (GRE, TR/TE 150/ 2,4 ms) zeigt sich eine ausgeprägte Anreicherung bereits nach 30 s (oben rechts) bei nur langsamer KM-Elimination (Plateauphase) mit hohen Signalintensitäten bis über 10 min 30 s (unten rechts).

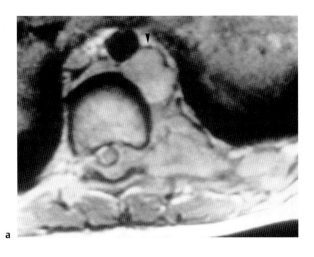

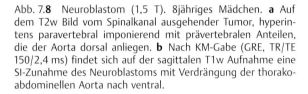

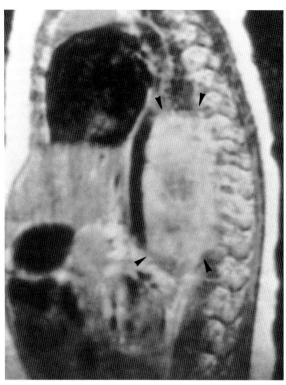

Abb. 7.**8** Neuroblastom (1,5 T). 8jähriges Mädchen. **a** Auf dem T2w Bild vom Spinalkanal ausgehender Tumor, hyperintens paravertebral imponierend mit prävertebralen Anteilen, die der Aorta dorsal anliegen. **b** Nach KM-Gabe (GRE, TR/TE 150/2,4 ms) findet sich auf der sagittalen T1w Aufnahme eine SI-Zunahme des Neuroblastoms mit Verdrängung der thorakoabdominellen Aorta nach ventral.

techolamine oder weniger aktive Vorstufen, die im Urin nachgewiesen werden können. Die Metastasierung erfolgt recht ausgedehnt und früh, so daß die ersten klinischen Symptome häufig im Rahmen der Organmetastasierung auftreten.

Verkalkungen, die in ca. 40–50% der Neuroblastome auftreten, können MR-tomographisch nicht gut nachgewiesen werden. Der Vorteil der MRT liegt in der Möglichkeit einer besseren Stadieneinteilung der Erkrankung durch die genaue Ausdehnungsbestimmung in unterschiedlichen Ebenen. Auf T1w Bildern erscheinen die Neuroblastome iso- bis hyperintens im Vergleich zur Muskulatur, auf T2w Aufnahmen sind sie in der Regel hyperintens (Abb. 7.**8**). Als nichtfetthaltiger Tumor läßt sich mit fettsensitiven Sequenzen keine Änderung der Signalintensität nachweisen. Nach KM-Gabe zeigt sich eine frühe und ausgeprägte Anreicherung.

Rationelles Vorgehen zur Differenzierung von Nebennierenläsionen

Ziel der MR-Bildgebung ist die möglichst genaue Differenzierung einer vorliegenden Nebennierenläsion. Es wurden daher zahlreiche Sequenzen hinsichtlich ihrer Treffsicherheit für die Dignitätszuordnung getestet (10–12, 17, 19, 20, 23, 24). Die Angaben über Sensitivität, vor allem aber auch Spezifität dieser Untersuchungsmethoden schwanken.

Als sehr sensitiv und spezifisch hinsichtlich des Nachweises von Fett und damit der Adenomdiagnose hat sich die fettsensitive CSI-Sequenz mit dem Vergleich von Gegen-Phase zu In-Phase erwiesen. Bei nichtfetthaltigen Tumoren zeigen nur noch die Entzündungen auf den T2w Aufnahmen sowie nach KM-Gabe einen benignen Charakter. Alle übrigen Läsionen (Metastasen, primäre Karzinome, Lymphome, Phäochromozytome) können mit Hilfe der MRT nicht mehr sicher weiter differenziert werden.

Folgende Vorgehensweise ist daher für die Zuordnung einer Nebennierenläsion empfehlenswert (Abb. 7.**9**): Da die Treffsicherheit der CSI-Sequenz bisher mit 100% angegeben wird (23), kann beim Nachweis von Fett in einer Nebennierenläsion ein Adenom als gesichert angenommen werden und somit die Untersuchung beendet werden. Wird in der Läsion kein Fett nachgewiesen, kann mittels T2w Sequenz (Si_{rel} bezogen auf Muskulatur $< 3,5$) und KM-verstärkter dynamischer Untersuchung (kurz anhaltender Signalanstieg) eine benigne entzündliche Erkrankung vermutet werden. Alle übrigen Läsionen müssen bis zum Beweis des Gegenteils als Malignome oder Phäochromozytome angesehen werden.

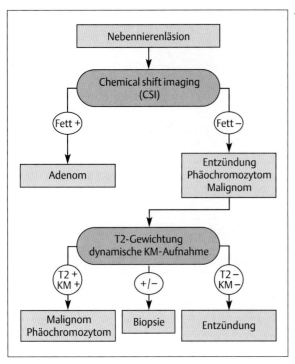

◁ Abb. 7.**9** Abklärungsweg von Nebennierenläsionen: Kann mittels der fettsensitiven Sequenzen Fett nachgewiesen werden, so ist die Diagnose eines Adenoms gesichert. Bei fehlendem Fettnachweis kann durch die Kombination von T2-Gewichtung und dynamischer kontrastverstärkter Sequenz eine weitere Differenzierung zwischen entzündlichen Raumforderungen einerseits und Malignomen und Phäochromozytomen andererseits vorgenommen werden.

Literatur

1 Baker, M. E., R. Blinder, C. Spritzer, G. S. Leight, R. J. Herfkens, N. R. Dunnick: MR evaluation of adrenal masses at 1.5 T. Amer. J. Roentgenol. 153 (1989) 307–312

2 Bodie, B., A. C. Novick, J. E. Pontes et al.: The cleveland clinic experience with adrenal cortical carcinoma. J. Urol. 141 (1989) 257–260

3 Brady, T. M., B. H. Gross, G. M. Glazer, D. M. Williams: Adrenal pseudomasses due to varices: angiographic-CT-MRI-pathologic correlations. Amer. J. Roentgenol. 45 (1985) 801–804

4 Chang, A., H. S. Glazer, J. K. Lee, D. Ling, J. P. Heiken: Adrenal gland: MR imaging. Radiology 163 (1987) 123–128

5 Cheema, P., R. Cartegena, W. Staubitz: Adrenal cysts: diagnosis and treatment. J. Urol. 126 (1981) 396–399

6 Commons, R. R., Callaway: Adenomas of the adrenal cortex. Arch. intern. Med. 81 (1948) 37–41

7 Dunnic, N. R.: The adrenal gland. In Taveras, J. M., J. T. Ferrucci: Radiology: Diagnosis, Imaging, Intervention. Lippincott, Philadelphia 1988

8 Glazer, G. M., E. J. Woolsey, J. Borrello, I. R. Francis, A. M. Aisen, F. Bookstein, M. A. Amendola, M. D. Gross, R. L. Bree, W. Martel: Adrenal tissue characterization using MR imaging. Radiology 158 (1986) 73–79

9 Ichikawa, T., K. Ohtomo, G. Uchiyama, H. Fujimoto, K. Nasu: Contrast-enhanced dynamic MRI of adrenal masses: classification of characteristic enhancement patterns. Clin. Radiol. 50 (1995) 295–300

10 Korobkin, M., T. J. Lombardi, A. M. Aisen, I. R. Francis, L. E. Quint, N. R. Dunnick, F. Londy, B. Shapiro, M. D. Gross, N. W. Thompson: Characterization of adrenal masses with chemical shift and gadolinium-enhanced MR imaging. Radiology 197 (1995) 411–418

11 Krestin, G. P., W. Steinbrich, G. Friedmann: Adrenal masses: evaluation with fast gradient-echo MR imaging and Gd-DTPA-enhanced dynamic studies. Radiology 171 (1989) 675–680

12 Krestin, G. P., G. Friedman, R. Fischbach, K. E. R. Neuflang, B. Allolio: Evaluation of adrenal masses in oncologic patients: dynamic contrast-enhanced MR US CT. J. Comput. assist. Tomogr. 15 (1991) 104–110

13 Leder, L. D., H. S. Richter: Pathology of renal and adrenal neoplasms. In Lohr, E., L. D. Leder: Renal and Adrenal Tumors, 2nd ed. Springer, New York 1987 (pp. 1–68)

14 Lee, M. J., W. W. Mayo-Smith, P. F. Hahn, M. A. Goldberg, G. W. Boland, S. Saini, N. Papanicolaou: State-of-the-art MR imaging of the adrenal gland. Radiographics 14 (1994) 1015–1029

15 Mathieu, E., E. Despres, N. Delepine, A. Taieb: MR imaging of the adrenal gland in Sipple disease. J. Comput. assist. Tomogr. 11 (1987) 790–794

16 McLoughlin, R. F., J. H. Bilbey: Tumors of the adrenal gland: findings on CT and MR imaging. Amer. J. Roentgenol. 163 (1994) 1413–1418

17 Mitchell, D. G., M. Crovello, T. Matteucci, R. O. Petersen, M. M. Miettinen: Benign adrenocortical masses: diagnosis with chemical shift imaging. Radiology 185 (1992) 345–351

18 Moulton, J. S., J. S. Moulton: CT of the adrenal gland. Semin. Roentgenol. 23 (1988) 288–303

19 Reinig, J. W., J. E. Stutley, C. M. Leonhardt, K. M. Spicer, M. Margolis, C. B. Caldwell: Differentiation of adrenal masses with MR imaging: comparison of techniques. Radiology 192 (1994) 41–46

20 Schwartz, L. H., D. M. Panicek, J. A. Koutcher, R. T. Heelan, M. S. Bains, M. Burt: Echoplanar MR imaging for characterization of adrenal masses in patients with malignant neoplasms: preliminary evaluation of calculated T2 relaxation values. Amer. J. Roentgenol. 164 (1995) 911–915

21 Semelka, R. C., J. P. Shoenut, P. H. Lawrence, H. M. Greenberg, B. Maycher, T. P. Madden, M. A. Kroeker: Evaluation of adrenal masses with gadolinium enhancement and fat-suppressed MR imaging. J. Magn. Res. Imag. 3 (1993) 337

22 Thompson, N. W., P. Cheung: Diagnosis and treatment of functioning and nonfunctioning adrenocortical neoplasms including incidentalomas. Surg. Clin. N. Amer. 67 (1987) 423–437

23 Tsushima, Y., H. Ishizaka, M. Matsumoto: Adrenal masses differentiation with chemical shift, fast slow-angle shot MR imaging. Radiology 183 (1993) 705–709

24 Zimmermann, G. G., J. F. Debatin, G. K. Krestin: Differenzierung von Nebennierentumoren: Verbesserung der Treffsicherheit durch Kombination fettsensitiver, T2 gewichteter und kontrastmittelverstärkter MR-Sequenzen. Fortschr. Röntgenstr. 166 (1997) 53–59

8 Retroperitoneum

C. R. Habermann und V. Nicolas

Einleitung

Es sei zu Beginn hervorgehoben, daß die adäquate Darstellung eines Tumors in der Magnetresonanztomographie die Abbildung sowohl in Tumorlängs- als auch in Tumorquerachse erfordert. Hierbei muß die Ausbreitungsrichtung der Weichteiltumoren Beachtung finden. Diese orientiert sich in den meisten Fällen an den anatomisch vorgegebenen Kompartimenten und verläuft damit entlang von Muskellogen, Gefäß- und Nervenscheiden oder anderen präformierten Räumen.

Eine wichtige Zielsetzung ist die Standardisierung der Untersuchungsstrategie, um „follow-ups" am gleichen oder ggf. an anderen Geräten zu ermöglichen. Wichtig ist darüber hinaus, daß neben dem tumorösen Prozeß klar identifizierbare anatomische Details wie typische Knochenstrukturen, Gelenke oder unveränderliche Weichteilstrukturen (Gefäßgabeln, Muskelzüge) mit abgebildet werden, um das Wiederauffinden der jeweiligen Region, auch nach chirurgischen Interventionen, zu erleichtern. Bei der Wahl der Schichtorientierung ist, neben den anatomischen Aspekten, die jeweils erforderliche Anzahl der Schichten und Nachbarstrukturen innerhalb und neben diesen Schichten, die zu Artefakten führen könnten (Atembewegung, Darmperistaltik, Gefäßpulsationen, ferromagnetische Fremdkörper etc.) zu berücksichtigen.

Die Untersuchungsmethoden der ersten Wahl für das Retroperitoneum sind derzeit die Sonographie und die Computertomographie. Ein wichtiger Grund für den bis vor kurzem sehr zurückhaltenden Einsatz der MRT des Retroperitoneums war eine Vielzahl störender Einflüsse, welche die Bildqualität so stark beeinträchtigten, daß der Vorteil des höheren Weichteilkontrastes nicht zum Tragen kam. Gefäßpulsationen, Darmperistaltik sowie nach infradiaphragmal weitergeleitete Atemexkursion stellten die wichtigsten Störfaktoren dar, die bei den langen Akquisitionszeiten, vor allem bei T2w Aufnahmen, deutlich nachzuweisen waren und die diagnostische Aussagekraft der akquirierten Bilder deutlich beeinträchtigten.

Möglichkeiten, diese beschriebenen Artefakte zu vermindern, bestehen in der mehrfachen Bildmittelung, der Akquisition der Daten mit schnellen Sequenzen in Atemanhaltetechnik, dem Einsatz von Vorsättigungsimpulsen, der Unterdrückung des Fettsignals und nicht zuletzt in der intravenösen Applikation von Glucagon oder Buscopan zur Verminderung der Darmperistaltik. Unter Zuhilfenahme dieser Möglichkeiten ist heute die MRT in der Lage eine konkurrenzfähige räumliche Auflösung zu erreichen, so daß der Vorteil des besseren Weichteilkontrastes in vollem Umfang zum Tragen kommt.

In diesem Kapitel sollen die pathologischen Prozesse des Retroperitoneums behandelt werden; organbezogene Tumoren und metastatische Prozesse sind in den entsprechenden Kapiteln aufgeführt.

Indikationen

Eine Indikation für die Durchführung einer MR-tomographischen Untersuchung besteht bei einem palpatorischen oder sonographischen Verdacht auf einen raumfordernden Prozeß im Spatium retroperitoneale. Durch die Nutzung der oben angeführten Techniken ist es möglich, die Vorteile der MRT im Bereich des Retroperitoneums, insbesondere den hohen Weichteilkontrast und die multiplanare Darstellung, in vollem Umfang zu nutzen. Damit sind eine präoperative und/oder strahlentherapeutische Behandlung wesentlich exakter zu planen.

Untersuchungstechnik

Die obligate Lagerung des Patienten bei Fragen, die das Retroperitoneum betreffen, ist die Rückenlage. Um dynamische Kontrastmitteluntersuchungen durchführen zu können, wird vor der Untersuchung eine Venenverweilkanüle plaziert. Über diesen Zugang kann bei Bedarf auch Buscopan oder Glucagon appliziert werden. Im allgemeinen wird das Retroperitoneum mit der Körperspule untersucht. Es können jedoch auch große Wickelspulen oder die Körper-Helmholtz-Spule Verwendung finden. Der Einsatz von Phased-array-Körperspulen erlaubt es, daß bei schnellen Pulssequenzen, bei denen im Vergleich zur SE-Bildgebung ein reduziertes Signal-Rausch-Verhältnis besteht, dieses entscheidend verbessert werden kann (2). Für Kleinkinder wird häufig die offene Kopfspule verwendet.

■ Abbildungsebenen

Bei der Wahl der Abbildungsebenen wird als erste Schichtführung meist die transversale Ebene gewählt, um den Vergleich mit der Computertomographie zu erleichtern. Als zweite Orientierung bietet sich die koronare Schichtführung an, da hierdurch im Retroperitoneum die topographische Beziehung einer Raumforderung zum M. iliopsoas, zu den Nieren und den Nebennieren übersichtlich dokumentiert werden kann. Das Untersuchungsvolumen und die Schichtdicke müssen der jeweiligen Fragestellung angepaßt werden. Allgemein bewährt hat sich eine Schichtdicke von 8 mm ohne Schichtabstand. Bei der Verwendung der Körperspule ist zu beachten, daß je nach FOV, Sequenz und Feldstärke eine Schichtdicke von 4 mm nicht unterschritten werden sollte, da sonst durch das niedrige Signal-zu-Rausch-Verhältnis nicht zu interpretierende Bilder resultieren.

■ Pulssequenzen

Als erste einzusetzende Sequenz bietet sich im Retroperitoneum die T2w HASTE-Sequenz an, da diese eine schnelle erste Orientierung ermöglicht und in Atemstopp durchzuführen ist. Durch die Messung während des Atemstillstands kommt es zu einer erheblichen Reduktion von Bewegungsartefakten und zu einer genaueren Einhaltung der angestrebten Schichtebene. Das höhere Fettgewebesignal in diesen schnellen Sequenzen gegenüber den konventionellen Sequenzen kann zu einer erschwerten Differenzierung zwischen Flüssigkeit und Fettgewebe führen. Fettsupprimierende Sequenzen erlauben jedoch eine gute Unterscheidung zwischen retroperitonealem Fett und Flüssigkeit (z. B. T2w TIRM-Sequenz).

Wenn es die Ausstattung erlaubt, sollten die T1w Sequenz, mit und ohne Kontrastmittel, als 2D-FLASH durchgeführt werden, wodurch die Messung von 14–20 Schichten in einem Atemstillstand von 15–18 s durchzuführen ist. Bei vielen Fragestellungen, die das Retroperitoneum betreffen, ist die Applikation von intravenösem Kontrastmittel notwendig, da die Tumorgrenzen und die intratumorale Architektur genauer zu erfassen sind. Um eine optimale Vergleichsmöglichkeit zu haben, sollten grundsätzlich die selben Parameter benutzt werden, die in der T1w Nativserie Verwendung gefunden haben (Tab. 8.1). Nach KM-Applikation können, wenn möglich, ebenfalls 2D-FLASH-Sequenzen mit Fettunterdrückung aufgezeichnet werden, die meist in zwei Phasen durchgeführt werden müssen.

Ist aus technischen Gegebenheiten eine Untersuchung in Atemanhaltetechnik nicht möglich, kann die T1w Sequenz als SE-Sequenz oder aber auch als GRE-Sequenz angefertigt werden. Die T2w Sequenz sollte aber in jedem Fall als schnelle SE-Sequenz akquiriert werden. Diese zuletzt genannten Sequenzen können auch immer unterhalb des Beckenkamms zur Anwendung kommen, da die Artefakte durch Atemexkursionen dann zu vernachlässigen sind. Ausführliche Untersuchungsparameter sind in Tab. 8.1 aufgeführt.

■ Kontrastmittel

Bei Verdacht auf einen pathologischen Prozeß im Retroperitoneum gehört die Applikation von intravenösem Kontrastmittel obligat zu einer vollständigen MR-tomographischen Untersuchung. Die zu applizierende KM-Menge liegt bei 0,1 mmol/kgKG.

Anatomie

Der hinter der Peritonealhöhle gelegene Bindegewebsraum wird Spatium retroperitoneale genannt. In diesen Raum wölben sich dorsomedial die Lendenwirbelsäule und beidseits davon der M. psoas vor. Innerhalb des Spatium retroperitoneale liegen medial die Pars abdominalis aortae, V. cava inferior, V. lumbalis ascendens, Teile des Truncus sympathicus, vegetative Nervengeflechte und die Cisterna chyli. Seitlich des paarigen M. psoas ist der Retroperitonealraum durch die Nierenlager aufgeweitet. In der hinteren und seitlichen Begrenzung des Spatium retroperitoneale verlaufen die Nerven des Plexus lumbalis, der N. subcostalis und die segmentalen Blut- und Lymphgefäße.

Tabelle 8.1 Empfohlene Sequenzen und Sequenzparameter für die MR-Untersuchung des Retroperitoneums (die Werte beziehen sich auf 1,5 T)

Gewichtung	Orientierung	Sequenztyp	TR (ms)	TE (ms)	ETL	FS	Matrix ($N_{phase} \times N_{frequ}$)	FOV (mm)	N_{SL}	N_{AC}	SD (mm)	T_{AC} (s)	Atemstopp
T2	tra/cor	HASTE	4,4	90	–	–	160×256	360	19	1	6–8	25	+
T2	tra/cor	TSE	5415	138	29	–	116×256	360	19	1	6–8	28	+
T1 ± Gd	tra	2D-FLASH	147	4,1	–	–	154×256	360	19	1	6–8	22	+
Fettsuppression: T1 post Gd	tra	2D-FLASH	85	4,1	–	+	192×256	360	9	1	6–8	16	+
Optional (s. Text): T2	tra	TIRM	6745	76	–	–	99×256	360	19	1	6–8	26	+
Oder (s. Text) T1	tra	SE	580	15	–	–	160×256	360	17	1	8	2,75 min	–
T2	tra/cor	TSE	5136	132	15	–	330×512	360	17	2	8	5,9 min	–

Pathologie der Weichteiltumoren

Weichteiltumoren sind Neoplasmen des mesenchymalen Stammgewebes. Sie können in den Extremitätenweichteilen, aber auch in jedem anderen Organ auftreten. Da die Bindegewebszelle ihre Proliferationskapazität nicht verliert, ist eine Differenzierung in verschiedene mesenchymale Gewebe (Bindegewebe, Fettgewebe, Muskelgewebe, Knorpelgewebe, Knochengewebe, Nervengewebe, synoviales Gewebe etc.) möglich. Die heute gebräuchliche Klassifikation dieser Tumorgruppe wurde von Enzinger u. Weiss erarbeitet (3). Diese Einteilung richtet sich nach den speziellen mesenchymalen Gewebecharakteristika, die das Tumorgewebe imitiert. Unterschieden werden benigne und maligne Weichgewebetumoren und solche, bei denen das biologische Verhalten nicht sicher zuzuordnen ist. Diese werden als Tumoren intermediärer Dignität betitelt. Des weiteren existieren neben diesen sogenannte nichtneoplastische Läsionen, die Tumoren imitieren und als tumorartig eingestuft werden. Auch bei diesen kann es, wie z. B. bei der tiefen Fibromatose, zu Rezidiven kommen. Es sind jedoch keine Metastasen beobachtet worden.

Die Klassifikation von Enzinger u. Weiss basiert vor allem auf der biologischen Wertigkeit: benigne, intermediär und maligne. Hierbei erfolgt die Unterteilung entsprechend der Ähnlichkeit der Zellen und der Gewebedifferenzierung im Vergleich mit normalem Gewebe. Die in Tab. 8.2 aufgeführte und sehr detaillierte Unterteilung gibt einen Überblick über die große Gruppe der Weichgewebetumoren.

Tabelle 8.**2**   Klassifikation von Tumoren des Weichgewebes (nach Enzinger u. Weiss, Salzer u. Kuntschik)

Ausgangsgewebe	Tumorartig	Benigne	Intermediär	Maligne

Fettgewebe	• Lipomatose und Varianten
	• Lipoblastomatose
		• Lipom und Varianten
		  – Spindelzellipom
		  – pleomorphes Lipom
		  – Angiolipom
		• Lipoblastom
		• Hibernom
			• atypisches Lipom	Liposarkome
				• hochdifferenziert
				  – lipomartig
				  – sklerosierend
				  – inflammatorisch
				• myxoxid
				• rundzellig
				• pleomorph
				• dedifferenziert

Fibroblastisches Gewebe	• Fibromatose
	  – faszial
	  – muskulo-aponeurotisch
	• infantile Myofibromatose
	  – solitär
	  – multizentrisch
	• infantile und juvenile Fibromatose mit Subtypen
	• Muskelfibrose
	  – kongenital erworben
	• noduläre Fasziitis
	• proliferative Fasziitis
	• proliferative Myositis
	• Elastofibrom
	• Keloid
	• fibröses Hamartom des Kindesalters
	• kalzifizierendes aponeurotisches Fibrom
	• fibromyxoider inflammatorischer Pseudotumor
	• Xanthom
	• generalisiertes eruptives Histiozytom
	• Retikulohistiozytom
	  – lokalisiert
	  – multizentrisch
		• Fibrom mit Subtypen
		• nasopharyngeales Angiofibrom
		• Riesenzellfibroblastom
		• intranodales Myofibroblastom
		• fibröses Histiozytom
		• juveniles Xanthogranulom
			• atypisches Fibroxanthom
			• Dermatofibrosarcoma protuberans
			• Bednar-Tumor
			• plexiformer fibrohistiozytischer Tumor (PFT)
				• Fibrosarkom mit Subtypen
				• kongenitales und infantiles Fibrosarkom
				• maligne fibröse Histiozytome
				  – storiform
				  – pleomorph
				  – myxoxid
				  – riesenzellig
				  – inflammatorisch
				  – angiomatoid

Glatte Muskulatur	• Leimyomatose
	  – intravenös
	  – peritoneal
		• Leiomyom mit Subtypen
		• Angiomyom
		• epitheloides Leiomyom mit Subtypen
				• Leiomyosarkom mit Subtypen
				• epitheloides Leiomyosarkom
				• myxoides Leiomyosarkom

→

Tabelle 8.**2**   Fortsetzung

Ausgangs-gewebe	Tumorartig	Benigne	Intermediär	Maligne

Quergestreifte Muskulatur		• Rhabdomyom
		  – fetaler Typ
		  – adulter Typ
		  – genitaler Typ
				• Rhabdomyosarkom
				  – embryonal
				  – botryoid
				  – alveolär
				  – pleomorph
				  – gemischt
				• Ektomesenchynom maligner Tritontumor

Blutgefäße	• Hämangiomatose
	• pyogenes Granulom
	• papilläre endotheliale Hyperplasie
		• Hämangiom mit Subtypen
		• epitheloides Hämangiom
		• Glomustumor
		• Hämangioperizytom
		• infantiles Hämangioperizytom
			• Hämangioendotheliom
			  – epitheloid
			  – spindelzellig
			  – papilläres Angioendotheliom
				• Angiosarkom mit Subtypen
				• Karposi-Sarkom
				• maligner Glomustumor
				• malignes Hämangioperizytom

Lymphgefäße	• Lymphangiomatose • Lymphangiomyomatose	• Lymphangiom • Lymphangiomyom		• Angiosarkom

„Synoviales" Gewebe	• tenosynovialer Riesenzelltumor
	  – lokalisiert
	  – diffus
				• malignes Synovialom (Synovialsarkom)
				  – biphasisch
				  – monophasisch
				  – fibrös
				  – epithelial
				  – kalzifizierend
				  – undifferenziert
				• maligner Riesenzelltumor der Sehnenscheiden

Knochen und Knorpelgewebe	• ossifizierende Pseudotumoren
	  – Panniculitis ossificans
	  – Myositis ossificans
	• Fibrodysplasia ossificans progressiva
		• extraskelettales Osteom
		• extraskelettales Chondrom
				• extraskelettales Osteosarkom
				• extraskelettales Chondrosarkom
				• extraskelettales myxoides Chondrosarkom
				• extraskelettales mesenchymales Chondrosarkom

Peripheres Nervengewebe	• traumatisches Neurom • Neurofibromatose Recklinghausen mit Subtypen	• Schwannom mit Subtypen • Neurofibrom mit Subtypen • Granularzelltumor • pigmentierter neuroektodermaler Tumor des Kindesalters • ektopes Meningeom • nasales Gliom • Neurothekom • Ganglioneurom • melanozytisches Schwannom • Paraganglion mit Subtypen		• malignes Schwannom mit Subtypen • maligner Tritontumor • maligner Granularzelltumor • maligner pigmentierter neuroektodermaler Tumor • maligner primitiver peripherer neuroektodermaler Tumor • Neuroblastom • Ganglioneuroblastom • malignes melanozytisches Schwannom • malignes Paragangliom • extraspinales Ependymom

→

Tabelle 8.**2**   Fortsetzung

Ausgangs-gewebe	Tumorartig	Benigne	Intermediär	Maligne
Unklar		• kongenitaler Granular-zelltumor • Myxom mit Sub-typen • Parachordom • aggressives Angiomy-xom		• alveoläres Weichteil-sarkom • Epitheloidsarkom • Klarzellsarkom • extraskelettales Ewing-Sarkom • extrarenaler mali-gner Rhabdoidtumor

Im klinischen Alltag findet das „staging system" des American Joint Committee on Cancer die häufigste Anwendung. Hier liegt das TNM-System zugrunde, das in Tab. 8.**3** für die Weichteilsarkome aufgeführt ist.

Tumoren des Weichgewebes sind selten, und es ist nahezu unmöglich, die Inzidenz exakt anzugeben. Insbesondere die Inzidenz der benignen Tumoren kann mit letzter Konsequenz nur geschätzt werden und soll ca. 300 pro 100 000 Individuen betragen (3). Die statistische Erfassung der malignen Weichteiltumoren ist dagegen übersichtlicher, da davon ausgegangen werden muß, daß alle malignen Weichteiltumoren früher oder später klinisch manifest und einer Biopsie zugeführt werden. In den USA schätzt man das Gesamtaufkommen maligner Tumoren auf rund 486 300 im Jahre 1990. Dabei wird von einem Anteil von ungefähr 5700 Weichteilsarkomen und ca. 3100 sarkomassoziierter Todesfälle ausgegangen. Es darf also ein Anteil von 1% der Weichteilsarkome an allen malignen tumorösen Erkrankungen angenommen werden. Die Inzidenz wird in der Literatur mit 1,35–1,4 auf 100 000 angegeben (3). Die Häufigkeit des Auftretens variiert dabei in den verschiedenen Altersgruppen. So wird in einer Studie die altersspezifische Inzidenz für Weichteilsarkome der Extremitäten bei Menschen über 80 mit 8 pro 100 000 angegeben (12).

Weichteiltumoren können überall im Körper auftreten, jedoch entsteht die Mehrzahl dieser Tumoren im Bereich der Extremitäten. Am Memorial Sloan-Kettering Cancer Center in New York wurden zwischen 1982 und 1992 2044 Erwachsene mit der Diagnose Weichteilsarkom aufgenommen. Dabei betrug das Verhältnis Männer zu Frauen 1,2 : 1. Die Altersverteilung gliederte sich wie folgt auf: 30 Jahre und jünger (18%), 31–50 (33%), 51–70 (36%) und über 70 Jahre (12%). Bei mehr als der Hälfte der Patienten befanden sich die Tumoren im Bereich der Extremitäten. Etwa 46% der Weichteilsarkome treten an der unteren Extremität auf, 15% an der oberen Extremität, 10% in der Hals- und Kopfregion, 15% im Retroperitoneum und der Rest im Bereich der Brust- und Bauchwand. Dabei traten bestimmte histologische Typen an bestimmten Lokalisationen gehäuft auf: Fast die Hälfte aller retroperitonealen, intraabdominellen oder viszeralen Tumoren waren Leiomyosarkome, während im Bereich der Extremitäten gehäuft Liposarkome (26%) oder maligne fibröse Histiozytome (24%) gefunden wurden.

Tabelle 8.**3**   TNM-Klassifikation der Weichteilsarkome (nach American Joint Committee on Cancer 1992)

T Primärtumor
T1   Tumor kleiner als 5 cm
T2   Tumor größer als 5 cm

N regionale Lymphknoten
N0   keine histologisch verifizierten regionalen Lymphknoten-metastasen
N1   histologisch verifizierte regionale Lymphknotenmeta-stasen

M Fernmetastasen
M0   keine Fernmetastasen
M1   Fernmetastasen

G histologischer Grad der Malignität
G1   hochdifferenzierter Tumor (meist geringe Malignität)
G2   mitteldifferenzierter Tumor (meist mäßiggradige Malignität)
G3   wenig differenzierter Tumor (meist hohe Malignität)
G4   undifferenzierter (anaplastischer) Tumor

■ **MRT-Befunde in der Primärdiagnostik**

Die Klinik der Weichteiltumoren ist trotz der verschiedenen Lokalisationen relativ einheitlich. Fast allen gemein ist die schmerzlose Schwellung. Die Erfahrung zeigt, daß die Patienten meist erst sehr spät einen Arzt aufsuchen. Häufig wird die „Schwellung" im Rahmen einer Routineuntersuchung zufällig entdeckt.

Neben der Frage nach der Lokalisation und der Ausdehnung einer Raumforderung wird vom Kliniker häufig die Frage nach der Dignität an den Radiologen herangetragen. Es lassen sich dabei Kriterien erarbeiten, nach denen eine Verdachtsdiagnose begründet werden kann. Die wichtigsten Entscheidungshilfen für eine Einschätzung sind die Tumormatrix, die Tumorbegrenzung, die Tumorausbreitung sowie der Signalanstieg des Tumorgewebes nach KM-Applikation (14).

Die Tumormatrix stellt eine wichtige Hilfe für die Unterscheidung zwischen einer benignen und einer malignen Läsion dar. So kann z. B. eine einheitlich homogene Darstellung einer Läsion in allen akquirierten Sequenzen den Verdacht auf einen benignen Tumor nahelegen. Bei schnellwachsenden Tumoren läßt sich histologisch eine Gewebeheterogenität nachweisen, bestehend aus dem Nebeneinander von vitalen und nekrotischen Arealen mit Vernarbungen und Einblutungen. Allerdings können auch benigne Tumoren in der MRT eine inhomogene Tumormatrix aufweisen. Bei Hämangiomen finden sich z. B. neben signalvermindernden Blutungsresten frische, signalintensive Thromben, neben signalreichem langsam fließenden Blut fokale Signalausfälle, welche durch Absättigungsphänomene oder schnell fließendes Blut hervorgerufen werden. Lediglich zentrale Tumornekrosen gelten als ein relativ verläßliches Kriterium für die Malignität eines Tumors. Einzeln betrachtet stellt dieses Kriterium jedoch kein zuverlässiges Unterscheidungsmerkmal dar.

Ein primär sehr wichtiges Kriterium ist die *Tumorbegrenzung*. Generell stellt eine glatte Begrenzung einer Raumforderung ein Kriterium für die Benignität dar. Allerdings liegt auch hier eine Ambivalenz vor. Weichteilsarkome bilden typischerweise eine sogenannte Pseudokapsel aus, die aus komprimierten umgebenden Gewebe besteht und die in der T2w Sequenz eine scharfe Kontur bedingen kann. Diese Kontur kann bei der Ausbildung eines peritumorösen Ödems wiederum unscharf erscheinen. Eine weitere Erschwernis sind die entzündlich veränderten oder auch eingebluteten Tumoren, die unabhängig von ihrer Dignität unscharf begrenzt zur Darstellung kommen. Berquist u. Mitarb. (1) beschrieben 1990 in einer Studie, in der 95 Weichteiltumoren in der MRT auf ihre Differenzierungsmöglichkeit zwischen benigne und maligne retrospektiv beurteilt wurden, daß auch 40% der benignen Läsionen unscharfe Begrenzungen aufwiesen.

Ein weiteres anzuführendes Kriterium für den Versuch der Unterscheidung zwischen gutartigen und bösartigen Weichteiltumoren betrifft die *Tumorausbreitung*. Während Sarkome schnell in die Umgebung penetrieren, breitet sich ein benigner Prozeß meist innerhalb seines Entstehungskompartimentes aus und respektiert mit seinem verdrängenden Wachstum die Faszienbegrenzung relativ lange. Zu berücksichtigen ist allerdings, daß einige Weichteilstrukturen wie periossäre Spatien, neurovaskuläre Züge, das Unterhautfettgewebe, die Haut und auch die Faszien primär unbegrenzte Einheiten darstellen. Eine Ausbreitung über diese genannten Strukturen hinaus kann also ebenso kein eindeutiges Kriterium darstellen.

Das *Kontrastmittelverhalten* ist hinsichtlich der Tumorentität ebenfalls nur eingeschränkt spezifisch. Da Gd-DTPA ein identisches Verteilungsvolumen wie die Röntgenkontrastmittel besitzt, ist es möglich, die Verteilungsmodelle zu übernehmen. Demzufolge verteilt sich das Kontrastmittel im Extrazellulärraum, wobei nach der initialen vasalen Phase das Interstitium betont wird. Entsprechend der starken Vaskularisierung maligner Prozesse und ihrem vergrößerten Interstitium weisen sie häufig eine auffällige KM-Affinität auf, die über die Signalintensitätsmessung quantifizierbar wird. Allerdings darf nicht außer Acht gelassen werden, daß es durchaus auch hypovaskularisierte maligne Weichteiltumoren gibt. Darüber hinaus lassen sich jedoch auch benigne Läsionen anführen, die unterschiedliche Gewebekomponenten und dementsprechend einen protrahierten Signalanstieg aufweisen (z. B. Hamartome, lipomatöse Hämangiome etc.).

Ein weiteres Kriterium stellt die Dynamik des Signalanstiegs dar, die einen Hinweis auf die Dignität eines Tumors geben kann. Allerdings existiert auch hierbei keine exakte Trennlinie zwischen einem malignen und einem benignen Prozeß (4).

Petterson u. Mitarb. (10) untersuchten 1988 benigne und maligne Tumoren der Extremitäten auf ihre T1- und T2-Relaxationszeiten, um einen möglicherweise bestehenden Unterschied einzelner Tumorarten, zumindest aber eine Unterscheidungsmöglichkeit zwischen benignen und malignen Läsionen herauszuarbeiten. Dabei ergab sich die Problematik, daß die Relaxationszeiten schon innerhalb eines Tumors zwischen 20 und 60% variierten, wenn verschiedene „regions of interest" (ROI) gewählt wurden. In dieser Studie ließ sich mit Hilfe der Relaxationszeiten kein Unterscheidungskriterium zwischen benignen und malignen Tumoren nachweisen. Aufgrund der komplexen Zusammensetzung der Weichteiltumoren subsumieren die Autoren, daß keine direkte Korrelation zwischen der vorliegenden Histologie und den Relaxationszeiten und somit auch der Darstellung besteht.

Zur Differenzierung zwischen einem benignen und malignen Prozeß müssen alle oben aufgeführten Kriterien berücksichtigt werden, die für sich allein keine determinierende Aussage zulassen. Erst in der Zusammenarbeit aller Aspekte und insbesondere auch unter Berücksichtigung der Klinik (schnellwachsende Raumforderung) wird eine korrekte Differenzierung in bis zu 95% der untersuchten Fälle in der Literatur propagiert (1). In Grenzfällen muß durch eine chirurgische Exzision eine endgültige Klärung der Dignität erreicht werden, wobei die kraniokaudale und die transversale Ausdehnung sowie der Bezug des Tumors zum Gefäß-Nerven-Bündel, die in der MRT mit deutlichen Vorzügen gegenüber der Sonographie und der Computertomographie beurteilt werden können, von entscheidender Bedeutung sind.

Die malignen Läsionen stellen eine relativ homogene Gruppe in ihrem Darstellungsmuster in der MRT dar. Fast alle Weichteilsarkome zeigen ein einheitliches Signalverhalten. Unabhängig von ihrer histologischen Komposition besitzen sie lange T1- und lange T2-Relaxationszeiten, so daß Liposarkome, maligne fibröse Histiozytome, Fibrosarkome oder Rhabdomyosarkome in der T1w Sequenz signalarm und in der T2w Sequenz signalintensiv abgebildet werden (10). Liegt ein höherer Differenzierungsgrad vor, können mitunter Darstellungsmerkmale des zugrundeliegenden Gewebes erkannt werden.

Die malignen Weichteiltumoren kommen in der T1w Sequenz mit muskeläquivalenter Signalintensität zur Darstellung, die eine Abgrenzung gegenüber dem umgebenden Muskelgewebe nicht erlaubt. Nach intravenöser Applikation von Gd-DTPA zeigen alle Sarkome einen deutlichen Anstieg der Signalintensität, wobei Aussagen zur intratumoralen Architektur vorgenommen werden können. Hierbei ist zu beachten, daß ein nur partiell vitaler Tumor nach KM-Applikation in seiner Ausdehnung leicht unterschätzt werden kann. In der T2w Sequenz stellen sich alle Tumoren signalreich dar, so daß die Frage nach einem infiltrativen Wachstum in dieser Darstellungsart am deutlichsten beantwortet werden kann.

Bei Tumoren, die in der T1w Sequenz ein kräftiges Signal mit vergleichsweise geringerem Signal in der T2w Sequenz aufweisen, muß die Einlagerung von paramagnetischen Substanzen angenommen werden. Entsprechende Befunde werden insbesondere bei Hämatomen, Hämangiomen, eingebluteten Tumoren und bei einigen Zysten beobachtet.

Generell ergibt sich auch unter Berücksichtigung sämtlicher Beurteilungsparameter eine nur sehr unvollständige Treffsicherheit in der Differenzierung einzelner Tumorentitäten. Eine dezidierte Beschreibung des Befundspektrums erscheint daher nicht sinnvoll. Die folgenden Darstellungen sollen sich deshalb auf Tumoren beschränken, die aufgrund ihrer Häufigkeit oder spezieller Gesichtspunkte in der MRT von besonderer Bedeutung sind.

Lipome

Lipome sind sehr selten innerhalb der ersten zwei Lebensjahrzehnte und treten gehäuft zwischen dem 40. und 60. Lebensjahr auf, wenn das Fett durch körperliche Inaktivität zu kumulieren beginnt (3). Nach einer initialen Wachstumsphase zeigen Lipome meistens eine Größenpersistenz.

Lipome verhalten sich in der MRT erwartungsgemäß kongruent mit dem „normalen" Fettgewebe (Abb. 8.1). Sie kommen sowohl in der T1w als auch in der T2w Sequenz signalreich zur Darstellung und zählen damit zu den Tumoren, die in der MRT relativ zuverlässig eingeordnet werden können, zumal durch die Technik der Fettsuppression eine Zuordnung des Gewebes möglich ist. In vielen Fällen läßt sich MR-tomographisch eine Kapsel nachweisen.

Liposarkome

Liposarkome sind in bezug auf den gesamten Körper die am häufigsten vorkommenden Sarkome. Man unterscheidet hochdifferenzierte, myxoide, rundzellige, pleomorphe und dedifferenzierte Liposarkome. In der T2w Sequenz zeigen sich diese Tumoren sehr signalintensiv, wobei eine inhomogene Tumorbinnenstruktur zu beobachten ist. Häufig kann bei den Liposarkomen ein infiltratives Wachstum nachgewiesen werden, und auch ossäre Destruktionen stellen keine Seltenheit dar.

Dissenz herrscht in der Literatur nach wie vor über das Signalverhalten hochdifferenzierter Liposarkome. In unserem Patientengut wiesen hochdifferenzierte Liposarkome ohne Ausnahme Gewebeanteile auf, die sich in der T1-Gewichtung muskelisointens und in der T2-Gewichtung signalreich abbildeten (Abb. 8.2). Nur bei einigen Patienten waren tumorassoziierte Gewebeanteile mit einer fettäquivalenten Signalcharakteristik nach-

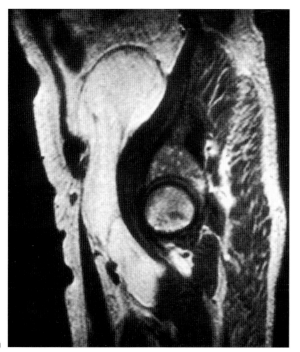

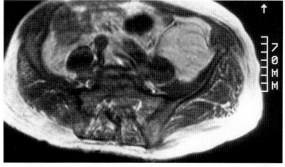

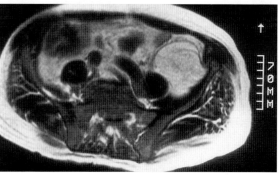

Abb. **8.1** Lipom. **a** Sagittale T1w SE-Sequenz, **b** transversale T2w schnelle SE-Sequenz, **c** Transversale T1w SE-Sequenz nach i. v. KM-Injektion. – Großer hantelförmiger, retroperitonealer Tumor mit nahezu homogenem fettäquiintensen Signalverhalten, der bis auf die Höhe des Trochanter minor reicht. Auch nach der Applikation von Gadolinium ergibt sich keine Veränderung der Signalintensität im Vergleich mit der nativen T1-Gewichtung. Die Abgrenzung gegenüber dem umliegenden Gewebe gelingt in allen angefertigten Sequenzen.

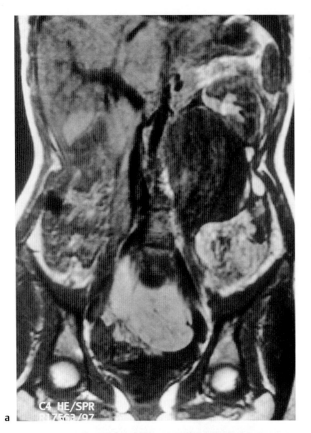

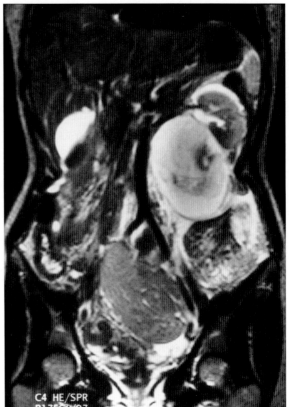

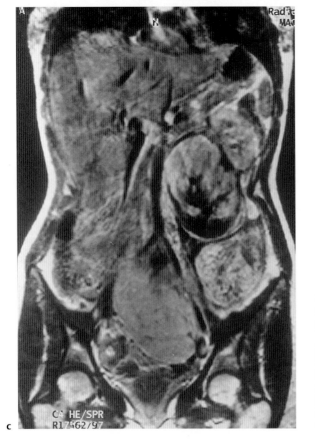

Abb. 8.**2** Liposarkom. **a** Koronare T1w SE-Sequenz, **b** koronare T2w schnelle SE-Seuqenz, **c** koronare T1w SE-Sequenz nach i. v. KM-Injektion. – Riesiger linksseitiger retroperitonealer Tumor, der die Niere nach kranial verdrängt und bis in das kleine Becken reicht. Im oberen Anteil zeigt der Tumor ein Signalverhalten, das kongruent zu den übrigen (s. Text) beschriebenen Sarkomen imponiert, wobei der untere Anteil eher lipomatös erscheint (histologisch bestätigt). Nach Applikation von Gadolinium zeigt der obere sarkomatöse Anteil des Tumors ein deutliches KM-Elenhancement sowie nekrotische Areale. Im unteren Anteil findet sich keine KM-Aufnahme.

weisbar. In keinem Fall bestand damit eine Verwechslungsmöglichkeit mit einem Lipom (6, 8). Andere Autoren berichten jedoch, daß sich hochdifferenzierte Liposarkome in der MRT dem Fettgewebe ähnlich verhalten (7).

Da auch hochdifferenzierte Liposarkome einen hohen Anteil an fibroblastenähnlichen Spindelzellen und eine starke Septierung aufweisen, erscheint es durchaus plausibel, daß sich diese in der MRT kongruent zu den übrigen Sarkomen darstellen. Unserer Einschätzung nach handelt es sich bei den fettäquivalenten Anteilen der Liposarkome um partiell lipomatöse Abschnitte. Diese Ansicht teilen auch Petterson u. Mitarb. (10), die zwischen Tumorkomponenten und Fettkomponenten des hochdifferenzierten Liposarkoms differenzieren. Eine Unterscheidung zwischen hochdifferenzierten Liposarkomen und den übrigen Sarkomen kann also nur in Ausnahmefällen möglich sein.

Leiomyosarkome

Leiomyosarkome sind die häufigsten retroperitonealen Sarkome, jedoch weisen sie unter den Sarkomen nur einen Anteil zwischen 5 und 10% auf. Etwa 50% aller Leiomyosarkome treten im Bereich des Spatium retroperitoneale auf. Ein weiterer Prädilektionsort für Leiomyosarkome stellt die intraperitoneale Kavität dar, dort im Bereich des Omentums, des Mesenteriums und des Magens. Mehr als 60% aller retroperitonealen Leiomyosarkome werden bei Frauen gefunden, womit diese Tumorart eine Ausnahme unter den Weichteilsarkomen darstellt. Der Altersmedian zur Zeit der Diagnosestellung beträgt 60 Jahre. Im Bereich des Retroperitoneums werden meist mäßig differenzierte Leiomyosarkome angetroffen. Das Leiomyosarkom zeigt unter den Weichteilsarkomen die größte Bandbreite histologischer Variationen, so daß eine Klassifikation nur bei drei deutlich zu unterscheidenden Leiomyosarkomen vorgenommen wurde: das epitheloide Leiomyosarkom, welches bevorzugt im Bereich der Extremitäten auftritt, das myxoide Leiomyosarkom, das am häufigsten im Uterus gefunden wurde, und das Granularzelleiomyosarkom, bei dem sich kein bevorzugter Wachstumsort nachweisen ließ.

Retroperitoneale Leiomyosarkome stellen eine höchst aggressive Gruppe der Sarkome dar und sind beim Zeitpunkt der Diagnose meist schon so groß, daß eine Resektion in toto nicht mehr in Betracht kommt. Die 5-Jahres-Überlebensrate wird mit 0–29% angegeben (3). In der MRT stellen sich Leiomyosarkome ebenfalls in der T1w Sequenz muskelisointens und in der T2w Sequenz signalreich dar. Nach Appliktion von intravenösem Kontrastmittel zeigen sie einen deutlichen Signalanstieg; dabei werden häufig zentrale Nekrosen und ein infiltratives Wachstum in ca. 50% der Fälle beobachtet (Abb. 8.3) (6).

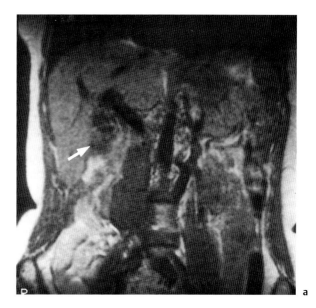

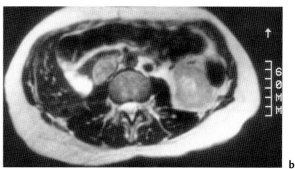

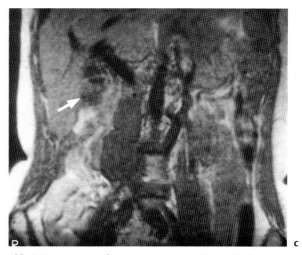

Abb. 8.3 Leiomyosarkom. **a** Koronare T1w SE-Sequenz, **b** transversale T2w schnelle SE-Sequenz, **c** koronare T1w SE-Sequenz nach i. v. KM-Injektion. – Nachweis eines schwer abzugrenzenden retroperitonealen Tumors (Pfeil), der vom Nierenhilus bis in den Leberhilus hineinreicht (Pfeil). In der T2w schnellen SE-Sequenz zeigt die Raumforderung einen deutlichen Signalanstieg im Vergleich mit der nativen T1-Gewichtung. Es gelingt eine eindeutige Abgrenzung gegen die umgebenden Strukturen. Nur im direkten Vergleich mit der nativen T1-Gewichtung läßt sich ein dezenter Signalanstieg des Tumors nach Applikation von KM i. v. nachweisen (Pfeil).

Fibrosarkome

Fibrosarkome können in jedem Alter auftreten, werden jedoch am häufigsten zwischen dem 30. und 55. Lebensjahr beobachtet. Diese Tumorart kann überall im Körper auftreten, wo Bindegewebe anzutreffen ist. Am häufigsten ist er jedoch im Bereich der unteren Extremität zu finden (45%), gefolgt von der oberen Extremität (28%) und dem Körperstamm (17%). Fibrosarkome in der Kopf- und Halsregion sind selten und werden in diesem Bereich in der Nasenhaupthöhle, in den Sinus oder im Nasopharynx angetroffen. Histologisch werden das hochdifferenzierte Fibrosarkom, das als Untergruppierung noch das sklerosierende epitheloide Fibrosarkom aufweist, und das undifferenzierte Fibrosarkom unterschieden. Als schwierige histologische Differentialdiagnosen gelten andere spindelzellige Tumoren, wie das maligne fibröse Mesotheliom, das Dermatofibrosarcoma protuberans und die spindelzellige Form des Rhabdomyosarkoms.

In der T1w Sequenz kommen Fibrosarkome muskeläquintens zur Darstellung, während sie in der T2w Sequenz signalreich imponieren (Abb. 8.4). Also auch diese Untergruppe der Weichteilsarkome läßt sich von den anderen MR-tomographisch nicht differenzieren. Ein exophytisches Wachstum zeigen die Fibrosarkome in über 60% der Fälle, so daß in der T2w Sequenz wie auch in der kontrastverstärkten T1w Sequenz in der Mehrzahl der Fälle eine Infiltration in das umgebende Gewebe nachzuweisen ist (6).

Maligne fibröse Histiozytome

Das maligne fibröse Histiozytom wird am häufigsten zwischen dem 50. und 70. Lebensjahr nachgewiesen. Ein Auftreten dieses Tumors bei Patienten unter 20 Jahren ist ausgesprochen selten und stellt eine Rarität dar (3). Das maligne fibröse Histiozytom wird in vier histologische Untergruppen unterteilt

- das storiforme pleomorphe,
- das myxoide,
- das großzellige und
- das inflammatorische.

Der häufigste Manifestationsort sind die Extremitäten, wobei beim inflammatorischen malignen fibrösen Histiozytom jedoch der Prädilektionsort retroperitoneal liegt (3). Diese Untergruppe zeigt im Bereich des Retroperitoneums eine Lokalrezidivrate von 50% und metastasiert in der Hälfte der Fälle (5). Etwa $^2/_3$ dieser Tumorart werden bei männlichen Individuen nachgewiesen und Weiße sind häufiger betroffen als Schwarze. Das inflammatorische maligne fibröse Histiozytom wird häufig von einer Leukozytose mit Neutrophilie und Eosinophilie sowie Fieber begleitet.

Auch das maligne fibröse Histiozytom zeigt in der MRT das oben beschriebene Signalverhalten, wobei in ca. der Hälfte der Fälle ein umgebenes Ödem nachweisbar ist (6). Aufgrund des schnellen Wachstums sind bei knapp 50% dieser Tumoren zentrale Nekrosen in kontrastverstärkter T1-Gewichtung deutlich zu dokumentieren (6).

Morbus Ormond

Diese idiopathische Fibrose betrifft Männer zweimal häufiger als Frauen und zeigt einen Altersgipfel zwischen 40 und 60 Jahren. 10% dieser Erkrankung werden als medikamenteninduziert eingestuft, wobei Medikamente wie Methysergid und Blocker des adrenergen Systems verantwortlich gemacht werden. Des weiteren

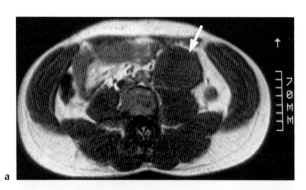

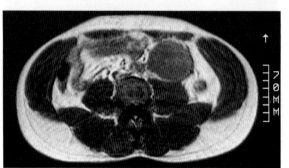

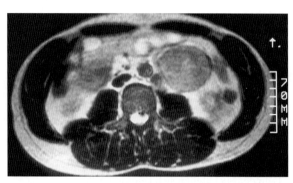

Abb. 8.4 Fibrosrakom. **a** Transversale T1w SE-Sequenz, **b** transversale T2w schnelle SE-Sequenz, **c** transversale T1w SE-Sequenz nach i. v. KM-Injektion. – Linksseitige muskeläquiintense Raumforderung (Pfeil), die dem M. iliopsoas ventral aufsitzt. Auch in der T1-Gewichtung ohne Gadolinium erscheint der M. iliopsoas nicht infiltriert. In der T2Gewichtung stellt sich der Tumor signalreich dar. Die Abgrenzung gegen den M. iliopsoas ist jetzt eindeutig, wobei die ventrale Abgrenzung erschwert ist. Im Vergleich mit der nativen T1-Gewichtung zeigt sich eine geringe KM-Aufnahme. Dabei kein sicherer Nachweis von Nekrosen.

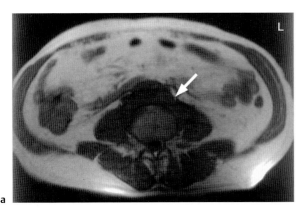

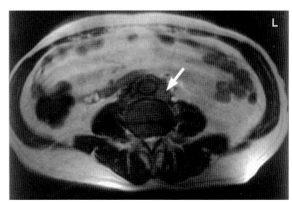

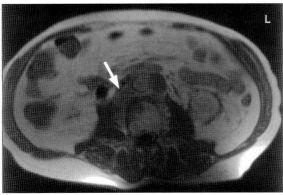

Abb. 8.**5** Morbus Ormond. **a** Transversale T1w SE-Sequenz, **b** transversale T2w schnelle SE-Sequenz, **c** transversale T1w SE-Sequenz nach i. v. KM-Injektion. Darstellung einer retroperitonealen Raumforderung (Pfeil), welche die großen Gefäße ummauert, ohne daß eine Infiltration nachzuweisen wäre. Auch die angrenzenden Wirbelkörper sind eindeutig abzugrenzen. In der T2-Gewichtung stellt sich die Raumforderung signalreich dar. Nach Applikation von KM i. v. kommt es zu einem protrahierten Signalanstieg.

wird der Morbus Ormond (retroperitoneale idiopathische Fibrose) auch postaktinisch, postinflammatorisch oder posttraumatisch beobachtet. Meist ist eine etwa 2 cm dicke Platte im lumbosakralen Retroperitoneum nachzuweisen. Obligat ist eine Ummauerung der Nerven und Gefäße des Retroperitoneums, wobei jedoch kein infiltratives Wachstum vorliegt.

In der MRT zeigt der Morbus Ormond eine Signalintensität, die zwischen der Intensität von Muskulatur und Fett angesiedelt ist, also bindegewebstypisch, und häufig ein flaues KM-Enhancement (Abb. 8.**5**).

Retroperitoneale Xanthofibrogranulomatose

Eine histologische Differentialdiagnose zum Morbus Ormond stellt die retroperitoneale Xanthofibrogranulomatose dar, die sich durch das Vorliegen von Riesenzellen histologisch von der retroperitonealen idiopathischen Fibrose differenzieren läßt. Der für den Diagnostiker entscheidende Unterschied in der Darstellung ist das infiltrative Wachstum, welches alle retroperitonealen Strukturen betreffen kann. Das Signalverhalten der retroperitonealen Xanthofibrogranulomatose ist mit dem des Morbus Ormond identisch.

■ MRT in der Rezidivdiagnostik

Eine weitere wichtige Aufgabe fällt der MRT in der postoperativen Nachsorge zu. Weichteilsarkome neigen zu Lokalrezidiven. In der Literatur wird die Häufigkeit ihres Auftretens mit 7–38% angegeben (3). Schätzungsweise

80% aller Lokalrezidive treten innerhalb der ersten 2 Jahre nach der Operation auf. Simon u. Enneking (13) berichten in ihrer Studie, die 54 Patienten umfaßte, daß alle Lokalrezidive während der ersten 30 Monate nach der chirurgischen Intervention zu verzeichnen waren.

Bei der MR-tomographischen Rezidivdiagnostik ist darauf zu achten, daß in der Frühphase, d. h. direkt postoperativ oder nach erfolgter Strahlentherapie, Signalalterationen im Sinne von Lymphödemen, Seromen, Abszessen oder infizierten Lymphozelen differenziert werden müssen, was in der Regel durch die KM-Gabe möglich ist. Voraussetzung ist jedoch, daß ein Ausgangsbefund nach erfolgter radikaler Operation und/oder Strahlentherapie vorliegt und basierend auf diesem Ausgangsbefund frühzeitig rezidivbedingte Alterationen zu diagnostizieren sind. Dabei hat sich gezeigt, daß Narbengewebe bis zu 6 Monaten postoperativ Kontrastmittel aufnehmen kann, wobei es in der T2w SE-Sequenz eher signalarm zur Darstellung kommt, und daß andererseits ein Tumorrezidiv frühzeitig eine KM-Aufnahme zeigt (6, 8).

Um bereits kleinere Rezidive erkennen zu können, sollte zu Beginn der Nachsorge, also nach einem operativen Eingriff bzw. nach dem Ende der Radiatio, eine MRT erfolgen. Im weiteren Verlauf sind MR-tomographische Kontrollen nach 3, 6 und 12 Monaten zu empfehlen. Im 2. Jahr sollten zwei Kontrollen im 6monatigen Abstand erfolgen. Danach erscheinen 1jährige Kontrollen ausreichend. Dieses engmaschige Nachsorgeschema mutet vor dem Hintergrund der Rezidivhäufigkeit in den ersten 2 Jahren sinnvoll an (3) und wird in der eigenen Klinik praktiziert (6).

Die MRT hat heute einen festen Platz in der Abklärung von Weichteiltumoren erlangt. Im Vergleich mit anderen Schnittbildverfahren hat sie sich als günstiger in ihren Darstellungsmöglichkeiten, vor allem aber als sensitiver und spezifischer erwiesen (3, 6, 8, 9, 11, 13). Die zur Operations- oder Bestrahlungsplanung notwendige genaue Lagedokumentation ist als der besondere Vorzug der MRT zu werten. Die präoperative Evaluierung eines malignen Tumorleidens bedarf neben der Bildgebung allerdings auch der Abklärung einer eventuell vorliegenden Metastasierung. Hierbei ist die MRT jedoch nur selten von Bedeutung. Je nach beteiligtem Organsystem sind das Auffinden von Metastasen und ihre Bewertung der konventionellen Röntgendiagnostik, dem Ultraschall, der Szintigraphie oder der Computertomographie vorbehalten.

Literatur

1 Berquist, T. H., R. L. Ehman, B. F. King, C. G. Hodgman, D. M. Ilstrup: Value of MR imaging in differentiating benign from malignant soft-tissue masses. Amer. J. Roentgenol. 155 (1990) 1251–1255

2 Campeau, N. G., C. D. Johnson, Felmlee: MR imaging of the abdomen with a phased array multicoil: prospective cinical evaluation. Radiology 195 (1995) 769–775

3 Enzinger, F. M., S. H. W. Weiss: Soft Tissue Tumors 3rd ed. Mosby, St. Louis 1995

4 Erlemann, R., P. Vasallo, G. Bongartz, H. Müller-Miny, E. Rummeny, U. Stöber, P. E. Peters: Musculoskeletal neoplasms: fast low-angle shot MR imaging with and without Gd-DTPA. Radiology 176 (1990) 489–495

5 Fukuda, T., M. Tsuneyoshi, M. Enjoji: Malignant fibrous histiocytoma of soft parts: an ultrastructural quantitative study. Ultrastruct. Pathol. 12 (1988) 117–126

6 Habermann, C. R., V. Nicolas, M. Beese: MR imaging in soft tissue sarcomas. Europ. Radiol. 135 Suppl. 7 (1997) 670

7 Jelinek, J. S., M. J. Kransdorf, B. M. Shmookler: Liposarcoma of the extremities: MR and CT findings in the histologic subtypes. Radiology 186 (1993) 455–459

8 Nicolas, V., M. Beese, C. R. Habermann: Primär- und Rezidivdiagnostik bei Weichteilsarkomen der Extremitäten in der MRT. Zbl. Radiol. 147 (1993) 900

9 Petasnick, J. P., D. A. Turner, J. R. Charters, S. Gitelis, C. E. Zacharias: Soft tissue masses of the locomotor system: comparison of MRI with CT. Radiology 160 (1986) 125–133

10 Pettersson, H., R. M. Slone, S. Spanier, T. Gillespy III, J. R. Fitzsimmons, K. N. Scott: Musculoskeletal tumors: T1 and T2 relaxation times. Radiology 167 (1988) 783–785

11 Reuther, G., W. Mutschler: Detection of local recurrent disease in musculoscletal tumors: magnetic resonance imaging versus computed tomography. Skelet. Radiol. 19 (1990) 85–90

12 Rydholm, A., N. O. Berg, B. Gullberg: Epidemiology of soft tissue sarcomas in the locomotor system: a retrospective population-based study of the interrelationship between clinical and morphological variables. Acta pathol. microbiol. scand, Sect, A 92 (1984) 363–379

13 Simon, N. A., W. F. Enneking: The management of soft tissue sarcomas of the extremities. J. Bone Jt Surg. 58A (1976) 317–329

14 Totty, W. A., W. A. Murphy, J. K. Lee: Soft tissue tumors: MR imaging. Radiology 160 (1986) 135–141

9 Harnblase

V. Nicolas und M. Henschel

Einleitung

Sonographie, i. v. Urogramm und Zystographie sind die primären bildgebenden Verfahren zur Untersuchung der Harnblase. Bei unklaren Befunden können die CT und MRT wichtige Zusatzinformationen liefern. Vorteile der MRT sind wie auch in anderen Regionen der exzellente Weichteilkontrast und die freie Wahl der Untersuchungsebene.

Indikationen

Die Indikation zur MRT besteht vornehmlich in der Stadieneinteilung maligner Tumoren der Harnblase, der Rezidivdiagnostik sowie bei Verdacht auf eine Beteiligung der Harnblase im Rahmen gynäkologischer Erkrankungen bzw. bei Tumoren der Prostata und des Rektums. In Einzelfällen können bei kongenitalen Anomalien und entzündlichen Prozessen Zusatzinformationen durch die multiplanaren Darstellungsmöglichkeiten der MRT gewonnen werden.

Untersuchungstechnik

Für die Darstellung der Harnblase und des perivesikalen Fettgewebes weisen Phased-array-Spulen im Vergleich zur Körperspule ein deutlich besseres S/R-Verhältnis auf und ermöglichen somit eine bessere anatomische Auflösung. Zur Darstellung aller Blasenabschnitte sollte eine optimale Blasenfüllung zum Nachweis auch kleiner Läsionen vorliegen. Allerdings können bei zu praller Blasenfüllung kleinere Befunde der Diagnostik entgehen. Zusätzlich führt eine zu volle Harnblase infolge Unwohl-

sein gelegentlich zu Bewegungsartefakten. Zu deren Vermeidung sollte auf eine möglichst bequeme Lagerung des Patienten – z. B. mit zusätzlicher Knierolle – geachtet werden. Durch die Anwendung eines Bauchgurtes, der oberhalb der Symphyse mit leichtem Druck angelegt wird, können Atemartefakte reduziert werden. Die Darmperistaltik wird durch die i. v./i. m. Gabe von Buscopan oder Glucagon verringert. Bei Anwendung von SE-Sequenzen kann zusätzlich atemgetriggert untersucht werden.

■ Abbildungsebenen

Die Wahl der Untersuchungsebene richtet sich nach der Lokalisation des pathologischen Prozesses. Die multiplanaren Darstellungsmöglichkeiten in der MRT erlauben eine Untersuchungsebene senkrecht zur betroffenen Blasenwand, d. h., Läsionen im Bereich der lateralen Blasenwand sind am besten in der transversalen bzw. koronaren Ebene zu untersuchen, Läsionen am Blasendach bzw. Blasenausgang in der sagittalen bzw. koronaren Ebene. In problematischen Fällen sollten durch eine doppelte Angulierung die Schichten senkrecht zum pathologischen Prozeß gelegt werden.

■ Pulssequenzen

Die Darstellung der Harnblase setzt eine Kombination von T2w und T1w Aufnahmen nativ sowie nach i. v. KM-Gabe in mindestens zwei Ebenen voraus (Tab. 9.1). Die Schichtdicke sollte maximal 4–5 mm nicht überschreiten.

Für die Untersuchung der Harnblase verwenden wir folgendes Untersuchungsprotokoll:

Tabelle 9.1 Empfohlene Sequenzen und Sequenzparameter für die MR-Untersuchung der Harnblase bei 0,5 T

Gewichtung	Orientierung	Sequenztyp	TR (ms)	TE (ms)	ETL	FS	Matrix ($N_{phase} \times N_{frequ}$)	FOV (mm)	N_{SL}	N_{AC}	SD (mm)	T_{AC} (min)	Atemstopp
T2	tra	TSE	5200	150	15	–	180×256	250	16	12	4–5	10	–
T2 (alternativ)	tra	SE	2000	90	–	–	180×256	250	14	14	4–5	14	–
T1	tra	T1	500	15	–	–	180×256	250	11	2	4–5	5	–

Wahl der zweiten Ebene evtl. doppelt anguliert, senkrecht zu Tumor/Harnblasenwand nativ und noch i. v. KM. Werte beziehen sich auf 0,5 T (Gynoscan S-II, Philips).

- multiplanarer Scout view (Localizer),
- transversale T2w TSE-Sequenz,
- transversale T1w SE-Sequenz,
- 2. Ebene senkrecht zur Läsion T1w nativ sowie nach i.v. Gd-DTPA. Alternativ können schnelle T1w Sequenzen oder dreidimensionale Sequenzen mit dünnen Schichten angewandt werden.

■ Kontrastmittel

Bei der KM-Untersuchung ist darauf zu achten, daß direkt nach Bolusinjektion die Sequenz gestartet wird, um einen maximalen Kontrast zwischen Urin, Blasenschleimhaut und Blasenwand in der Frühphase zu erreichen. Dynamische KM-Untersuchungen bieten in der Primärdiagnostik von Harnblasentumoren nach unseren Erfahrungen keine Vorteile. In der Rezidivdiagnostik kann gelegentlich eine Quantifizierung der SI-Zunahme nach KM in der dynamischen MRT hilfreich in der Unterscheidung zwischen Narbengewebe und lokalem Tumorrezidiv sein. Bei verzögertem Start der Untersuchung kann es bereits zu einer Durchmischung des Urins mit Kontrastmittel und somit schlechter Abgrenzbarkeit der Läsion kommen. Abhängig von der intravesikalen KM-Konzentration läßt sich in einigen Fällen eine Dreischichtung des Urins beobachten. Dabei findet sich in den dorsalen Abschnitten infolge der hohen Gd-Konzentration ein Signalverlust, im mittleren Abschnitt ein hohes Signal und im ventralen Anteil reiner Urin mit niedrigen SI (Abb. 9.3). Die zu applizierende KM-Menge liegt bei 0,12 mmol/kg KG.

Bildgebung der normalen Anatomie

Die Untersuchung der Harnblase umfaßt T1w und T2w Sequenzen nativ sowie nach i.v. KM-Gabe. Im T1w Bild weisen der Urin und die Harnblasenwand wegen ihrer relativ langen T1-Zeit niedrige SI auf. Bei starker T1w und praller Blasenfüllung kann eine Unterscheidung zwischen Blasenwand und Urin schwierig sein. Im T2w Bild stellt sich die Harnblasenwand als signalarmes Band gegenüber dem signalreichen Urin und dem relativ signalreichen perivesikalen Fettgewebe dar. Bei der Beurteilung der Blasenwand sind im T2w Bild Chemicalshift-Artefakte zu berücksichtigen. Durch Änderung der Phasenkodierrichtung können somit Fehlinterpretationen vermieden werden. Nach i.v. KM-Gabe kommt es in der Frühphase zu einem Signalanstieg der Mukosa im Vergleich zu den tiefen Muskelschichten. Im weiteren zeigt sich ebenfalls ein Signalanstieg der gesamten Blasenwand, der jedoch unter dem der Mukosa liegt. Durch Einstrom von KM-angereichertem Urin kann es zu Inhomogenitäten des Urins im Bereich der Harnleiterostien, anschließend zu einer Dreischichtung des Urins und später zu einem weitgehend homogenen Signalanstieg des Urins kommen.

Bildgebung der pathologischen Befunde

■ Mißbildungen

Zu den häufigsten Mißbildungen der Harnblase zählen Agenesie, Hypoplasie, Blasenduplikation, Extrophie und Blasendivertikel. Die MRT spielt nur eine sehr untergeordnete Rolle in der Diagnostik dieser Mißbildungen, da durch die Sonographie und die Zystographie eine ausreichende Diagnostik gewährleistet ist.

Blasendivertikel stellen meist Zufallsbefunde bei der Untersuchung der Beckenorgane in der MRT dar. In der Mehrzahl der Fälle handelt es sich um erworbene (Pseudo-)Divertikel, die durch einen erhöhten intravesikalen Druck, z. B. im Rahmen einer benignen Prostatahyperplasie, eines Prostatakarzinoms oder einer Harnröhrenstriktur, entstehen. In der MRT charakterisieren sie sich als Aussackung der Blasenwand. Die gegenüber der Harnblasenwand dünne Divertikelwand stellt sich im

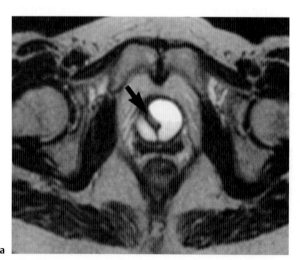

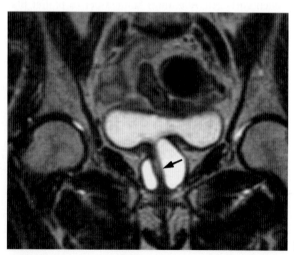

a

b

Abb. 9.**1** Harnröhrendivertikel. **a** Axiale schnelle T2w SE-Sequenz, **b** koronare schnelle T2w SE-Sequenz. Typisches „pferdefuß"konfiguriertes Harnröhrendivertikel, das die Harnröhre (Pfeil) umschließt.

T2w Bild signalarm dar. Regelhaft läßt sich ein schmaler, gelegentlich breiter Divertikelhals erkennen (Abb. 9.**1**). Klinisch sind Divertikel meist ohne Relevanz. In einigen Fällen kann es jedoch durch Stase zu einer sekundären Entzündung und Steinbildung kommen. Ebenso werden Karzinome innerhalb von Divertikeln gehäuft beobachtet (s. u.).

■ Entzündungen

Die Diagnose einer *Zystitis* wird in den meisten Fällen durch klinische und bakteriologische Untersuchungen, selten komplettiert durch eine Zystoskopie mit Biopsie gestellt. Ihre Ätiologie ist meist bakterieller Natur, bei älteren Frauen häufig in Kombination mit einer Urethritis und Vaginitis. Weitere Ursachen einer Zystitis sind Blasenentleerungsstörungen, operative Eingriffe sowie ein Zustand nach Radiatio, z. B. bei gynäkologischen Tumoren. Die Entzündung führt zu einer fokalen oder diffusen Verdickung der Harnblasenwand mit mittlerem oder inhomogenem Signal im T1w Bild. In der T2w weisen die betroffenen Abschnitte eine höhere SI gegenüber den nicht veränderten Wandabschnitten auf. Nach Hricak (4) hat die akute *radiogene Zystitis* ein charakteristisches Signalverhalten. Im nativen T1w Bild zeigt die Blasenwand ein homogenes Signal, während im T2w Bild eine dünne innere signalärmere Schicht gegenüber der verdickten äußeren Blasenwand erkennbar ist. Nach KM-Gabe weist die entzündete Blasenwand eine inhomogene SI-Zunahme auf. Die hohe SI in der T2w und der deutliche Signalanstieg nach KM sind dabei auf die Hyperämie zurückzuführen (3). Bei der *chronischen Zystitis* ist die Blase deutlich verkleinert, die Blasenwand verdickt. Nach KM-Gabe sind häufig Areale mit inhomogenem Signalanstieg der Schleimhaut zu erkennen, die von kleinen oberflächlichen Tumoren nicht differenziert werden können.

■ Benigne Tumoren

Benigne Tumoren der Harnblase sind selten und umfassen Leiomyome, Neurofibrome, Phäochromozytome, Polypen, Hämangiome, Hamartome und Fibrome. Trotz des in einigen Fällen charakteristischen klinischen Bildes ist basierend allein auf dem Signalverhalten und der Konfiguration in der MRT keine sichere Differenzierung zwischen einem benignen und malignen Prozeß möglich.

Leiomyome werden meist bei jungen Frauen vorwiegend im Bereich des Trigonums, seltener im Bereich der laterodorsalen Harnblase beobachtet. Leiomyome sind glatt begrenzte Tumoren und zeigen ein der Harnblasenwand ähnliches Signalverhalten mit mittlerer SI im T1w und niedriger SI im T2w Bild. Das Signalverhalten kann jedoch, ähnlich wie bei Uterusmyomen, durch regressive Veränderungen (z. B. Einblutungen, Verkalkungen) variieren (7).

Phäochromozytome der Harnblase werden in ca. 1% einer extraadrenalen Manifestation beobachtet und sind mit < 1‰ der Harnblasentumoren sehr selten. Zu den Lokalisationen zählen das Trigonum, die Harnleiterostien, das Blasendach und selten die laterale Blasenwand. In der Mehrzahl der Fälle handelt es sich um benigne extraadrenale Phäochromozytome, dennoch sind 30–40% maligne. Die Tumoren sind stark vaskularisiert. Häufig finden sich Nekrosen und Einblutungen. Durch Dehnung der Harnblasenwand und bei Miktion können die für ein Phäochromozytom der Harnblase typischen Symptome wie Hypertension, intermittierende Hämaturie und Kopfschmerzattacken und Schweißausbrüche beobachtet werden. In der MRT charakterisieren sie sich im T1w Bild mit muskeläquivalenter SI und zeigen nach KM-Gabe einen deutlichen Signalanstieg. T2w lassen sie sich als signalreiche Läsionen abgrenzen. Abhängig von regressiven Veränderungen können die zentralen Tumoranteile unterschiedliche SI aufweisen (6).

Über das MR-tomographische Bild des *Hämangioms* der Harnblase liegen in der Literatur nur vereinzelte Fallberichte vor (1). Entsprechend den hepatischen Hämangiomen weisen sie im T1w Bild niedrige, in der T2w hohe SI auf.

■ Maligne Tumoren

Primäre Blasentumoren sind in > 90% epithelialen Ursprungs und zumeist maligne. Unter den malignen Tumoren der Harnblase stehen die Übergangsepithel- oder Urothelkarzinome mit 90% an erster Stelle. Diese Tumoren sind meist an der lateralen und dorsalen Harnblasenwand, in der Nähe der Uretermündung sowie im Bereich des Trigonums lokalisiert. Charakteristisch sind ein multizentrisches Auftreten sowie eine hohe Rezidivrate von 30–85% nach TUR. Unter den verbleibenden Neoplasien entfallen ca. 2–5% auf die Plattenepithelkarzinome. Meist handelt es sich dabei um Patienten mit chronischer Zystitis und Bilharziose. Etwa 2–3% sind Adenokarzinome.

Anhand ihres Wachtumsverhalten lassen sich die Tumoren in papilläre und nichtpapilläre sowie in infiltrierende und nichtinfiltrierende Formen unterscheiden. Die Infiltrationstiefe, der Grad der Differenzierung sowie eine eventuelle lymphogene und hämatogene Tumormanifestation bestimmen dabei die Prognose und die Wahl des therapeutischen Vorgehens.

Stadieneinteilung

Die Stadieneinteilung des Harnblasenkarzinoms geschieht nach der TNM-Klassifikation (Tab. 9.**2**, Abb. 9.**2**). Die initiale Diagnose und das Staging erfolgen vornehmlich zystoskopisch. Bis zu 70% der Tumoren zeigen zum Zeitpunkt der Diagnosestellung ein oberflächliches Wachstum ≤ T1G3 und können durch eine transurethrale Resektion und angrenzende Biopsie, mit der eine lokale Tumorkontrolle in mehr als 80% erreicht werden kann, suffizient therapiert werden.

Als oberflächliches Harnblasenkarzinom werden die Tumorstadien ≤ T1G3 zusammengefaßt.

Liegt bei Diagnosestellung bereits ein großer Tumor vor oder aber ist anhand der transurethralen Resektion eine Beteiligung der Muskularis zu erkennen, sollten weiterführende bildgebende Verfahren zur Bestimmung der Infiltrationstiefe durchgeführt werden. Die MRT er-

Tabelle 9.**2**   TNM-Klassifikation der Harnblasenkarzinome

Ta	Papilläres nichtinvasives Karzinom
Tis	Carcinoma in situ
T1	Tumor infiltriert subepitheliales Bindegewebe
T2	Tumor infiltriert oberflächliche Muskulatur
T3	Tumor infiltriert tiefe Muskulatur oder perivesikales Fettgewebe
T3a	Tumor infiltriert tiefe Muskulatur
T3b	Tumor infiltriert perivesikales Fettgewebe
T4	Tumor infiltriert eine der folgenden Strukturen: Prostata, Uterus, Vagina, Beckenwand, Bauchwand
T4a	Tumor infiltriert Prostata, Uterus, Vagina
T4b	Tumor infiltriert Beckenwand, Bauchwand

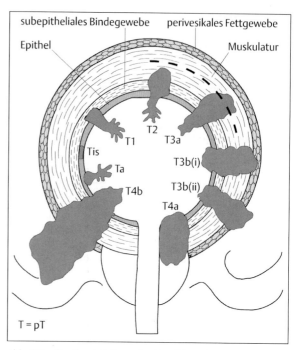

Abb. 9.**2**   Stadieneinteilung des Harnblasenkarzinoms.

folgt meist in Kenntnis des Zystoskopiebefundes mit der Fragestellung nach der Infiltrationstiefe. Dementsprechend werden die Schichtebenen senkrecht zur betroffenen Blasenwand geplant. In der Nativuntersuchung weisen die polypös oder breitbasig der Wand aufsitzenden Tumoren im T1w Bild blasenwandäquivalente SI auf. Im T2w Bild liegt ihre SI über der der normalen Blasenwand, die Tumoren können jedoch gelegentlich isointens oder sogar hypointens imponieren (Abb. 9.**3**, 9.**5**). Die fehlende Differenzierung der einzelnen Blasenwandschichten sowie die meist nur geringen Signalunterschiede zwischen Tumorgewebe und Blasenwand limitieren die Klassifikation auf ein blasenwandbeschränktes Wachstum oder ein höheres Tumorstadium.

Nach KM-Gabe zeigt das Tumorgewebe in der frühen Phase einen signifikanten, selektiven Signalanstieg, der die Abgrenzung zur normalen Blasenwand erleichtert. In Einzelfällen gelingt gegenüber der Nativuntersuchung die Unterscheidung zwischen einem oberflächlich wachsenden (T2) (Abb. 9.**3**, 9.**4**) und die tiefen Muskelschichten (T3a) infiltrierenden Tumor (Abb. 9.**5**, 9.**6**). Initiales Zeichen eines infiltrativen Prozesses ist eine plateauartige Wandbegrenzung. Überschreitet der Tumor die Organgrenze (T3b), so zeigt sich eine Signalabnahme des angrenzenden perivesikalen Fettgewebes (Abb. 9.**5**, 9.**6**). Eine Infiltration in die angrenzenden Organe gelingt sowohl anhand der KM-unterstützten als auch T2w MRT. Die Vorteile der T2w liegen dabei in der Darstellung der zonalen Anatomie der Prostata und des Uterus sowie des lobulierten Aufbaus der Samenblasen. Erste Zeichen einer Samenblasenbeteiligung, analog der CT, ist eine Obliteration des Harnblasen- bzw. Samenblasenwinkels, im Falle einer Infiltration mit konsekutivem Signalverlust im T2w Bild (Abb. 9.**7**, 9.**8**).

Die Treffsicherheit der MRT in der Stadieneinteilung des Harnblasenkarzinoms liegt über der der CT. Dies liegt zum einen in den multiplanaren Darstellungsmöglichkeiten der MRT, welche die in der CT nur unzureichend einsehbaren Abschnitte wie das Trigonum und das Blasendach darzustellen vermag. Zum anderen ist eine Differenzierung zwischen Tumorgewebe und nicht betroffenen Wandabschnitten infolge der fehlenden Dichteunterschiede in der CT nicht möglich. Die Ergebnisse der computertomographischen und nativen MR-tomographischen Zuordnung organbegrenzter (≤ T3a) bzw. die Blasenwand überschreitender (≥ T3b) Tumoren

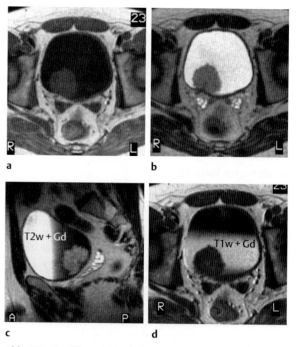

Abb. 9.**3**   Papilläres Blasenkarzinom (Stadium T1). **a** Axiale T1w SE-Sequenz nativ, **b** axiale T2w schnelle SE-Sequenz, **c** sagittale T2w schnelle SE-Sequenz, **d** axiale T1w SE-Sequenz nach i.v. KM-Injektion von 0,12 mmol Gd/kg (Spätphase). – In T1-Gewichtung muskeläquivalente Raumforderung ohne mögliche Abgrenzung der Blasenwand, in T2-Gewichtung guter Kontrast zwischen Tumor, signalreichem Urin und signalarmer Blasenwand, nach KM-Injektion in der Spätphase schlechtere Abgrenzbarkeit von Tumor und Blasenwand im Vergleich zur T2-Gewichtung. Schichtungsphänomen des Urins, Signalumkehr des Urins in der T2-Gewichtung nach KM-Injektion.

sind mit ca. 73–89% annähernd gleich. MRT-Untersuchungen nach KM erlauben eine bessere Differenzierung zwischen den Stadien T2 und T3a mit einer verbesserten Gesamttreffsicherheit von 83–96% (2, 3, 5, 8, 9–11).

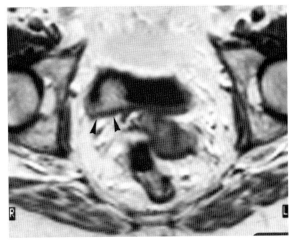

Abb. 9.**4** Papilläres Blasenkarzinom (Stadium T1). Axiale T1w SE-Sequenz nach bolusförmiger i.v. KM-Injektion von 0,1 mmol Gd/kg. Selektive KM-Aufnahme des Tumors in der Frühphase, fehlende KM-Aufnahme der normalen nichtinfiltrierten Blasenwand (Pfeilspitzen).

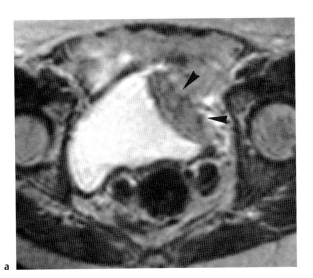

a

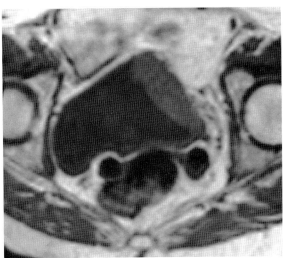

b

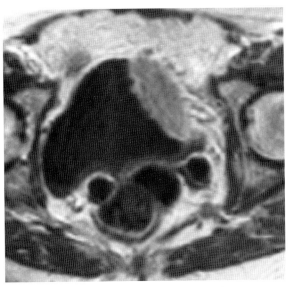

c

Abb. 9.**5** Harnblasenkarzinom (Stadium T3b). **a** Axiale T2w SE-Sequenz, **b** axiale T1w SE-Sequenz nativ, **c** axiale T1w SE-Sequenz nach bolusförmiger i.v. KM-Injektion von 0,12 mmol Gd/kg. – Signalarme Darstellung des Tumors gegenüber dem signalreichen Urin, eingeschränkte Beurteilbarkeit durch Bewegungsartefakte in der T2-Gewichtung, nativ keine exakte Abgrenzung des Tumors von der dorsolateralen Blasenwand, erst nach KM-Injektion selektive KM-Aufnahme des Blasentumors. Breitflächige Infiltration des perivesikalen Fettgewebes (Pfeilspitzen).

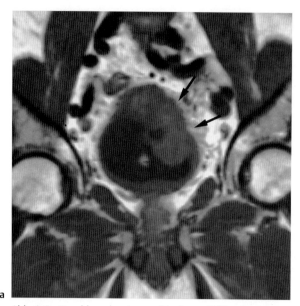
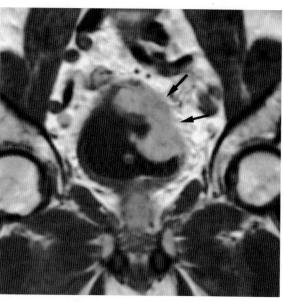

a

b

Abb. 9.**6** Harnblasenkarzinom (Stadium T3b). **a** Koronare T1w SE-Sequenz nativ, **b** koronare T1w SE-Sequenz nach bolusförmiger i.v. KM-Injektion von 0,12 mmol Gd/kg. – Großer, an der laterokranialen Blasenwand links gelegener Tumor mit zen-tralem Biopsiedefekt. Nach KM-Injektion bessere Abgrenzung der Tumorregion von der normalen Blasenwand gegenüber der Nativuntersuchung. Infiltration des perivesikalen Fettgewebes (Pfeile).

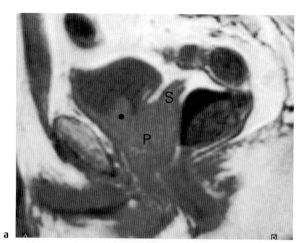
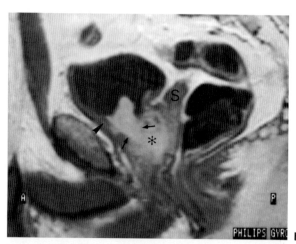

a

b

Abb. 9.**7** Harnblasenkarzinom (Stadium T4). **a** Sagittale T1w SE-Sequenz nativ, **b** sagittale T1w SE-Sequenz nach bolusförmiger i.v. KM-Injektion von 0,12 mmol Gd/kg. – Polypöse Raumforderung (●) im Bereich des Blasenausgangs, die nicht von der Prostata (P) zu trennen ist. Nach KM-Injektion starke SI-Zunahme des Tumors, gute Abgrenzung von nichtbetroffenen Blasenwandabschnitten (Pfeilspitze), Infiltration der Prostata (Pfeile). Zentrale Zone der Prostata (*), Samenblase (S).

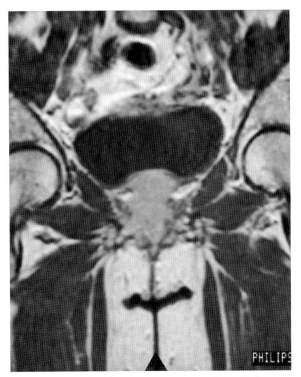

Abb. 9.**8** Harnröhrenkarzinom. Koronare T1w SE-Sequenz nach bolusförmiger i.v. KM-Injektion von 0,12 mmol Gd/kg. Große signalreiche, polyzyklisch begrenzte Raumforderung mit breitflächiger Infiltration des Beckenbodens (Pfeile).

Rezidivdiagnostik

Die Nachsorge der Patienten nach TUR oder Blasenteilresektion erfolgt in der Regel zystoskopisch. Die Fragestellung an die MRT betrifft dabei die Differenzierung zwischen einer fokalen Wandverdickung, Narbengewebe und Rezidivtumor. Abhängig vom Alter (> 6 Monate) stellt sich Narbengewebe im T2w Bild signalarm dar. Nach KM-Gabe ist im Vergleich zum Tumorrezidiv kein oder ein nur geringer Signalanstieg zu erkennen (Abb. 9.**9**, 9.**10**). Gelegentlich kann eine Quantifizierung der SI-Zunahme nach KM in der dynamischen MRT hilfreich sein in der Unterscheidung zwischen Narbengewebe und lokalem Tumorrezidiv (2).

Zu den seltenen malignen Tumoren der Harnblase zählen diejenigen nichtepithelialen Ursprungs (Rhabdo- und Leiomyosarkom) sowie sekundäre Tumoren wie Metastasen.

Unter den Sarkomen steht zahlenmäßig das *Rhabdomyosarkom* im Kindesalter an erster Stelle. Typisch sind ausgedehnte, polyzyklisch konfigurierte Tumormassen mit bei Diagnosestellung meist schon nachweisbarem infiltrativem Wachstum und frühzeitiger hämatogener und lymphogener Metastasierung. Das Signalverhalten der Sarkome entspricht dem der Karzinome, wobei insbesondere bei großvolumigen Tumoren bereits zentrale Nekrosen erkennbar sind (Abb. 9.**11**). Die Indikation zur MRT besteht vornehmlich in der Beurteilung der Größenausdehnung und der Verlaufskontrolle unter Chemotherapie.

Primäre Lymphome der Harnblase sind selten. Meist handelt es sich um einen Organbefall im Rahmen eines *malignen Lymphoms*. Die Darstellung entspricht dem anderer maligner Blasentumoren, wobei nach unserer Erfahrung die KM-Aufnahme unter der der Urothelkarzinome liegt (Abb. 9.**12**).

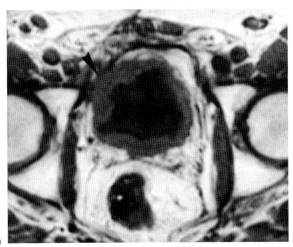

a

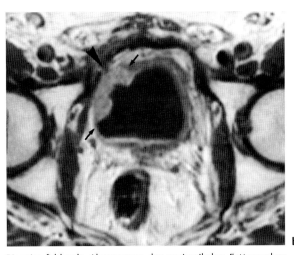

b

Abb. 9.**9** Harnblasenkarzinomrezidiv. **a** Axiale T1w SE-Sequenz nativ, **b** axiale T1w SE-Sequenz nach bolusförmiger i.v. KM-Injektion von 0,12 mmol Gd/kg. – Diffuse Blasenwandverdickung bei benigner Prostatahypertrophie mit einem maximalen Durchmesser von 2 cm rechts ventral mit zentralem Defekt nach Biopsie; fehlende Abgrenzung des perivesikalen Fettgewebes (Pfeilspitze). Nach KM-Injektion starke SI-Zunahme des Tumors und exakte Abgrenzung von der hypertrophierten Blasenwand (Pfeile).

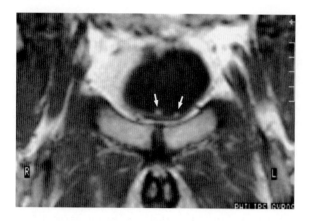

Abb. 9.**10** Harnblasenkarzinomrezidiv. Koronare T1w SE-Sequenz nach bolusförmiger i.v. KM-Injektion von 0,12 mmol Gd/kg. Zustand nach mehrfachen transurethralen Resektionen. Nachweis zweier 4 mm großer KM-aufnehmender Blasentumoren (Pfeile).

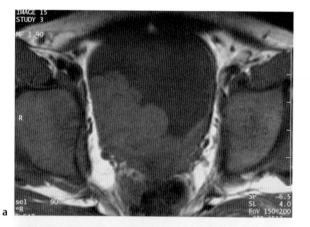

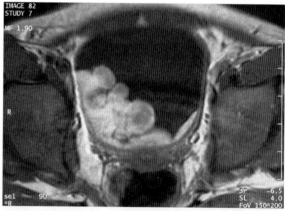

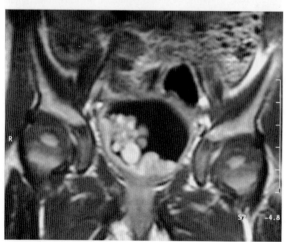

Abb. 9.**11** Butryoides Rhabdomyosarkom. **a** Axiale T1w SE-Sequenz nativ, **b** axiale und **c** koronare T1w SE-Sequenz nach bolusförmiger i.v. KM-Injektion von 0,12 mmol Gd/kg. – 2jähriges Mädchen mit einem großen traubenförmig imponierenden Tumor. Kein Nachweis eines die Blasenwand überschreitenden Tumorwachstums, das erst nach KM-Injektion ausgeschlossen werden kann.

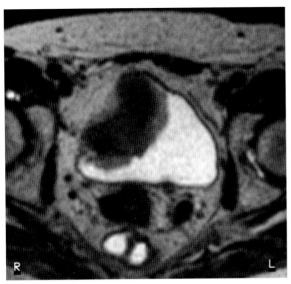

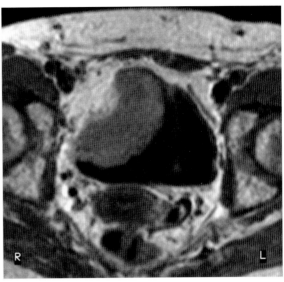

Abb. 9.**12** Lymphom der Harnblase. **a** Axiale schnelle T2w SE-Sequenz, **b** axiale T1w SE-Sequenz nach bolusförmiger i.v. KM-Injektion von 0,12 mmol Gd/kg. – Primäre Lymphommanifestation an der Harnblase einer 54jährigen Patientin. Große, breitbasig der ventrolateralen Blasenwand rechts aufsitzender Tumor mit unregelmäßiger Tumoroberfläche und Nachweis zweier Gewebekomponenten in der T2-Gewichtung. Nach KM-Injektion gegenüber einem Urothelkarzinom nur geringe SI-Zunahme des Tumors.

Literatur

1 Amano, T., K. Kunimi, H. Hisazumio et al.: Magnetic resonance imaging of bladder hemangioma. Abdom. Imaging 18 (1993) 97

2 Barentz, J. O., G. J. Jager, P. B. J. van Vierzen et al.: Staging urinary bladder cancer after transurethral biopsy: value of fast dynamic contrast-enhanced MR imaging. Radiology 201 (1996) 185

3 Hawnaur, J. M., R. J. Johnson, G. Read: Magnetic resonance imaging with gadolinium-DTPA for asessment of bladder carcinoma and its response to treatment. Clin. Radiol. 4 (1993) 302

4 Hriak, H.: The Bladder and female urethra. In Hricak H., Carrington, B.: MRI of the pelvis. Appleton & Lange, Norwalk 1991

5 Kim, B., R. C. Semelka, S. M. Ascher et al.: Bladder tumor staging: comparison of contrast-enhanced CT, T1- and T2-weighted MR imaging, dynamic Gadolinium-enhanced imaging and late Gadolinium-enhanced imaging. Radiology 193 (1994) 239

6 Langkowski, H., V. Nicolas: Phäochromozytom in der Harnblase. Fortschr. Röntgenstr. 153 (1990) 479

7 Maya, M. M., C. Slywotsky: Urinary bladder leiomyoma: Magnetic resonance imaging findings. Urol. Radiol. 14 (1992) 197

8 Neuerburg, J. M., K. Bohndorf, M. Sohn et al.: Urinary bladder neoplasms: evaluation with contrast enhanced MR imaging. Radiology 172 (1989) 739

9 Nicolas, V., R. Spielmann, R. Maas, et al.: Diagnostische Aussagekraft der MR-Tomographie nach Gadolinium-DTPA im Vergleich zur Computertomographie bei Harnblasentumoren. Fortschr. Röntgenstr. 153 (1990) 197

10 Persad, R., J. Kabala, D. Gillat et al.: magnetic resonance imaging in the staging of bladder cancer. Brit. J. Radiol. 71 (1993) 566

11 Sparenberg, A., B. Hamm, P. Hammerer et al.: The diagnosis of bladder carcinoma by NMR tomography: an improvement with Gd-DTPA? Fortschr. Röntgenstr. 155 (1991) 117

10 Prostata und Samenblasen

V. Nicolas und M. Henschel

Einleitung

In den letzten Jahren hat die MRT bei der Untersuchung der Beckenorgane zunehmend an Bedeutung gewonnen. Verglichen mit anderen Schnittbildverfahren sind als Vorteile dieser Untersuchungsmethode die Möglichkeit frei wählbarer Untersuchungsebenen und der bessere Weichteilkontrast zu nennen. Die MRT erlaubt dabei insbesondere unter Anwendung der Endorektal- und oder Phased-array-Spulen eine exzellente Darstellung der zonalen Anatomie, die für eine Beurteilung pathologischer Prozesse der Prostata notwendig ist.

Indikationen

Die möglichen Indikationen zur MRT ergeben sich aus den Ergebnissen der klinischen Basisuntersuchungen, der rektalen Palpation und transrektalen Sonographie. Hierzu zählen die Stadieneinteilung des Prostatakarzinoms, die Diagnostik bei unklarem Palpations- oder unauffälligem sonographischen Befund und erhöhtem PSA, die Rezidivdiagnostik nach radikaler Prostataektomie sowie die Ausdehnungsbeurteilung bei Prostatasarkomen.

Untersuchungstechnik

In den Anfängen der MRT stand für die Untersuchung der Prostata lediglich die Körperspule zur Verfügung, die zwar eine übersichtliche Darstellung der Beckenorgane unter Einschluß der Lymphabflußwege und knöcherner Strukturen gewährleistete, deren S/R-Verhältnis jedoch keine hochauflösende Darstellung der Prostata zuließ. Erst mit der Entwicklung endorektal applizierbarer Spulen (Abb. 10.1), die derzeit Standard bei der Untersuchung der Prostata sind, sowie neuerdings auch die Kombination mit einer Becken-Phased-array-Spule gelang eine detaillierte Darstellung der zonalen Anatomie und angrenzender Gewebe.

Die Untersuchung des Patienten erfolgt in Rückenlage. Nach rektaler Austastung wird die Endorektalspule eingeführt und der sie umgebende Ballon mit insgesamt 100–150 ml Luft gefüllt, bis der Patient ein leichtes Druckgefühl angibt. Um eine Spulendislokation zu vermeiden, kann die Spule zusätzlich am Oberschenkel fixiert werden. Anschließend erfolgt die Plazierung der Becken-Phased-array-Spule. Zur Vermeidung von Bewegungsartefakten sollte auf eine möglichst bequeme Lagerung des Patienten, z. B. mit zusätzlicher Knierolle, geachtet werden. Durch die Anwendung eines Bauchgur-

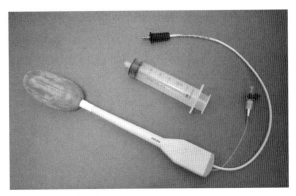

Abb. 10.**1** Endorektale Spule.

tes, der oberhalb der Symphyse mit leichtem Druck angelegt wird, können Atemartefakte reduziert werden. Die Darmperistaltik wird durch die i. v./i. m. Gabe von Buscopan oder Glucagon (cave Kontraindikationen) verringert.

■ Abbildungsebenen

Bei der Einstellung der transversalen Ebene ist auf eine exakte Positionierung der Schichten z. B. parallel zum Hüftpfannendach zu achten, da durch die symmetrische Anordnung der peripheren Zone die Bildinterpretation deutlich erleichtert wird. Die Festlegung der koronaren Ebene sollte parallel zur Samenblasenlängsachse erfolgen. In dieser Ebene sind die Samenblasenbasis, die Ductus deferentes sowie beim Karzinom der peripheren Zone die Ausdehnung in die Samenblasen am besten zu beurteilen.

■ Pulssequenzen

Die Darstellung der zonalen Anatomie und somit auch die Zuordnung pathologischer Prozesse erfolgt auf der Basis von T2w Aufnahmen in mindestens zwei Ebenen (Tab. 10.1). Konventionelle T2w SE-Sequenzen sind durch Turbo-SE-Sequenzen, die eine deutlich verbesserte Bildqualität bei reduzierter Akquisitionszeit aufweisen, ersetzt worden. Die Schichtdicke sollte 4 mm nicht überschreiten. GRE-Sequenzen sind zur Charakterisierung zonaler Läsionen nur unzureichend. T1w Aufnahmen, evtl. mit Fettsuppression, sind zusätzlich zur Differenzierung fetthaltiger Gewebe, zum Nachweis postbioptischer Veränderungen sowie zur Beurteilung der lokoregionären Lymphabflußwege erforderlich.

Für die Untersuchung der Prostata verwenden wir folgendes Untersuchungsprotokoll:

Tabelle 10.**1**   Empfohlene Sequenzen und Sequenzparameter für die MR-Untersuchung der Prostata

Gewich-tung	Orientie-rung	Se-quenz-typ	TR (ms)	TE (ms)	ETL	FS	Matrix ($N_{phase} \times N_{frequ}$)	FOV (mm)	N_{SL}	N_{AC}	SD (mm)	T_{AC} (min)	Atem-stopp
T1 0,5 T	tra	T1	500	15	–	–	180×256	180	16	2	5	5	–
T2	tra	TSE	5200	150	15	–	180×256	150	16	16	4	10–14	–
T2 1,5 T	cor*	TSE	5200	150	15	–	180×256	150	16	16	4	10–14	–
T2	tra	TSE	5250	112	15	–	240×256	120	16	2	3	5	–
T2	cor*	TSE	5250	112	15	–	240×256	120	16	2	3	5	–
In Einzel-fällen (s. Text) T1 (Gd)	tra/sag	T1	500	15	–	–				2	5		–

* Anguliert zur Samenblasenlängsachse

- multiplanarer Scout view (Localizer),
- transversale T2-TSE,
- koronale, parallel zur Samenblasenlängsachse platzierte T2-TSE,
- transversale T1-SE.

■ Kontrastmittel

Eine KM-Gabe ist für die Standarduntersuchung der Prostata nicht erforderlich. Gelegentlich lassen sich Zusatzinformationen bei entzündlichen Prozessen und malignen Tumoren (beim Prostatakarzinom mit Verdacht auf Rektum- oder Harnblaseninfiltration, bei sarkomatösen Prozessen) gewinnen. Die zu applizierende KM-Menge liegt bei 0,12 mmol/kg KG.

Bildgebung der normalen Anatomie

Die Prostata hat beim erwachsenen Mann die Form und Größe einer Kastanie. Sie umfaßt die Urethra direkt unterhalb des Ostium urethrae internum. Mit ihrer Basis liegt sie dem Blasengrund an. Der kaudale, bis zum Diaphragma urogenitale reichende Abschnitt wird als Apex prostatae bezeichnet. Lateral wird die Prostata durch die medialen Anteile der Mm. levatores ani begrenzt. Die Samenblasen sitzen der Basis dorsal der Harnblase auf und ziehen seitlich der Ductus deferentes nach laterokranial. Nach dorsal ist die Prostata von der Rektumvorderwand durch die Denonviellier-Faszie getrennt. Im ventralen und lateralen Aspekt findet sich ein ausgedehnter Venenkomplex. Die neurovaskulären Leitungsbahnen teilen sich an der Basis in ein oberes Bündel (*neurovaskuläres Bündel*), dessen Nervenfasern die Prostatakapsel an der posterolateralen Seite penetrieren, und ein unteres Bündel, das innerhalb der Denonviellier-Faszie zur Apex und den Corpora cavernosa verläuft.

Die heute gängige Einteilung der glandulären Elemente der Prostata geht auf detaillierte anatomische und histologische Untersuchungen von McNeal u. Mitarb. (7) zurück. Anatomischer Orientierungspunkt ist die Urethra, welche die Prostata in einen anterioren fibromuskulären und einen posterolateralen glandulären Abschnitt unterteilt. Die prostatische Harnröhre besteht aus zwei annähernd gleich langen Segmenten, die in Drüsenmitte in einem Winkel von 35 Grad zueinander stehen. Die Ductus ejaculatorii laufen hierzu parallel und münden auf dem Colliculus seminalis in das distale Urethrasegment. Die glandulären Elemente lassen sich in drei Zonen unterteilen. Die keilförmige *zentrale Zone* umschließt die Ductus ejaculatorii und reicht vom Colliculus seminalis bis dorsal des Blasenhalses. Bis zu 75% des Drüsengewebes einer normalen Prostata entfällt auf die *periphere Zone*. An der Basis liegt sie der zentralen Zone an und umschließt die Urethra in den distal des Kollikulus gelegenen Abschnitten bis zur Apex. Die *Übergangszone* liegt mit je einem Lappen in Höhe der proximalen Urethra, kranial des Kollikulus. Das ventrale Drittel der Prostata besteht aus fibromuskulärem Gewebe (*anteriores fibromuskuläres Band*), das vom Blasenhals bis zur Apex reicht (Abb. 10.**2**).

Die normale Prostata weist im T1w Bild eine homogene, mittlere Signalintensität auf, die gering über der des Muskelgewebes liegt. Eine Differenzierung der zonalen Anatomie gelingt am besten auf T2w Aufnahmen. Die periphere Zone zeigt sich in der transversalen Ebene als sichelförmiges Gewebe mit homogener, hoher Signalintensität. Die zentralen Drüsenabschnitte, bestehend aus der zentralen Zone und der Übergangszone, weisen teils signalarme, teils signalreiche Anteile auf. Eine sichere Differenzierung der Übergangszone gelingt nicht. Dies mag zum einen in dem nur geringen Anteil der Übergangszone am gesamten prostatischen Drüsengewebe (5–10%) liegen, zum anderen weist die Über-

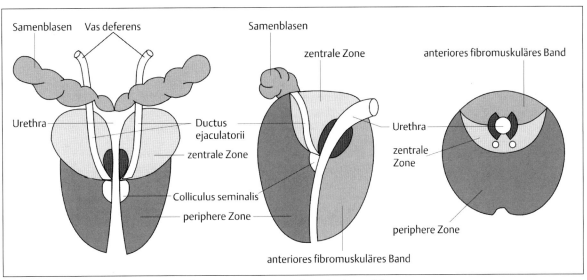

Abb. 10.**2** Schemazeichnung Anatomie der Prostata. **a** Koronar, **b** sagittal, **c** axial.

gangszone einen – entsprechend ihrem embryonalen Ursprung – der peripheren Zone identischen Aufbau auf. Die Signaldifferenz zwischen der peripheren Zone und den zentralen Drüsenabschnitten läßt sich durch ihren histologisch differenten Aufbau erklären. So ist das stromale Gewebe der zentralen Zone aus langen, dicht um die Azini gelagerten Fasern glatter Muskulatur aufgebaut, die Azini der peripheren Zone hingegen sind klein und dünnwandig mit nur vereinzelten Muskelfasern im umliegenden periazinären Stroma angeordnet. Somit wäre die niedrige SI der zentralen Zone auf den hohen Anteil an glatter Muskulatur zurückzuführen (16). Gleichzeitig legt der unterschiedliche histologische Aufbau funktionelle Unterschiede in ihrer Sekretion bzw. ihrem Flüssigkeitsgehalt nahe (2). Das anteriore fibromuskuläre Band weist im T2w Bild muskeläquivalente SI auf. Mit der Endorektalspule kann die Prostatakapsel als signalarme Begrenzung in den basisnahen und mittleren Drüsenabschnitten zur signalreichen peripheren Zone und dem im T2w TSE-Bild signalreichen Fettgewebe differenziert werden. Das neurovaskuläre Bündel ist dorsolateral der Prostata als punkt- oder dreieckförmige Formation erkennbar (Abb. 10.**5**).

Die Signalintensität der Samenblasen im T1w Bild entspricht der der Prostata. Der läppchenförmige, drüsige Aufbau stellt sich im T2w Bild dar. Die intraluminale, hohe Signalintensität variiert mit dem Alter des Patienten und liegt beim Erwachsenen über dem des Fettgewebes. Die Begrenzung der Tubuli und die Kapsel der Samenblasen weisen niedrige SI auf.

Tab. 10.**2** gibt einen Überblick über das Signalverhalten der Prostata und der angrenzenden Gewebe im T1w und T2w Bild.

Tabelle 10.**2** Signalverhalten der Prostata in der MRT

	T2-gewichtet	T1-gewichtet
Periphere Zone	++	0
Zentrale Zone	+/–	0
Prostatakapsel	– –	n.a.
Samenblasen	++	0
Fettgewebe	+	++
Muskulatur	–	0
Benigne Prostatahyperplasie	+/–	0
Tumor	–*	n.a.
Postbioptische Einblutung	+	++

+ = signalreich, – = signalarm, 0 = mittlere Signalintensität.
* Selten signalreich (muzinöses Karzinom, endometriodes Karzinom – s. Text).

Bildgebung der pathologischen Befunde

■ Mißbildungen

Kongenitale Mißbildungen der Prostata wie die Agenesie und Hypoplasie sind häufig vergesellschaftet mit anderen Anomalien des Urogenitaltrakts. Die Prostata kann in diesen Fällen fehlen, oder aber es finden sich nur wenige glanduläre Anteile. *Prostatazysten* können angeboren sein und sind auf eine Fehlentwicklung der Residuen des Müller- oder auch des Wolff-Ganges zurückzuführen. Die häufigsten Zysten sind Retentionszysten, die von den prostatischen oder unter dem Trigonum liegenden Azini ihren Ausgang nehmen. Als weitere Ursachen gelten eine Prostatitis sowie die traumatische Zyste. Die MRT erlaubt eine exakte Lokalisation und Größenbestimmung der Zyste (3). Zysten des Müller-Ganges, die einen bindegewebigen Strang zum Colliculus seminalis aufweisen, oder die Utrikuluszyste mit möglicher Verbindung zur Urethra sind in der Mittellinie lokalisiert. Ihre Signalintensität variiert mit der Zusammensetzung der Flüssigkeit, d. h. bei Superinfektion oder Hämorrhagie. Unkomplizierte Zysten mit serösem Zysteninhalt weisen T1w und T2w die Signalintensität von Urin auf (Abb. 10.**3**).

Analog zur Prostata kann eine komplette Agenesie oder einseitiges Fehlen einer Samenblase meist vergesellschaftet mit einer renalen Agenesie, Fehlen des Vas deferens und eine vasoureterale Verbindung vorliegen. Seltenere Anomalien umfassen Ektopien und atypische Einmündungen des Ureters und des Samenblasengangs.

■ Entzündungen

Bakterielle Entzündungen der Prostata (meist durch E. coli, Gonokokken, Staphylokokken und Streptokokken) entstehen am häufigsten aszendierend über die Urethra, deszendierend über die Harnblase oder über den Ductus deferens sowie nach vorausgegangenen chirurgischen Eingriffen. Seltener entsteht die Prostatitis durch hämatogene Streuung. Der Prostataabszeß ist meist Folge einer akuten Prostatitis.

Die Diagnostik der Prostatitis erfolgt klinisch und sonographisch. Klinisch relevante Zusatzinformationen sind durch die MRT nicht zu erhalten; die nachweisbaren Veränderungen sind ohne Kenntnis der Klinik unspezifisch. Auf die Plazierung einer Endorektalspule

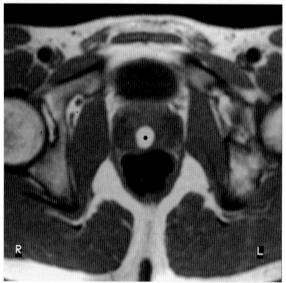

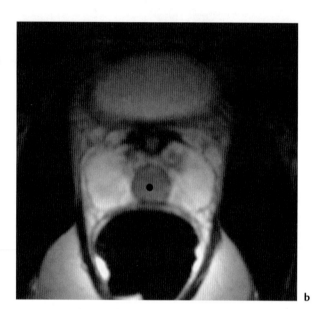

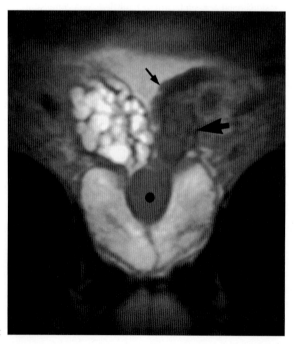

Abb. 10.**3** Eingeblutete Prostatazyste. **a** Axiale T1w SE-Sequenz, **b** axiale T2w schnelle SE-Sequenz, **c** koronare T2w schnelle SE-Sequenz. – Sonographisch unklare Raumforderung der Prostata. In der T1w Nachweis einer glatt begrenzten signalreichen Raumforderung. In der T2w kommt sie signalarm gegenüber der peripheren Zone zur Darstellung. Signalverlust des Ductus deferens (kleiner Pfeil) und der linken Samenblase (großer Pfeil) durch punktionsbedingte Einblutungen.

sollte im Falle einer akuten Prostatitis verzichtet werden, um einen möglichen Übertritt von Keimen in die Blutbahn zu vermeiden.

Im T1w Bild zeigt sich bei der *akuten Prostatitis* eine diffus vergrößerte Prostata. In der T2w stellen sich die entzündlichen Abschnitte als Areale mit hoher Signalintensität dar, die von der signalreichen peripheren Zone nur schwer abgegrenzt werden können. Der *Prostataabszeß* imponiert im T1w Bild als signalarmer Fokus, im T2w Bild mit hoher Signalintensität. Bei der *chronischen Prostatitis* kommt es zur Bindegewebsvermehrung und Narbenbildung in der Prostata, die als signalarme Areale im T2w Bild, sofern sie innerhalb der peripheren Zone lokalisiert sind, anhand der Bildmorphologie nicht von einem Karzinom unterschieden werden können (13).

Entzündungen der Samenblasen sind meist Folge einer Prostatitis. Das MR-tomographische Bild ist variabel und hängt von der Akuität der Entzündung ab. Im Akutstadium ist die Samenblase vergrößert und zeigt im T1w Bild eine normale oder im Falle einer Hämospermie eine angehobene Signalintensität. T2w findet sich im akuten Stadium eine Signalanhebung, während bei der chronischen Entzündung ein Signalverlust sowohl im T1w als auch im T2w Bild zu beobachten ist.

■ Benigne Tumoren

Die benigne Prostatahyperplasie (BPH) beginnt als lokalisierte Proliferation, ausgehend von den periurethralen Drüsen und der Übergangszone, und führt im weiteren zu einer Kompression der angrenzenden normalen Drüsenanteile und zur Kompression der Urethra mit konsekutiver Obstruktion (8).

Die Prostata ist in der Regel vergrößert, kann jedoch auch normal groß sein. Das MR-tomographische Bild der BPH ist charakteristisch, wenn auch eine gewebespezifische Diagnose nicht mit Sicherheit gestellt werden kann. Im T1w Bild sind keine zonalen Abnormalitäten der intraglandulären Architektur erkennbar. In der T2-Gewichtung weisen die zentralen Drüsenabschnitte ein inhomogenes Muster auf, wobei signalarme und signalreiche Areale sich abwechseln (Abb. 10.4). Die unterschiedlichen Intensitäten der verschiedenen Noduli basieren auf ihren unterschiedlichen Anteilen stromaler oder epithelialer Komponenten. In einigen Fällen grenzen sich adenomatöse Knoten vom umliegenden Gewebe durch Ausbildung einer Pseudokapsel, die histologisch komprimiertem, teils mit Bindegewebe durchsetztem Drüsengewebe entspricht, ab. Dieses signalarme Band erleichtert aber nur zum Teil die Abgrenzung zwischen zentralen Drüsenabschnitten und der peripheren Zone, da die komprimierte periphere Zone abhängig vom Ausmaß der BPH nur als schmaler signalreicher Saum erkennbar ist. Liegt gleichzeitig ein signalarmer Karzinomherd in der peripheren Zone vor, so ist seine genaue Ausdehnung nach zentral nur unzureichend bestimmbar (14).

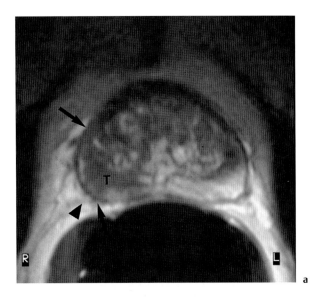

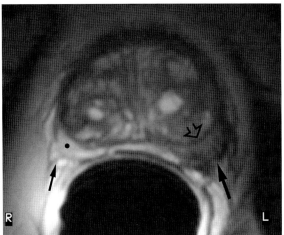

Abb. 10.**4** Prostatakarzinom Stadium T3a, BPH. **a** Axiale T2w schnelle SE-Sequenz. Ausgedehntes Karzinom dorsoperipher rechts (T) mit transkapsulärer Tumorausbreitung (Pfeil dorsal) entlang des neurovaskulären Bündels (Pfeilspitze). Gemischtförmige BPH. Prostatakapsel (Pfeil ventral). **b** Axiale T2w schnelle SE-Sequenz. Umschriebenes Karzinom dorsoperipher links (Pfeil) mit transkapsulärer Tumorausbreitung entlang des neurovaskulären Bündels. Kompression der rechten peripheren Zone (.) durch eine ausgedehnte vorwiegend zystische BPH mit Abgrenzung zur peripheren Zone durch Ausbildung einer Pseudokapsel (offener Pfeil).

■ Maligne Tumoren

Prostatakarzinom

Der häufigste maligne Tumor der Prostata ist das Prostatakarzinom mit > 200 000 neu diagnostizierten Fällen und 38 000 Todesfällen pro Jahr in den USA (1). Es wird geschätzt, daß bis zu 50% der Männer im Alter von 50 und fast 90% im Alter von 80 Jahren ein Prostatakarzinom aufweisen. Voraussetzung für eine adäquate Therapie ist eine exakte Lokalisation, Beurteilung der lokalen Tumorausdehnung und der Nachweis bzw. Ausschluß

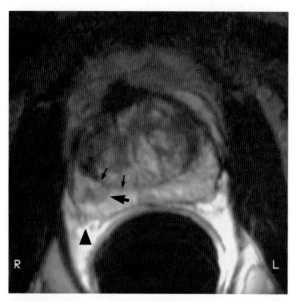

Abb. 10.**5** Prostatakarzinom Stadium T2a. Axiale T2w schnelle SE-Sequenz. Umschriebener signalarmer Tumorfokus in der rechten peripheren Zone (großer Pfeil), inhomogenes zentrales Signalmuster mit teils signalreicheren, teils signalarmen Anteilen (BPH), Pseudokapsel (kleine Pfeile), regelrechte Darstellung der Prostatakapsel, unauffälliges neurovaskuläres Bündel (Pfeilspitze).

einer lymphogenen und/oder hämatogenen Tumormanifestation. Die rektale Palpation, transrektale Sonographie komplettiert durch die gezielte oder randomisierte Stanzbiopsie sowie die Bestimmung des prostataspezifischen Antigens (PSA) zählen zu den urologischen Basisuntersuchungen. Beim lokalisierten, d. h. auf die Prostata begrenzten Karzinom, steht die radikale Prostatektomie an erster Stelle der therapeutischen Optionen, während fortgeschrittene Stadien einer Radiatio, evtl. in Kombination mit einer Androgenblockade, zugeführt werden. Die Bedeutung bildgebender Verfahren liegt somit in der Beurteilung des lokalen Tumorwachstums und dem Ausschluß etwaiger Zweitmanifestationen.

Als Prädilektionsstelle des Prostatakarzinoms gilt in bis zu 70% die periphere Zone mit Bevorzugung des dorsolateralen Anteils. 20% entstehen in der Übergangs- oder Transitionalzone und 10% in der zentralen Zone. Das Signalverhalten und der Nachweis des Prostatakarzinoms hängt von der Lokalisation des Tumors und der Art der gewählten MR-Sequenz ab. Im T1w Bild weisen Karzinome eine äquivalente oder etwas niedrigere Signalinensität im Vergleich zum normalen Drüsengewebe auf. Als typischer Befund im T2w Bild charakterisieren sie sich als signalarme Areale innerhalb der signalreichen peripheren Zone (Abb. 10.5–10.7). Allerdings gibt es sehr unterschiedliche Meinungen zur Signalcharakteristik des Prostatakarzinoms im T2w Bild relativ zur signalreichen peripheren Zone. Verschiedene Autoren postulieren, daß Karzinome entweder signalreich, signalarm oder aber isointens zum umliegenden Gewebe zur Darstellung kommen können. Für diese zum Teil erheblich diskrepanten Befunde kann das breite Spektrum der in diesen Arbeiten verwendeten Magnet-

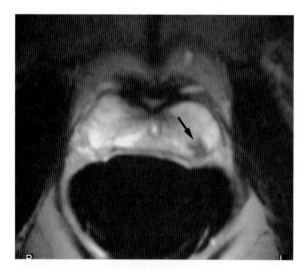

Abb. 10.**6** Prostatakarzinom Stadium T2a. Axiale T2w schnelle SE-Sequenz. Umschriebener signalarmer Tumorfokus in der rechten peripheren Zone (Pfeil) apexnah gelegen, Prostatakapsel intakt.

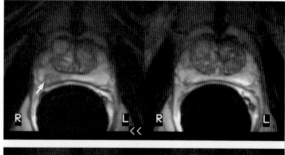

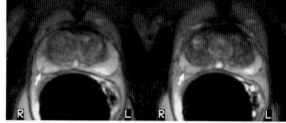

Abb. 10.**7** Prostatakarzinom Stadium T2b. Axiale T2w schnelle SE-Sequenz. Großer signalarmer Tumorfokus in der rechten peripheren Zone (Pfeil) in Drüsenmitte gelegen (Pfeil), ein weiterer Tumorherd basisnah rechts (Pfeil), Prostatakapsel intakt. Ausgedehnte vorwiegend zystische BPH mit Ausbildung einer Pseudokapsel und Kompression der peripheren Zone.

feldstärken von 0,15–1,5 T verantwortlich sein, da bei kleinen Feldstärken der T2-Gewebekontrast niedriger ist als bei Geräten > 0,5 T. Zusätzlich bestehen in den Untersuchungsprotokollen erhebliche Unterschiede in den für die T2-Gewichtung notwendigen Parameter. Eine weitere Erklärung wäre der unterschiedliche Aufbau des Karzinoms, d. h., ob eine adenoide, muzinöse oder fibröse Komponente innerhalb des Tumors vorherrscht. Das muzinöse und endometriode Karzinom der Prostata als signalreicher Tumor stellt mit zwei Fällen in unserem eigenen Kollektiv von über 800 Patienten eher eine Rarität dar und kann nicht als repräsentativ für das Signalverhalten des Prostatakarzinoms angesehen werden (Abb. 10.**8**). Entsprechend den Untersuchungen von Schiebler u. Mitarb. (14) ist nach unserer Meinung das niedrige Signal des Prostatakarzinoms auf den sehr eng gelagerten Anteil zellulärer Elemente mit nur geringer Kapazität von Mucin oder Flüssigkeit zurückzuführen.

Die Bestimmung der intraglandulären Tumorgröße kann insbesondere bei Vorliegen einer vorwiegend stromalen BPH Schwierigkeiten bereiten, da für beide Entitäten annähernd gleiche Signalintensitäten vorliegen können. Der Beurteilung weiterer in den zentralen Drüsenabschnitten lokalisierter Karzinomherde sind somit Grenzen gesetzt. Karzinome, die von der Übergangszone ausgehen, werden als Transitionalkarzinome bezeichnet. Zum Zeitpunkt der Diagnose sind sie meist relativ groß, da sie der initialen Palpation entgehen können. Ihre Signalcharakteristik entspricht der des in der peripheren Zone entstehenden Karzinoms und weist meist ein homogen niedriges Signal im T2w Bild auf (Abb. 10.**9**, 10.**10**).

Die fehlende karzinomspezifische Signalintensität schließt die MRT als Screeningverfahren aus. Die Diagnose des Prostatakarzinoms erfolgt in der MRT ausschließlich anhand der Lokalisation, d. h. des Nachweises eines signalarmen Fokus innerhalb der peripheren Zone. Bei klinischem Verdacht auf ein Prostatakarzinom mit unklarem Palpationsbefund und negativer Sonographie kann die MRT in Einzelfällen zur Festlegung des Biopsieortes herangezogen werden.

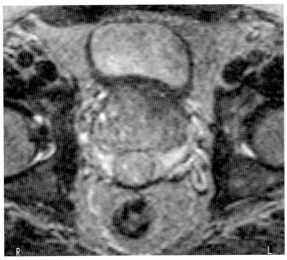

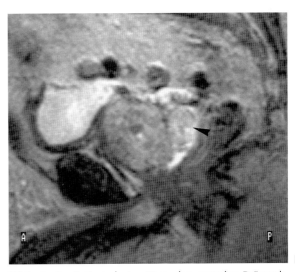

Abb. 10.**8** Endometriodes Karzinom. **a** Axiale T2w SE-Sequenz, **b** sagittale T2w SE-Sequenz. – Glatt begrenzter Tumor (Pfeilspitze) mit äquivalenten SI zu den zentralen Drüsenabschnitten (BPH).

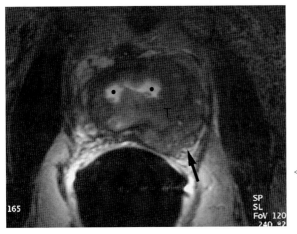

◁ Abb. 10.**9** Transitionalkarzinom. Axiale T2w schnelle SE-Sequenz. Zustand nach transurethraler Resektion der Prostata; ausgedehnter, zentral homogen imponierender Tumor (T) mit breiter Kontaktfläche zur prostatischen Harnröhre (•). Periprostatische Infiltration links (Pfeil).

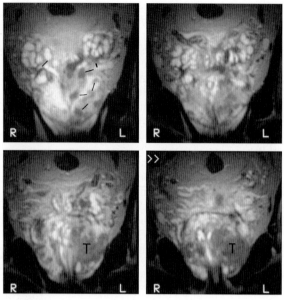

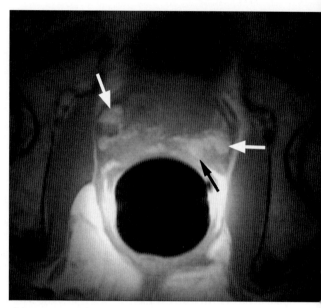

Abb. 10.**10** Multifokales Transitionalkarzinom. Koronare T2w schnelle SE-Sequenz. Zentral homogener Tumor (T) mit Infiltration der zentralen Drüsenanteile und Verlagerung der prostatischen Harnröhre. Zusätzlich multiple Tumorherde innerhalb der linken peripheren Zone (Striche).

Abb. 10.**11** Postbioptisch ausgedehnte Einblutungen beiderseits (Pfeile). Axiale T1w SE-Sequenz.

Bei der Bildinterpretation müssen insbesondere postbioptische Signalalterationen (Einblutungen) berücksichtigt werden. T2w lassen sie sich als signalreiche Foci darstellen und können eine normale, intakte periphere Zone vortäuschen (Abb. 10.**11**). In Zweifelsfällen ist das Ausmaß der Blutung bei unklarem Befund im T2w Bild anhand des T1w Bildes abzuschätzen. Eine ähnliche Situation kann bei Einblutung in die Samenblasen beobachtet werden (Abb. 10.**12**). Des weiteren ist im T1w Bild eine Signalabnahme des periprostatischen Gewebes durch ein begleitendes Ödem nicht als Tumorinfiltration fehlzuinterpretieren. Da diese Areale aus der

Beurteilung herausgenommen werden müssen, empfiehlt sich die Untersuchung vor oder aber erst 6 Wochen nach Biopsie.

Stadieneinteilung

Die Stadieneinteilung des Prostatakarzinoms erfolgt nach der TNM bzw. Jewett-Whitmore-Klassifikation (Tab. 10.**3**). Für die Beurteilung der lokalen Tumorausbreitung sind verschiedene, auch bei der Untersuchung anderer Organregionen gültige Kriterien wie die Abgrenzung der normalen Organkontur, eine intakte Or-

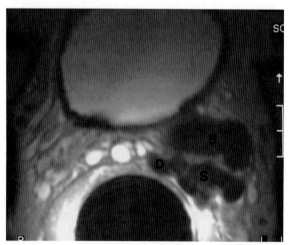

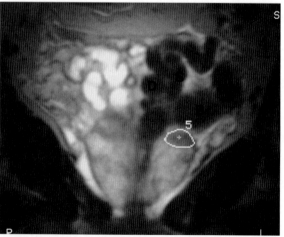

Abb. 10.**12** Frische postbioptische Einblutung in die Samenblase (S), den Ductus deferens und paravesikal (B) links. **a** Axiale und **b** koronare T2w schnelle SE-Sequenz.

Tabelle 10.**3**　TNM und Jewett-Whitmore-Klassifikation des Prostatakarzinoms

TNM		Jewett-Whitmore
T1	Mikroskopisch Tumor	A
T2	Tumor begrenzt auf Prostata	B
T2a	Tumorbefall ≤ 50% eines Lappens	B
T2b	Tumorbefall ≥ 50% eines Lappens	B
T2c	Tumor befällt beide Lappen	B
T3	Tumor breitet sich durch die Prostatakapsel hindurch in extrakapsuläres Gewebe aus	C
T3a	Einseitige extrakapsuläre Ausbreitung	C
	Beidseitige extrakapsuläre Ausbreitung	C
T3b	Tumor infiltriert Samenblasen	C
T4	Tumor ist fixiert oder infiltriert andere benachbarte Strukturen als Samenblasen	D
T4a	Tumor infiltriert Blasenhals, externen Sphinkter und/oder Rektum	D
T4b	Tumor infiltriert Levatormuskel und/oder ist an der Beckenwand fixiert	D

gankapsel, Signalalterationen des peritumorösen Gewebes und die Abgrenzung zu umliegenden Organen zu berücksichtigen. Erste Barriere zwischen organbegrenztem Wachstum und extraprostatischer Tumorausbreitung ist die Prostatakapsel. Falsch positive Ergebnisse bei der Abgrenzung der Tumorstadien T2 und T3 in der konventionellen MRT beruhen auf der nur unzureichenden Trennung zwischen Tumorgewebe und Organkapsel im Gegensatz zur endorektalen MRT. Als Kriterien für eine Beteiligung der Prostatakapsel gelten nach Outwater u. Mitarb. (12) verschiedene Kriterien. Hierbei zählen eine plateauartige Konfiguration, eine Retraktion und eine Verdickung bzw. Vorwölbung der Prostatakapsel als Hinweis für eine Kapselinfiltration; streifenförmige Ausläufer und Gewebe tumoräquivalenter Signalintensität außerhalb der normalen Organkontur hingegen als Zeichen für ein organüberschreitendes Wachstum (Abb. 10.**13**). Die Tumorausbreitung beim Prostatakarzinom erfolgt dabei nicht willkürlich, sondern entlang der die Kapsel penetrierenden Nervenfasern unter Einbeziehung des neurovaskulären Bündels (19). Bei kleinen, solitären organbegrenzten Tumoren wird von einigen Operateuren eine nerverhaltende Prostatektomie durchgeführt. Die MRT erlaubt hier die exakte Darstellung der operativ zu erhaltenden kontralateralen Seite durch Darstellung der unauffälligen peripheren Zone, der Prostatakapsel und des neurovaskulären Bündels im mittleren/basisnahen Abschnitt (Abb. 10.**6**).

Die MRT ist anderen bildgebenden Verfahren wie der CT und der transrektalen Sonographie im Nachweis einer *Samenblaseninfiltration* überlegen, da sie bereits eine frühzeitige Tumorinvasion erfaßt, bevor Änderungen bezüglich der Organkonfiguration und -größe darstellbar sind. MR-tomographisch zeigt sich im Falle einer Tumorinfiltration eine ein- oder auch beidseitige Signalabnahme der betroffenen Samenblase im T2w Bild mit

Zerstörung des normalerweise lobulierten Drüsenaufbaus. Dabei können zwei unterschiedliche Infiltrationswege beobachtet werden: per continuitatem entlang des Colliculus seminalis direkt oder aber bei breitflächiger, extrakapsulärer Infiltration entlang der äußeren Organkontur in die Samenblase (Abb. 10.**14**, 10.**15**). Für eine sichere Diagnostik ist eine Untersuchung in zwei Ebenen unabdingbar. Dabei ermöglicht eine Angulierung der Schichtebene parallel zur Längsachse der Samenblasen die simultane Darstellung der tumorbefallenen Anteile der peripheren Zone und Samenblasen (Abb. 10.**15**, 10.**16**).

Bei Tumoren im *Stadium T4* handelt es sich per definitionem um fixierte Prozesse mit Infiltration in die Nachbarorgane wie z. B. die Harnblase oder das Rektum. Während die T2w Aufnahmen primär zur Lokalisation des Prostatakarzinoms und zur Beurteilung der direkt benachbarten Strukturen herangezogen werden, wird die Notwendigkeit von T1w Untersuchungen nach Kontrastmittelgabe bei der Abklärung einer Organinfiltration, wie bereits bei Harnblasenkarzinomen beschrieben (9), deutlich. Im T2w Bild zeigt sich im Falle einer Harnblaseninfiltration eine Unterbrechung der signalarm dargestellten Harnblasenwand mit gutem Kontrast zum signalreichen Urin. Analog ist eine Infiltration des Rektums an einer Unterbrechung der Denonviellier-Faszie und einer Signalanhebung der normalerweise mit niedriger Signalintensität dargestellten Rektummuskulatur erkennbar (Abb. 10.**17**, 10.**18**). In Einzelfällen kann im T1w Bild nach Kontrastmittelgabe besser zwischen Tumor und Blasen- bzw. Rektumwand differenziert werden.

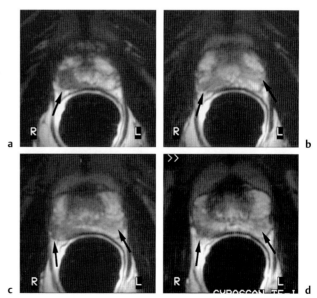

Abb. 10.**13**　Prostatakarzinom Stadium T3a. **a–d** Axiale T2w schnelle SE-Sequenz. Multifokales Prostatakarzinom (Pfeil) mit verschiedenen Zeichen der Kapselbeteiligung und Kapselpenetration: **a** Bulging, **b** Stranding, **c, d** extrakapsulärer Tumor, **c** Retrektion.

Über die Wertigkeit der MRT bei der Stadieneinteilung des Prostatakarzinoms liegen zahlreiche Studien vor. Dabei zeigt sich eine deutliche Überlegenheit der endorektalen MRT gegenüber Untersuchungen mit der Körperspule. Die Ergebnisse hinsichtlich der lokalen Tumorausbreitung (organbegrenzt, Kapselpenetration) variieren zwischen 55 und 89%. Als Ursachen sind hier die fehlende Signalspezifität, eine unterschiedliche Tumorgröße und die Ausdehnung der Kapselinfiltration bzw. -penetration zu nennen. Die Sensitivität der MRT im Nachweis einer Samenblasenbeteiligung liegt bei 90–95% mit einer Spezifität von bis zu 90% (5, 10, 15, 17).

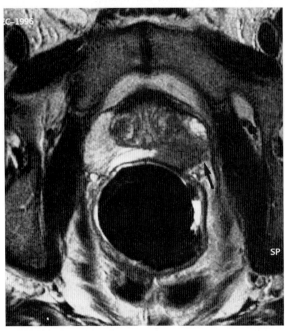

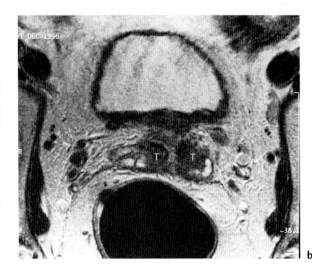

Abb. 10.**14**   Prostatakarzinom Stadium T3b. **a, b** Axiale T2w schnelle SE-Sequenz, Endorektal-/Phased-array-Spule (Combi-Coil). Fast vollständiger Signalverlust (T) der linken peripheren Zone mit Infiltration des periprostatischen Fettgewebes entlang des neurovaskulären Bündels (Pfeil), Infiltration beider Samenblasen (T) (MRT von Dr. G.U. Müller-Lisse, Radiologie, Klinikum Großhadern, München).

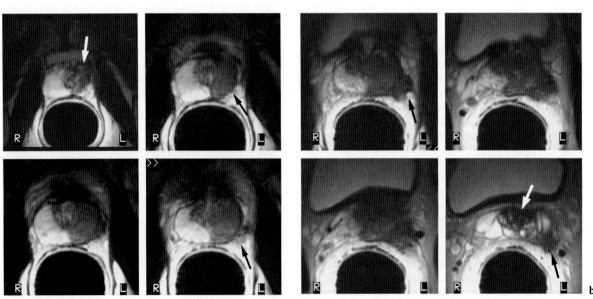

Abb. 10.**15**   Prostatakarzinom Stadium T3b. **a, b** Axiale T2w schnelle SE-Sequenz.

Abb. 10.**15**c u. **d**   ▷

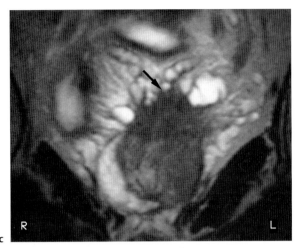

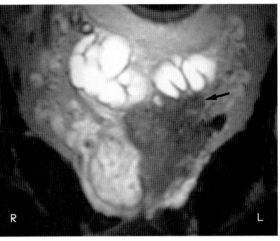

c

d

Abb. 10.**15c, d** koronare T2w schnelle SE-Sequenz. – Ausgedehntes Karzinom (Pfeile) der linken peripheren Zone mit transkapsulärer Ausbreitung in das periprostatische Fettgewebe. In den koronaren Schichten zeigen sich zwei verschiedene Infiltrationswege in die linke Samenblase entlang des Ductus deferens und paraprostatisch.

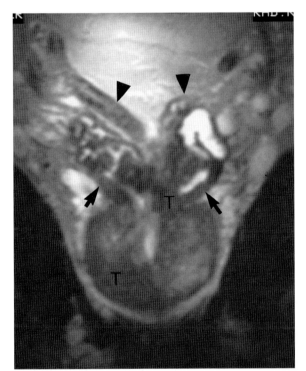

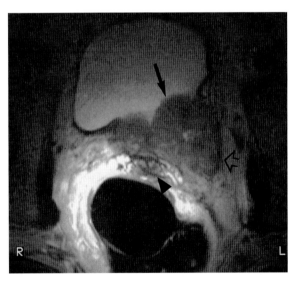

Abb. 10.**16** Prostatakarzinom Stadium T3b. Koronare T2w schnelle SE-Sequenz. Diffuses beidseitiges Prostatakarzinom (T) mit vollständiger Durchsetzung der rechten Samenblase (Pfeil). Infiltration des proximalen Drittels der linken Samenblase und konsekutiver distaler Stauung (Pfeil). Ductus deferentes (Pfeilspitzen).

Abb. 10.**17** Prostatakarzinom Stadium T4a. Axiale T2w schnelle SE-Sequenz. Ausgedehntes Karzinom mit großem extraprostatischem Tumoranteil (offener Pfeil), Infiltration der Samenblasen (Pfeilspitze) und der dorsalen Harnblasenwand (Pfeil).

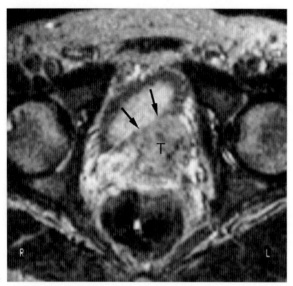

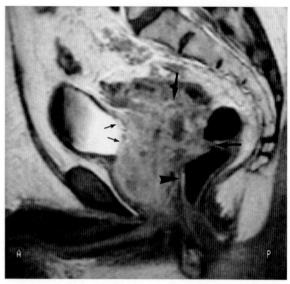

Abb. 10.**18** Prostatakarzinom Stadium T4a. **a** Axiale T2w SE-Sequenz, **b** sagittale T1w SE-Sequenz nach i.v. KM-Injektion von 0,12 mmol Gd/kg (Körperspule). – Ausgedehntes Karzinom (T) mit breitflächiger Infiltration der Harnblase (Pfeile). Im sagittalen Bild zusätzlich erkennbare Infiltration von Rektum und Sigma.

Rezidivdiagnostik

Die Nachsorge von Patienten unter antiandrogener Therapie und nach Strahlentherapie in der MRT ist problematisch. Eine langandauernde Androgenblockade und die Radiatio führen zu charakteristischen histologischen Veränderungen, deren Korrelate in der MRT dargestellt werden können. Analog zur transrektalen Sonographie ist unter den o. a. Therapiemodalitäten eine Größenab-

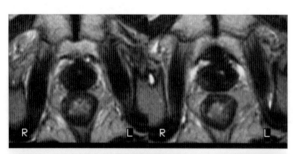

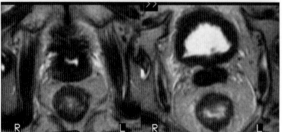

Abb. 10.**19** Radiogene Veränderungen. Axiale T2w SE-Sequenz. Zustand nach transurethraler Resektion, Radiatio und Androgenblockade. Fehlende Differenzierung der zonalen Anatomie der Prostata, kompletter Signalverlust der Samenblasen, diffuse Hypertrophie der Blasenwand (PSA o.B.).

nahme der Prostata nachweisbar. Zusätzlich zeigt sich ein Signalabfall sowohl der zentralen Drüsenanteile als auch der peripheren Zone im T2w Bild, der eine klare Abgrenzung zwischen Tumorgewebe und regressiv oder fibrotisch verändertem Drüsengewebe nicht mehr zuläßt (Abb. 10.**19**). Ebenso zeigen die Samenblasen einen Signalverlust mit Aufhebung der normalen Läppchenstruktur. Die Frage nach aktivem Tumorgewebe und Resttumor kann somit durch die MRT nicht beantwortet werden.

Ein weiteres Problem in der Nachsorge bei Patienten mit Prostatakarzinom stellen Tumorrezidive und Metastasen dar. Der klinische Verdacht auf eine erneute Tumormanifestation basiert vornehmlich auf einem kontinuierlichem Anstieg des PSA bei zunächst unauffälligem posttherapeutischem Verlauf. Die Ursache der PSA-Erhöhung kann dabei vielfältig sein. So ist zunächst zu klären, ob nach radikaler Prostatektomie ein lokales Tumorrezidiv bzw. nach Radiatio aktives Tumorgewebe vorhanden ist oder aber eine lymphogene bzw. ossäre Metastasierung vorliegt (Abb. 10.**20**).

Tumorrezidive nach radikaler Prostatektomie entstehen vorwiegend bei Patienten mit histologisch positiven Schnitträndern (positive margin) in enger Nachbarschaft zum Resektionsgebiet speziell im Bereich der Apex und der vesikourethralen Anastomose. Dementsprechend stehen die Palpation in Kombination mit der transrektalen Sonographie und bei positivem Befund anschließender Biopsie in der Diagnostik an erster Stelle. Die MR-tomographische Rezidivdiagnostik setzt zur Erfassung kleiner Befunde den Einsatz endorektaler oder hochauflösender Oberflächenspulen voraus. In der MRT charakterisieren sich Tumorrezidive als polyzyklisch begrenzte Raumforderungen mit relativ niedriger Signalintensität im T2w Bild (Abb. 10.**21**, 10.**22**). Ihr Signalverhalten liegt jedoch in den meisten Fällen über dem von

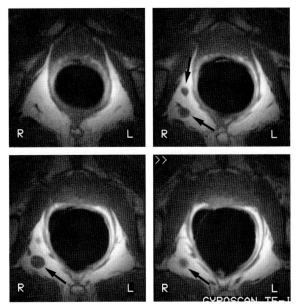
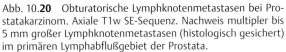

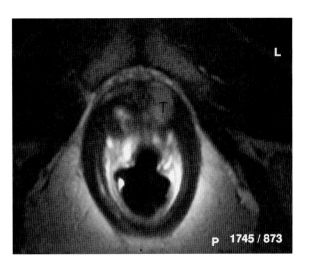

Abb. 10.**20** Obturatorische Lymphknotenmetastasen bei Prostatakarzinom. Axiale T1w SE-Sequenz. Nachweis multipler bis 5 mm großer Lymphknotenmetastasen (histologisch gesichert) im primären Lymphabflußgebiet der Prostata.

Abb. 10.**21** Tumorrezidiv (T) im Bereich der Apex. Axiale T2w schnelle SE-Sequenz.

Narben- und Muskelgewebe und läßt sich zusätzlich anhand der Asymmetrie im Vergleich zur Gegenseite meist eindeutig zuordnen. Bei negativem Palpationsbefund kann die MRT somit zur Festlegung des Biopsieortes in der transrektalen Sonographie hilfreich sein. Die Diagnostik des lokalen Tumorrezidivs in der MRT nach Radiatio ist durch die o. a. Signaländerungen der Prostata

von limitiertem Wert und rechtfertigt den primären Einsatz dieser Untersuchungsmethode nicht. Ob durch spektroskopische oder dynamische Untersuchungen nach KM eine Differenzierung zwischen Tumor und normalem Gewebe möglich wird, ist derzeit Gegenstand wissenschaftlicher Untersuchungen.

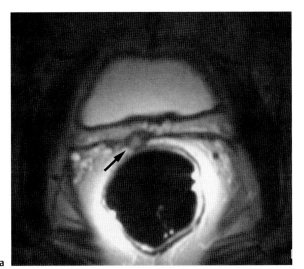
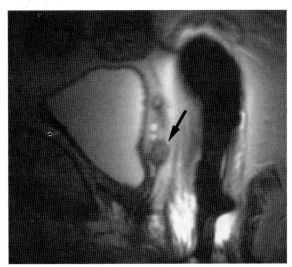

a

b

Abb. 10.**22** Tumorrezidiv (Pfeil) im Bereich der Prostataloge. **a** Axiale T2w schnelle SE-Sequenz, **b** sagittale T2w schnelle SE-Sequenz.

Prostatasarkome

Prostatasarkome zählen zu den klinisch seltenen Befunden maligner Prozesse der Prostata. Meist handelt es sich um lokal bereits fortgeschrittene Tumoren, die im Rahmen ihrer lokalen Tumorexpansion zu einem klinischen Beschwerdebild mit Miktions- und Defäkationsstörungen, Hämaturie und obstruktiver Nephropathie etc. führen. Die Beurteilung einer Infiltration in die Nachbarorgane steht bei der MR-tomographischen Diagnostik im Vordergrund. Im Jugendalter handelt es sich histologisch meist um ein Rhabdomyosarkom, im Erwachsenenalter um ein Leiomyosarkom. Je nach Größe des Sarkoms kann der genaue Ursprungsort auch in der MRT nur teilweise geklärt werden, da vielfach der normale Drüsenaufbau der Prostata nicht mehr erkennbar ist. Dabei lassen sich die verschiedenen Gewebekomponenten in Abhängigkeit von der gewählten Untersuchungssequenz erkennen. Während das T1w Bild nur andeutungsweise einen inhomogenen Tumoraufbau vermuten läßt, ist auf pw und T2w Bildern das für einen schnellwachsenden Tumor typische Signalverhalten erkennbar. Bildmorphologisch zeigt sich eine septierte Raumforderung im kleinen Becken mit zentral gelegenen signalreichen Anteilen, die im T2w Bild fast flüssigkeitsäquivalente Werte aufweisen und zentralen Nekrosen entsprechen. Die äußere Tumorbegrenzung wird häufig von einer Kapsel gebildet. Dieser Kapselnachweis kann dabei speziell bei erhaltener Drüsenperipherie differentialdiagnostisch hilfreich sein.

Ein für einen histologischen Tumortyp charakteristisches Signalverhalten unter Verwendung verschiedener Sequenzen mit und ohne KM liegt nicht vor. Dennoch kann im Vergleich zu den Prostatakarzinomen ein sinnvoller Einsatz von Gd-DTPA bei Prostatasarkomen erkannt werden. Die KM-Gabe dient dabei zur Darstellung perfundierter und nekrotisch zerfallener Tumorabschnitte und bei technisch nicht durchführbarer Zystoskopie der Abklärung einer Beteiligung der Harnblase und des Rektums (Abb. 10.23, 10.24). Ein weiterer Ansatzpunkt stellt die Verlaufskontrolle unter Chemotherapie dar. So ist neben der Beurteilung der Tumorgröße und Ausdehnung durch die KM-Gabe eine exakte Bestimmung noch verbliebener aktiver Tumoranteile möglich.

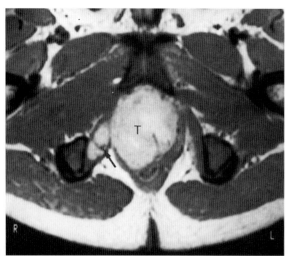

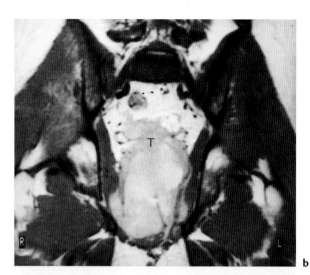

Abb. 10.**23** Rhabdomyosarkom. **a** Axiale pw SE-Sequenz, **b** koronare pw-SE-Sequenz, **c** axiale T1w SE-Sequenz nach i.v. KM-Injektion von 0,12 mmol Gd/kg (Körperspule). – Ausgedehnter Tumor (T) mit Infiltration des M. levator ani und des M. obturatorius (Pfeil) sowie der Samenblasen. Nach KM-Injektion Demarkierung zentral nekrotischer Anteile.

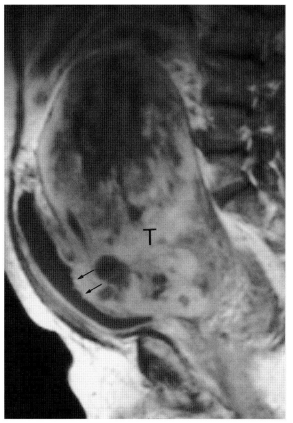

Abb. 10.**24** Leiomyosarkom. Sagittale T1w SE-Sequenz nach i.v. KM-Injektion von 0,12 mmol Gd/kg (Körperspule). Riesiger Tumor (T) mit ausgedehnten zentralen Nekrosen und Infiltration der Harnblasenhinterwand (Pfeile).

Literatur

1 Boring, C. C., T. S. Squires, S. Montgomery: Cancer statistics 1994. Cancer 44 (1994) 7
2 Gevenois, P. A., I. Salmon, B. Stallenberg, M. L. van Sinoy, G. van Regemorter, J. Struyven: Magnetic resonance imaging of the normal prostate at 1.5T. Brit. J. Radiol. 63 (1990) 101
3 Gevenois, P. A., M. L. Van Sinoy, S. A. Sintzoff, B. Stallenberg, I. Salomon, G. van Regemorter, J. Struyven: Cyst of the prostate and seminal vesicles: MR imaging findings in 11 cases. Amer. J. Roentgenol. 155 (1990) 1021
4 Hricak, H.: The prostate gland. In Hricak, H., B. M. Carrington: MRI of the Pelvis. Appleton & Lange, Norwalk 1991
5 Hricak, H., S. White, D. Vigneron, J. Kurhanewicz, A. Kosco, D. Levin et al.: Carcinoma of the prostate gland: MR imaging with pelvic phased-array coils versus integrated endorectal-pelvic phased-array coils. Radiology 193 (1994) 703
6 Maio, A., M. D. Rifkin: Magnetic resonance imaging of prostate cancer: update. Top. Magn. Res. Imag. 7 (1995) 54
7 McNeal, J. E.: The prostate and prostatic urethra: a morphologic synthesis. J. Urol. 107 (1972) 1008
8 McNeal, J. E., E. A. Redwine, F. S. Freiha: Zonal distribution of prostatic adenocarcinoma: Correlation with histologic pattern and direction of spread. Amer. J. Pathol. 12 (1988) 897
9 Nicolas, V., R. Spielmann, R. Maas, B. Bressel, B. Wagner, H. Porst. E. Bücheler: Diagnostische Aussagekraft der MR-Tomographie nach Gadolinium-DTPA im Vergleich zur Computertomographie bei Harnblasentumoren. Fortschr. Röntgenstr. 153 (1990) 197
10 Nicolas, V., M. Beese, A. Keulers, M. Bressel, H. Kastendieck, H. Huland: MR-Tomographie des Prostatakarzinoms – Vergleich konventionelle und endorektale MRT. Fortschr. Röntgenstr. 161 (1994) 319
11 Nicolas, V., M. Beese, C. Lund, S. Joobmann, P. Hammerer, R. P. Henke: Endorectal surface coil (ERC) of prostate carcinoma. – Staging and volumetry–. Radiology 179 (P) (1995)
12 Outwater, E. K., R. O. Petersen, E. S. Siegelmann, L. G. Gomella, C. E. Chernesky, D. G. Mitchell: Prostate carcinoma: assessment of diagnostic criteria for capsular penetration on endorectal coil MR images. Radiology 193 (1994) 333
13 Papanicolaou, N., R. C. Pfister, S. A. Stafford: Prostatic abscess: imagig with transrectal sonography and MR. Amer. J. Roentgenol. 149 (1987) 981
14 Schiebler, M. L., J. E. Tomaszewski, M. Bezzi, H. M. Pollack, H. Y. Kressel, E. K. Cohen, H. G. Altman, W. B. Gefter, A. J. Wein, L. Axel: Prostatic carcinoma and benign prostatic hyperplasia: correlation of high-resolution MR and histopathologic findings. Radiology 172 (1989) 131
15 Schiebler, M. L., M. D. Schnall, H. M. Pollack, R. E. Lenkinski, J. E. Tomaszewski, A. J. Wein, et al.: Current role of MR imaging in the staging of adenocarcinoma of the prostate. Radiology 189 (1993) 339
16 Sommer, F. G., J. E. McNeal, C. L. Carrol: MR depiction of zonal anatomy of the prostate at 1.5T. J. Comput. assist. Tomogr. 10 (1986) 983
17 Tempany, C. M., X. Zhou, E. A. Zerhouni, M. D. Rifkin, L. E. Quint, C. W. Piccoli, J. H. Ellis, B. J. McNeil: Staging of prostate cancer: results of radiology diagnostic oncology group project. Comparison of three MR imaging techniques. Radiology 192 (1994) 47
18 Tempany, M. C.: The male pelvis. Magn. Reson. Imag. Clin. N. Amer. 4 (1996) No. 3
19 b=120 Villers, A., J. E. McNeal, E. A. Redwine, F. S. Freiha, T. A. Stamey: The role of perineural space invasion in the local spread of prostatic adenocarcinoma. J. Urol. 142 (1989) 763
20 White, S., H. Hricak, R. Forstner, J. Kurhanewicz, D. Vigneron, C. J. Zaloudek et al.: Prostate cancer: effect of postbiopsy hemorrhage on interpretation of MR images. Radiology 195 (1995) 385

11 Uterus und Vagina

B. Hamm

Einleitung

In der Diagnostik des weiblichen Beckens gewinnt die Magnetresonanztomographie zunehmend an Bedeutung. Die frei wählbare Schichtebene (z. B. in sagittaler Orientierung) ist besonders vorteilhaft für die Darstellung des Uterus, und der hohe Weichteilkontrast bietet derzeit die beste Möglichkeit zur Beurteilung der zonalen Anatomie des Uterus. Fortschritte in der Spulentechnologie und der Einsatz schneller Pulssequenzen haben die MRT zu einer zuverlässigen Untersuchungstechnik mit hoher Bildqualität gemacht.

Zweifellos bleibt der Ultraschall neben der klinischen Untersuchung das am häufigsten eingesetzte bildgebende Verfahren. Der Ultraschall wird allerdings außer durch die Untersucherabhängigkeit durch die unzureichende Gewebecharakterisierung und vor allem die fehlende Möglichkeit eines Stagings von Malignomen begrenzt.

Die Computertomographie erwies sich aufgrund des geringen Weichteilkontrastes als ineffizient für das lokale Tumorstaging und sollte nur noch bei fortgeschrittenen Tumorstadien Einsatz finden. Die MRT bietet demgegenüber eine exzellente morphologische Darstellung des weiblichen Beckens und ist sowohl bei der Beurteilung benigner als auch maligner Raumforderungen des Uterus hilfreich – sie weist den größten diagnostischen Wert beim Staging von Malignomen auf. Neuere Studien haben zudem nachgewiesen, daß die MRT als prätherapeutisches Verfahren beim Zervixkarzinom durchaus kosteneffektiv ist.

Indikationen

Für die Beurteilung von Malignomen des Uterus (Zervix- und Endometriumkarzinom) und des Karzinoms der Vagina stellt die MRT die Methode der Wahl dar. Sie findet darüber hinaus zunehmend Einsatz im Rahmen der Strahlentherapieplanung und der Verlaufskontrolle nach Radiatio. Die MRT bietet sich als ergänzendes Verfahren an bei Patienten mit unklarem sonographischen Befund, unklarer Zuordnung einer pelvinen Raumforderung und Patientinnen, bei denen eine weitere Charakterisierung einer Läsion erwünscht wird.

Untersuchungstechnik

Für eine optimale Untersuchungsplanung sowie die anschließende Befundung ist es hilfreich, vor der Untersuchung einige klinische Informationen von der Patientin

Tabelle 11.**1** Nützliche klinische Daten, die vor jeder MR-Untersuchung des weiblichen Beckens eingeholt werden sollten

1. In welchem menstruellen Status befindet sich die Patientin?
  – Prämenopause ☐   oder Postmenopause ☐
  – Datum der letzten Periode: _____
  – Besteht die Möglichkeit einer Schwangerschaft?
    nein ☐   ja ☐

2. Werden exogene Hormone eingenommen?
  – Östrogene: nein ☐   ja ☐
  – Antibabypille: nein ☐   ja ☐

3. Parität?   Nullipara ☐   Pluripara ☐   Sectio ☐

4. Fremdkörper (Tampon, Spirale, Zervixringpessar usw.)?
  nein ☐   ja ☐
  Wenn ja, Art des Fremdkörpers: _____

5. Wurde bei der Patientin bereits eine gynäkologische Operation (einschließlich Kürettage) oder Strahlentherapie durchgeführt?
  – Operation: nein ☐   ja ☐
  Wenn ja, Art und Datum des Eingriffs: _____
  – Strahlentherapie: nein ☐   ja ☐
  Wenn ja, Ende der Bestrahlung: _____

6. Bestehen bei der Patientin Kontraindikationen gegen
  – MR-Kontrastmittel? nein ☐   ja ☐
  – Buscopan? nein ☐   ja ☐
  – Glucagon? nein ☐   ja ☐

zu erfragen (Tab. 11.**1**). Die Erhebung einer gynäkologischen Anamnese erleichtert die Bildinterpretation, da das Erscheinungsbild der weiblichen Beckenorgane vom Menstruationszyklus und dem Hormonstatus beeinflußt wird. Wichtig ist ebenfalls die Frage nach Fremdkörpern (z. B. Spirale) und vorangegangenen Operationen bzw. Bestrahlungen. Neben den üblichen Fragen hinsichtlich der bekannten Kontraindikationen einer MR-Untersuchung (Herzschrittmacher etc.) empfiehlt es sich, die Angaben der Patientin auf einen separaten Fragebogen aufzuzeichnen, so daß sie für die abschließende Beurteilung zur Verfügung stehen (Tab. 11.**1**).

Patientinnen mit einer intrauterinen Spirale können problemlos untersucht werden. Zunächst befürchtete Überwärmungen oder Dislokationen treten nicht auf. Die Spirale bildet sich im Cavum uteri als signalarme Struktur ab.

Eine Nahrungskarenz vor der Untersuchung ist nicht erforderlich. Zu Beginn der Untersuchung sollte die Harnblase entleert bzw. nur mittelgradig gefüllt sein, um Bewegungsartefakte bzw. ein Unterbrechen der Untersuchung wegen Harndrangs zu vermeiden. Das Einführen eines Vaginaltampons zur besseren Abgrenzung

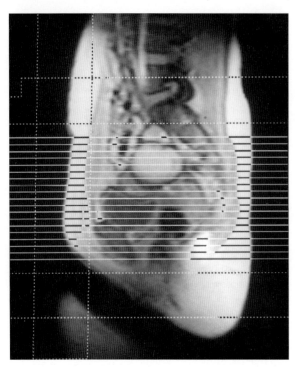

Abb. 11.**1** Vorsättigung der Bauchdecke und der Gefäße. Plazierung der Vorsättigung auf die signalintensive Bauchdecke zur Reduktion von Atemartefakten sowie Vorsättigung der Gefäße kranial und kaudal des Untersuchungsvolumens zur Eliminierung von Pulsationsartefakten. Sagittale T1w GRE-Sequenz.

der Vaginalwand ist nicht erforderlich und führt darüber hinaus bei Verwendung von GRE-Sequenzen zu Suszeptibilitätsartefakten.

Für die Lagerung der Patientin kann die Bauchlage (Reduktion der Atemartefakte) oder die bevorzugte und bequemere Rückenlage gewählt werden. Bei der Rückenlage empfiehlt sich zur Reduktion von Bewegungsartefakten durch die Bauchdecke die Verwendung eines Bauchgurts, der mit leichtem Druck oberhalb der Symphyse plaziert wird. Alternativ zu diesem Bauchgurt bietet sich die Vorsättigung der Bauchdecke an (Abb. 11.**1**, 11.**2**). Bewegte Strukturen führen zu Bewegungsartefakten und Konturunschärfen, resultierend aus den Atemexkursionen, der Darmperistaltik und der Gefäßpulsation. Vor der Untersuchung wird die Patientin aufgefordert, während der Untersuchung gleichmäßig und flach zu atmen (Reduktion der atembedingten Artefakte der Bauchdecke). Die Darmperistaltik läßt sich suffizient durch eine fraktionierte i. v. Applikation von 40 mg Buscopan oder 2 mg Glucagon reduzieren. Die intravenöse Gabe erfolgt über einen Zugang mit langer Zuleitung, welche ebenfalls für eine spätere i. v. KM-Applikation genutzt werden kann. Eine kranial und kaudal des Untersuchungsfeldes plazierte Vorsättigung reduziert sowohl arterielle als auch venöse Inflow-Artefakte der Gefäße (Abb. 11.**1**). Bei der Erstellung transversaler Bilder sollte die Phasenkodierrichtung anterior-posterior gewählt werden, so daß Pulsationsartefakte der Gefäße nicht über die interessierenden Organe in Beckenmitte verlaufen. Gleiches gilt für sagittale Aufnahmen mit einer Phasenkodierrichtung ebenfalls in a.-p. Ausrichtung.

Üblicherweise wird das Becken mit der Körperspule untersucht. Eine deutliche Verbesserung des S/R-Verhältnisses und der räumlichen Auflösung läßt sich durch Verwendung einer Phased-array-Körperspule erreichen (Abb. 11.**3**). Diese Spule kann derzeit als Spule der Wahl für MR-tomographische Beckenuntersuchungen angese-

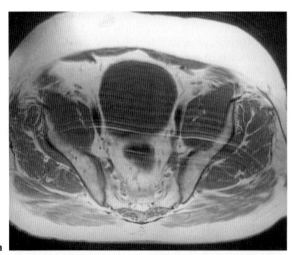

a

Abb. 11.**2** Verbesserung der Bildqualität durch Vorsättigung der Bauchdecke. **a** Ohne Vorsättigung; die signalintensive Bauchdecke verursacht atembedingte Artefakte im kleinen Becken (T1w SE-Sequenz). **b** Mit Vorsättigung; Elimination von atembedingten Artefakten durch Vorsättigung der Bauchdecke.

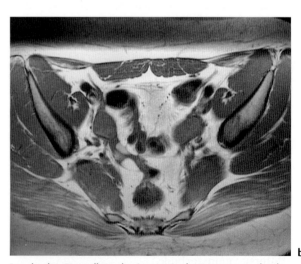

b

Regelrechte Darstellung der Ovarien in der Fossa ovarica beiderseits. Man beachte die scharfe Abbildung des Darms durch die intravenöse Applikation eines Spasmolytikums. T1w SE-Sequenz.

hen werden. Die zwischenzeitlich eingesetzten Spulen-paare (z. B. Helmholtz-Spule) und auch die endorektale Spule haben sich nicht durchsetzen können. Die endo-rektale Spule bietet zwar im Nahbereich (z. B. im Fall ei-nes Zervixkarzinoms) eine hohe räumliche Auflösung, ermöglicht jedoch nicht ein komplettes Staging der an-grenzenden Strukturen und wird darüber hinaus von den Patientinnen schlecht toleriert.

■ Abbildungsebenen

Ein wichtiger Aspekt der Untersuchungsplanung ist die richtige Wahl der Abbildungsebenen. In der transversa-len Ebene lassen sich Uterus und Zervix gut darstellen, ebenso wie die uterosakralen Ligamente und der prä-sakrale Raum. Optimal ist die transversale Ebene zur Beur-teilung der Parametrien und der Lymphknoten. In der sagittalen Ebene läßt sich der Uterus in der gesamten Länge abbilden, was als Vorteil gegenüber der transver-salen Schichtebene anzusehen ist. Das Lig. vesicouteri-num und die anatomische Relation von Uterus und Va-gina zu Harnblase und Rektum kann in dieser Ebene am besten beurteilt werden. Angulierte Ebenen können be-sonders hilfreich sein bei der Beurteilung uteriner Fehl-bildungen (z. B. angulierte frontale Schichtebene in Ab-hängigkeit zur Ante- bzw. Retroflektion des Uterus) bzw. bei der Beurteilung der myometralen Infiltrationstiefe eines Endometriumkarzinoms (exakt transversale Ebene im Bereich des Corpus uteri in Abhängigkeit zur Ante- bzw. Retroflektion des Uterus). Im übrigen wird die frontale Ebene bei Untersuchungen des Uterus und der Vagina nur in Einzelfällen als zusätzliche Abbil-dungsebene gewählt.

■ Pulssequenzen

Für die Beurteilung von Uterus und Vagina werden so-wohl T1w als auch T2w Bilder benötigt. T2w Bilder sind am besten geeignet, die zonale Anatomie des Uterus darzustellen und die Intaktheit muskulärer Strukturen (z. B. Harnblasen- und Rektumwand, Muskulatur der Beckenwand) zu beurteilen. T1w Bilder zeigen den be-sten Kontrast zum pelvinen Fettgewebe und eignen sich vor allem zur Beurteilung der Lymphknoten. Typische Parameter konventioneller T1w und T2w SE-Sequenzen finden sich in Tab. 11.**2**. Die konventionellen T2w SE-Se-quenzen sind weitgehend von den schnellen T2w SE-Se-quenzen (Turbo-SE bzw. TSE) abgelöst worden (Vor-schläge für entsprechende Pulssequenzparameter in Tab. 11.**2**). Ein Teil des Zeitgewinns durch den Einsatz der schnellen SE-Sequenzen sollte in eine höhere Bildmatrix und mehrere Bildmittlungen investiert werden. Der Ein-satz dieser schnellen SE-Sequenzen zusammen mit der Phased-array-Körperspule bietet eine exzellente räumli-che Auflösung bei gleichzeitig reduzierter Untersu-chungszeit. Fettgesättigte SE-Sequenzen sind besonders hilfreich, um Läsionen mit hämorrhagischem von Läsio-nen mit fettreichem Inhalt zu unterscheiden (z. B. Endo-metriosezysten versus Dermoid), die im T1w und T2w Bild ähnlich aussehen können. Kleine, signalintensive Herde der Endometriose können bei konventioneller

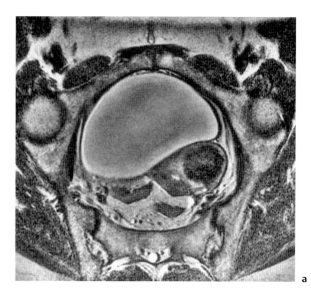

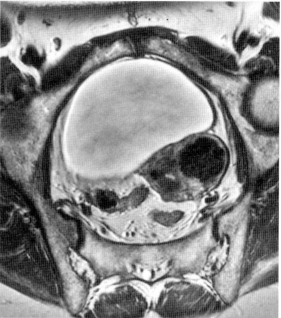

Abb. 11.**3** Verbesserung des S/R-Verhältnisses durch Einsatz der Phased-array-Körperspule (**a, b** T2w TSE-Bilder mit identi-schen Sequenzparametern). Schnitt durch das Corpus uteri mit Nachweis einzelner intramuraler Leiomyome. **a** Körperspule, **b** Phased-array-Körperspule

Untersuchungstechnik im signalintensiven Fettgewebe untergehen und sind mit der Fettsättigungstechnik bes-ser zu erfassen. Diese Untersuchungstechnik bietet sich auch für die KM-unterstützte Untersuchung an mit dem Ziel einer besseren Unterscheidung von Fettgewebe und KM-aufnehmendem Gewebe.

Gradientenecho-(GRE-)Sequenzen haben sich we-gen der schlechteren räumlichen Auflösung für die Un-tersuchung der weiblichen Beckenorgane nicht durchge-setzt. Auch sind dynamische Kontrastmittelstudien nur in Ausnahmefällen erforderlich.

Tabelle 11.**2**   Empfohlene Pulssequenzen für die MR-Untersuchung von Uterus und Vagina

Ge-wich-tung	Orientie-rung	Se-quenz-typ	TR (ms)	TE (ms)	Flip (°)	ETL (z. B.)	FS	Matrix ($N_{phase} \times N_{frequ}$)	FOV (mm)	N_{SL}	N_{AC}	SD (mm)	T_{AC} (min)	Atem-stopp
T2	sag	TSE/FSE	4200	20/120	–	5	N	220×512	320 (6/8)	19	2	5	6,2	nein
T2	sag altern.	SE	2500	90	–	–	N	128×256	320 (6/8)	19	2	5	11	nein
T2	tra	TSE	7000	112	–	15	N	240×512	320 (6/8)	19	3	5	5,6	nein
T2	tra altern.	SE	2500	90	–	–	N	128×256	320 (6/8)	19	2	5	11	nein
PD/T1	tra	TSE	1150	10	–	3	N	228×512	320 (6/8)	23	3	8	5	nein
T1	tra altern.	SE	500	15	–	–	N	192×256	320 (6/8)	19	4	8	8	nein
T1	sag	TSE	650	10	–	3	N	270×512	320 (6/8)	15	4	5	4	nein
T1	sag altern.	SE	500	15	–	–	N	192×256	320 (6/8)	15	4	5	8	nein
T1	tra	SE	500	15	–	–	J	192×256	320 (6/8)	13	4	5	8	nein
T2	tra	TSE	7000	112	–	15	J	240×512	320 (6/8)	19	3	5	5,6	nein

Beachte: Für TSE–FSE-Sequenzen mit hoher Auflösung wird die Verwendung einer Phased-array-Körperspule empfohlen. Schichtabstand immer 20% der Schichtdicke (Distanzfaktor 0,2).

■ Kontrastmittel

Durch die intravenöse Gabe von paramagnetischen Kontrastmitteln (z. B. Gd-DTPA) läßt sich auch im T1w Bild die zonale Anatomie des Uterus darstellen (Abb. 11.**13**, 11.**19**). Sie ist jedoch insgesamt weniger deutlich zu erkennen als im T2w Bild. Eine KM-Untersuchung in Ergänzung zu den T1w und T2w Aufnahmen wird nur bei wenigen Fragestellungen empfohlen, z. B. beim Endometriumkarzinom oder zur Differenzierung vitaler und nekrotischer Tumoranteile. Die KM-unterstützte Untersuchung erfolgt in der Regel mit einer hochauflösenden T1w SE-Sequenz.

Bei Fragestellungen, die sich primär auf den Uterus bzw. die Vagina beziehen, ist die routinemäßige Verabreichung eines oralen Kontrastmittels nicht erforderlich.

■ Generelle Untersuchungsstrategie

Die MR-Untersuchung des **Uterus** umfaßt in der Regel T2w Aufnahmen in sagittaler Ebene sowie T2w und T1w Aufnahmen in der transversalene Ebene. Empfohlen wird diese Kombination von Pulssequenzen für die Untersuchung von Uterusfehlbildungen sowie für die Diagnostik benigner und maligner Tumoren (z. B. Leiomyome, Endometrium- und Zervixkarzinome). Im Falle des Endometriumkarzinoms verbessern ergänzende KM-unterstützte T1w Aufnahmen die diagnostische Sicherheit. Sagittale T2w Bilder werden benötigt für die Tumordetektion, optimale Darstellung der Tumorausdehnung in kraniokaudaler Richtung und die Beurteilung einer möglichen Infiltration von Harnblase bzw. Rektum. Die transversalen T2w Bilder geben die beste Information hinsichtlich einer tumorösen Infiltration in die Parametrien, die sakrouterinen Ligamente und die Beckenwand, gleichzeitig bieten sie eine zusätzliche Beurteilung der Harnblasenwand bzw. des Rektums in Ergänzung zur sagittalen Ebene. Die T1w Aufnahmen werden in der Regel nur in der transversalene Ebene angefertigt (von der Aortenbifurkation bis zum Beckenboden!) und eignen sich vor allem für die Beurteilung des Lymphknotenstatus. Im Falle von Unterusanomalien sollte man von den standardorthogonalen Ebenen auf angulierte Ebenen entlang der eigentlichen Uterusachse ausweichen (Abb. 11.**4**).

Für die Beurteilung der **Vagina** sind T2w Aufnahmen in transversaler Ebene essentiell und identische T1w Aufnahmen hilfreich (Abb. 11.**21**). KM-unterstützte T1w Aufnahmen unterstreichen die zonale Anatomie (Abb. 11.**22**). Bei Tumoren der Vagina wird die Anfertigung zusätzlicher T2w Aufnahmen in sagittaler Ebene zur Beurteilung der kraniokaudalen Tumorausdehnung und der ergänzenden Beurteilung von Harnblasen- und Rektumwand empfohlen. Aufnahmen in frontaler Ebene (T2w) sind bei Verdacht auf Tumorinfiltration in den benachbarten M. levator ani indiziert.

Bildgebung der normalen Anatomie

Das MR-Bild des Uterus und der Vagina ist abhängig vom Alter und dem hormonellen Status der untersuchten Patientin (11, 23, 41, 46).

Der **Uterus** besteht aus drei unterschiedlichen Abschnitten: Korpus, Isthmus (bzw. unteres Uterinsegment) und Zervix (Abb. 11.**5**).

Die Wand des Corpus uteri besteht im Gegensatz zur Zervix fast ausschließlich aus glatter Muskulatur. Das Cavum uteri wird vom Endometrium ausgekleidet und stellt nur einen schmalen Spalt dar. Der Isthmus uteri (unteres Uterinsegment) bildet außerhalb der Schwangerschaft mit dem Ostium internum den Übergang vom Korpus zur Cervix uteri. Der Isthmus hat eine Höhe von nur ca. 0,5 cm. Die Abgrenzung von der Cervix uteri hat ihre Berechtigung durch den „Funktionswechsel" des Isthmus im Verlauf der Schwangerschaft, da er

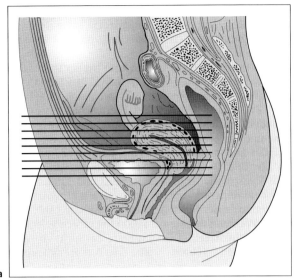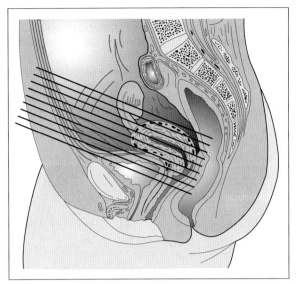

a   b

Abb. 11.4 Angulation der Schichtebene entlang der Achse des Corpus uteri. Vergleich **a** der transversalen mit **b** der angulierten Schichtebene.

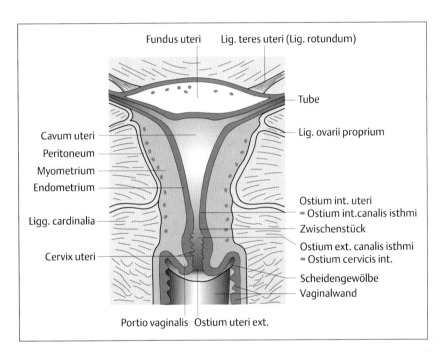

Fundus uteri   Lig. teres uteri (Lig. rotundum)

Tube

Lig. ovarii proprium

Cavum uteri

Peritoneum

Myometrium

Endometrium

Ostium int. uteri
= Ostium int. canalis isthmi

Ligg. cardinalia

Zwischenstück

Ostium ext. canalis isthmi
= Ostium cervicis int.

Cervix uteri

Scheidengewölbe

Vaginalwand

Portio vaginalis   Ostium uteri ext.

Abb. 11.5 Frontalschnitt durch den Uterus mit Darstellung von Korpus, Isthmus und Zervix (nach Martius).

sich hierbei überproportional vergrößert und somit eine Kapazitätsreserve schafft. Die Cervix uteri ragt mit der Portio in das Scheidengewölbe vor. Die Wand der Zervix besteht überwiegend aus derbem Bindegewebe und zu etwa 10% aus ringartig angeordneter glatter Muskulatur. Im Gegensatz zur Portio uteri ist der Zervikalkanal mit Zylinderepithel ausgekleidet. In Höhe des äußeren Muttermundes treffen Plattenepithel und Zylinderepithel aufeinander.

Überzogen wird der Uterus durch das Peritoneum (Abb. 11.**6**). Ventral setzt sich das Peritoneum vom Uterus auf das Harnblasendach fort, unterhalb dieser Umschlagfalte liegt das Lig. vesicouterinum. Die dorsale Be-

deckung des Uterus mit Peritoneum setzt sich nach kaudal fort bis in Höhe der hinteren Vaginalfornix, um von dort aus die ventrale Rektumwand zu bedecken (sogenannter Douglas-Raum). Die Gefäße des Uterus ziehen durch die Parametrien und erreichen das Organ im Bereich des Isthmus uteri (d. h. in Höhe der inneren Öffnung des Zervikalkanals). Die Parametrien sind hauptsächlich durch ihre bindegewebigen Anteile und durch die hohe Dichte an Gefäßen (inkl. Lymphgefäße) charakterisiert mit einem größeren Anteil von Fettgewebe in den lateralen, beckenwandnahen Abschnitten. Die Ureteren ziehen ca. 2 cm lateral der Zervix durch die Parametrien. Kaudal begrenzt werden die Parametrien vom

Lig. cardinale, welches von der Zervix bis zur Beckenwand zieht und beiderseits das Parametrium vom paravaginalen Bindegewebe (Parakolpos) trennt. Insgesamt tragen acht Ligamente zur Halterung bzw. Aufhängung des Uterus bei. Unter diagnostischen Gesichtspunkten, wie z. B. der Ausbreitungsdiagnostik des Zervixkarzinoms, sind das Lig. vesicouterinum und das Lig. sacrouterinum von besonderer Bedeutung (Abb. 11.**7**). Das Lig.

vesicouterinum zieht von der Zervix zur Basis bzw. Hinterwand der Harnblase, während das Lig. sacrouterinum von der Zervix zum Os sacrum zieht und das Rektum umschließt.

Bei Frauen im gebärfähigen Alter hat der Uterus üblicherweise eine Länge von 6–9 cm. Auf T1w Bildern erscheint der Uterus homogen und hypointens (Abb. 11.**8**). Auf T2w Bildern können drei Uterusschichten unterschieden werden: das Endometrium, eine Übergangszone und das Myometrium (Abb. 11.**9**).

Das Endometrium zeigt eine hohe Signalintensität im T2w Bild. Die Dicke des Endometriums variiert mit dem Menstruationszyklus zwischen 1 und 3 mm zu Beginn der Proliferationsphase (Abb. 11.**10**) und zwischen 5 und 7 mm in der Mitte der Sekretionsphase (Abb. 11.**9**, 11.**11**). Während der Menstruation findet sich gelegentlich ein Blutkoagel im Cavum uteri, das nicht zu Fehlbeurteilungen führen sollte (z. B. Fremdkörper) (Abb. 11.**12**).

Das Myometrium weist auf T2w Bildern eine mittlere Signalintensität auf, die in der Sekretionsphase ansteigt (vermehrter Flüssigkeitsgehalt in diesem Abschnitt des Menstruationszyklus) (Vergleich von Abb. 11.9 und 11.11 mit Abb. 11.10). Die Gefäße innerhalb des Myometriums sind in dieser Phase des Menstruationszyklus ebenfalls besonders prominent. Zwischen Myometrium und Endometrium findet sich die signalarme Übergangszone. Diese entspricht dem inneren Anteil des Myometriums, der einen geringeren Wassergehalt und ein höheres Kern-Zytoplasma-Verhältnis aufweist als das äußere Myometrium (47, 56). Die Dicke der Übergangszone beträgt normalerweise 5 mm oder we-

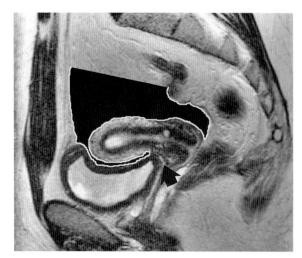

Abb. 11.**6**   Mit Peritoneum bedeckte Abschnitte des Uterus, dargestellt im sagittalen T2w TSE-Bild. Homogene Markierung der Peritonealhöhle im kleinen Becken, Lig. vesicouterinum (Pfeil).

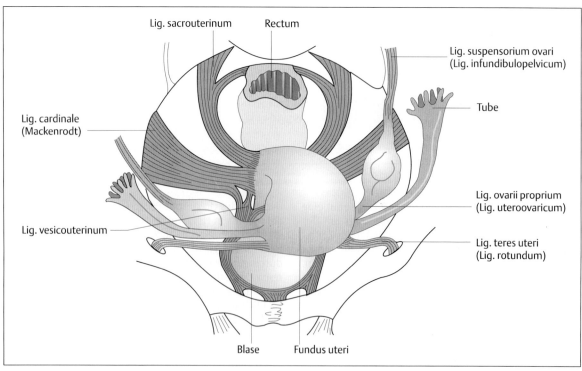

Abb. 11.**7**   Die Bandverbindungen der inneren Genitalorgane (nach Martius).

niger. Eine verbreiterte Übergangszone (über 12 mm) findet sich bei der Adenomyose.

Nach intravenöser Applikation eines paramagnetischen Kontrastmittels läßt sich auf T1w Bildern die zonale Anatomie des Uterus erkennen (Abb. 11.**13**). Ein betontes Enhancement findet sich im Endometrium und Myometrium, während die Übergangszone von geringerer Signalintensität ist (vermutlich wegen des dichteren Gewebes und des geringeren extrazellulären Verteilungsvolumens für das Kontrastmittel) (4, 32, 56).

Bei Kleinkindern findet sich durch den Einfluß der mütterlichen Östrogene noch eine gute Differenzierung zwischen Myometrium und Endometrium. In der Prämenarche ist das Endometrium entweder als dünner signalintensiver Streifen oder überhaupt nicht zu erkennen, die Übergangszone ist vom signalarmen Myometrium nicht zu differenzieren. In dieser Phase ist der Korpus des Uterus klein, während die Zervix länger ist als der Korpus (Abb. 11.**14**).

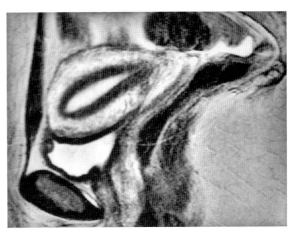

Abb. 11.**9** Regelrechte Dreischichtung des Corpus uteri. 30jährige Patientin, Mitte des Menstruationszyklus; T2w SE-Sequenz. Das signalintensive Endometrium wird von der hypointensen Übergangszone umgeben, während das übrige Myometrium mäßig hyperintens ist.

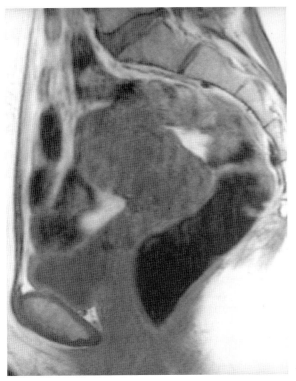

◁ Abb. 11.**8** Sagittales T1w SE-Bild des Uterus.

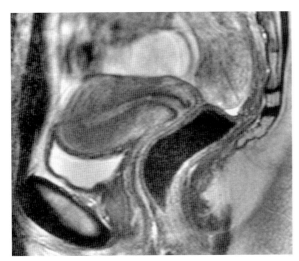

Abb. 11.**10** Uterus während der ersten Zyklushälfte (Proliferationsphase) mit schmalem Endometrium und relativ geringer Signalintensität des Myometeriums. 32jährige Patientin; T2w SE-Sequenz.

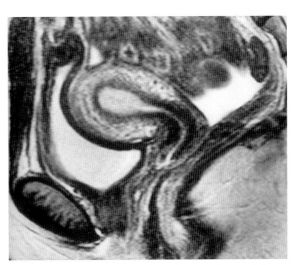

Abb. 11.**11** Uterus während der Sekretionsphase. 18jährige Patientin; T2w TSE-Sequenz. Breites Endometrium und vermehrte Signalintensität des Myometriums. Nebenbefund: geringer Aszites im Douglas-Raum und gute Markierung der peritonealen Umschlagfalte vom Uterus auf das Rektum.

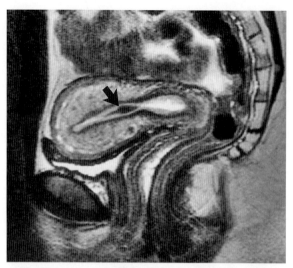

Abb. 11.**12** Kleines Blutkoagel (Pfeil) im Cavum uteri. T2w TSE-Sequenz.

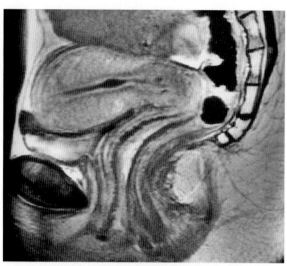

Abb. 11.**13** Normale Darstellung des Uterus nach intravenöser Applikation von Gd-DTPA. Gleiche Patientin wie Abb. 11.**12**; T1w SE-Sequenz. Betontes KM-Enhancement des Endometriums. Gleichzeitig deutliches Enhancement der vaginalen Schleimhaut. Hypointensität der Muskulatur der Vaginalwand.

In der Postmenopause findet sich regelmäßig eine gute Differenzierung zwischen dünnem Endometrium und einem signalarmen Myometrium (Abb. 11.**15**). Im T2w Bild ist das Endometrium als dünner signalintensiver Streifen zu erkennen, die Übergangszone ist vom signalarmen Myometrium nicht zu differenzieren. Die Dicke des Endometriums nimmt nach der Menopause auf ca. 3–5 mm ab (bezogen auf die Gesamtdicke des Endometriums). Wird jedoch eine Hormonbehandlung durchgeführt, können die prämenopausale Signalcharakteristik und auch die zonale Anatomie erhalten bleiben; die Dicke des Endometriums kann dabei 10 mm betragen. Es ist an dieser Stelle darauf hinzuweisen, daß sich auch sonographisch drei unterschiedliche Zonen des Uterus nachweisen lassen, wobei die divergierenden sonographischen Dickenangaben dieser Zonen so zu werten sind, daß diese nicht direkt mit den drei in der MRT nachweisbaren Schichten vergleichbar sind (49).

Unter exogener Hormonbehandlung kann sich die MR-tomographische Darstellung von Uterus und Vagina beträchtlich verändern. Bei Frauen, die orale Kontrazeptiva einnehmen, findet sich in den T2w Bildern eine höhere Signalintensität des Myometriums (Abb. 11.**16**).

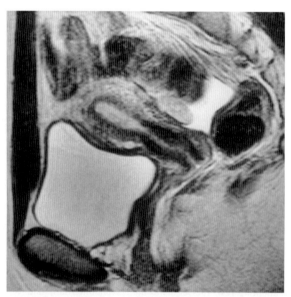

Abb. 11.**14** Normaler Uterus eines geschlechtsreifen 14jährigen Mädchens; T2w TSE-Sequenz. Man beachte die Länge der Cervix uteri im Vergleich zum Korpus.

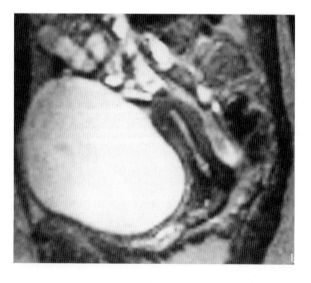

Abb. 11.**15** Uterus in der Postmenopause. T2w SE-Sequenz.

Die Zervix weist im Erwachsenenalter auf T2w Bildern eine innere Schicht von hoher Signalintensität auf, eine relativ breite mittlere Schicht von geringer Signalintensität und eine äußere Schicht von mittlerer Signalintensität (Abb. 11.**11**, 11.**17**). Die hohe Signalintensität der inneren Schicht entspricht den endozervikalen Drüsen und Schleim im Zervikalkanal. Mit der hochauflösenden MRT läßt sich gelegentlich noch eine weitere, dünne, mäßig signalvermehrte Schicht im T2w Bild darstellen (Abb. 11.**18**), wobei es sich in erster Linie um die Mukosa des Zervikalkanals handelt. Hier zeigen sich auch die Plicae palmatae. Die durch Signalarmut charakterisierte Schicht entspricht dem besonders bindegewebsreichen Stroma der Zervix, während die äußere Schicht mit einer dem Myometrium vergleichbaren Signalintensität einen mehr lockeren Gewebeaufbau zeigt (12). Ovula-Nabothi-Zysten sind eine häufig anzutreffende benigne Veränderung der Zervix, die durch Vergrößerung oder Obstruktion von zervikalen Schleimdrüsen entstehen. Auf T2w Bildern haben diese Zysten eine rundliche bis ovale Konfiguration bei glatter Begrenzung und hoher Signalintensität (Abb. 11.**6**, 11.**42**). Unter intravenöser KM-Applikation lassen sich die o. g. Schich-

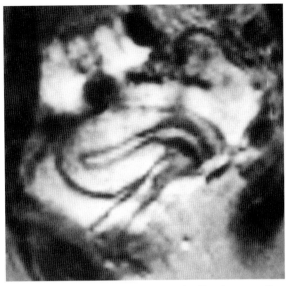

Abb. 11.**16** Normaler Uterus unter oraler Einnahme von Kontrazeptiva. T2w SE-Sequenz. Schmales Endometrium und vermehrte Signalintensität des Myometriums.

Abb. 11.**17** Regelrechter Befund von Zervix und Corpus uteri. T2w SE-Bilder in sagittaler und transversaler Ebene. **a** Sagittale Aufnahme. Die signalarme Übergangszone des Corpus uteri geht in das signalarme Zervixstroma über. Nebenbefund: geringer Aszites um den Uterus. **b, c** Regelrechte Dreischichtung des Corpus uteri (**b**) und Darstellung des ringförmigen signalarmen inneren Zervixstromas (Pfeile), das den schmalen, signalintensiven Zervikalkanal umgibt (**c**).

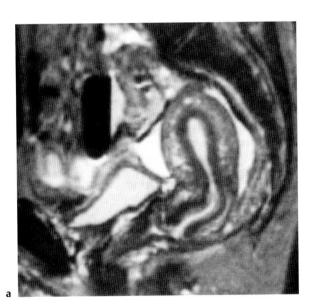

a

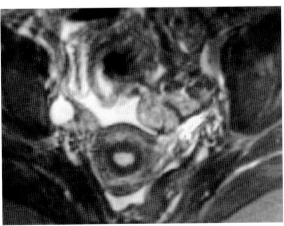

b

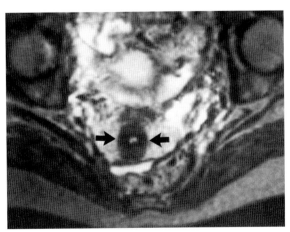

c

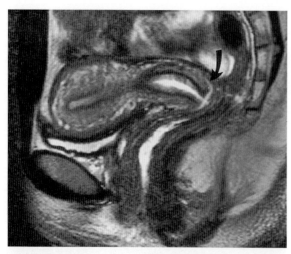

Abb. 11.**18** Regelrechte Darstellung der Cervix uteri. (Sagittales T2w TSE-Bild). Vier Schichten lassen sich erkennen: zentral der signalintensive Mukus, umgeben von den Plicae palmatae, angrenzend das hypointense innere Zervixstroma und schließlich das mittelintensive äußere Zervixstroma. Die Portio ragt in die Vagina. Gute Abgrenzung der dorsalen Vaginalfornix (Pfeil) durch den signalintensiven Mukus.

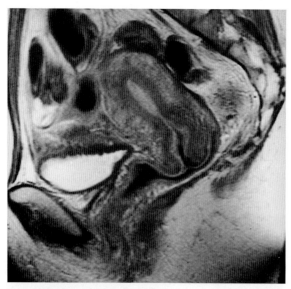

Abb. 11.**19** Regelrechte Darstellung der Cervix uteri unter intravenöser KM-Applikation. Sagittales T1w SE-Bild. KM-Enhancement von Endometrium und Mukosa der Zervix sowie der Vagina (mäßiges Enhancement der äußeren Schichten des Myometriums). Kein Enhancement des Mukus im Zervikalkanal und in der Vagina. Gute Abgrenzung der dorsalen und ventralen Vaginalfornizes.

ten auch im T1w Bild erkennen (Abb. 11.**19**) mit einem stärkeren KM-Enhancement der Schleimhaut im Zervikalkanal, der Portio und des äußeren Zervixstromas. Im Gegensatz zum Corpus uteri bietet die Zerevix keine wesentlichen Veränderungen der zonalen MR-Anatomie zwischen Frauen im gebärfähigen Alter und der Postmenopause bzw. zwischen Frauen ohne und mit hormoneller Behandlung bzw. hormoneller Kontrazeption.

Die Parametrien haben aufgrund des hohen Bindegewebsanteils, der Gefäße und Lymphgefäße etc. eine geringe Signalintensität im T1w Bild und sind somit nicht ausreichend von der Zervix abzugrenzen (Abb. 11.**20a**). Im T2w Bild weisen die Parametrien eine vermehrte Signalintensität auf, was zu einem guten Kontrast zwischen dem signalarmen Zervixstroma (mittlere Schicht) und dem parametranen Gewebe führt (Abb. 11.**20b**). Die äußere Schicht des Zervixstromas ist im T2w Bild nicht immer von den Parametrien abzugrenzen. Bei fortgeschrittenen Tumoren mit einer Infiltration bis in die beckenwandnahen Abschnitte der Parametrien läßt sich die Infiltration des Fettgewebes am besten im T1w Bild nachweisen.

Auf T1w Bildern hat die **Vagina** eine mittlere Signalintensität und läßt sich kaum von der Urethra und dem Rektum abgrenzen (Abb. 11.**21a**). Gut gelingt demgegenüber die Differenzierung der Vagina auf T2w Bildern und KM-unterstützten T1w Bildern (Abb. 11.**21b**, 11.**22**). Tampons in der Vagina sind zur angemessenen Beurteilung nicht erforderlich; diese können sogar zu einer verzerrten Darstellung führen. Die Unterscheidung der dorsalen Vaginalfornix von der Zervix und der Rektumvorderwand gelingt am besten in der sagittalen Schichtebene (Abb. 11.**18**, 11.**19**), während die kleinere ventrale Vaginalfornix nicht so gut von der Zervix zu unterscheiden ist. Das paravaginale Gewebe (Parakolpos) erscheint aufgrund seiner venösen Gefäßdichte mit hoher Signalintensität im T2w Bild (Abb. 11.**12**, 11.**21b**).

Das MR-Bild der Vagina unterliegt ebenfalls hormonellen Einflüssen. Im gebärfähigen Alter kommt es zu folgenden Veränderungen während des Menstruationszyklus. In der frühen Proliferationsphase zeigt das T2w Bild die Vaginalwand mit geringer Signalintensität und einen zentralen Streifen von hoher Signalintensität (Epithel und Schleim). Während der Sekretionsphase findet sich eine mäßige Verbreiterung des zentralen Streifens bei gleichzeitigem Signalanstieg (ca. 70% der untersuchten Frauen) der Vaginalwand. Während der Sekretionsphase ist somit der Kontrast zwischen Vaginalwand und Schleimhaut bzw. Mukus geringer als in der Proliferationsphase (28). Bei Frauen in der Postmenopause ohne exogene Hormonsubstitution zeigt sich die Vagina von geringer Signalintensität im T2w Bild mit einem sehr dünnen zentralen signalintensiven Streifen. Führen diese Frauen jedoch eine Östrogensubstitution durch, erscheint die Vagina wie bei prämenopausalen Frauen in der Proliferationsphase.

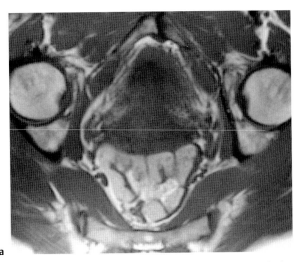

a

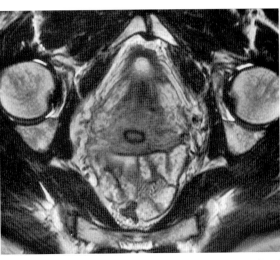

b

Abb. 11.**20** Zervix und Parametrien. Transversale Schichtebene. **a** Im T1w Bild lassen sich Zervix und Parametrien nicht differenzieren. Die beckenwandnahen Abschnitte der Parametrien enthalten Fettgewebe und sind somit partiell hyperintens.

b Im T2w Bild gelingt eine gute Markierung der Zervix anhand des signalarmen Zervixrings. Der Übergang des äußeren Zervixstromas zu den Parametrien ist fließend.

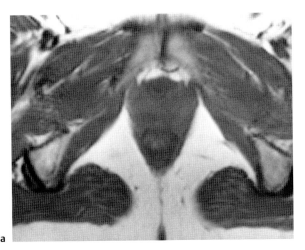

a

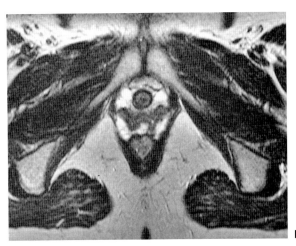

b

△
Abb. 11.**21** Regelrechte Darstellung der Vagina in der transversalen Ebene. **a** Unzureichende Abgrenzung der Vagina gegenüber dem Parakolpium, der Urethra und dem Rektum im T1w SE-Bild. **b** Klare Abgrenzung der Vagina gegenüber dem umgebenden signalintensiven Parakolpium, der Urethra, dem Rektum und dem M. levator ani.

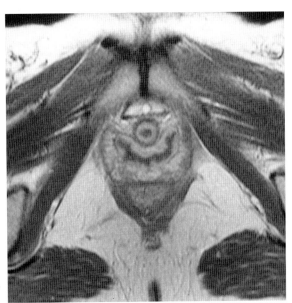

Abb. 11.**22** Darstellung der Vagina unter intravenöser KM- ▷
Applikation. Transversales T1w TSE-Bild.

Bildgebung der pathologischen Befunde

■ Kongenitale Fehlbildungen des Uterus

Tuben, Uterus, Zervix und der obere Teil der Vagina gehen während der Embryonalentwicklung aus den beiden Müller-Gängen hervor, während der untere Teil der Vagina sich aus dem Sinus urogenitalis entwickelt. Anomalien der Müller-Gänge entstehen durch Agenesie bzw. durch fehlende oder unvollständige Verschmelzung der beiden Gänge oder durch ausbleibende Septumrückbildung (Abb. 11.**23**). Derartige Fehlbildungen sind nicht selten; sie finden sich bei 2–3% aller Frauen (17, 63). Bei Patientinnen mit Infertilität oder wiederholten Spontanaborten liegt die Prävalenz mit 9–25% wesentlich höher (1, 20). Klinisch manifestieren sich solche Fehlbildungen außer durch eine entsprechende Schmerzsymptomatik durch primäre Amenorrhö, mehrfache Spontanaborte, Geburtskomplikationen und Endometriose. Besonders zu berücksichtigen ist, daß in 20–40% der Fälle ebenfalls Fehlbildungen der Nieren vorliegen wie Agenesie, Ektopie oder Rotationsanomalien.

Neben der diagnostischen Laparoskopie werden die Hysterosalpingographie, der endovaginale Ultraschall oder die MRT als nichtinvasive Verfahren eingesetzt, wobei die MR-Untersuchung aufgrund der fehlenden Invasivität, der komplexen Darstellung der pelvinen Anatomie und der Möglichkeit, gleichzeitig den gesamten Harntrakt zu beurteilen, als vorteilhaft angesehen wird.

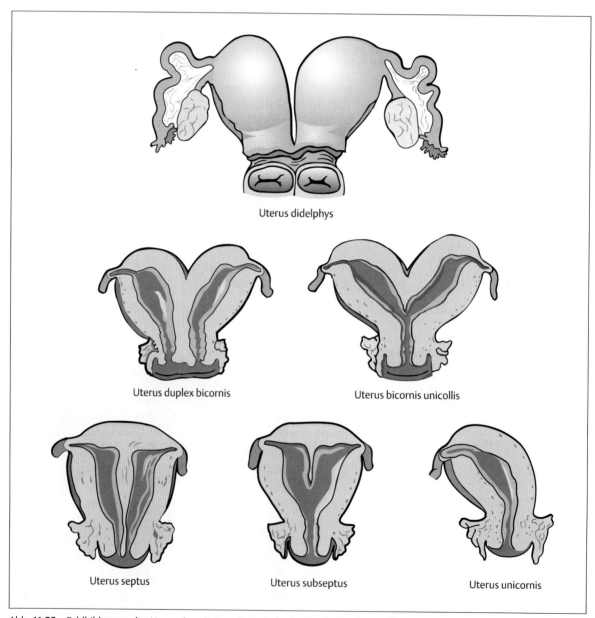

Uterus didelphys

Uterus duplex bicornis

Uterus bicornis unicollis

Uterus septus

Uterus subseptus

Uterus unicornis

Abb. 11.**23** Fehlbildungen des Uterus (aus Netter, F. H.: Farbatlanten der Medizin, Bd. 3, Thieme, Stuttgart 1987).

Bei der Untersuchungstechnik sollte man auf eine möglichst hohe räumliche Auflösung achten. Besonders gut geeignet sind schnelle SE-Sequenzen mit mehrfachen Bildmittelungen (2–4) und hoher Matrix in Verbindung mit einer Phased-array-Körperspule. Vorbereitung und Lagerung der Patientin entsprechen den üblichen Empfehlungen. Eine intravenöse KM-Applikation ist nicht erforderlich. Sinnvoll ist die Durchführung der folgenden Untersuchungssequenzen (Tab. 11.3): T1w Bilder in frontaler Ebene mit großem FOV ermöglichen eine Beurteilung der Nieren und der Harnabflußwege. Daraufhin folgen T2w Pulssequenzen des kleinen Beckens in sagittaler und transversaler Ebene bei 4–5 mm Schichtdicke. Durch gute Beurteilbarkeit der Kontur und der zonalen Anatomie des Uterus bei gleichzeitiger Darstellung der Ovarien sind dies die wichtigsten Pulssequenzen. Aus den sagittalen Bildern läßt sich eine dritte Ebene für T2w Bilder ableiten, die sich entlang der langen Achse des Uterus ausrichten sollte (Abb. 11.**4**) (wichtig für die Differenzierung eines Uterus septus vom Uterus bicornis). Tip für eine optimale Beurteilung: Die Kontur des Cavum uteri läßt sich während der Sekretionsphase (breiteres Endometrium!) am besten beurteilen. T1w Bilder in der transversalen Ebene ermöglichen zusätzlich die Charakterisierung von Ovarialzysten oder Fibromen bzw. von stattgehabten Blutungen. Bei Verdacht auf Endometriose bietet sich eine fettgesättigte T2w Pulssequenz an, um auch kleine signalintensive Endometrioseherde zu erfassen.

Agenesie und segmentale Atresie

Die Agenesie unterschiedlicher Abschnitte des urogenitalen Trakts ist mit Ausnahme der Tuben MR-tomographisch gut zu beurteilen (Abb. 11.**24**). Die häufigste Anomalie in dieser Klasse ist das Mayer-Rokitansky-Küster-Hauser-Syndrom – eine Agenesie des Uterus, der Zervix und des oberen Teils der Vagina. Tuben und Ovarien sind

Tabelle 11.**3** Kongenitale Fehlbildungen – empfohlene Untersuchungssequenzen

Sequenz	Abbildungsbereich/ FOV (Schichtebene)	Kommentar
T1w SE	gesamter Harntrakt (frontal)	Fehlbildungen der Nieren und Harnwege
T2w TSE	Uterus und Vagina inkl. Ovarien (transversal und sagittal)	Uterusfehlbildungen, Vaginalseptum, Ovarien
T2w TSE	Uterus (parallel zur Uterusachse)	Uterusfehlbildungen
T1w SE (optional)	wie T2w TSE (transversal oder sagittal)	Ovarien: Charakterisierung, Einblutungen
T2w Fatsat (optional)	kleines Becken (transversal)	Endometrioseherde

in den meisten Fällen vorhanden. Nach der gonadalen Dysgenesie ist dieses Syndrom die zweithäufigste Ursache einer primären Amenorrhö (69). Eine isolierte Agenesie oder Hypoplasie des Uterus ist sehr selten.

Das Fehlen des Uterus ist am besten auf sagittalen T2w Bildern zu erfassen, während eine fehlende Zervix oder proximale Vagina eher auf den transversalen T2w Bildern zu erkennen ist. Beim Mayer-Rokitansky-Küster-Hauser-Syndrom imponiert MR-tomographisch eine blind endende untere Vagina bei fehlendem Uterus und fehlender Zervix. Selten findet sich ein hypoplastischer Uterus mit Atresie der oberen Vagina (53).

Uterus didelphys und Uterus duplex bicornis

Im Falle des Uterus didelphys resultiert diese Fehlbildung aus einer völlig fehlenden Verschmelzung der beiden Müller-Gänge. Es finden sich zwei ausgebildete

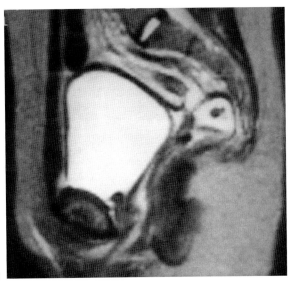
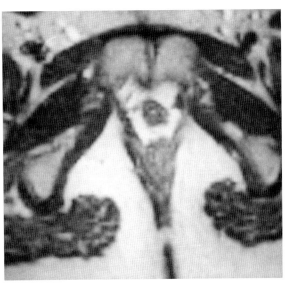

a   b

Abb. 11.**24** Agenesie von Uterus und Vagina. T2w SE-Bilder in **a** sagittaler und **b** transversaler Ebene.

Uteri und Zervizes mit einem Septum im oberen Abschnitt der Vagina. Falls das Vaginalseptum einseitig verschlossen ist, resultieren ein Hämatometrokolpos und eine ipsilaterale Hämatosalpinx. Beim Uterus duplex fehlt das Vaginalseptum, es findet sich nur eine Vagina, in die beide Zervixkanäle münden.

Die beiden Uteruskörper liegen normalerweise weit auseinander bei parallel verlaufenden, jedoch getrennten Zervixkanälen (Abb. 11.**25**, 11.**26**). Bei doppelt angelegten Zervixkanälen sollte besonderes Augenmerk auf das Vaginalseptum bzw. eine doppelte Vagina gelegt werden (Abb. 11.**25**). Da eine Darstellung des Vaginalseptums nicht immer möglich ist, bietet sich eine Korrelation mit dem körperlichen Untersuchungsbefund an, um diese Anomalie von einem Uterus bicornis bicollis zu unterscheiden (5, 53).

Uterus unicornis

Ein Uterus unicornis entsteht durch vollständige oder fast vollständige Entwicklungshemmung eines Müller-Gangs. Bei unvollständiger Entwicklungshemmung ist ein rudimentäres Horn mit oder ohne funktionalem Endometrium vorhanden. Klinisch manifestiert sich diese Fehlbildung durch eine sehr hohe Rate von Spontanaborten oder Komplikationen während der Geburt. Ein undurchgängiges Horn mit funktionierendem Endometrium kann zur Entstehung einer Endometriose führen (Abb. 11.**27**). MR-tomographisch imponiert ein lateral flektierter, bananenförmiger Uterus ohne die typische dreieckige Konfiguration des Corpus uteri. Die normale zonale Anatomie ist erhalten. Wenn ein rudimentäres Horn vorhanden ist, bildet sich dieses als Struktur von ähnlicher Signalintensität wie das Myometrium ab. Bei Vorhandensein von Endometrium kann das rudimentäre

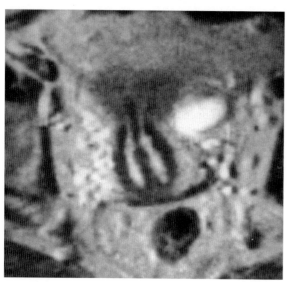
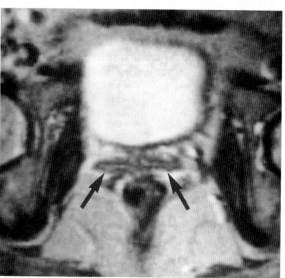

a   b

Abb. 11.**25**   Uterus didelphys. T2w SE-Sequenz. **a** Gute MR-tomographische Darstellung der beiden parallel verlaufenden Zervixkanäle und **b** Nachweis von zwei Vaginae (Pfeile).

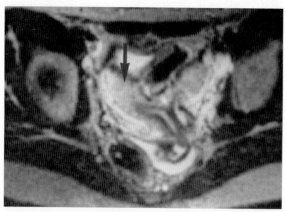
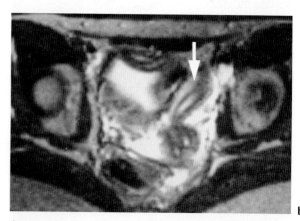

a   b

Abb. 11.**26**   Uterus duplex. T2w SE-Sequenz. Gute Erkennbarkeit der beiden Uterushörner (**a** rechts, **b** links, Pfeile) durch die typische Dreischichtung (Endometrium, Übergangszone und Myometrium); parallel verlaufende Zervikalkanäle.

Horn durch Hämorrhagien aufgetrieben sein (5, 53). Patientinnen mit dieser Fehlbildung sollten auf extrauterine Endometrioseherde untersucht werden.

Uterus bicornis

Ein Uterus bicornis entsteht durch teilweises Nichtverschmelzen der Müller-Gänge. Das die beiden Hörner trennende Septum besteht aus Myometrium und kann bis zur inneren Zervixöffnung (Uterus bicornis unicollis) bzw. äußeren Zervixöffnung (Uterus bicornis bicollis) reichen.

MR-tomographish lassen sich zwei Gebärmutterhöhlen mit normalem Endometrium nachweisen (beste Abbildungsqualität in der Sekretionsphase!). Der Fundus („Dach des Uterus") ist konkav (mehr als 1 cm abgesenkt) (Abb. 11.**28**) bei gleichfalls vergrößertem interkornualem Abstand (> 4 cm) (5, 14, 51). Die konkave Konfiguration des Fundus läßt sich am besten auf der angulierten frontalen T2w Aufnahme entlang der Uterusachse darstellen. Das trennende Septum weist in allen Pulssequenzen eine dem Myometrium identische Signalintensität auf. Der untere Anteil des Septums kann bindegewebig sein und hat dann sowohl auf T1w als auch T2w Bildern eine niedrige Signalintensität. Falls ein Zervixseptum vorhanden ist, besteht dieses ebenfalls aus Bindegewebe. Als *Uterus arcuatus* wird die schwach ausgeprägte Form der Bikornuität bezeichnet mit abgeflachtem Fundus und einem maximal 1 cm langen Septum.

Uterus septus

Ein septierter Uterus entsteht durch fehlende Rückbildung des fibrösen Septums zwischen beiden Uterushörnern. Das Septum kann unvollständig sein oder bis zur äußeren Zervixöffnung reichen. Die Therapie des Uterus septus unterscheidet sich grundlegend von der des Uterus bicornis. Während die Resektion des Septums beim Uterus septus endoskopisch erfolgen kann, erfordert die Korrektur des Uterus bicornis ein offenes chirurgisches Vorgehen. MR-tomographisch läßt sich der Uterus septus vom Uterus bicornis am besten anhand der angulierten frontalen T2w Aufnahmen entlang der Uterusachse differenzieren. Im Unterschied zum Uterus bicornis liegen die beiden Uterushörner beim Uterus septus näher beieinander (Abstand weniger als 4 cm), und der Fundus ist konvex oder allenfalls abgeflacht (Abb. 11.**29**) (51).

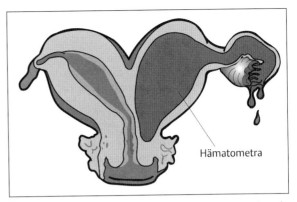

Abb. 11.**27** Undurchgängiges Horn eines Uterus unicornis, wobei versprengtes Endometrium über die Tuben zu einer Endometriose führen kann.

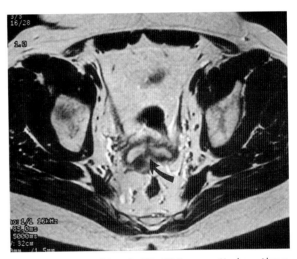

Abb. 11.**28** Uterus bicornis. T2w SE-Sequenz. Konkave Absenkung des Uterusfundus (Pfeil) (mit freundlicher Genehmigung von R. Huch, Zürich).

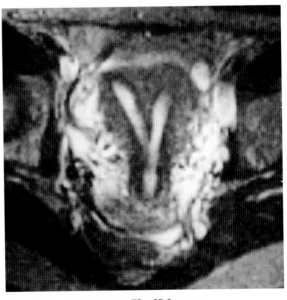

Abb. 11.**29** Uterus septus. T2w SE-Sequenz.

■ Benigne pathologische Befunde des Uterus

Leiomyome

Leiomyome sind die häufigsten Tumoren des Uterus. Es handelt sich um benigne Raumforderungen mit einer Prävalenz von 30–40% der Frauen im gebärfähigen Alter. Diese Tumoren bestehen aus glatter Muskulatur mit einem unterschiedlichen Anteil von Bindegewebe. Sie können solitär oder multipel auftreten und sind am häufigsten im Corpus uteri (90%) seltener in der Zervix (5%) lokalisiert. Leiomyome entspringen dem Myometrium und können zu folgenden Befunden bzw. Symptomen führen: Uterusvergrößerung, Menorrhagien, Infertilität, wiederholte Aborte und Geburtskomplikationen; gelegentlich können sie eine ovarielle Raumforderung vortäuschen. Leiomyome werden nach ihrer Lokalisation im Uterus (submukös, intramural oder subserös) benannt. 5–10% der Leiomyome liegen *submukös* bzw. wölben sich in das Uteruskavum vor. Diese Leiomyome führen am häufigsten zu klinischen Symptomen (z. B. Hyper-

menorrhö). Die meisten Leiomyome sind *intramural* lokalisiert und werden in der Regel als Zufallsbefund entdeckt. Abhängig von ihrer Größe und Lokalisation können die Leiomyome zu Infertilität führen (z. B. Obstruktion der Tubenwinkel) oder auch den Geburtsvorgang behindern (Behinderung der Wehentätigkeit). *Subseröse* Leiomyome täuschen gelegentlich eine solide Raumforderung der Ovarien vor, selten sind sie infolge einer Stieldrehung Ursache eines akuten Abdomens.

Die Behandlung der Leiomyome richtet sich nach dem klinischen Beschwerdebild sowie ihrer Größe und Lokalisation. Bei Patientinnen mit Kinderwunsch können kleine submuköse Leiomyome hysteroskopisch entfernt werden, während intramurale Läsionen bei diesen Patientinnen als Indikation zur Myomektomie gelten.

Ein Uterus myomatosus wird in der Regel schon bei der gynäkologischen Untersuchung diagnostiziert; die Leiomyome können auch sonographisch nachgewiesen werden. Nur selten ergeben sich artdiagnostische Probleme. Aufgrund der hohen räumlichen Auflösung mit Erfassung auch kleinster Leiomyome (z. B. im Bereich des Tubenwinkels), der sicheren artdiagnostischen Zuordnung (z. B. subseröse Leiomyome) und letztlich wegen der exakten morphologischen Darstellung bietet sich die MRT vor allem vor organerhaltenden operativen Eingriffen und in seltenen Fällen auch für die artdiagnostische Zuordnung an. Werden Leiomyome im Rahmen einer MR-tomographischen Untersuchung als Zufallsbefund entdeckt, müssen sie vom Radiologen eindeutig als benigne Läsion klassifiziert werden, um nicht eine weitere unnötige Diagnostik zu verursachen.

Tabelle 11.**4**   Leiomyome und Adenomyosis – empfohlene Untersuchungssequenzen

Sequenz	Abbildungsbereich/ FOV (Schichtebene)	Kommentar
T2w SE	Uterus (transversal und sagittal)	Bestimmung von Größe und Lokalisation, DD Leiomyom vs. Adenomyosis, Charakterisierung

MR-Bild

Entscheidend für die morphologische Zuordnung und die artdiagnostische Beurteilung sind T2w Pulssequenzen, die in zwei Ebenen durchgeführt werden sollten (Tab. 11.**4**). T1w Aufnahmen sind für die Diagnostik von Leiomyomen nicht erforderlich (Ausnahme Nachweis von Einblutungen), gleiches gilt für KM-unterstützte Aufnahmen.

Leiomyome des Uterus haben ein typisches MR-tomographisches Erscheinungsbild. Im T2w Bild besitzen sie (im Gegensatz zu malignen Tumoren) eine niedrige Signalintensität, weisen eine klare Begrenzung auf, heben sich deutlich von der höheren Signalintensität des Myometriums ab und haben in der Regel eine rundliche Konfiguration (Abb. 11.**30**–11.**32**) (19, 27). Leiomyome sind von einer Pseudokapsel des komprimierten angrenzenden Gewebes umgeben. In dem Saum um die Leiomyome finden sich gelegentlich erweiterte Lymphspalten und Venen sowie ein geringes Ödem. Diese Veränderungen lassen im T2w Bild einen schmalen hyperintensen Saum um die sonst signalarmen Leiomyome erkennen (Abb. 11.**33**, 11.**38**). Nachweisen läßt sich dieser hyperintense Saum in ca. einem Drittel der Patientinnen mit Leiomyomen (50). Im T1w Bild findet sich lediglich ein vergrößerter Uterus, wobei die Leiomyome isointens zum übrigen Uterus sind.

Die anatomische Zuordnung der Leiomyome stellt in der MRT kein Problem dar. Submuköse Leiomyome

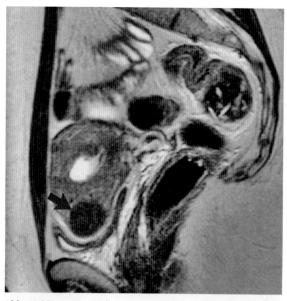

Abb. 11.30   Intramurale Leiomyome. Sagittales T2w TSE-Bild. Einzelne signalarme Raumforderungen im Myometrium, das größte Leiomyom (Pfeil) in der ventralen Uteruswand. Zusätzlich zeigt sich eine hämorrhagische Flüssigkeitsretention im Uteruskavum mit kleinen Blutkoageln, verursacht durch ein Zervixkarzinom (nicht mit abgebildet).

(Abb. 11.**32**) heben das Endometrium an oder projizieren sich zum Teil als gestieltes Leiomyom in das Uteruskavum. Aufgrund der geringen Signalintensität der Leiomyome ergeben sich keine differentialdiagnostischen Schwierigkeiten gegenüber einem Endometriumpolyp bzw. einem Endometriumkarzinom. Intramurale Leiomyome (Abb. 11.**30**, 11.**32**) sind gegenüber dem signalintensiveren Myometrium gut abzugrenzen. Größere subseröse Leiomyome (Abb. 11.**34**) können zunächst als pelvine Raumforderungen imponieren, wobei die geringe Signalintensität der Raumforderung zumindest den Verdacht auf ein Leiomyom aufkommen lassen sollte (DD Fibrom des Ovars). Der Nachweis einer stielförmigen Verbindung zum Uterus (T2w Bild) ist beweisend (Abb. 11.**34**, 11.**35**).

Außer nach ihrer Lokalisation lassen sich die Leiomyome noch in nichtdegenerativ und degenerativ veränderte Läsionen aufteilen. Nichtdegenerativ veränderte Leiomyome besitzen im T2w Bild eine nahezu homogene Hypointensität. Degenerative Veränderungen sind als signalintensive, intratumorale Areale zu erkennen (T2w Bild). Solche Veränderungen sind in bis zu 60% der Leiomyome nachzuweisen, vor allen Dingen in großen Leiomyomen (Abb. 11.**36**). Die häufigste Degeneration der Leiomyome betrifft die hyaline Degeneration (si-

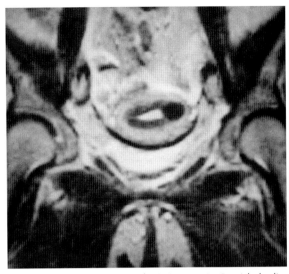

Abb. 11.**31**   Kleines intramurales Leiomyom im Bereich des linken Tubenwinkels. Frontrales T2w SE-Bild.

gnalintensiv im T2w Bild, signalarm im T1w Bild). Hämorrhagische Degenerationen sind seltener (sogenannte rote Degeneration) und lassen sich aufgrund der

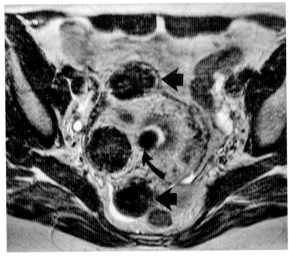

a

△

Abb. 11.**32**   Uterus myomatosus mit submukösen (gebogener Pfeil), intramuralen und subserösen (Pfeile) Leiomyomen. **a** Transversales und **b** sagittales T2w TSE-Bild. Nebenbefund: Ovula Nabothi der Zervix.

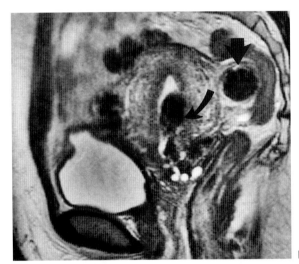

b

Abb. 11.**33**   Kleines intramurales Leiomyom der dorsalen Uteruswand mit schmalem hyperintensem Saum. Sagittales T2w SE-Bild. ▷

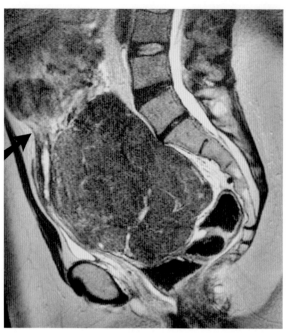

Abb. 11.**34** Riesige Leiomyome des Uterus. Sagittales T2w TSE-Bild. Die Signalarmut spricht bereits für Benignität der Raumforderungen. Die pelvine Raumforderung hat Uterus und Harnblase nach ventral verlagert, während die kraniale Raumforderung dem Uterus einen elongierten Aspekt verleiht. Die Verbindung zum Uterus (Pfeil) ist beweisend für das Leiomyom gegenüber dem Ovarialfibrom.

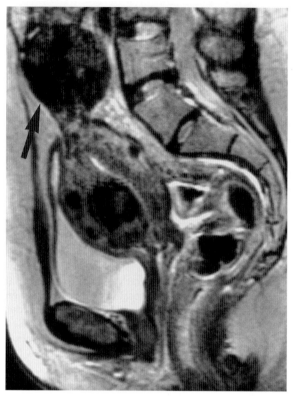

Abb. 11.**35** Uterus myomatosus. Sagittales T2w SE-Bild. Neben zahlreichen intramuralen Leiomyomen findet sich ein subseröses, gestieltes Leiomyom (Pfeil).

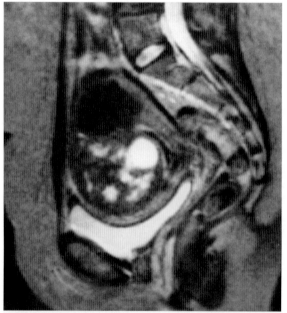

a

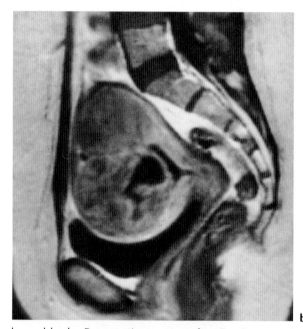

b

Abb. 11.**36** Großer Uterus myomatosis mit nichtdegenerativ und degenerativ veränderten Leiomyomen. **a** Im T2w SE-Bild, sagittale Ebene – zeigt sich unterhalb des nichtdegenerativen, homogen hypointensen Leiomyoms eine vorwiegend signalarme Raumforderung mit inhomogenen signalintensiven Area-len, welche den Degenerationen entsprechen. Das Cavum uteri ist partiell signalarm aufgrund von Blutkoageln nach einer Kürettage. **b** Das T1w SE-Bild unmittelbar nach KM-Applikation zeigt nur eine geringe KM-Aufnahme beider Leiomyome (vgl. Abb. 11.**37**).

signalintensiven Anteile im T1w Bild diagnostizieren (bei hoher bzw. unterschiedlicher Signalintensität im T2w Bild in Abhängigkeit vom Zeitpunkt der Einblutung). Der Nachweis der typischen Verkalkungen ist MR-tomographisch relativ schwierig innerhalb der signalarmen Raumforderung, ist jedoch für die artdiagnostische Zuordnung der Raumforderung bei o. g. typischem Erscheinungsbild nicht von Bedeutung. Durch die intravenöse KM-Applikation läßt sich weder die Detektion noch die Charakterisierung von Leiomyomen verbessern (31), da der Grad der Vaskularisation der Leiomyome unterschiedlich ist und dementsprechend auch das KM-Enhancement (Abb. 11.**36**, 11.**37**).

Adenomyose

Die Adenomyose ist definiert durch eine ektope Ansiedlung von Endometrium im Myometrium. Da dieses ektope Endometrium fast nur aus Gewebe des Stratum basilare besteht, zeigt es keine Abhängigkeit zur hormonalen Stimulation und enthält in der Regel keine Einblutungen (im Unterschied zur Endometriose, bei der Endometriumgewebe vom Funktionalistyp versprengt ist). Eine Adenomyose des Uterus findet sich häufiger als klinisch erwartet, sie ist histologisch in bis zu 25% aller Hysterektomien nachweisbar (52). In einem Viertel der Fälle ist die Adenomyose mit Leiomyomen vergesellschaftet.

Symptome treten meistens in der 4.–5. Dekade auf; bei Mehrgebärenden findet sich eine erhöhte Inzidenz. Zu den klinischen Symptomen der Adenomyose, die durchaus denen von Leiomyomen ähneln, gehören Hypermenorrhö, Dysmenorrhö und ein vergrößerter Uterus. Der körperliche Untersuchungsbefund zeigt einen vergrößerten Uterus, der im Vergleich zum Uterus myomatosus von weicherer Konsistenz ist.

Eine sichere Unterscheidung von Adenomyose und Leiomyomen ist insofern wichtig, als bei Leiomyomen durch eine Myomektomie der Uterus erhalten werden kann, während im Falle einer symptomatischen Adenomyose die Hysterektomie die Methode der Wahl ist. Eine

hormonelle Therapie, die zu einer Größenabnahme von Leiomyomen führen kann, zeigt im Fall der Adenomyose keinen Erfolg.

Die MR-tomographische Differenzierung zwischen einer Adenomyose und Leiomyomen ist unproblematisch.

MR-Bild

Die Diagnose der Adenomyose basiert auf T2w Bildern (Tab. 11.**4**).

Das entscheidende Kriterium für die Diagnose der Adenomyose ist eine pathologische Verbreiterung der signalarmen Übergangszone auf über 12 mm (Abb. 11.**38**–11.**40**) (67, 68). Eine Verbreiterung der Übergangszone ab 5 mm – wie zunächst als Kriterium vorgeschlagen – sollte nicht mehr für die Diagnose der Adenomyose herangezogen werden, da eine solche Verdickung auch noch bei normalen Uteri (z. B. passagere Kontraktionen) beobachtet wird und somit falsch positive Befunde verursacht werden (36). Häufig finden sich innerhalb der verdickten Übergangszone punktförmige Hyperintensitäten (Abb. 11.**38**). Wenn diese hyperintensen Areale nur im T2w Bild zu erkennen sind, handelt es sich am ehesten um eingesprengtes Drüsengewebe. Zeigen dagegen sowohl T1w als auch T2w Bilder kleinherdige Hyperintensitäten, dürfte es sich um kleinherdige Einblutungen handeln. Die Adenomyose kann in einer fokalen oder auch diffusen Form auftreten. Bei der diffusen Form finden sich die Veränderungen im gesamten Uterus (Abb. 11.**39**), der deutlich vergrößert sein kann. Bei der fokalen Form wird nur eine umschriebene Verdickung der Übergangszone mit unscharfer Begrenzung zum umgebenden Myometrium (Abb. 11.**40**) beobachtet. Die fokale Form ist gelegentlich schwierig vom Leiomyom zu unterscheiden – beide erscheinen im T2w Bild als hypointense Läsionen; allerdings zeigen sich Leiomyome als runde, deutlich abgegrenzte Läsionen, während Adenomyome üblicherweise eine unregelmäßige Konfiguration mit unscharfer Begrenzung aufweisen. Adenomyome grenzen fast immer an die Übergangszone und

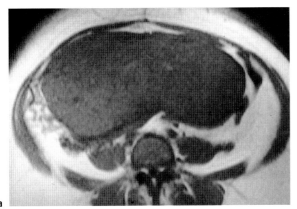
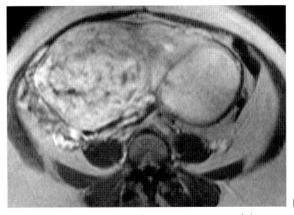

a   b

Abb. 11.37 Riesiges Leiomyom des Uterus. T1w GRE-Bilder **a** vor und **b** unmittelbar nach bolusförmiger intravenöser KM-Applikation. Das Leiomyom zeigt ein starkes, teils homogenes und teils inhomogenes KM-Enhancement. Die Kapsel des Leiomyoms bleibt zunächst hypointens.

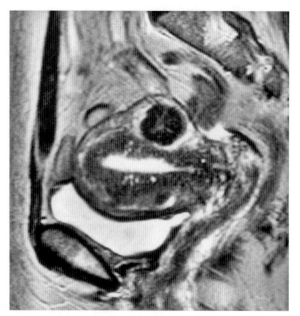

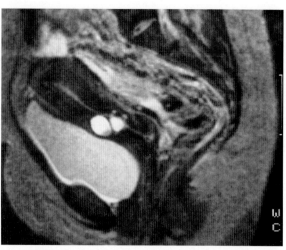

Abb. 11.**39** Adenomyose des Uterus. Sagittales T2w SE-Bild. Generalisierte Verbreiterung der hypointensen Übergangszone mit Zysten im Bereich des Isthmus uteri.

Abb. 11.**38** Adenomyose und Leiomyome des Uterus. Sagittales T2w TSE-Bild. Verbreiterung der hypointensen Übergangszone mit einzelnen versprengten Hyperintensitäten. Zusätzlich intramurale Leiomyome der Uterushinter- und -vorderwand.

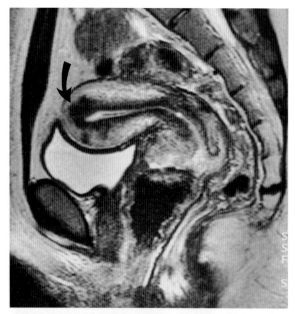

Abb. 11.**40** Fokale Adenomyose des Uterus. Sagittales T2w TSE-Bild. Fokale Verbreiterung der signalarmen Übergangszone im Uterusfundus (Pfeil). (Die Untersuchung erfolgte zum Staging eines Zervixkarzinoms, das hier nur partiell dargestellt ist.)

sind im Gegensatz zu Leiomyomen sehr selten submukös oder subserös lokalisiert (44, 68). Die KM-Applikation liefert zur Abklärung einer Adenomyose oder der Abgrenzung von Leiomyomen keine diagnostische Zusatzinformation.

Gestationsbedingte Trophoblastenerkrankungen: Blasenmole und Chorionkarzinom

Die gestationsbedingten Trophoblastenerkrankungen (GTE) umfassen eine zytogenetisch und klinisch heterogene Gruppe von Krankheitsbildern, die durch eine Proliferation des trophoblastischen Gewebes gekennzeichnet sind. Durch die Proliferation dieses fetalen Gewebes kommt es zur Tumorbildung mit einem Differenzierungsgrad von benigne bis hochmaligne (Blasenmole – destruierende Blasenmole – Chorionkarzinom). GTE sind die häufigsten Neoplasien in der Schwangerschaft. Neben den klinischen Zeichen (uterine Blutungen, Vergrößerung des Uterus und Rückbildungsstörungen des Uterus nach einem Abort) nimmt das β-HCG im Serum als Tumormarker eine besondere Stellung in der Diagnostik ein (die β-HCG-Werte korrelieren sehr präzise mit dem Tumorverhalten, so daß auch Remissionen bzw. Progressionen anhand dieser Werte definiert werden können). Die Aufgabe der MRT ist somit weniger die artdiagnostische Zuordnung der Raumforderung, als vielmehr die Bestimmung von Lokalisation und Ausdehnung des Tumors sowie Verlaufskontrollen unter Therapie.

MR-Bild

Im Falle einer GTE findet sich durch die Raumforderung eine Aufhebung der zonalen Architektur des Uterus, wobei die Hauptmanifestation der Raumforderung im Myometrium liegt und nur selten zu einer Infiltration des Endometriums führt. Der Tumor ist aufgrund von Nekrosen und Einblutungen meist inhomogen strukturiert. Da diese Tumoren stark vaskularisiert sind, finden sich dilatierte, geschlängelte Gefäße im Tumor. Verursacht durch die intratumoralen arteriovenösen Shunts zeigen sich auch die uterinen und iliakal internen Gefäße mit vergrößertem Durchmesser. 6–9 Monate nach Beginn einer Chemotherapie sollte sich wieder eine normale zonale Anatomie des Uterus zeigen (26).

Endometriumpolyp

In etwa 10% aller Uteri, vor allem im Klimakterium, findet man Polypen des Endometriums. Die meisten Polypen entstehen im Fundus, gewöhnlich in den Tubenecken. Endometriumpolypen treten häufig in Kombination mit Uterusmyomen auf. Nur in weniger als 1% der Fälle findet sich in einem Endometriumpolyp eine maligne Entartung im Sinne des Endometriumkarzinoms (45).

Als Symptome treten unregelmäßige oder andauernde Blutungen auf. Bei postmenopausalen Blutungen finden sich Polypen des Endometriums allein in über 20% der Fälle. Viele Endometriumpolypen verursachen jedoch überhaupt keine Symptome.

Die Diagnose von Endometriumpolypen kann schwierig sein, selbst bei einer sorgfältig durchgeführten Abrasio werden sie gelegentlich nicht entfernt. Der sicherste Nachweis erfolgt durch die Hysteroskopie, während der Vaginalsonographie Grenzen gesetzt sind. Die MRT wird in Anbetracht der ohnehin indizierten Abrasio selten zur Diagnostik eingesetzt. Häufiger ist jedoch die Indikation zur Abklärung einer postmenopausalen Blutung gegeben, so daß der Radiologe sich auch mit dem MR-tomographischen Bild des Endometriumpolyps auseinandersetzen muß.

MR-Bild

Die entscheidenden Bilder sind wiederum die T2w Aufnahmen, möglichst in zwei Ebenen (sagittal und transversal). Im T2w Bild erscheinen die Polypen mit identischer oder etwas geringerer Signalintensität als das übrige Endometrium (Abb. 11.**41**), gelegentlich kann ein großer Polyp das Uteruskavum aufweiten. Im T1w Bild läßt sich der Polyp nicht abgrenzen. Nach KM-Applikation zeigen Endometriumpolypen ein deutliches Enhancement, ähnlich dem übrigen Endometrium (31). Die Differenzierung des Endometriumpolyps zu einem submukösen Leiomyom erfolgt durch die unterschiedliche Signalintensität im T2w Bild (Leiomyom signalarm) und wird durch eine KM-Untersuchung in fraglichen Fällen zusätzlich erleichtert (Leiomyom kein oder geringes KM-Enhancement).

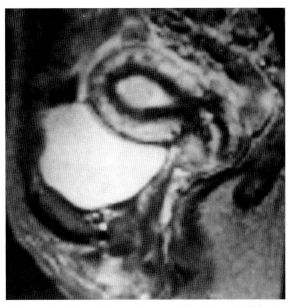

Abb. 11.**41** Endometriumpolyp. Sagittales T2w SE-Bild. Der Endometriumpolyp hat eine etwas geringere Signalintensität als das Endometrium. Eine Unterscheidung zwischen Polyp bzw. polypösem Endometriumkarzinom ist MR-tomographisch nicht möglich. Regelrechte und intakte hypointense Übergangszone des Myometriums.

Stenose der Cervix uteri

Eine Stenose der Cervix kann sich infolge einer Infektion, eines operativen Eingriffs oder einer Radiotherapie entwickeln. Cervixstenosen finden sich am häufigsten in Höhe der äußeren Cervixöffnung und können Ursache einer Sero-, Hämato- oder Pyometra sein.

Die MR-tomographische Diagnose einer Cervixstenose basiert auf dem Nachweis einer intrauterinen Flüssigkeitsretention (signalintensiv im T2w Bild) in Verbindung mit einer meist kurzstreckigen Einengung des hyperintensen Zervikalkanals (im T2w Bild). Im Gegensatz zu einer tumorbedingten Stenosierung ist das Cervixstroma von regelrechter Signalarmut.

Zervixzysten (Ovula Nabothi)

Ovula Nabothi (Abb. 11.**42**) sind Retentionszysten mit einem Durchmesser von einigen Millimetern. Sie sind in der Regel asymptomatisch, benötigen keine Behandlung und stellen meist einen Zufallsbefund dar. Nur selten erreichen sie eine Größe mit einem Durchmesser von 2–4 cm.

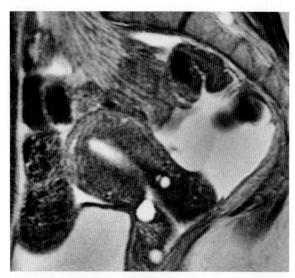

Abb. 11.**42** Mehrere Ovula Nabothi. Sagittales T2w TSE-Bild. Nebenbefund: Aszites.

■ Maligne Uterustumoren

Endometriumkarzinom

Das Endometriumkarzinom ist das häufigste Malignom des weiblichen Genitaltrakts (Inzidenz 28 Neuerkrankungen jährlich bei 100 000 Frauen). Die meisten Patientinnen befinden sich in der Postmenopause, lediglich 2–5% sind jünger als 40 Jahre. Das Karzinom entsteht typischerweise in der Funktionalis des Endometriums. Man darf annehmen, daß dieses Karzinom unter der Einwirkung von Östrogenen wächst. Das Endometriumkarzinom tritt meist erst dann auf, wenn die Funktionalis des Endometriums nicht mehr sekretorisch umgewandelt und abgestoßen wird. Zu den Risikofaktoren für die Entwicklung eines Endometriumkarzinoms gehören somit eine langdauernde postmenopausale exogene Östrogenzufuhr (die zusätzliche Einnahmen von Gestagenen reduziert dieses Risiko wiederum) und östrogenproduzierende Tumoren. Frauen mit einem Endometriumkarzinom sind häufig übergewichtig, haben eine Hypertonie und eine reduzierte Glucosetoleranz bis hin zum Diabetes mellitus – dieses Bild wird gelegentlich auch als „Korpuskarzinomsyndrom" bezeichnet.

Das Endometriumkarzinom wächst invasiv in das Myometrium, bricht aber nur selten durch die Serosa in die freie Bauchhöhle. Auch die Zervix kann vom Karzinom befallen werden (ca. 10%). Die Metastasierung auf dem Lymph- und Blutweg erfolgt beim Endometriumkarzinom später als beim Cervixkarzinom. Die lymphogene Metastasierung korreliert eng mit der Invasionstiefe in das Myometrium (6, 45). Bei oberflächlicher Infiltration des Myometriums (Stadium Ib) liegt die Inzidenz von Lymphknotenmetastasen lediglich bei 3%, während im Falle einer tiefen myometranen Infiltration (Stadium Ic) Lymphknotenmetastasen bereits bei 40% der Patientinnen vorliegen. Die Bestimmung der myometranen Infiltrationstiefe ist somit ein wichtiger prognostischer Faktor. Bevorzugt metastasiert das Endome-

triumkarzinom in die Vagina im Sinne einer retrograden Metastasierung (5–10%), eine Tatsache, die bei der MR-tomographischen Untersuchungsplanung zu berücksichtigen ist. Besonderes Augenmerk ist hier auf das obere Drittel der Vagina und im unteren Drittel auf die vordere Vaginalwand und den Urethralwulst zu richten. Eine hämatogene Metastasierung in andere Organe erfolgt beim Endometriumkarzinom nur selten bzw. spät.

Das wichtigste Symptom des Endometriumkarzinoms ist die postmenopausale Blutung. Diese Blutungen sind häufig das einzige Symptom des Endometriumkarzinoms.

Die wichtigste Untersuchung zur Bestätigung eines Endometriumkarzinoms ist die fraktionierte Abrasio (fraktioniert, um einen Befall der Endocervix im Sinne eines Stadiums II auszuschließen bzw. nachzuweisen). Der transvaginale Ultraschall bietet zuverlässige Ergebnisse bei Endometriumkarzinomen im Stadium I hinsichtlich der myometranen Infiltrationstiefe. Für ein generelles Tumorstaging (z. B. Tumorausdehnung auf die Cervix uteri) ist die sonographische Untersuchung jedoch nicht geeignet (10, 72).

Aufgrund der guten Darstellung der myometranen Infiltrationstiefe und des gesamten Tumorstagings darf die MRT inzwischen als die Methode der Wahl für das Tumorstaging eines Endometriumkarzinoms angesehen werden. Die MRT bietet eine optimale Basis für Therapieentscheidungen (z. B. Hysterektomie mit/ohne Lymphadenektomie bzw. Chemotherapie oder Gestagentherapie).

MR-Bild und Tumorstaging

Es gibt kein typisches MR-tomographisches Bild des Endometriumkarzinoms. Kleine Endometriumkarzinome haben eine identische Signalintensität wie das übrige Endometrium, so daß die MRT nicht geeignet ist, zwischen einem nichtinfiltrierenden Endometriumkarzinom und einer Endometriumhyperplasie bzw. einem Endometriumpolypen zu differenzieren. Ziel der MR-tomographischen Untersuchungen kann nur die Stadieneinteilung eines gesicherten Endometriumkarzinoms sein.

Das Untersuchungsprotokoll umfaßt zunächst T2w Aufnahmen des Uterus und der Vagina in zwei Ebenen (Tab. 11.**5**) für die Beurteilung der myometranen Infiltrationstiefe, einer möglichen Infiltration in die Zervix und die Erfassung einer retrograden Metastasierung in die Vagina. Vor einer KM-Untersuchung sollten T1w Aufnahmen des gesamten Beckens in transversaler Ebene für die Beurteilung der pelvinen Lymphknoten und der Beckenwand angefertigt werden. T1w Nativaufnahmen tragen in der Regel nicht zum Staging des auf den Uterus begrenzten Endometriumkarzinoms bei, sie sollten jedoch für eine Einschätzung des KM-Enhancements vor der KM-Untersuchung erstellt werden. Die KM-verstärkten T1w Aufnahmen (in SE- bzw. TSE-Technik) erfolgen unmittelbar nach bolusförmiger KM-Applikation (in der besten Ebene entsprechend einer der vorangegangenen T2w Aufnahmen), wodurch eine bessere Abgrenzung des Endometriumkarzinoms gegenüber dem Myometrium gelingt.

Tabelle 11.**5** Endometriumkarzinom – empfohlene Untersuchungssequenzen

Sequenz	Abbildungsbereich/ FOV (Schichtebene)	Kommentar
T2w TSE	Uterus und Vagina (transversal und sagittal) (Schichtdicke 3–5 mm)	myometrane Infiltrationstiefe, Infiltration der Zervix, Metastasierung in die Vagina
T1w SE oder PD-TSE	gesamtes Becken (transversal)	Lymphknotenstaging, Beckenwand
T1w SE	Uterus und Vagina (optimale Ebene entsprechend den T2w Bildern)	Nativuntersuchung vor KM-Gabe
T1w SE mit KM	wie T1w SE	Tumorausdehnung, myometrane Infiltrationstiefe, DD Tumor vs. Nekrose bzw. Flüssigkeit

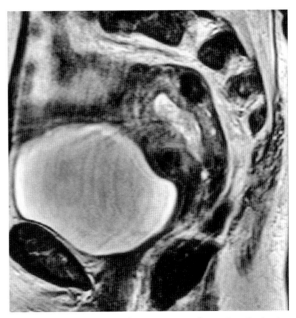

Abb. 11.**43** Endometriumkarzinom; Stadium Ia. Sagittales T2w TSE-Bild. Pathologische Verbreiterung des Endometriums mit teils signalärmeren Strukturen. Die schmale hypointense Übergangszone ist erhalten. Nebenbefund: Uterusmyome, Bewegungsartefakte der signalintensiven Harnblase.

Das Endometriumkarzinom erscheint im T2w Bild als signalintensive Raumforderung, meist als pathologische Verbreiterung oder Lobulierung des Endometriums, gelegentlich auch mit heterogenen, signalärmeren Anteilen (Abb. 11.**43**, 11.**44**). Da diese Veränderungen nicht spezifisch sind für das Endometriumkarzinom und auch bei der Endometriumhyperplasie, dem Endometriumpolyp oder Blutkoageln beobachtet werden, ist die histologische Abklärung entscheidend. Die signalintensive Unterbrechung der Übergangszone weist auf eine Infiltration in das Myometrium hin, wobei MR-tomographisch auch die Tiefe der Infiltration (s. Tumorstaging) beurteilt werden kann. Für eine möglichst genaue Beurteilung der myometranen Infiltrationstiefe ist die Durchführung von T2w Aufnahmen in zwei Ebenen essentiell (Abb. 11.**45**). Gelegentlich fehlt auch auf T2w Aufnahmen eine ausreichende Abgrenzung des Tumors zum umgebenden Myometrium (Abb. 11.**46a**). Fehler bei der Stadieneinteilung des Endometriumkarzinoms werden vor allem hervorgerufen bei großen polypösen Endometriumkarzinomen (die das Myometrium nur ausdünnen und nicht infiltrieren), größeren Leiomyomen, kongenitalen Anomalien, kleinen atrophischen Uteri und bei einer völligen Aufhebung der zonalen Anatomie (57). Die intravenöse KM-Applikation ist für die MR-tomographische Untersuchung des Endometriumkarzinoms generell indiziert (29, 32, 60, 71). Das Karzinom zeigt dabei ein geringeres Enhancement als das übrige Endometrium und das Myometrium, so daß die Tumorgrenzen besser bestimmt werden können (Abb. 11.**46**, 11.**47**). Verbessert wird ebenfalls die Unterscheidung zwischen vitalem Tumor einerseits und Nekrose bzw. Flüssigkeit (z. B. Hämatometra bzw. Pyometra) andererseits.

Die MR-tomographische Stadiumeinteilung des Endometriumkarzinoms richtet sich nach der FIGO-Klassifikation (Tab. 11.**6**).

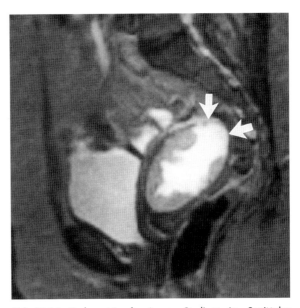

Abb. 11.**44** Endometriumkarzinom; Stadium Ic. Sagittales T2w SE-Bild. Nachweis solider und liquider, teils hämorrhagischer Tumoranteile, die das Corpus uteri auftreiben. Das Myometrium ist nur noch als dünne Linie zu erkennen. Verdacht auf tiefe myometrane Infiltration im Bereich des Uterusfundus (Pfeile). Keine Infiltration der Zervix.

Im **Stadium I** befindet sich der Tumor nur im Corpus uteri. In Anbetracht der sehr unterschiedlichen Prognose wird das Stadium I weiter unterteilt:

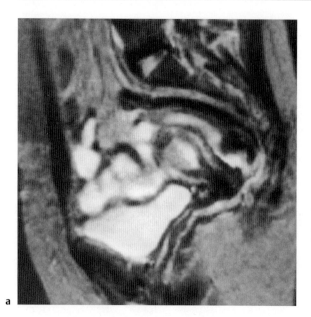

a

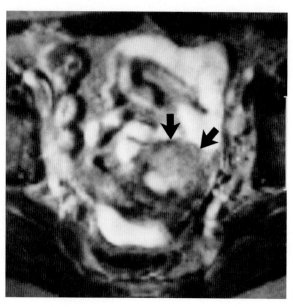

b

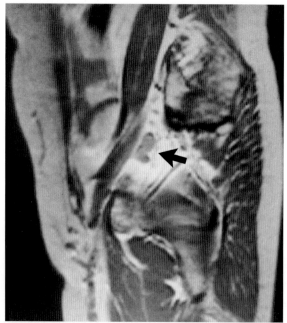

c

Abb. 11.**45** Endometriumkarzinom; Stadium Ic. **a, b** T2w SE-Bilder. **a** Auf dem sagittalen Bild läßt sich lediglich eine oberflächliche Infiltration der Uterusvorderwand (Unterbrechung der hypointensen Übergangszone) darstellen. **b** Die transversale Aufnahme läßt eine signalintensive Tumorinfiltration bis in die äußeren Schichten des Myometriums (Pfeile) erkennen. **c** Parasagittales PD-SE-Bild; gering vergrößerter, metastasenverdächtiger Lymphknoten (Pfeil) iliakal rechts (histologisch Metastase des Endometriumkarzinoms).

I a – Tumor auf Endometrium begrenzt,
I b – Tumorinfiltration bis in die innere Hälfte des Myometriums (bezogen auf die Dicke des Myometriums) und
I c – Infiltration bis in die äußere Hälfte des Myometriums.

Man kann davon ausgehen, daß es sich um ein Stadium I a handelt, wenn die hypointense Übergangszone intakt ist (Abb. 11.**43**). Sollte gerade beim atrophischen Uterus die Übergangszone nicht ausreichend abgrenzbar sein, kann von einem Stadium I a ausgegangen werden, wenn sich eine glatte und klare Grenze zwischen Tumor und Myometrium zeigt. Im Stadium I b findet sich eine Unterbrechung der Übergangszone bzw. eine unscharfe/unregelmäßige Grenze zwischen Tumor und Myometrium; dabei darf sich die Ausdehnung oder pathologische Veränderung nur auf die innere Hälfte des Myometriums beziehen. Das wichtigste Kriterium des Stadiums I b ist die Unterbrechung der Übergangszone, wobei diese gerade bei Frauen in der Postmenopause nicht exakt abgrenzbar ist. Bei der Beurteilung der myometranen Tumorinfiltration hilft die KM-unterstützte T1w Aufnahme. Eine tiefe Infiltration des Myometriums (Stadium I c) entspricht einer Tumorausdehnung bis in die äußere Hälfte des Myometriums (Abb. 11.**45**). Vorsicht ist geboten bei einer symmetrischen Ausdünnung des Myometriums (z. B. durch einen großen polypösen endokavitären Tumor oder einer Hämatometra) (Abb. 11.**44**). Das frühere FIGO-Kriterium der Länge des Uteruskavums wäre MR-tomographisch einfach zu bestimmen, korreliert jedoch keineswegs mit dem tatsächlichen Tumorstadium. Die Größe des Uterus und somit die Länge des Uteruskavums wird vornehmlich vom Hormonstatus bestimmt und nicht vom Stadium des Endometriumkarzinoms. Prognostisch wesentlich wichtiger ist die Beurteilung der myometranen Tumorinfiltration.

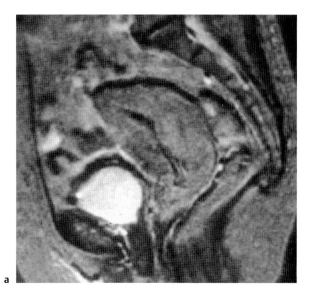

a

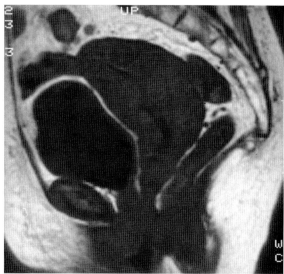

b

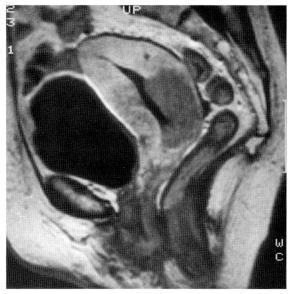

c

Abb. 11.**46** Endometriumkarzinom; Stadium II. **a** Auf dem sagittalen T2w SE-Bild ist eine Abgrenzung des histologisch gesicherten Endometriumkarzinoms aufgrund der Isointensität zum übrigen Myometrium nicht möglich. Signalarmes Cavum uteri aufgrund von Blutkoageln. Atypische Abbildung der Zervix uteri bei Zustand nach Konisation. T1w SE-Aufnahmen **b** vor und **c** unmittelbar nach KM-Applikation. In der KM-Untersuchung zeigt sich eine deutlich bessere Abgrenzung des Endometriumkarzinoms mit Infiltration bis in die äußeren Schichten des Myometriums und Infiltration der Zervix.

Das **Stadium II** entspricht einer Tumorinfiltration in die Zervix bzw. Endozervix (Abb. 11.**46**). Die Tumorausdehnung auf die Zervix läßt sich anhand der T2w Aufnahmen in zwei Ebenen bereits vermuten, sollte jedoch durch eine KM-Untersuchung weiter abgeklärt werden. Nur durch die KM-Untersuchung lassen sich falsch positive Befunde (verursacht durch Blutkoagel im Zervikalkanal bzw. eine Hämatometra) gegenüber einer tatsächlichen Tumorausdehnung auf die Endozervix bzw. das Zervixstroma abgrenzen.

MR-tomographisch lassen sich auch Endometriumkarzinome im **Stadium III** und **IV** beurteilen, wobei der Tumor in beiden Stadien bereits den Uterus überschritten hat (Stadium III: Tumor auf das Becken begrenzt; Stadium IV: Tumorausdehnung außerhalb des kleinen Beckens bzw. Infiltration in die Mukosa von Harnblase oder Rektum). Eine Infiltration der Harnblasen- bzw. Rektumwand läßt sich durch die umschriebene und si-

gnalintensive Unterbrechung der sonst hypointensen Muskelschicht im T2w Bild diagnostizieren. Ein weiteres Kriterium des organüberschreitenden Tumorwachstums ist eine unregelmäßige Oberfläche des Uterus in Verbindung mit Aszites (Abb. 11.**48**) (Metastasen in der Vagina S. 255).

Die Beurteilung der Lymphknoten erfolgt nach denselben Kriterien wie in der Computertomographie und basiert lediglich auf dem größten Querdurchmesser der Lymphknoten. Ein kleiner Vorteil der MRT gegenüber der CT liegt in der weitaus besseren Beurteilung des T-Stadiums selbst, woraus indirekte Rückschlüsse für die Differenzierung reaktiv bzw. tumorös vergrößerter Lymphknoten gezogen werden können (Abb. 11.**45c**). Durch den Einsatz von superparamagnetischen Eisenpartikeln (intravenös appliziert) scheint jedoch erstmals eine Differenzierung zwischen normalem Lymphknotengewebe und Tumorgewebe möglich (Kap. 15).

Tabelle 11.**6** Stadieneinteilung des Endometriumkarzinoms

FIGO*	Kriterien	MR-Kriterien**
0	Carcinoma in situ	Tumor nicht erkennbar
I	Tumor auf Corpus uteri begrenzt	
Ia	Tumor betrifft nur das Endometrium	die Übergangszone – sofern erkennbar – ist intakt; falls Übergangszone nicht abgrenzbar, sollte die Grenze zwischen Tumor bzw. Endometrium und Myometrium glatt und scharf sein
Ib	Infiltration der inneren Hälfte des Myometriums	umschriebene Unterbrechung der Übergangszone bzw. unscharfe Grenze zwischen Tumor und Myometrium; die pathologischen Veränderungen beziehen sich nur auf die innere Hälfte des Myometriums
Ic	Infiltration bis in die äußere Hälfte des Myometriums	tiefe Infiltration des Myometriums (> 50% der Myometriumdicke); eine dünne äußere Myometriumschicht ist Hinweis, daß die Serosa noch nicht infiltriert ist
II	Tumorinfiltration der Zervix ohne organüberschreitendes Wachstum	der pathologische Prozeß ergreift die Endozervix bzw. infiltriert das Zervixstroma
IIa	Zervixstroma nicht infiltriert	regelrechte Darstellung des hypointensen Zervixstromas (T2w Bild)
IIb	Zervixstroma infiltriert	signalreiche Infiltration des Zervixstromas (T2w Bild)
III	organüberschreitendes Tumorwachstum, jedoch auf kleines Becken begrenzt	
IIIa	Tumor befällt Uterusserosa und/oder Adnexe; positive Peritonealzytologie	komplette Tumorinfiltration des Myometriums (sollte in 2 Ebenen bestätigt werden); KM-unterstützte T1w Bilder zeigen ein pathologisches Enhancement der Peritonealkarzinose
IIIb	Vaginalmetastase	signalreiche Raumforderung der Vagina
IIIc	Lymphknotenmetastasen	vergrößerte pelvine Lymphknoten (> 1 cm)
IV	Tumorausdehnung über das kleine Becken hinaus bzw. Tumorinfiltration in die Mukosa von Harnblase oder Rektum	Nachweis einer signalreichen Unterbrechung der normalerweise signalarmen Muskulatur von Harnblasen- bzw. Rekumwand

* International Federation of Gynecology and Obstetrics.
** Bezogen auf T2w und KM-unterstützte T1w Bilder.

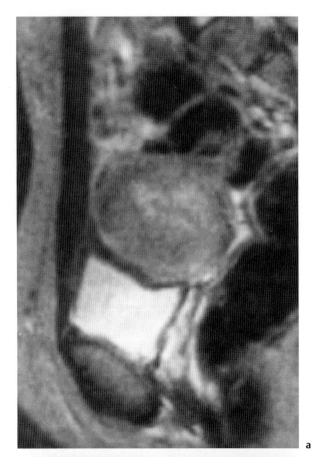

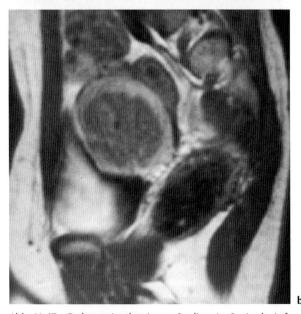

Abb. 11.**47** Endometriumkarzinom; Stadium Ic. Sagittale Aufnahmen. **a** Fehlende Abgrenzbarkeit des Endometriumkarzinoms gegenüber dem Myometrium im T2w SE-Bild. **b** Deutliche Kontrastverbesserung zwischen hypovaskularisiertem Endometriumkarzinom und KM-aufnehmendem Myometrium; T1w SE-Bild nach KM-Applikation. Tiefe myometrane Infiltration der Uterusvorderwand.

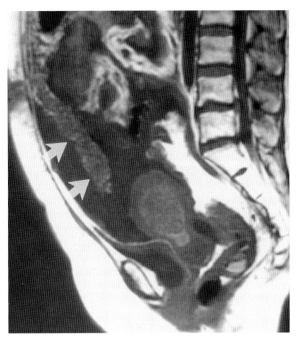

Abb. 11.**48** Endometriumkarzinom; Stadium IV. Sagittales T1w SE-Bild. Neben dem vergrößerten, etwas unregelmäßig begrenzten Uterus finden sich Aszites sowie eine tumoröse Infiltration des Omentum majus (Pfeile).

Stellenwert der MRT im Staging des Endometriumkarzinoms

In einer Multicenterstudie unter Einschluß von 88 Patientinnen mit einem Endometriumkarzinom erzielte die MR-Untersuchung eine Treffsicherheit im generellen Tumorstaging von 85% (30). Eine exakte Beurteilung der myometranen Tumorinfiltration (Stadium I a–c) gelang jedoch nur in 74%. Eine neuere Studie analysierte die Treffsicherheit der MRT im Staging von Endometriumkarzinomen des Stadiums I (57). Eine exakte Zuordnung zu den drei Untergruppen (I a–I c) gelang nur in 55%, die klinisch bzw. prognostisch wichtigste Unterscheidung zwischen Stadium I a–I b gegenüber Stadium I c erfolgte in 78% (57). Die Aussage hinsichtlich der myometranen Infiltrationstiefe läßt sich durch die intravenöse KM-Applikation (z. B. Gd-DTPA) verbessern (29, 71). In zwei weiteren Studien konnte die Treffsicherheit hinsichtlich der myometranen Tumorinfiltration im Stadium I durch die KM-unterstützte Untersuchung gegenüber der T2w Aufnahme von 77 auf 91% bzw. 68 auf 85% verbessert werden (29, 35).

Ein Vergleich zum transvaginalen Ultraschall bietet sich nur für Endometriumkarzinome im Stadium I an, während die Vorteile der MRT bei den fortgeschrittenen Tumorstadien offensichtlich sind. Im Stadium I gleicht die diagnostische Sicherheit der MR-tomographischen Nativuntersuchung (T2w Bilder) der des transvaginalen Ultraschalls. Signifikant bessere Ergebnisse als der transvaginale Ultraschall bietet die KM-unterstützte MR-Untersuchung (10, 39, 72). Aufgrund des fehlenden

Dichteunterschiedes läßt sich die myometrane Tumorinfiltration mit der CT nicht ausreichend beurteilen, so daß die MRT hier eindeutig überlegen ist.

Zervixkarzinom

Das Zervixkarzinom zeigt in seiner Häufigkeit (Inzidenz 16 Neuerkrankungen jährlich bei 100 000 Frauen) einen ersten Gipfel zwischen dem 35. und 45. Lebensjahr und einen zweiten Gipfel zwischen dem 65. und 75. Lebensjahr. Es handelt sich um den häufigsten malignen Tumor bei Frauen unter 50 Jahren. Das Zervixkarzinom, das früher am häufigsten bei der geschlechtsreifen Frau auftrat, wird jedoch mehr und mehr ein Karzinom der älteren Frau. Diese Verschiebung darf in erster Linie als Erfolg der Krebsvorsorge aufgefaßt werden. Tritt jedoch ein invasives Zervixkarzinom bei Frauen unter 35 Jahren auf, handelt es sich häufig um besonders aggressiv verlaufende Karzinomfälle. Heute geht man davon aus, daß das Zervixkarzinom stufenweise entsteht (Dysplasie – Carcinoma in situ – mikroinvasives Karzinom). Dysplasien und Carcinoma in situ werden heute als „zervikale intraepitheliale Neoplasie (CIN)" zusammengefaßt. Bereits beim Mikrokarzinom (Stadium I a2: Invasionstiefe < 5 mm und Oberflächenausdehnung < 7 mm) muß in bis zu 10% der Fälle mit Lymphknotenmetastasen gerechnet werden (45).

Das Karzinom breitet sich in den weiteren Stadien wohl kontinuierlich (Scheidenwand, Parametrien und Corpus uteri) als auch lymphogen aus. Die lymphogene Metastasierung entspricht in der Regel folgender Reihenfolge: parametrane Lymphknoten – Lymphknoten der Fossa obturatoria und entlang der iliakal internen Gefäße sowie anschließend der iliakal kommunen Gefäße. Schließlich werden die paraaortalen Lymphknoten befallen. Selten und spät beobachtet man beim Zervixkarzinom hämatogene Metastasen (vor allem Lunge und Skelett).

Erstsymptome sind zyklusunabhängige Blutabgänge und Ausfluß. Besonders wertvoll für die Entdeckung des Zervixkarzinoms sind Untersuchungen im Rahmen der Früherkennung, da kein gynäkologisches Karzinom einer körperlichen Untersuchung so gut zugänglich ist wie das Zervixkarzinom. Eine Schwangerschaft schließt das Vorhandensein eines Zervixkarzinoms nicht aus.

MR-Bild und Tumorstaging

Ziel der MR-tomographischen Untersuchung ist nicht die Detektion eines Zervixkarzinoms, sondern das Staging eines bereits gesicherten Karzinoms. Die meisten Informationen bieten wiederum T2w Aufnahmen (Tab. 11.**7**). Im T2w Bild erscheint das Zervixkarzinom als Läsion von hoher Signalintensität, die von der geringen Signalintensität des Zervixstromas gut zu unterscheiden ist (Abb. 11.**49**, 11.**50**). Auf T1w Bildern hat das Karzinom dieselbe Signalintensität wie das Zervixstroma, das Myometrium und die Vagina, so daß der Tumor nicht ausreichend abgrenzbar ist (Abb. 11.**53 b**). T1w Bilder sind wiederum geeignet zur Beurteilung einer größeren

Tabelle 11.**7** Zervixkarzinom – empfohlene Untersuchungssequenzen

Sequenz	Abbildungsbereich/ FOV (Schichtebene)	Kommentar
T2w TSE	Uterus und Vagina (transversal und sagittal) (evtl. auch angulierte Schichtebene transversal zur Zervixachse)	Infiltrationstiefe des Zervixstromas, Infiltration der Parametrien, Ausdehnung auf Vagina und Corpus uteri
T1w SE oder PD-TSE	gesamtes Becken (transversal)	Beckenwandinfiltration, Lymphknotenstaging

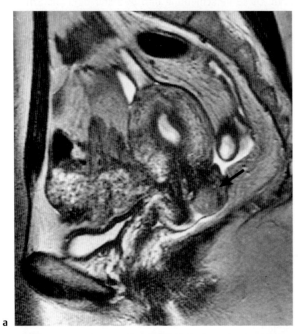

a

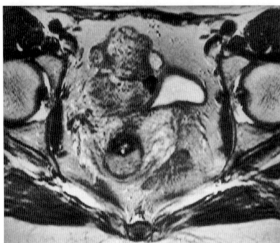

b

Abb. 11.**49** Zervixkarzinom; Stadium Ib. T2w TSE-Bilder. **a** Sagittale Aufnahme. Kleines Karzinom (Pfeil) im hinteren Zervixpfeiler. Protrusion von Zervix und Karzinom in die Vagina bei erhaltender Hypointensität der angrenzenden Vaginawand. **b** Die transversale Aufnahme zeigt eine regelrechte Hypointensität des ventralen Zervixstromas und eine Tumorausdehnung zwischen 3.00 und 9.00 Uhr.

Tumormasse in den Parametrien sowie zum Lymphknotenstaging. Im Gegensatz zum Endometriumkarzinom bringt die intravenöse KM-Applikation kaum einen diagnostischen Gewinn (22, 54, 61). Zervixkarzinome zeigen unter KM-Applikation ein sehr unterschiedliches Enhancement, wobei der Signalanstieg des Tumors die Abgrenzung zum parametranen Fettgewebe erschwert. Die bessere Unterscheidung zwischen vitalem und nekrotischem Tumorgewebe im Rahmen der KM-unterstützten Untersuchung ist nur selten von klinischer Bedeutung (Abb. 11.**51**). Dynamische KM-Studien unter Einsatz schneller GRE-Sequenzen zeigten ein früheres Enhancement des Zervixkarzinoms im Vergleich zum umgebenden Zervixstroma (70). Eine bessere Tumorabgrenzung im Vergleich zu den T2w Bildern wird hiermit jedoch nicht erreicht. Eine Indikation zur intravenösen KM-Applikation kann sich beim fortgeschrittenen Zervixkarzinom mit Verdacht auf eine Tumorinfiltration der Harnblase bzw. des Rektums ergeben. Die Tumorinfiltration in die muskulären Wandschichten ist in der KM-Untersuchung (in SE-Technik unmittelbar nach bolusförmiger KM-Applikation) manchmal besser zu erfassen als auf den T2w Bildern (Abb. 11.**52**).

Die MR-tomographische Stadieneinteilung des Zervixkarzinoms richtet sich nach den FIGO-Kriterien (Tab. 11.**8**). Das präklinische, ausschließlich mikroskopisch diagnostizierte Karzinom (**Stadium Ia**) läßt sich MR-tomographisch nicht erfassen. Im **Stadium Ib** ist das Karzinom auf die Zervix (mit oder ohne Beteiligung des Corpus uteri) begrenzt. Das wesentliche MR-tomographische Kriterium dieses Stadiums ist ein vollständig erhaltener signalarmer Saum von normalem Zervixstroma im T2w Bild, welcher den Tumor umschließt (Abb. 11.**53**, 11.**54**). Die Beurteilung dieses noch erhaltenen Zervixstromas wird durch die T2w Darstellung in zwei Ebenen erleichtert. Zusätzlich erscheint das parametrane Gewebe unauffällig, und im T1w Bild findet sich eine regelrechte Grenze zum umgebenden Fettgewebe (Abb. 11.**53b**). Eine Infiltration in die oberen zwei Drittel der Vagina entspricht dem **Stadium IIa**. (Dieses Stadium ist selbstverständlich am besten im Rahmen der klinischen Untersuchung zu erfassen). Eine Infiltration der Vaginalwand erscheint als signalintensive Unterbrechung der sonst signalarmen Muskulatur im T2w Bild (Abb. 11.**55a**, 11.**58**). Kommt es nur zur Vorwölbung des Zervixkarzinoms in die Vagina, findet sich im T2w Bild noch eine regelrecht erhaltene signalarme Wand der Vagialfornizes (Abb. 11.**55a**).

Die Infiltration der Parametrien entspricht einem **Stadium IIb** und ist in fortgeschrittenen Fällen als Raumforderung mit unregelmäßiger Begrenzung in den Parametrien auf T2w und T1w Bildern nachzuweisen. Eine beginnende parametrane Tumorinfiltration läßt sich auch MR-tomographisch kaum erfassen (Abb. 11.**55**). Wichtigstes Kriterium einer möglichen parametranen Tumorinfiltration ist die vollständige tumoröse (signalintensive) Durchsetzung des signalarmen Zervixstromas im T2w Bild (58). Die bisherigen Untersuchungen ergaben, daß der Nachweis eines noch erhaltenen Saums von Zervixstroma um den Tumor als zuverlässiges Kriterium hinsichtlich einer fehlenden Infiltra-

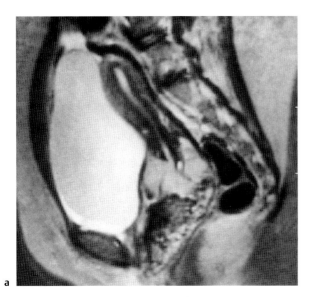

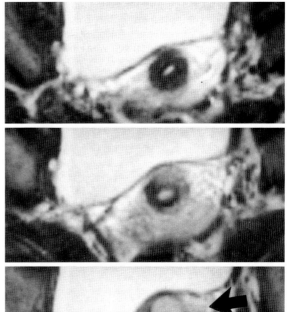

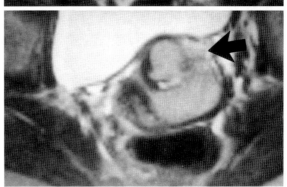

Abb. 11.**50** Zervixkarzinom; Stadium IIb. T2w SE-Aufnahmen. **a** Sagittales Bild. Signalintensive Tumorinfiltration des ventralen und dorsalen Zervixpfeilers, wobei sich der Tumor polypös in die Vagina vorwölbt. **b–d** Die transversalen Aufnahmen zeigen die Zervix in mehreren Ebenen von kranial nach kaudal mit einem regelrechten Befund in dem kranialen Abschnitt (**b**) und einer nahezu vollständigen Tumorinfiltration des gesamten Zervixstromas in Höhe der Portio (**d**). Komplette Tumorinfiltration des Zervixstromas links mit Infiltration in das Parametrium links (Pfeil).

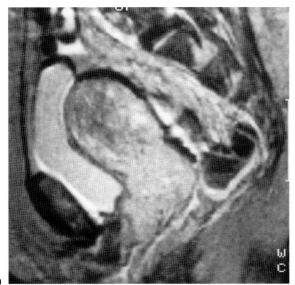

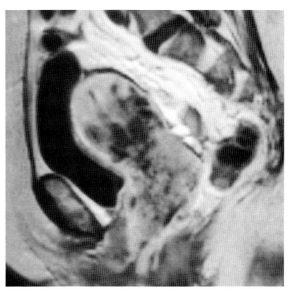

Abb. 11.**51** Zervixkarzinom; Stadium IIIa. Ausgedehntes Karzinom mit Infiltration des Corpus uteri und der Vagina bis in das untere Vaginaldrittel. **a** Gegenüber der T2w SE-Aufnahme ergibt **b** die T1w SE-Aufnahme nach KM-Applikation eine bessere Differenzierung zwischen vitalem und nekrotischem Tumorgewebe.

tion der Parametrien gewertet werden kann (Abb. 11.**54**). Findet sich eine völlige tumoröse Durchsetzung der Zervixstromas, kann von einer beginnenden Tumorinfiltration der Parametrien ausgegangen werden (Abb. 11.**56**);

es ist hierbei jedoch mit einer größeren Rate falsch positiver Befunde hinsichtlich der parametranen Tumorinfiltration zu rechnen (42).

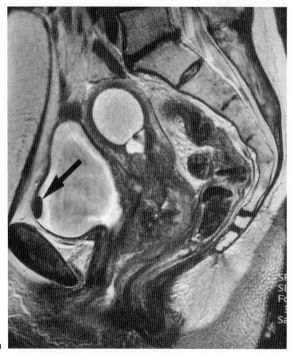

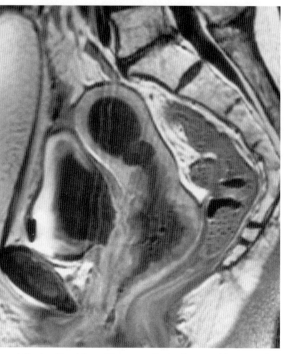

a   b

Abb. 11.**52** Zervixkarzinom; Stadium IV. Ausgedehntes Zervixkarzinom mit Infiltration der Vagina bis in das untere Vaginaldrittel sowie Harnblaseninfiltration. Im Vergleich zur **a** T2w TSE-Aufnahme läßt **b** die T1w SE-Aufnahme nach KM-Applikation das Ausmaß der Tumornekrose und die Tumorinfiltration der Harnblasenwand besser erkennen (vergleiche die Signalin-

tensität der Harnblasenhinterwand mit der Harnblasenvorderwand). Die Luftansammlung (Pfeil) in der Harnblase weist auf eine tumorbedingte Fistel hin. Flüssigkeitsretention im Cavum uteri als Folge der tumorbedingten Obstruktion des Zervikalkanals. Regelrechte Darstellung der Rektumvorderwand ohne Hinweis auf Infiltration.

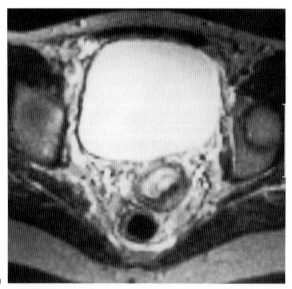

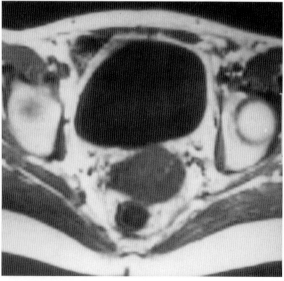

a   b

Abb. 11.**53** Zervixkarzinom; Stadium Ib. **a** Das signalintensive Karzinom wird von signalarmem Zervixstroma noch komplett umgeben. T2w SE-Aufnahme. **b** Die T1w SE-Aufnahme erlaubt

keine Differenzierung zwischen Tumor, Zervixstroma und parazervikalem Gewebe. Regelrechte Darstellung des Fettgewebes in den lateralen Anteilen der Parametrien beiderseits.

Tabelle 11.**8** Stadieneinteilung des Zervixkarzinoms

FIGO	Kriterien	MR-Kriterien*
0	Carcinoma in situ	Tumor nicht nachweisbar
I	Karzinom auf Uterus begrenzt (Tumorausdehnung auf das Corpus uteri findet keine separate Berücksichtigung)	
Ia	präklinisches, ausschließlich mikroskopisch diagnostizierbares Karzinom	Tumor nicht erkennbar
Ia1	minimale Invasion (< 2 mm)	
Ia2	Invasionstiefe < 5 mm; Oberflächenausdehnung < 7 mm	
Ib	Tumor größer als Stadium Ia2	signalintensive Raumforderung mit partieller Infiltration des signalarmen Zervixstromas
II	Organüberschreitendes Tumorwachstum (ohne Infiltration der Beckenwand oder des unteren Vaginaldrittels)	
IIa	ohne Infiltration der Parametrien	Infiltration der oberen zwei Drittel der Vagina; tumorbedingte Unterbrechung der signalarmen Vaginalwand (lediglich eine Tumorvorwölbung in die Vagina sollte nicht als Infiltration gewertet werden)
IIb	mit Infiltration der Parametrien	Darstellung einer infiltrierenden Raumforderung in den Parametrien; komplette tumoröse Infiltration des Zervixstromas als indirektes Zeichen einer beginnenden Parametrieninfiltration
III	Tumorinfiltration der Beckenwand und/oder Ausdehnung bis in das untere Drittel der Vagina und/oder Hydronephrose	
IIIa	Tumorinfiltration bis in das untere Drittel der Vagina; keine Beckenwandinfiltration	signalintensive Unterbrechung der Vaginalwand im distalen Vaginaldrittel
IIIb	Infiltration der Beckenwand und/oder Hydronephrose	Infiltration der Beckenwand (am häufigsten Infiltration des M. obturator internus, M. piriformis oder M. levator ani) als signalreiche Infiltration; dilatierter Ureter

Tabelle 11.**8** Fortsetzung

FIGO	Kriterien	MR-Kriterien*
IV	Tumorausdehnung über das kleine Becken hinaus oder Infiltration der Schleimhaut von Harnblase oder Rektum	
IVa	Tumorinfiltration der Schleimhaut von Harnblase oder Rektum	im T2w Bild Nachweis einer direkten Tumorausdehnung mit Unterbrechung der signalarmen Muskelschichten von Harnblase bzw. Rektum; pathologisches Signal-Enhancement im Bereich der Tumorinfiltration unter KM-Applikation
IVb	Fernmetastasen	Fernmetastasen

* Bezogen auf T2w Bilder (sofern nicht anders angegeben).

Im **Stadium III a** findet sich eine Fortsetzung des signalintensiven Tumors bis in das untere Vaginaldrittel (in diesen Fällen sollten in Anbetracht der unterschiedlichen Lymphabflußwege auch die inguinalen Lymphknoten mit untersucht werden!). Eine Infiltration der Beckenwand bzw. tumorbedingte Obstruktionen eines oder beider Ureteren entsprechen dem **Stadium III b** (Abb. 11.**57**). Bereits eine tumorbedingte Aufbrauchung der lateralen Fettlamelle im T1w Bild darf aus operationstechnischer Sicht bereits als Beckenwandinfiltration gewertet werden. Die Infiltration in die Muskulatur der Beckenwand läßt sich am besten auf den T2w Bildern als signalintensive Infiltration nachweisen.

Die Infiltration von Harnblase und/oder Rektum (**Stadium IV a**) läßt sich im T2w Bild als signalintensive Unterbrechung der sonst signalarmen Muskulatur der Harnblasen- bzw. Rektumwand nachweisen (Abb. 11.**58**, 11.**59**). Bei fraglichen Befunden hinsichtlich einer Harnblasen- bzw. Rektuminfiltration bietet sich die zusätzliche KM-unterstützte Untersuchung an mit Nachweis eines KM-Enhancements im Bereich der tumorösen Infiltrationen (Abb. 11.**52 b**) bzw. besseren Abgrenzung einer tumorbedingten Fistel. Die FIGO-Klassifikation berücksichtigt nur die Tumorinfiltration in die Schleimhaut von Harnblase bzw. Rektum, da nur diese endoskopisch beurteilt werden kann. Demgegenüber ermöglicht die MR-Untersuchung bereits den Nachweis einer Tumorinfiltration in die darunterliegenden muskulären Schichten.

Die Beurteilung der Lymphknoten erfolgt lediglich nach dem Kriterium der Lymphknotengröße (Abb. 11.**59 b**), wobei die Abgrenzung der Lymphknoten zu den übrigen anatomischen Strukturen durch die hochauflösende MRT in Verbindung mit der Phased-array-Körperspule erleichtert wird (24). Während die intravenöse Applikation eines extrazellulären paramagnetischen Kontrastmittels (z. B. Gd-DTPA) keine Unterscheidungsmöglichkeit zwischen normalen und befallenen Lymphknoten bietet (9), kann eine solche Differenzierung zukünftig durch den Einsatz von superparamagnetischen Eisenpartikeln gelingen (Abb. 15.**11**, S. 324).

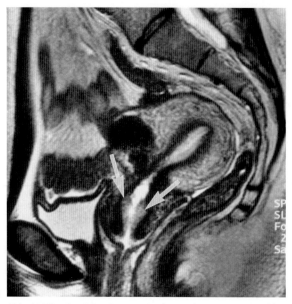

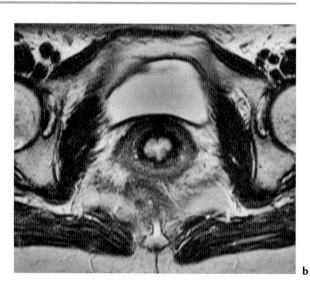

Abb. 11.**54** Zervixkarzinom; Stadium Ib. T2w TSE-Bilder.
a Das kleine Zervixkarzinom zeigt sich als signalintensive Raumforderung mit vorwiegend intrazervikalem Wachstum (Pfeile). Das Karzinom wird sowohl in der sagittalen (**a**) als auch transversalen (**b**) Aufnahme noch von signalarmem Zervixstroma umgeben. Regelrechte Darstellung der signalarmen Vaginalwand ohne Anhalt für tumoröse Infiltration. Nebenbefund: Descensus uteri und Leiomyome der Uterusvorderwand.

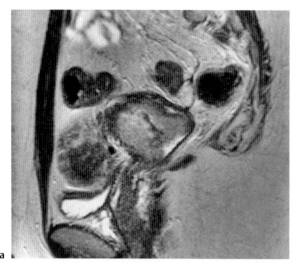

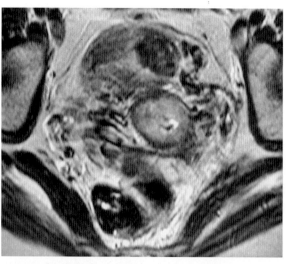

Abb. 11.**55** Zervixkarzinom; Stadium IIb. T2w TSE-Bilder. Ausgedehntes Karzinom mit vollständiger Infiltration des Zervixstromas. **a** Die sagittale Aufnahme zeigt darüber hinaus eine Tumorinfiltration im Bereich der ventralen Vaginalfornix bei erhaltener Hypointensität der dorsalen Vaginalwand. **b** Auf der transversalen Aufnahme findet sich eine komplette tumoröse Infiltration des Zervixstromas links, während rechtsseitig nur noch ein schmaler Saum von signalarmen Zervixstromas zu erkennen ist (histologisch diskrete Tumorinvasion in die inneren Schichten des parametranen Bindegewebes beiderseits).

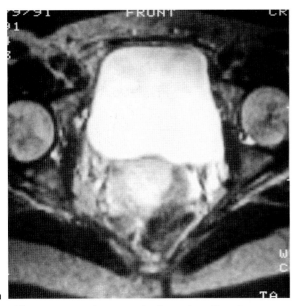

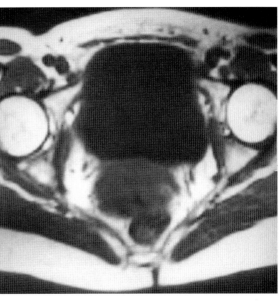

Abb. 11.**56** Zervixkarzinom; Stadium IIb. **a** Komplette tumoröse Infiltration des Zervixstromas rechts im T2w SE-Bild. **b** Korrespondierendes T1w SE-Bild bei fehlender Differenzierung zwischen Tumor und Zervix. Regelrechte Darstellung der fettgewebshaltigen lateralen Abschnitte der Parametrien.

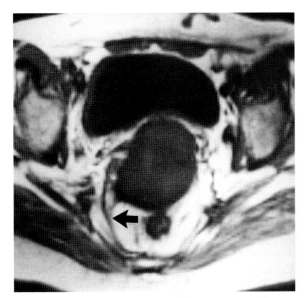

Abb. 11.**57** Fortgeschrittenes Zervixkarzinom mit Infiltration des Lig. sacrouterinum (Pfeil) und Infiltration der Beckenwand rechts. T1w SE-Bild.

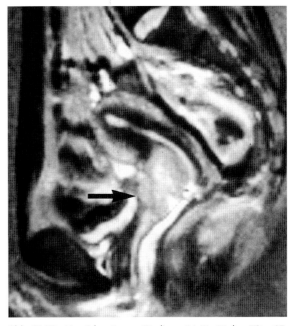

Abb. 11.**58** Zervixkarzinom; Stadium IV. Sagittales T2w SE-Bild. Ausgedehntes Karzinom im vorderen Zervixpfeiler bei regelrechter Darstellung des dorsalen Zervixpfeilers und offenem Zervikalkanal. Das Karzinom infiltriert die oberen zwei Drittel der Vagina, das Lig. vesicouterinum sowie muskuläre Anteile der Harnblasenhinterwand (Pfeil). Zystoskopie: umschriebenes Schleimhautödem der Harnblasenhinterwand, keine Schleimhautinfiltration.

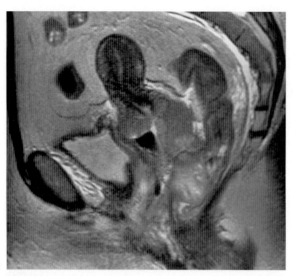

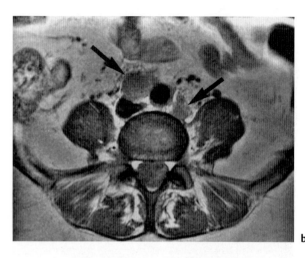

Abb. 11.**59** Zervixkarzinom, Stadium IV. **a** Fortgeschrittenes Zervixkarzinom mit Infiltration der Hinterwand der Vagina, des

Douglas-Raums und des Rektums. T2w TSE-Bild. **b** Paraaortale Lymphknotenmetastasen (Pfeile). PD-TSE-Bild.

Stellenwert der MRT im Staging des Zervixkarzinoms

Der Vergleich zwischen der klinischen (bimanuellen) Untersuchung und dem operativen Ergebnis weist für die klinische Untersuchung eine hohe Fehlerrate aus. Bereits im Stadium I b wird der Tumor in 20–30% der Fälle falsch eingeschätzt, und in den Tumorstadien II a–III b liegt die Fehlerrate der klinischen Untersuchung zwischen 50 und 60% (7–9, 40). Häufig wird im Rahmen der klinischen Untersuchung das eigentliche Tumorstadium überschätzt (Overstaging). Das Tumorstaging konnte auch durch den Einsatz der Computertomographie in Anbetracht des schlechten Weichteilkontrasts nicht verbessert werden (Tab. 11.9). Die besten Ergebnisse des präoperativen Tumorstagings lassen sich inzwischen mit der MRT erzielen (37, 59, 64) (Tab. 11.9). Durch den Wegfall unnötiger Zusatzuntersuchungen erweist sich die MRT beim Zervixkarzinom darüber hinaus als ko-

steneffektiv (34) und als Methode der Wahl für die Entscheidung, ob sich eine Patientin noch im operablen Stadium befindet oder eher einer Strahlentherapie zugeführt werden sollte. Einen besonderen Stellenwert nimmt die MRT inzwischen auch für die Strahlentherapieplanung ein, da mit keinem anderen Verfahren die Tumorausdehnung in allen drei Ebenen so gut darstellbar ist.

■ Pathologische Befunde der Vagina

MR-tomographische Untersuchungen der Vagina konzentrieren sich auf kongenitale Fehlbildungen und maligne Tumoren. Aufgrund der Seltenheit dieser Krankheitsbilder liegen nur geringe Erfahrungen zur MR-tomographischen Diagnostik auf diesem Gebiet vor. Unter allen bildgebenden Verfahren bietet die MRT jedoch die beste diagnostische Aussage. Diagnostisch am wichtigsten sind T2w Aufnahmen in transversaler und sagittaler Schichtebene, bevorzugt mit 4–5 mm Schichtdicke.

Kongenitale Fehlbildungen

Zu den kongenitalen Fehlbildungen der Vagina zählt die Agenesie, die Duplikation (Abb. 11.**60**) und vor allem das Vaginalseptum. Vaginalsepten sind häufig mit anderen Anomalien der Müller-Gänge (z. B. Uterus didelphys) assoziiert. Fibröse Septen in Höhe des Introitus der Vagina können isoliert auftreten und einen Hämatokolpos bereits beim Neugeborenen verursachen (Abb. 11.**61**). Eine Agenesie kann die gesamte oder auch nur Teile der Vagina betreffen (Abb. 11.**24**). Im Falle einer vaginalen Atresie sollten immer die Nieren mit untersucht werden, da das Krankheitsbild häufig mit einer unilateralen Nierenagenesie oder Ektopie vergesellschaftet ist (18).

Ebenfalls zu den kongenitalen Fehlbildungen gehört die Gartner-Gang-Zyste. Die Gartner-Gang-Zyste ist eine

Tab. 11.**9** Treffsicherheit der verschiedenen Untersuchungsverfahren im Staging des Zervixkarzinoms

	Methode	Kim u. Mitarb. 1990	Subak u. Mitarb. 1995	Sironi u. Mitarb. 1991
Infiltration der Parametrien	Klinische Untersuchung	78%		
	CT	70%	76%	62%
	MRT	92%	94%	81%
Tumorstadium	Klinische Untersuchung	70%		
	CT	63%	65%	
	MRT	83%	90%	

Retentionszyste und befindet sich in der Vaginalwand, am häufigsten in anterolateraler Position (Abb. 11.**62**). Diese Zysten sind in der Regel asymptomatisch, können jedoch in Abhängigkeit von ihrer Größe zu Beschwerden führen oder die Urethra komprimieren. MR-tomographisch läßt sich die Diagnose einer Gartner-Gang-Zyste aus der Lokalisation und dem zystischen Charakter der Läsion ableiten. Da die Zyste in der Regel eine stark proteinhaltige Flüssigkeit enthält, ist sie durch eine hohe Signalintensität im T1w Bild charakterisiert.

Bartholini-Zyste

Bartholini-Zysten werden durch einen Sekretstau in den vulvovaginalen Drüsen infolge einer Entzündung oder eines Traumas hervorgerufen. Bartholini-Zysten sind in der Regel asymptomatisch.

Bartholini-Zysten sind ein Zufallsbefund der MR-tomographischen Untersuchung mit einer posterolateralen Lokalisation im distalen Bereich der Vagina. Der Inhalt der Bartholini-Zyste ist von hoher Signalintensität im T2w Bild und von mittlerer bis hoher Signalintensität im T1w Bild in Abhängigkeit des Proteingehalts der Flüssigkeit.

Tumoren der Vagina

Tumoren der Vagina sind in der Regel maligne, wobei zwischen dem primären Vaginalkarzinom und Metastasen eines anderen Primärtumors zu unterscheiden ist. Primäre Karzinome der Vagina sind selten (weniger als 2% aller gynäkologischen Malignome). Häufiger finden sich demgegenüber Metastasen in der Vagina, wobei das Endometrium- und das Zervixkarzinom die häufigsten Primärtumoren darstellen, gefolgt vom Kolonkarzinom, Nierenzellkarzinom und malignen Melanomen.

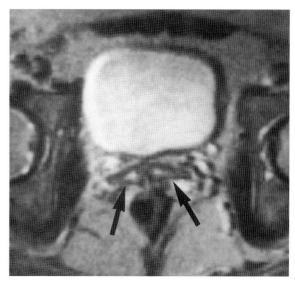

Abb. 11.**60** Doppelt angelegte Vagina (Pfeile). Transversales T2w SE-Bild.

MR-tomographisch lassen sich primäre und sekundäre maligne Tumoren der Vagina nicht unterscheiden, ebenfalls kann die Differenzierung zu einem raumfordernden entzündlichen Prozeß schwierig sein. Auch die KM-unterstützte Untersuchung bietet keine zusätzlichen Differenzierungskriterien, da die Tumoren häufig von einer Entzündung begleitet sind, die ein starkes KM-Enhancement hervorruft. Die Unterscheidung zwischen einem primären Zervixkarzinom und einem Karzinom der proximalen Vagina kann gelegentlich schwierig sein.

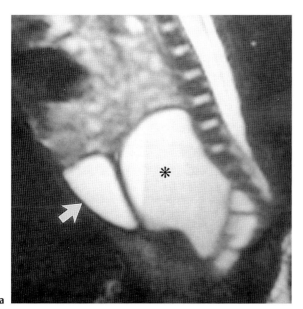

a

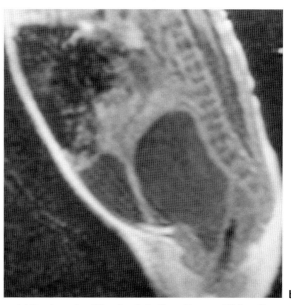

b

Abb. 11.**61** Hämatokolpos eines 17 Tage alten Säuglings. **a** T2w HASTE-Sequenz, **b** T1w GRE-Sequenz. Hämatokolpos und Hämatometra (Stern) mit Sedimentierung. Pfeil = Harnblase.

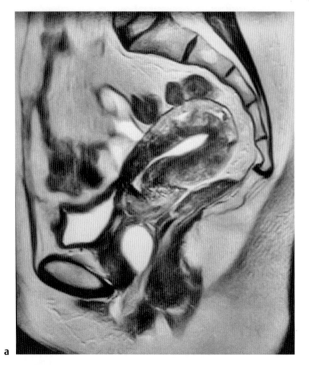

a

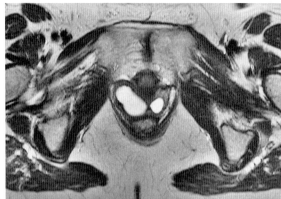

b

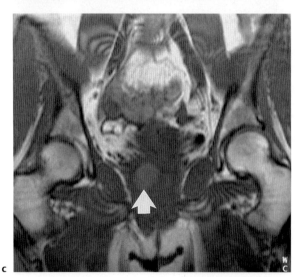

c

Abb. 11.**62** Gartner-Gang-Zysten. **a** Sagittales und **b** transversales T2w TSE-Bild. Nachweis von zwei signalintensiven Zysten der Vagina. **b** Vermehrte Signalintensität des Zysteninhalts (Pfeil) im T1w TSE-Bild.

Liegt der größte Anteil der Raumforderung im Bereich der Vagina, spricht dies eher für ein Malignom der Vagina. Insgesamt sind die MR-tomographischen Kriterien unspezifisch, so daß eine ausreichende Charakterisierung nur durch die Biopsie zu erreichen ist.

Die wesentliche Funktion der MRT liegt im Staging eines gesicherten Vaginalkarzinoms (Abb. 11.**63**). Hilfreich hierfür ist die Hinzuziehung der TNM- bzw. FIGO-Klassifikation (Tab. 11.**10**). Die empfohlene Untersuchungstechnik für die MR-tomographische Beurteilung des Vaginalkarzinoms ist in Tab. 11.**11** zusammengefaßt. Im **Stadium I** kann auf den T2w Bildern die normalerweise signalarme Vaginalwand bereits durch Tumoranteile höherer Signalintensität unterbrochen sein. Im **Stadium II** findet sich eine signalarme Infiltration des perivaginalen Fettgewebes (T1w Bild), wobei dieses Kriterium in Anbetracht des schmalen Fettgewebesaums unzuverlässig ist. Im T2w Bild kann sich ein wandüberschreitendes Tumorwachstum auch als Raumforderung innerhalb des sehr signalreichen Venengeflechts des Parakolpiums zeigen. Für die Erfassung der fortgeschrittenen **Stadien III** und **IV** sind T2w Pulssequenzen erforderlich (mindestens zwei Ebenen), um eine tumorbedingte signalintensive Infiltration der Harnblasen- bzw. der Rektumwand oder der Muskulatur von Beckenwand bzw. Beckenboden (M. obturatorius, M. piriformis und M. levator ani) zu erfassen. Kleinere vesikovaginale Fi-

Tabelle 11.**10**   Stadieneinteilung des Vaginalkarzinoms

FIGO	Kriterien	MR-Kriterien*
0	Carcinoma in situ	Tumor nicht erkennbar
I	Tumor begrenzt auf die Vagina	signalintensive Raumforderung ohne/mit Unterbrechung der signalarmen Vaginalwand bei unauffälliger Darstellung des Parakolpiums
II	Tumor infiltriert das paravaginale Gewebe, keine Infiltration der Beckenwand	Ausdehnung der Raumforderung in das Parakolpium
III	Tumor erreicht bzw. infiltriert die Beckenwand	signalintensive Infiltration der Beckenwandmuskulatur (vor allem M. levator ani)
IV a	Tumor infiltriert die Schleimhaut von Harnblase und/oder Rektum und/oder überschreitet das kleine Becken	im T2w Bild Nachweis einer Tumorausdehnung mit Unterbrechung der signalarmen Muskelschichten von Harnblase bzw. Rektum; pathologisches Enhancement im Bereich der Tumorinfiltration unter KM-Applikation
IV b	Fernmetastasen	Fernmetastasen

* Bezogen auf T2w und KM-unterstützte T1w Bilder.

Tabelle 11.**11** Vaginalkarzinom – empfohlene Untersuchungssequenzen

Sequenz	Abbildungsbereich/ FOV (Schichtebene)	Kommentar
T2w TSE	Uterus bis Beckenboden (transversal und sagittal)	Bestimmung der kraniokaudalen Ausdehnung, Tiefe der Infiltration, Infiltration von Harnblase, Urethra und Rektum, Infiltration der Beckenwandmuskulatur (vor allem M. levator ani)
T1w SE oder PD-TSE	Aortenbifurkation bis Beckenboden inkl. inguinale Lymphknoten (transversal)	Lymphknotenstaging, Infiltration des Fettgewebes
T1w SE mit KM	Uterus bis Beckenboden (transversal)	Tumorstaging s. T2w TSE, Fisteln

steln sind anhand eines kräftigen KM-Enhancements in der KM-unterstützten Aufnahme am besten zu erkennen.

■ MR-Bild nach Dilatation und Kürettage

Nach einer komplikationslosen Dilatation und Kürettage finden sich MR-tomographisch lediglich Veränderungen im Bereich des Endometriums. Lineare Areale von geringer Signalintensität im Uteruskavum (T2w Bild) entsprechen Blutkoageln. Die Grenze zwischen Endometrium und Übergangszone ist unverändert scharf. Selbst wenige Tage (2–7 Tage) nach der Kürettage zeigen sich die Übergangszone und das Myometrium nach komplikationslosen Eingriffen von normaler Breite und Signalintensität (3).

■ MR-Bild nach Radiatio

Der Ultraschall spielt in der Detektion eines Tumorrezidivs und in der Differenzierung zwischen Narbe und Tumorrezidiv nur eine untergeordnete Rolle. Gleiches gilt für die CT. Der bessere Weichteilkontrast der MRT erlaubt zunächst die Identifizierung von strahlenbedingten Veränderungen aller Organe und Gewebe des Beckens. Die MR-tomographisch faßbaren Signalveränderungen (T2w Bild) sind proportional zur Gesamtstrahlendosis und zeigen einen signifikanten Anstieg ab einer Schwellendosis von 45 Gy (65). Die beobachteten Strahlenveränderungen scheinen unabhängig von der Bestrahlungsart zu sein und treten sowohl nach perkutaner Radiatio als auch nach Brachytherapie auf (65). Darüber hinaus gelingt MR-tomographisch die Erfassung eines Rezidivs und die Differenzierung einer Strahlenfibrose von residualem Tumorgewebe.

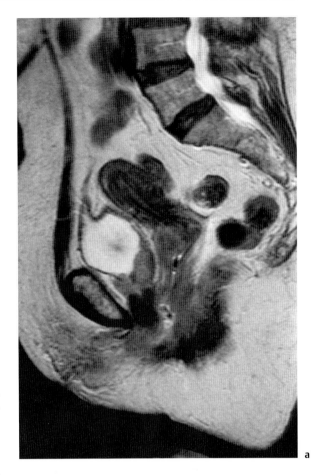

a

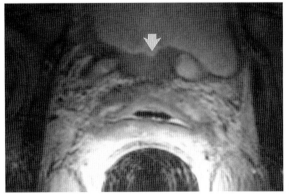

b

Abb. 11.**63** Vaginalkarzinom; Stadium IVa. **a** Sagittales T2w TSE-Bild. Ausgedehnte Tumorinfiltration der Vagina, des Harnblasenbodens und des ventralen Zervixpfeilers. **b** Transversales T2w TSE-Bild unter Verwendung einer endorektalen Spule. Tumormanifestation in der ventralen Vaginalwand sowie der Harnblasenhinterwand (Pfeil) mit konsekutiver Harnstauung in beiden Ureteren (mit freundlicher Genehmigung von R. Huch, Zürich).

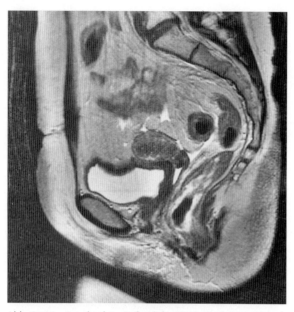

Abb. 11.**64**   Regelrechter Befund des Uterus bei Zustand nach Radiatio vor 18 Monaten. 40jährige Patientin; T2w TSE-Bild. Kleiner, signalarmer Uterus. Geringe Flüssigkeitsretention im oberen Vaginaldrittel als Zeichen einer postaktinischen Vaginalstenose.

Uterus. Bei Frauen im gebärfähigen Alter kann es nach Radiatio zu verschiedenen Veränderungen an Myometrium und Endometrium kommen (2). Das Myometrium zeigt eine Abnahme der Signalintensität auf T2w Bildern, wodurch die zonale Anatomie nicht mehr zu erkennen ist (Abb. 11.**64**). Die Breite des Endometriums verringert sich, und die Signalintensität im T2w Bild nimmt ab. Die genannten Veränderungen lassen sich am besten ab dem 6. Monat nach Radiatio darstellen, während sie im Verlauf der Radiatio sowie in den ersten Monaten danach durch ein bestrahlungsinduziertes Ödem überlagert sind. Zusätzlich kann es strahlenbedingt zu einer Größenabnahme des Uterus kommen (direkter Effekt der Radiatio auf das Uterusgewebe und strahlenbedingte Unterfunktion der Ovarien mit fehlender hormoneller Stimmulierung). In der Postmenopause lassen sich 6 Monate nach Abschluß der Radiatio keine strahlenbedingten Veränderungen des Uterus darstellen. Bei diesen Frauen behält der Uterus seine niedrige Signalintensität im T2w Bild bei fehlender zonaler Anatomie des Myometriums.

Vagina. In der akuten und subakuten Phase nach Radiatio zeigt die Vagina im T2w Bild eine erhöhte Signalintensität infolge ödematöser und entzündlicher Veränderungen. Unter KM-Applikation kommt es zu einem vermehrten Enhancement des Gewebes. Ab dem 6. Monat nach Abschluß der Radiatio findet sich eine fibrosebedingte geringe Signalintensität der Vagina in allen Pulssequenzen (Abb. 11.**65**). Gelegentlich kann die Radiatio

eine Vaginalstenose zur Folge haben, die zu einer Sero- bzw. Hämatometra führt (Abb. 11.**66**). Vaginale Fisteln lassen sich am besten in einer KM-unterstützten T1w Untersuchung abgrenzen (pathologisches KM-Enhancement im Bereich der Fistel evtl. mit signalarmer Darstellung des Fistelkanals).

■ Residualtumor bzw. Tumorrezidiv nach Radiatio

Die Frage nach einem Residualtumor bzw. Tumorrezidiv nach Radiatio betrifft in erster Linie das Zervixkarzinom. Der wichtigste Aspekt für eine zuverlässige MR-tomographische Aussage ist der zeitliche Abstand zwischen Ende der Radiatio und der MR-tomographischen Untersuchung. Dieses Zeitintervall sollte nicht kürzer sein als 6 Monate (!). In der akuten bzw. subakuten Phase nach Radiatio läßt sich aufgrund der pathologischen Signalanhebung nicht zwischen einem Residualtumor und einem postaktinischen Ödem des Gewebes oder einer Entzündung unterscheiden (Abb. 11.**67**). Selbst Fibrosen zeigen sich im frühen Stadium (bis 6 Monate nach Radiatio) deutlich signalreicher als im Spätstadium (16). Die beste diagnostische Sicherheit für die Erfassung eines Tumorrezidivs bietet die MRT ab einem Zeitintervall von 6 Monaten nach Abschluß der Radiatio (33). Zervixstroma und Myometrium haben zu diesem Zeitpunkt eine geringe Signalintensität. Tumorrezidive sind am besten im T2w Bild als signalintensive Raumforderungen zu erfassen (Abb. 11.**68**–11.**70**). Die MR-Kriterien entsprechen denen der Primärdiagnostik.

■ Tumorrezidiv nach Operation

Die MRT eignet sich aufgrund des unterschiedlichen Signalverhaltens von Tumorrezidiv und Fibrose sehr gut zur Differenzierung dieser beiden Entitäten (13, 43). Sonographie und Computertomographie sind demgegenüber nicht in der Lage, zwischen Tumorrezidiv und Fibrose zu unterscheiden; einziges Kriterium bleibt hier die Konfiguration der Läsion. Auch die klinische Untersuchung ist wegen ausgedehnter postoperativer Veränderungen hinsichtlich ihrer Aussage eingeschränkt. Bei suspekten Palpationsbefunden bleibt die Frage nach einem Tumorrezidiv oder postoperativ narbigen Veränderungen häufig offen.

Eine typische Lokalisation für das Rezidiv eines Zervixkarzinoms ist der Scheidenstumpf (Abb. 11.**71**). Tumorrezidive besitzen im T2w Bild in der Regel eine vermehrte Signalintensität und sind typischerweise inhomogen strukturiert; dagegen erscheinen postoperative Fibrosen im T2w Bild von geringer Signalintensität. In den ersten postoperativen Wochen bis Monaten kann jedoch auch eine Narbe aufgrund von Entzündung oder Neovaskularisation noch eine vermehrte Signalintensität aufweisen, so daß bei der Differenzierung zwischen Tumorrezidiv und postoperativer Narbe mindestens 6 Monate zwischen Operation und MR-tomographischer Untersuchung verstrichen sein sollten. Selbst bei Einhaltung dieser Frist finden sich Überlappungen der Signalintensität zwischen Tumorrezidiv und Fibrose im T2w

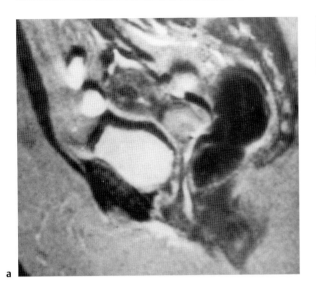

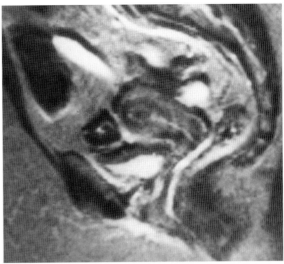

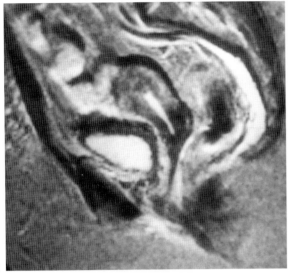

Abb. 11.**65** Zervixkarzinom, Verlauf nach Radiatio. Sagittale T2w SE-Bilder. **a** Signalintensives Karzinom der Zervix vor Beginn der Radiatio. **b** Regelrechter Befund der Cervix uteri 4 Wochen nach Abschluß der Radiatio. **c** Deutliche Hypointensität von Zervixstroma und Vagina 6 Monate nach Abschluß der Radiatio. – Verdacht auf Zervikalstenose mit Flüssigkeitsretention im Cavum uteri.

Bild. Differentialdiagnostisch hilfreich ist dann die Durchführung einer dynamischen KM-unterstützten MR-Untersuchung mit schnellen GRE-Sequenzen (Abb. 11.**72**). Hierbei kommt es weniger auf die räumliche Auflösung an als auf die Analyse des KM-Enhancements, da Tumorrezidive ein signifikant früheres und stärkeres KM-Enhancement zeigen als narbige Veränderungen (21). Hilfreich ist die KM-Applikation ebenfalls für die Beurteilung einer Harnblasen- oder Rektumbeteiligung des Tumorrezidivs in Form einer pathologischen, umschriebenen KM-Anreicherung der Harnblasen- bzw. Rektumwand (Abb. 11.**72**). Die Diagnose eines Tumorrezidivs an der Beckenwand erfolgt nach den üblichen Kriterien mit Nachweis einer entsprechenden Raumforderung. Die Infiltration der Beckenwandmuskulatur läßt sich wiederum am besten im T2w Bild nachweisen. Eine seitendifferente Flüssigkeitseinlagerung im Interstitium der ipsilateralen unteren Extremität kann als beginnendes Lymphödem interpretiert werden.

Beim Endometriumkarzinom treten 70% aller Rezidive innerhalb der ersten 3 Jahre nach Behandlung auf. Diese Rezidive sind vor allem im Bereich der Beckenwand, nicht entfernter Parametrien oder im Bereich des Scheidenstumpfes lokalisiert. Die MR-Kriterien eines Tumorrezidivs nach Operation eines Endometriumkarzinoms entsprechen denen eines Rezidivs des Zervixkarzinoms.

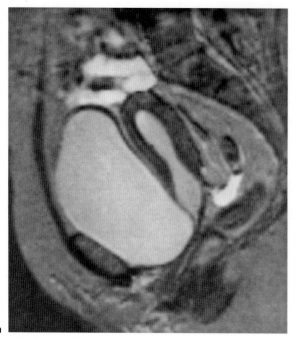

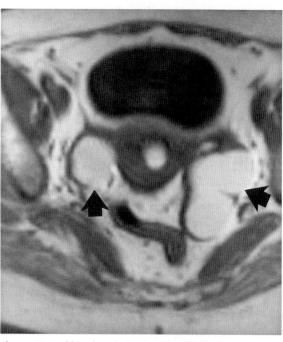

a

b

Abb. 11.**66** Vaginalstenose mit konsekutiver Hämatometra und Hämotosalpinx; Zustand nach Radiatio vor einem Jahr. Hämorrhagische Flüssigkeitsretention im Cavum uteri sowie im oberen Vaginaldrittel. **a** Sagittales T2w SE-Bild. **b** Transversales T1w SE-Bild. Hämatosalpinx beiderseits (Pfeile).

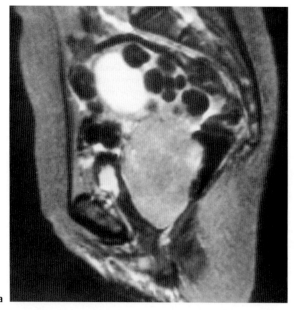

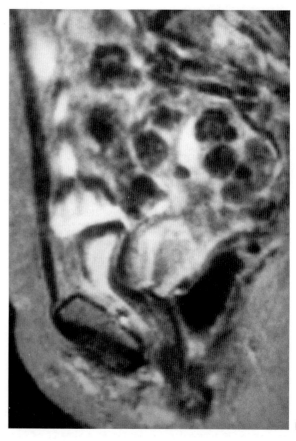

a

b

Abb. 11.**67** Zervixkazinom; Verlauf nach Strahlentherapie. Sagittale T2w SE-Aufnahmen. **a** Tonnenförmiges Karzinom der Cervix uteri (vor Beginn der Radiatio). Flüssigkeitsretention im Cavum uteri bei tumorbedingter Obstruktion des Zervikalkanals. Multiple hypointense Leiomyome des Corpus uteri. **b** Aufnahme unmittelbar nach Abschluß der Radiatio. Die Strukturen der Cervix uteri sind wieder zu erkennen, wobei die Zervix noch eine pathologisch erhöhte Signalintensität aufweist (Differentialdiagnose: Tumorrest, Ödem bzw. Entzündung). Rückbildung der Flüssigkeitsretention im Cavum uteri.

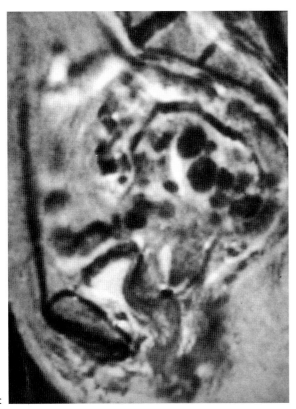

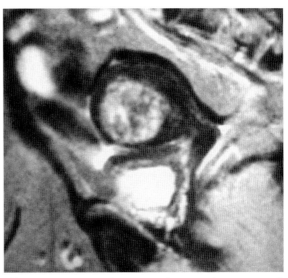

Abb. 11.**68** Tumorrezidiv eines Endometriumkarzinoms nach Radiatio. Sagittales T2w SE-Bild. Signalintensive Raumforderung innerhalb des signalarmen Myometriums.

c

Abb. 11.**67 c** Aufnahme 6 Monate nach Abschluß der Radiatio. Regelrechte Darstellung der Cervix uteri ohne Anhalt für Residualtumor. Unveränderter Befund der multiplen Uterusmyome.

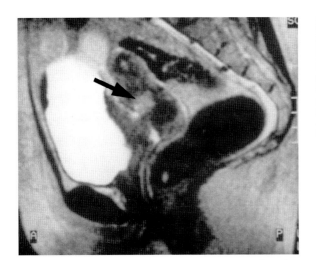

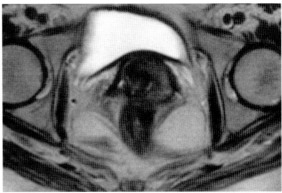

Abb. 11.**69** Tumorrezidiv eines Zervixkarzinoms nach Radiatio. Sagittales T2w SE-Bild. Kranial der signalarmen Narbe findet sich ein signalintensives Tumorrezidiv (Pfeil). Postaktinisch verdickte Harnblasenhinterwand (mit freundlicher Genehmigung von M. Lorenzen, Hamburg).

Abb. 11.**70** Tumorrezdiv eines Zervixkarzinoms nach Radiatio. Transversales T2w TSE-Bild. Tumorsuspekte Hyperintensität des Zervixstromas von 12.00 bis 5.00 Uhr. Beiderseits lateral kommt die hypointense Vaginalwand zur Darstellung (mit freundlicher Genehmigung von M. Lorenzen, Hamburg).

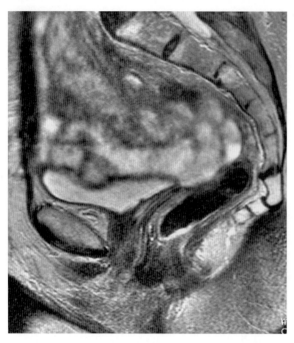

◁ Abb. 11.**71** Regelrechter postoperativer Zustand nach Hysterektomie wegen eines Zervixkarzinoms. Sagittales T2w TSE-Bild. Regelrechte Darstellung des Scheidenstumpfes mit unauffälliger vaginaler Abschlußplatte zum Peritoneum.

Abb. 11.**72** Tumorrezidiv nach Hysterektomie wegen Zervixkarzinoms. **a** Sagittales und **b** transversales T2w TSE-Bild. Umschriebene signalarme Raumforderung im Bereich der vaginalen Abschlußplatte mit Beteiligung der rechten lateralen Harnblasenwand. Der morphologische Befund spricht für ein Tumorrezidiv, während die Signalarmut der Läsion eher einer Narbe entspricht. **c** T1w SE-Bild vor sowie **d** T1w GRE-Bild 1 Minute nach bolusförmiger intravenöser KM-Applikation. Die Raumforderung fixiert eine Sigmaschlinge und zeigt eine Verbindung bis zur rechten Beckenwand. Nachweis eines starken KM-Enhancements der Raumforderung im Sinne eines Tumorrezidivs (histologisch bestätigt).
▽

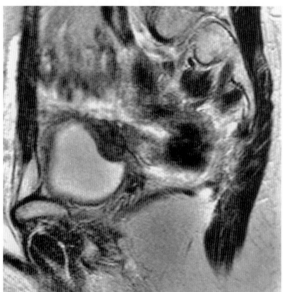

a

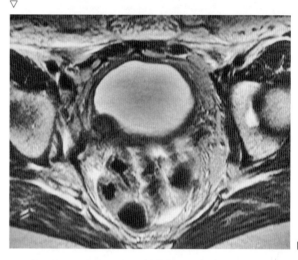

b

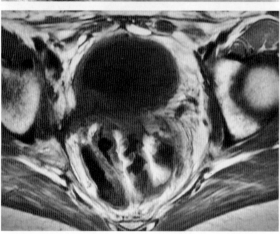

c

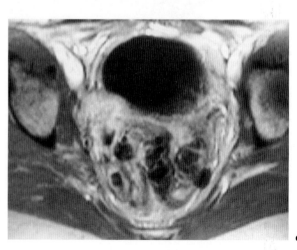

d

Literatur

1 Ansbacher, R.: Uterine anomalies and future pregnancies. Clin. Perinatol. 10 (1983) 295–304

2 Arrivé, L., Y. C. F. Chang, H. Hricak et al.: Radiation-induced uterine changes: MR imaging. Radiology 170 (1989) 55–58

3 Ascher, S. M., L. M. Scoutt, S. M. McCarth, R. C. Lange, A. H. DeCherney: Uterine changes after dilatation and curettage: MR imaging findings. Radiology 180 (1991) 433–435

4 Brown, H. K., B. S. Stoll, S. V. Nicosia et al.: Uterine junctional zone: Correlation between histologic findings and MR imaging. Radiology 179 (1991) 409–413

5 Carrington, B. M., H. Hricak, R. N. Nuruddin et al.: Mullerian duct anomalies: MR imaging evaluation. Radiology 176 (1990) 715–720

6 Chen, S. S., L. Lee: Reroperitoneal lymph node metastases in stage I carcinoma of the endometrium: Correlation with risk factors. Gynecol. Oncol. 16 (1983) 319–325

7 Chung, C. K., W. A. Nahhas, R. Zaino, J. A. Stryker, R. Mortel: Histologic grade and lymph node metastasis in squamous cell carcinoma of the cervix. Gynecol. Oncol. 12 (1981) 348–354

8 Dargent, D., J. L. Frobert, G. Beau: V factor (tumor volume) and T factor (FIGO classification) in the assessment of cervix cancer prognosis: the risk of lymph node spread. Gynecol. Oncol. 22 (1985) 15–22

9 Delgado, G., B. Bundy, R. Zaino, B. U. Sevin, W. T. Creasman, F. Major: Prospective surgical-pathological study of disease-free interval in patients with stage IB squamous cell carcinoma of the cervix: a Gynecologic Oncolocy Group study. Gynecol. Oncol. 38 (1990) 352–357

10 Del Maschio, A., A. Vanzulli, S. Sironi et al.: Estimating the depth of myometrial involvement by endometrial carcinoma: Efficacy of transvaginal sonography vs MR imaging. Amer. J. Roentgenol. 160 (1993) 533–538

11 Demas, B. E., H. Hricak, R. B. Jaffee: Uterine MR imaging: Effects of hormonal stimulation. Radiology 159 (1986) 123–126

12 de Souza, N. M., I. C. Hawley, J. E. Schwieso, D. J. Gilderdale, W. P. Soutter: The uterine cervix on in vitro and in vivo MR images: A study of zonal anatomy and vascularity using an enveloping cervical coil. Amer. J. Roentgenol. 163 (1994) 607–612

13 Ebner, F., H. Y. Kressel, M. C. Mintz et al.: Tumor recurrence versus fibrosis in the female pelvis: Differentiation with MR imaging at 1.5 T. Radiology 166 (1988) 333–340

14 Fedele, L., M. Dorta, D. Brioschi et al.: Magnetic resonance evaluation of double uteri. Obstet. Gynecol. 74 (1989) 844–847

15 Fleischer, A. C., M. C. Javitt, R. B. Jeffrey, H. W. Jones: Clinical Gynecologic Imaging. Lippincott-Raven, Philadelphia 1997

16 Flückinger, F., F. Ebner, H. Poschauko, K. Arian-Schad, R. Einspieler, K. Hausegger: Stellenwert der Magnetresonanztomographie beim primär bestralten Karzinom der Cervix uteri: Therapieerfolgsbeurteilung und Nachsorge Strahlenther. Onkol. 167 (1991) 152–157

17 Golan, A., R. Langer, I. Bukovsky et al.: Congenital anomalies of the mullerian system. Fertil. Steril. 51 (1989) 747–755

18 Griffin, J. E., C. Edwards, J. D. Madden, M. J. Harrod, J. D. Wilson: Congenital absence of the vagina – the Mayer-Rokitansky-Kuester-Hauser syndrome. Ann. intern. Med. 85 (1976) 224–236

19 Hamlin, D. J., H. Petersson, J. Fitzsimmons, L. S. Morgan: MR imaging of uterine leiomyomas and their complications. J. Comput. assist. Tomogr. 9 (1985) 902–907

20 Harger, J. H., D. F. Archer, S. G. Marchese et al.: Etiology of recurrent pregnancy losses and outcome of subsequent pregnancies. Obstet. Gynecol. 62 (1983) 574–581

21 Hawighorst, H., P. G. Knapstein, U. Schaeffer et al.: Pelvic lesions in patients with treated cervical carcinoma: Efficacy of pharmacokinetic analysis of dynamic MR images in distinguishing recurrent tumors from benign conditions. Amer. J. Roentgenol. 166 (1996) 401–408

22 Hawighorst, H., P. G. Knapstein, W. Weikel et al.: Cervical carcinoma: Comparison of standard and pharmacokinetic MR imaging. Radiology 201 (1996) 531–539

23 Haynor, D., L. Mack, M. Soules et al.: Changing appearance of the normal uterus during the menstrual cycle: MR studies. Radiology 161 (1986) 459–462

24 Heuck, A., J. Schneider, R. Kimmig et al.: Lymphknotenstaging beim Cervixkarzinom: Ergebnisse der hochauflösenden Magnetresonanztomographie (MRT) mit einer Phased-Array-Körperspule. Fortschr. Röntgenstr. 166 (1997) 210–214

25 Hötzinger, H., L. Spätling: MRI in der Gynäkologie und Geburtshilfe. Springer, Berlin 1994

26 Hricak, H., B. Demas, C. Braga et al.: Gestational trophoblastic neoplasm of the uterus: MR assessment. Radiology 161 (1986) 11–16

27 Hricak, H., D. Tscholakoff, L. Heinrichs et al.: Uterine leiomyoma correlation by magnetic resonance imaging: Clinical symptoms and histopathology. Radiology 158 (1986) 385–391

28 Hricak, H., Y. C. F. Chang, S. Thurnher: Vagina: Evaluation with MR imaging. Part I. Normal anatomy and congenital anomalies. Radiology 169 (1988) 169–174

29 Hricak, H., B. Hamm, R. Semelka et al.: Carcinoma of the uterus: Use of gadopentetate dimeglumine in MR imaging. Radiology 181 (1991) 95–106

30 Hricak, H., L. V. Rubinstein, G. M. Gherman, N. Karstaedt: MR imaging evaluation of endometrial carcinoma: Results of an NCI cooperative study. Radiology 179 (1991) 829–832

31 Hricak, H., S. Finck, G. Honda et al.: MR imaging in the evaluation of benign uterine masses:: Value of gadopentetate dimeglumine-enhanced T1-weighted images. Amer. J. Roentgenol. 158 (1992) 1043–1250

32 Hricak, H., B. K. Kim: Contrast-enhanced MR imaging of the female pelvis. J. Magn. Reson. Imag. 3 (1993) 297–306

33 Hricak, H., P. S. Swift, Z. Campos, J. M. Quivey, V. Gildengorin, H. Göranson: Irradiation of the cervix uteri: Value of unenhanced and contrast-enhanced MR imaging. Radiology 189 (1993) 381–388

34 Hricak, H., C. B. Powell, K. K. Yu et al.: Invasive cervical carcinoma: Role of MR imaging in pretreatment work-up-cost minimization and diagnostic efficacy analysis. Radiology 198 (1996) 403–409

35 Ito, K., T. Matsumoto, T. Nakada et al.: Assessing myometrial invasion by endometrial carcinoma with dynamic MRI. J. Comput. assist. Tomogr. 18 (1994) 77–86

36 Kang, S., D. A. Turner, G. S. Foster, M. I. Rapoport, S. A. Spencer, J.-Z. Wang: Adenomyosis: Specificity of 5 mm as the maximum normal uterine junctional zone thickness in MR images. Amer. J. Roentgenol. 166 (1996) 1145–1150

37 Kim, S. H., B. I. Choi, H. P. Lee et al.: Uterine cervical carcinoma: Comparison of CT and MR findings. Radiology 175 (1990) 45–51

38 Kim, S. H., S. C. Kim, B. I. Choi, M. C. Han: Uterine cervical carcinoma: Evaluation of pelvic lymph node metastasis with MR imaging. Radiology 190 (1994) 807–811

39 Kim, S. H., H. D. Kim, Y. S. Song, S. B. Kang, H. P. Lee: Detection of deep myometrial invasion in endometrial carcinoma: Comparison of transvaginal ultrasound, CT and MRI. J. Comput. assist. Tomogr. 19 (1995) 766–772

40 Lagasse, L. D., W. T. Creasman, H. M. Shingleton, J. H. Ford, J. A. Blessing: Results and complications of operative staging in cervical cancer: experience of the Gynecologic Oncology Group. Gynecol. Oncol. 9 (1980) 90–98

41 Lee, J. K. T., D. J. Gersell, D. M. Balfe, J. L. Worthington, D. Picus: The uterus: In vitro MR anatomic correlation of normal and abnormal specimens. Radiology 157 (1985) 175–179

42 Lien, H., V. Blomlie, T. Iversen et al.: Clinical stage I carcinoma of the cervix: Value of MR imaging in determinating invasion into the parametrium. Acta radiol. 34 (1993) 130–132

43 Lorenzen, M., V. Nicolas, A. Kopp: Rezidivdiagnostik gynäkologischer Tumoren in der MRT. Fortschr. Röntgenstr. 161 (1994) 526–530

44 Mark, A. S., H. H. Hricak, L. W. Heinrichs et al.: Adenomyosis and leiomyoma: Differential diagnosis with MR imaging. Radiology 163 (1987) 527–529

45 Martius, G., M. Breckwoldt, A. Pfleiderer: Lehrbuch der Gynäkologie und Geburtshilfe. Thieme, Stuttgart 1996

46 McCarthy, S., C. Tauber, J. Gore: Female pelvic anatomy: MR assessment of variations during the menstrual cycle and with use of oral contraceptives. Radiology 160 (1986) 119–123

47 McCarthy, S., G. Scott, S. Majumdar et al.: Uterine junctional zone: MR study of water content and relaxation properties. Radiology 171 (1989) 241–243

48 McCarthy, S., H. Hricak: The utrus and vagina. In Higgins, C. B., H. Hricak, C. A. Helms: Magnetic Resonance Imaging of the Body. Lippincott-Raven, Philadelphia 1997 (pp. 761–814)

49 Mitchell, D. G., L. Schonholz, P. L. Hilpert et al.: Zones of the uterus: Discrepancy between US and MR images. Radiology 174 (1990) 827–831

50 Mittl, R. L., I.-T. Yeh, H. Y. Kressel: High-signal-intensity rim surrounding uterine leiomyomas on MR images: Pathologic correlation. Radiology 180 (1991) 81–83

51 Pellerito, J. S., S. M. McCarthy, M. B. Doyle et al.: Diagnosis of uterine anomalies: Relative accuracy of MR imaging, endovaginal sonography, and hysterosalpingography. Radiology 183 (1992) 795–800

52 Reinhold, C., M. Atri, A. Mehio, R. Zakarian, A. E. Aldis, P. M. Bret: Diffuse uterine adenomyosis: Morphologic criteria and diagnostic accuracy of endovaginal sonography. Radiology 197 (1995) 609–614

53 Reinhold, C., H. Hricak, R. Forstner et al.: Primary amenorrhea: Evaluation with MR imaging. Radiology 203 (1997) 383–390

54 Scheidler, J., A. Heuck, K. Wencke, R. Kimmig, U. Müller-Lisse, M. Reiser: Parametrane Infiltration beim Zervixkarzinom: Diagnostische Wertigkeit von kontrastverstärkten fettsupprimierten T_1-gewichteten SE-Sequenzen bei 1,5 Tesla. Fortschr. Röntgenstr. 166 (1997) 312–316

55 Schnall, M. D.: Magnetic resonance evaluation of acquired benign uterine disorders. Semin. Ultrasound 15 (1994) 18–26

56 Scoutt, L. M., S. D. Flynn, D. J. Luthringer, T. R. McCauley, S. M. McCarthy: Junctional zone of the uterus: Correlation of MR imaging and histologic examination of hysterectomy specimens. Radiology 179 (1991) 403–407

57 Scoutt, L. M., S. M. McCarthy, S. D. Flynn et al.: Clinical stage I endometrial carcinoma: Pitfalls in preoperative assessment with MR imaging. Radiology 194 (1995) 567–572

58 Sironi, S., C. Belloni, G. L. Taccagni, A. DelMaschio: Carcinoma of the cervix: Value of MR imaging in detecting parametrial involvement. Amer. J. Roentgenol. 156 (1991) 753–756

59 Sironi, S., A. Zanello, M. G. Rodighiero et al.: Invasive carcinoma of the cervix uteri (Stage IB–IIB): Comparison of CT and MR for the assessment of the parametrium. Radiol. med. 81 (1991) 671–677

60 Sironi, S., E. Colombo, G. Villa et al.: Myometrial invasion by endometrial carcinoma: Assessment with plain and gadolinium-enhanced MR imaging. Radiology 185 (1992) 207–212

61 Sironi, S., F. DeCobelli, G. Scarfone et al.: Carcinoma of the cervix: Value of plain and gadolinium-enhanced MR imaging in assessing degree of invasiveness. Radiology 188 (1993) 797–801

62 Smith, R. C., S. McCarthy: Magnetic resonance staging of neoplasms of the uterus. Radiol. Clin. N. Amer. 32 (1994) 109–131

63 Sorensen, S. S.: Estimated prevalence of mullerian anomalies. Acta obstet. gynecol. scand. 67 (1988) 441–445

64 Subak, L. L., H. Hricak, C. B. Powell, L. Azizi, J. L. Stern: Cervical carcinoma: Computed tomography and magnetic resonance imaging for preoperative staging. Obstet. Gynecol. 86 (1995) 43–50

65 Sugimura, K., B. M. Carrington, J. M. Quivey, H. Hricak: Post-irradiation changes in the pelvis: assessment with MR imaging. Radiology 175 (1990) 805–813

66 Tempany, C. M. C.: MR and Imaging of the Female Pelvis. Mosby, St. Louis 1995

67 Togashi, K., K. Nishimura, K. Itho et al.: Adenomyosis: Diagnosis with MR imaging. Radiology 166 (1988) 111–114

68 Togashi, K., H. Ozasa, I. Konishi et al.: Enlarged uterus: Differentiation between adenomyosis and leiomyoma with MR imaging. Radiology 171 (1989) 531–534

69 Wentz, A. C.: Congenital anomalies and intersexuality. In Jones, H. W., A. C. Wentz, L. S. Burnett: Novak's Textbook of Gynecology, 11th ed. Williams & Wilkins, Baltimore 1988 (pp. 140–186)

70 Yamashita, Y., M. Taskahashi, T. Sawada, K. Miyazaki, H. Ikamura: Carcinoma of the cervix: Dynamic MR imaging. Radiology 182 (1992) 643–648

71 Yamashita, Y., M. Harada, T. Sawada, M. Takahashi, K. Miyazaki, H. Okamura: Normal uterus and FIGO stage I endometrial carcinoma: Dynamic gadolinium-enhanced MR imaging. Radiology 186 (1993) 495–501

72 Yamashita, Y., H. Mizutani, M. Torashima et al.: Assessment of myometrial invasion by endometrial carcinoma: Transvaginal sonography vs contrast-enhanced MR imaging. Amer. J. Roentgenol. 161 (1993) 595–599

12 Adnexe

Maren Lorenzen und V. Nicolas

Einleitung

Die MRT wird zum Nachweis ovarieller Prozesse in der Regel als ergänzendes bildgebendes Verfahren eingesetzt. Als primäres Screeningverfahren gilt wegen der einfachen Anwendbarkeit und der allgemeinen Verfügbarkeit die abdominale und transvaginale Sonographie.

Indikationen

Eine Indikation für die Durchführung einer MRT besteht in jedem sonographischen oder palpatorischen Hinweis auf eine Erkrankung der Adnexe.

Dabei kommt der MRT insbesondere die Aufgabe zu, eine Adnexläsion von einer uterinen oder gastrointestinalen Läsion abzugrenzen. Der hohe Weichteilkontrast ermöglicht auch die Darstellung nicht raumfordernder Tumoren oder metastatischer Implantate zwischen Darmschlingen. Durch die enge räumliche Beziehung der Beckenorgane zueinander ist die multiplanare Darstellungsmöglichkeit zur dreidimensionalen Therapieplanung bei geplanter operativer oder strahlentherapeutischer Intervention von großem Wert.

Die Analyse der Signalintensitäten in den verschiedenen Sequenzen erlaubt eine Gewebetypisierung in begrenztem Umfang. Damit ist eine verläßliche Differenzierung seröser, hämorrhagischer oder fetthaltiger Läsionen und damit eine Unterscheidung entzündlicher, hormoninduzierter und neoplastischer Läsionen möglich. Daher ist die MRT sowohl zur präoperativen Evaluierung eines Adnexprozesses, zur Therapieplanung und Vorbereitung als auch zur Überwachung des Therapieerfolges und zum frühzeitigen Erkennen eines Rezidivtumors einsetzbar.

Untersuchungstechnik

Die MR-tomographische Untersuchung der Adnexe ist prinzipiell sowohl an supraleitenden Geräten mit hoher Feldstärke als auch an Mittelfeldgeräten möglich. Dabei dauert eine Untersuchung an einem 1,5 T starken Gerät etwa 20–30 min, bei geringerer Feldstärke kann der zeitliche Aufwand 40–60 min betragen, da eine Durchführung von mindestens zwei verschieden gewichteten Sequenzen in mindestens zwei Raumebenen notwendig ist.

Eine Vorbereitung der Patientin ist nicht notwendig. Die Untersuchung wird in Rückenlage mit einer Körperspule durchgeführt, die Verwendung einer flexiblen Oberflächenspule (Wrap-around-Körperspule) erzeugt

allerdings ein besseres S/R-Verhältnis. Ideal ist die Kombination verschiedener Spulen zu einem Phased-array-Körperspulensystem, das eine Steigerung des S/R-Verhältnisses um den Faktor 2,5 ermöglicht.

■ Abbildungsebenen

Die frontale Schichtebene erleichtert die Tumordetektion und die Zuordnung des Ursprungs einer Läsion, wohingegen die transversale Schichtebene eine verläßliche Abgrenzung zu Gefäßen, Blase und Rektum ermöglicht. Die sagittale Bildebene verdeutlicht die Beziehung zu Uterus, Rektum und Douglas-Raum.

Schräge Schichtebenen sind für Routinefragestellungen nicht empfehlenswert, da sie bei Kontrolluntersuchungen schwer reproduzierbar sind und die Abgrenzung von umgebenden Strukturen erschweren.

■ Pulssequenzen

Zur Detektion einer Adnexläsion eignet sich die stark T2-gewichtete TSE- oder GRE-Sequenz, die auch kleinste zystische Veränderungen, Beckenwandinfiltrationen und die Beziehung zum Uterus sicher darzustellen vermag. Dabei ist der Zeitaufwand bei der Verwendung einer TSE-Sequenz höher, der Weichteilkontrast allerdings sehr gut. Die Verwendung einer GRE-Sequenz reduziert den Weichteilkontrast, eignet sich aber durch die Zeitersparnis gut als Übersichtssequenz, um die Läsionsausdehnung abzuschätzen und ergänzende Sequenzen optimal planen zu können. Zur Gewebeklassifizierung eignet sich die T1w SE- oder GRE-Sequenz nativ und nach i.v. Injektion von Gd-DTPA. Um das KM-Enhancement besser quantifizieren zu können, sollte die KM-verstärkte Sequenz als fettsupprimierte T1w SE- oder GRE-Sequenz durchgeführt werden. Fettsupprimierte Sequenzen erlauben zusätzlich die Differenzierung zwischen fetthaltigen und eingebluteten Tumoren, wie Dermoiden und eingebluteten Zysten (Tab. 12.1, 12.2).

Mit diesen Sequenzen gelingt eine Differenzierung des Zysteninhalts in serös, muzinös, fetthaltig oder hämorrhagisch.

■ Kontrastmittel

Die intravenöse KM-Gabe von Gd-DTPA ermöglicht den Nachweis kleinerer intrazystischer Vegetationen und irregulär verdickter Septen als Hinweise auf Malignität. Durch die Stärke des KM-Enhancements können Rückschlüsse auf die Florididät eines Prozesses gezogen und tumoröse von narbigen Veränderungen differenziert werden. Die Dosierung richtet sich nach dem Gewicht

Tabelle 12.**1** Standardsequenzen zur Untersuchung der Adnexe

Sequenz	Orientierung	Bemerkung
T1w TSE	tra	zur Lymphknotenbeurteilung Klassifizierung von Tumorbestandteilen
T2w TSE	tra	Beurteilung, Beckenwandabstand, Darm, Aszites, Blasenhinterwand, Peritoneum
T2w TSE	cor	Abgrenzung zu Uterus, Vagina, Gefäßen Aszites, Tumorbestandteile
T1w TSE Gd	tra	KM-Enhancement, Infiltration von Nachbarorganen
T1w TSE Gd fs	tra	alternativ oder ergänzend zu T1w TSE Gd bei Endometriose, Teratom oder kleinen Tumoren

des Patienten und sollte 0,1 mmol/kg Körpergewicht betragen.

Die Verwendung eines negativen oralen Kontastmittels kann die Verwechslung eines Adnexprozesses mit flüssigkeitsgefüllten Darmschlingen verhindern. Es muß spätestens 2 Stunden vor Untersuchungsbeginn verabreicht werden, um eine ausreichende Kontrastierung der Dünn- und Dickdarmschlingen im kleinen Becken zu gewährleisten.

Das FOV sollte so klein wie möglich gewählt werden, um eine große Detailauflösung zu erreichen. Zur Darstellung beider Adnexe ist ein FOV zwischen 280 und 300 mm anzustreben.

Die Schichtdicke sollte 5 mm nicht überschreiten, der Schichtabstand nicht größer als 1 mm gewählt werden, um kleine Läsionen nicht zu übersehen. Bei Verdacht auf ein Malignom muß sich die Darstellung des primären Lymphabflußgebiets bis zum Nierenhilus anschließen, wobei eine T1w SE-Sequenz mit einer Schichtdicke von 7 mm und einem Schichtabstand von maximal 1 mm gewählt werden sollte.

Artefakte durch atemabhängige Bauchdeckenbewegung und Darmperistaltik sowie Pulsationsartefakte der Iliakalgefäße stellen durch die Verwendung schneller Sequenzen kaum ein Problem mehr da und können durch Anwendung eines leicht angezogenen Bauchgurts oberhalb der Symphyse minimiert werden. Die prophylaktische intravenöse Injektion von 10 mg Buscopan verringert die Darmperistaltik zusätzlich.

Die Einführung eines Vaginaltampons zur Markierung der Vagina ist durch die multiplanare Darstellungsmöglichkeit nicht nur überflüssig, sondern erschwert vielmehr die Detektion vaginaler Metastasen.

Bildgebung der normalen Anatomie

Die Adnexe bestehen aus der Tuba uterina, dem Ovar und dem Lig. latum. Dieses entsteht aus der Serosaduplikatur beider Peritonealblätter, die als Perimentum den Uterus überziehen. Im oberen Rand des Lig. latum verläuft die Tuba uterina, im vorderen Blatt das Lig. teres uteri und im hinteren Blatt das Lig. ovarii proprium. Beide Ligamente entspringen am Corpus uteri unmittelbar unter der Tubeneinmündung. Dabei zieht das Lig. teres uteri in den Leistenkanal, das Lig. ovarii proprium dient als Befestigung des Ovars. Im Bindegewebe des Lig. latum verlaufen die A. und V. ovarica mit Nerven und Lymphgefäßen.

Die Tuba uterina ist 8–20 cm lang und liegt intraperitoneal, angeheftet an die Mesosalpinx. Unterschieden werden die Ampulla tubae uterinae, die aus den erweiterten lateralen zwei Dritteln besteht, und das zum Isthmus tubae uterinae verengte mediale Drittel. Intrauterin durch die Uteruswand verläuft die Pars uterina.

Im Normalfall sind die Tuben MR-tomographisch nur ausnahmsweise erkennbar und imponieren in der T2w Sequenz als horizontal verlaufende tubuläre Strukturen mit intermediärer Signalintensität (Abb. 12.**1**). In der T1w SE-Sequenz ist der tubuläre Charakter weniger gut nachweisbar, durch die vergleichbare Signalintensität wie die umgebende Muskulatur und den dadurch bedingten geringeren Weichteilkontrast.

Die Ampulla tubae mündet mit dem Ostium abdominale in die Peritonealhöhle. Die Tubenöffnung ist von fransenförmigen Fimbriae tubae umgeben. Die am Ovar befestigte lange *Fimbria ovarica* sichert bei stark beweglichem Tubenende den Kontakt mit dem Ovar.

Das Ovar ist mandelförmig 2,5–5 cm lang und 0,5–1 cm dick. Eingehüllt ist es von einer Bindegewebskapsel, die fest mit der Grenzschicht aus modifiziertem Peritonealepithel verwachsen ist. Darunter liegt die Rindenzone, in der die Follikel mit den Eizellen heranreifen. Unscharf abgegrenzt ist hierzu die Markzone, die stark gewundene Blutgefäße, Lymphgefäße und Nerven enthält, die im Hilum in das Organ münden.

Tabelle 12.**2** Empfohlene Sequenzen und Sequenzparameter für die MR-Untersuchung der Adnexe

Gewichtung	Orientierung	Typ	TR (ms)	TE (ms)	ETL	FS	Matrix	FOV (mm)	N_{SL}	N_{AC}	SD (mm)	T_{AC} (min)
T1	tra	TSE	650	10		nein	192 × 256	300	19	4	5	5
T2	tra	TSE	4500	120	17	nein	192 × 256	300	17	8	5	8
T2	cor	TSE	4500	120	17	nein	256 × 256	450	19	4	6	6

Durch die enthaltenen Follikelzysten imponiert das Ovar im T2w TSE von rundlichen, signalreichen Zysten durchsetzt. Die Zystengröße und -anzahl schwankt je nach hormonellem Status und Alter der Patientin zwischen wenigen Millimetern und 2–3 cm (Abb. 12.**2**). Der Zysteninhalt hat etwa die gleiche Signalintensität wie Urin. Umgeben sind diese Zysten von zur Muskulatur isointens oder leicht hyperintens imponierenden dünnwandigen Septen. Der äußere Kortex besteht aus unreifen Follikeln und postovulatorischen Luteinkörpern, die ebenfalls mit muskelisointensem Signal abgebildet werden.

In der T1w Sequenz imponieren die Zysten signalarm, wiederum vergleichbar mit Urin, die Septen erscheinen isointens zur Muskulatur. Nach KM-Gabe ist ein deutliches homogenes Enhancement der Septen und des Kortex zu beobachten.

Postmenopausal erscheinen die Ovarien in der T2w Sequenz signalärmer als prämenopausal, was auf die geringere Follikelzahl und -größe und die zunehmende Fibrosierung im Rahmen der Atrophie zurückzuführen ist.

Während der Follikelreifung wandern *Urgeschlechtszellen* in das Ovar ein und entwickeln sich zu Oogonien, die in der weiteren Entwicklung von Follikelepithel umgeben werden und sich zum Primärfollikel differenzieren. In der weiteren Oogenese werden sie zum Sekundärfollikel, und eine gewisse Anzahl erreicht das Stadium des sprungreifen Graaf-Follikel. Aus den den Follikel umgebenden Zellen reift die Theca folliculi heran, die die Östrogenproduktion übernimmt.

Ovarien und Tuba uterina migrieren bis zum Ende des ersten Lebensjahres kaudalwärts vom thorakolumbalen Übergang bis in die Fossae ovaricae. Die *Fossa ovarica* liegt beiderseits an der Beckenwand zwischen der obliterierten Umbilikalarterie als ventraler Begrenzung und dem Ureter als posteriorer Begrenzung. Bei Nullipara sind die Ovarien in der Regel in den Fossae ovaricae nachweisbar, in der Schwangerschaft können sie in den Douglas-Raum oder nach ventral bis an die Bauchwand verlagert sein und post partum in dieser Lokalisation persistieren. Die arterielle Versorgung erfolgt über die A. ovarica aus der Aorta abdominalis, die nach ihrem Abgang zunächst retroperitoneal verläuft und danach in das Lig. suspensorium ovarii eintritt und Versorgungsäste zum Ovar abgibt.

Die A. uterina entspringt aus der A. iliaca interna und gibt Rr. ovaricae und Rr. tubaricae ab, die im Ansatz des Lig. latum an der seitlichen Uteruskante zum Tubenwinkel verlaufen und außerdem Anastomosen mit der A. ovarica bilden.

Die Venen aus dem Versorgungsgebiet von A. ovarica und A. uterina entspringen aus zusammenhängenden venösen Plexus, den Plexus pampiniformis. Die linke V. ovarica drainiert in die linke V. renalis, die rechte V. ovarica mündet direkt in die V. cava inferior. Die venöse Drainage aus der V. uterina erfolgt in die V. iliaca interna.

Der Lymphabfluß aus dem Ovar und der Tube geschieht über die Nodi lymphatici lumbales an der Aorta abdominalis. Lymphgefäße aus der Umgebung des Tubenwinkels gelangen im Lig. teres uteri zu den Nodi lymphatici inguinalis superficialis in der Leistenbeuge.

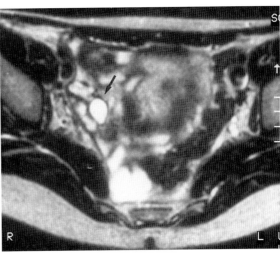

Abb. 12.**1** Normale Tube. Frontal, T2w TSE; TR 4500 ms, TE 150 ms. Darstellung der Adnexe von der Pars uterina bis zur Ampulla tubae als horizontal verlaufende, intermediär signalgebende tubuläre Struktur (Pfeil).

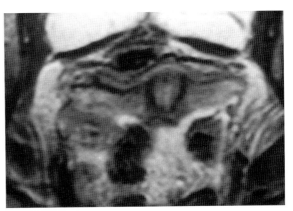

Abb. 12.**2** Normales Ovar in der rechten Fossa ovarica. Transversal, T2w TSE; TR 4500 ms, TE 150 ms. Signalreiche Darstellung der Follikelzysten, umgeben von dünnwandigen Septen. Schwierige Abgrenzbarkeit von ebenfalls signalreich imponierenden flüssigkeitsgefüllten Darmschlingen.

Bildgebung der pathologischen Befunde

■ Entzündliche Erkrankungen

Häufigste Erreger entzündlicher Prozesse der weiblichen Genitalorgane sind Chlamydia trachomatis und Neisseria gonorrhoea, die aszendierend über die Zervix und das Endometrium in die Tuben verschleppt werden und sich anschließend in die Ovarien ausbreiten.

Die entstehende *Salpingitis* ist als Flüssigkeitsretention in den normalerweise nicht abgrenzbaren Tuben erkennbar (Abb. 12.**3**). Besonders gut gelingt der Nachweis in der T2w frontalen Sequenz, in der sich die erweiterte Tube als annähernd horizontal verlaufende signalreiche Struktur vom Uterus zum Ovar verfolgen läßt.

Als Komplikation einer chronischen Salpingitis entsteht der *Tuboovarialabszeß*. Dabei kommt es zu einer

Entzündung des ovariellen Serosaüberzugs durch eine in den Douglas-Raum verschleppte Salpingitis. Demzufolge ist der Tuboovarialabszeß in der MRT als ödematöse Veränderung um das häufig nicht vergrößerte Ovar herum nachweisbar (Abb. 12.**4**). Gelegentlich kann zusätzlich eine Pyosalpinx entstehen, die in der T2w Sequenz jedoch mit der gleichen hohen Signalintensität zur Darstellung kommt wie die Salpingitis und von dieser bildmorphologisch nicht zu differenzieren ist.

Als Folge einer bilateralen Salpingitis kann eine Infertilität durch eine bilateralen Tubenverschluß mit Fibrose resultieren, der in der MRT nicht diagnostizierbar ist.

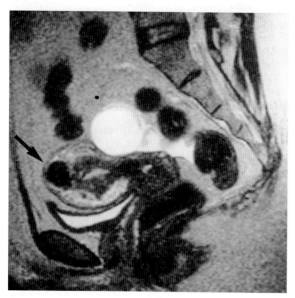

Abb. 12.3   Akute Salpingitis. Sagittal, T2w TSE; TR 4000 ms, TE 150 ms. Signalreiche Darstellung der erweiterten flüssigkeitsgefüllten Tube. Nebenbefund: signalarmes Myom im Uterus (Pfeil).

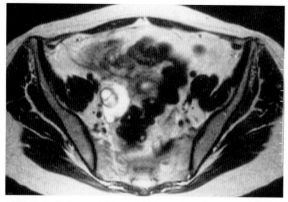

Abb. 12.4   Tuboovarialabszeß rechts. Transversal, T2w TSE; TR 4000 ms, TE 150 ms. Signalreiche Darstellung des entzündlichen Ödems um das nicht vergrößerte rechte Ovar.

■ Endometriose

Unter einer Endometriose versteht man das Auftreten hormonabhängiger Endometriumnester in ektoper Lokalisation, die durch die Tuben in die Peritonealhöhle gelangen können. Am häufigsten manifestiert sich die Endometriose bilateral in den Ovarien als zystische menstruationsabhängige Blutansammlung. Aber auch im pelvinen Peritoneum oder den uterinen Ligamenten kann sie vorkommen und zu zyklusabhängigen Beschwerden führen.

In der MRT führen diese abgekapselten Blutansammlungen durch den hohen Eisengehalt des Hämoglobins zu einer starken Verkürzung beider Relaxationszeiten und damit zu einer charakteristisch hohen Signalintensität in der T1w Sequenz. In der T2w Sequenz erscheinen sie ebenfalls je nach Alter und Resorptionsgrad der Blutung signalreich bis intermediär signalgebend (Abb. 12.**5**). Ausnahmsweise kann der Ferritingehalt in den Zysten so hoch sein, daß die Verkürzung der T2-Relaxationszeit so stark ist, daß es in der T2w Sequenz zur signalarmen Darstellung kommt. Zum sicheren Nachweis und zur Lokalisation einer Endometriose ist immer die Kombination von T1w und T2w Aufnahmen in zwei verschiedenen Ebenen, vorzugsweise frontal und transversal, notwendig.

■ Extrauteringravidität

Der Nachweis einer Extrauteringravidität ist eine Domäne der *transvaginalen Sonographie,* die bereits in der 7. Schwangerschaftswoche 62% der Extrauteringraviditäten darstellen kann. In der MRT sind Extrauteringraviditäten immer Zufallsbefunde, da für die MRT kaum eine Indikation in der Frühschwangerschaft gegeben ist. Diese Befunde erscheinen in der T2w Sequenz überwiegend zystisch signalreich mit intermediär signalgebenden soliden oder nekrotischen Anteilen, je nachdem, ob die Gravidität noch intakt ist oder nicht. Bei MR-tomographischem Verdacht auf eine Extrauterinschwangerschaft ist eine Darstellung in der sagittalen Ebene zur besseren Identifikation der Chorionhöhle sinnvoll. Die Differentialdiagnose gegenüber zystischen Adnextumoren ist jedoch nicht zuverlässig möglich.

■ Benigne Tumoren

Benigne Tumoren werden je nach ihrem Ursprung in epitheliale Neoplasien, Keimzelltumoren und Keimstrang-Stroma-Tumoren unterschieden.

Die morphologische Diagnostik in der MRT erlaubt allerdings nur in sehr geringem Umfang eine Gewebetypisierung, die sich auf die Differenzierung zwischen zystischen und soliden Neoplasien bezieht.

Überwiegend zystische gutartige Tumoren

Die häufigsten benignen Adnextumoren in der Prämenopause stellen die Ovarialzysten dar. Sie entstehen als Folge einer Follikelpersistenz als *Follikelzysten* oder einer Flüssigkeitsretention in einem nichtgesprungenem

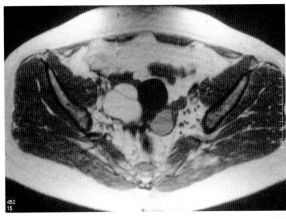

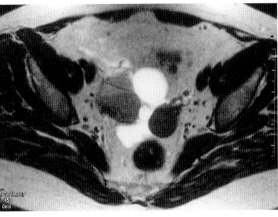

a

b

Abb. 12.5a Endometriose. Transversal, T1w SE; TR 500 ms, TE 15 ms. Beiderseits der erweiterten Tube kommen rundliche Endometriosenester zur Darstellung. Rechts frische Blutung mit hohem Signal, links ältere Blutung mit intermediärem Signal.

b Transversal, T2w TSE; TR 4500 ms, TE 150 ms. Die erweiterte Tube kommt in der Mitte signalreich zur Darstellung. Rechts frische Blutung mit hohem Signal, links ältere Einblutung mit intermediärem Signal.

Follikel als *Luteinzysten*. Klinische Beschwerden sind selten vorhanden, meist werden diese Retentionszysten als Zufallsbefunde diagnostiziert. Bei Stieldrehungen der Zysten können akute peritonitische Beschwerden auftreten.

Mit bildgebenden Verfahren sind Follikelzysten und Luteinzysten nicht voneinander zu differenzieren und werden als glatt begrenzte, dünnwandige Raumforderungen ohne Septierungen oder intrazystische Vegetationen dargestellt. Meist erreichen sie eine Größe bis maximal 5 cm. Einblutungen in Ovarialzysten kommen gelegentlich vor und werden nach ihrem makroskopischen Aspekt durch die Abbauprodukte des Hämatins *Schokoladenzysten* genannt. Die differentialdiagnostische Abgrenzung gegenüber Endometrioseherden kann gelegentlich Schwierigkeiten bereiten.

In der MRT kommen einfache Zysten sowohl in der T1w als auch in der T2w Sequenz mit einer Signalintensität wie Urin zur Darstellung (Abb. 12.**6**). Eingeblutete Zysten variieren in ihrem Erscheinungsbild je nach Alter der Blutung. Die Abgrenzung von Endometrioseherden gelingt durch die Injektion von Gd-DTPA, da sich die kapselartig verdickten Endometriosewandungen von den dünnen Zystenwänden sicher differenzieren lassen.

Kennzeichnend für das *Stein-Leventhal-Syndrom* sind bilaterale polyzystische Ovarien mit gleich großen Zysten, kombiniert mit Oligo- oder Amenorrhö, Adipositas und Infertilität. Dabei zeigen sich die polyzystischen Ovarien bilateral symmetrisch vergrößert mit bis zu 5 cm. Hinweisend ist hier die Darstellung des hypoplastisch wirkenden Uterus mit erhaltener zonaler Anatomie im T2w TSE.

Als häufigste postmenopausale benigne Neoplasien treten *Zystadenome* auf. Sie können je nach ihrem Inhalt in serös, papillär und muzinös unterteilt werden. Sie bestehen aus ein- oder mehrkammerigen Zysten, deren Wanddicke 3 mm nicht überschreitet. In der MRT stellen sie sich als glatt begrenzte dünnwandige Raumforderungen ohne intrazystische Vegetationen dar, sind aber

meist deutlich größer als funktionelle Zysten und können Verkalkungen und Septierungen enthalten (Abb. 12.**7**). MR-tomographisch sind papilläre und seröse Zystadenome nicht differenzierbar, durch den höheren Proteingehalt der muzinösen Zystadenome ist deren T1-Relaxationszeit jedoch kürzer, und die Signalintensität im T2w TSE liegt noch über der von Urin.

Die *Dermoidzyste,* das reife zystische *Teratom,* ist mit 20% die häufigste gutartige Raumforderung in der Pubertät. Dermoide sind ektodermalen Ursprungs und zählen zu den Keimblatttumoren. Entstehend aus den drei Keimblättern enthalten sie Talg, der mit Haaren, Zähnen oder Knochen durchsetzt sein kann. Die Zahn- und Knochenanlagen können auch in einen abgrenzbaren *Dermoidzapfen* eingeschlossen sein. Dermoide sind angeboren und finden sich häufig bilateral. Beschwerden treten nur bei Stieldrehungen auf, in der Regel stellen Dermoide jedoch asymptomatische Zufallsbefunde dar. Es besteht ein potentielles Entartungsrisiko, das bei serösen Dermoiden bis zu 20% beträgt und die histologische Abklärung in jedem Fall erforderlich macht.

In der MRT ist der Fettanteil diagnostisch hilfreich. Die häufig in Dermoiden noch enthaltenen Flüssigkeitsanteile bedingen einen charakteristischen Fett-Flüssigkeits-Spiegel, der in der MRT in der T2w Sequenz als intermediär signalgebendes Fett über signalreicher Flüssigkeit zur Darstellung kommt (Abb. 12.**8**).

Überwiegend solide gutartige Raumforderungen

Ovarialfibrome leiten sich vom Mesenchym ab und stellen etwa 4% aller Ovarialtumoren dar. Das Prädilektionsalter liegt zwischen 50 und 60 Jahren. Sie treten unilateral auf, sind solide, glatt begrenzt und hormonell inaktiv.

In der MRT sind sie im T1w Bild intermediär bis gering signalgebend, in der T2w Sequenz stellen sie sich mit einem variablen Anteil aus teils signalarmen teils signalreichen Strukturen dar (Abb. 12.**9**). Die Abgrenzung

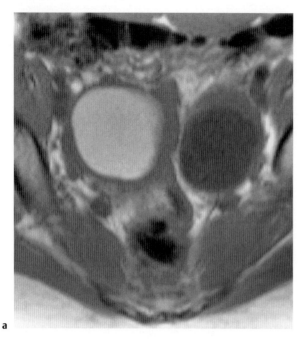

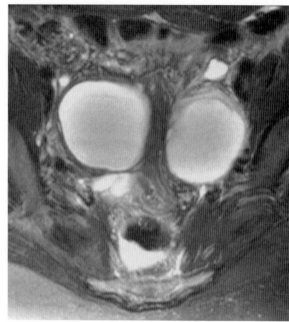

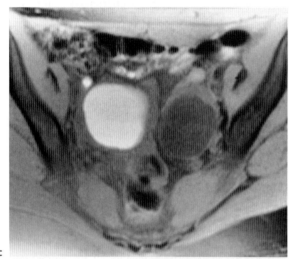

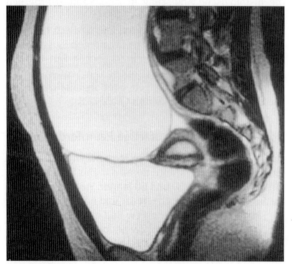

Abb. 12.**6** Große Funktionszysten beider Ovarien mit Einblutung in die Funktionszyste rechts. **a** Im T1w Bild, **b** im T2w fettgesättigten Bild, **c** im T1w fettgesättigten Bild.

zu einem gestielten Uterusmyom kann schwierig sein, insbesondere wenn das Ovarialfibrom dem Uterus anliegt. Diagnostisch hilfreich ist hier gelegentlich die Gabe von Gd-DTPA, da die Ovarialfibrome kein Enhancement zeigen, sich bei degenerierten Myomen jedoch der Nekroseanteil demarkiert.

Gehäuft tritt das Ovarialfibrom im Zusammenhang mit dem *Meigs-Syndrom* auf, einer gutartigen Erkrankung, die mit Pleuraergüssen und Aszites assoziiert ist.

Hormonbildende Adnextumoren werden in östrogenproduzierende und androgenproduzierende Neoplasien unterteilt. Zu den häufigsten östrogenproduzierenden Tumoren zählen *Granulosazelltumoren* und Theka-

◁ Abb. 12.**7** Zystadenom. Sagittal, T2w TSE; TR 4000 ms, TE 150 ms. Signalreiche Raumforderung, die den gesamten Bauchraum ausfüllt. Kennzeichnend sind die dünnwandigen Septen und die fehlenden intrazystischen Vegetationen.

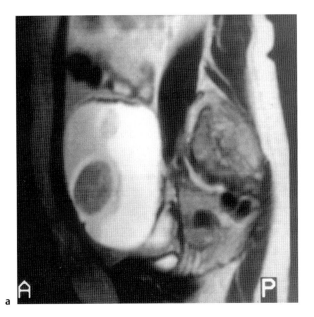

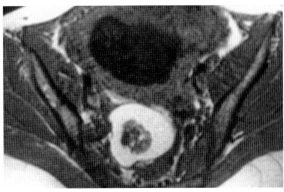

Abb. 12.**8a** Dermoid. Sagittal, T2w TSE; TR 500 ms, TE 15 ms. Glatt begrenzter Tumor ohne Septierungen mit signalarmen Dermoidzapfen und charakteristischem Fett-Flüssigkeits-Spiegel. Dabei imponiert das Fett im T2w TSE intermediär signalgebend über dem signalreichen Flüssigkeitsanteil. **b** Transversal, T1w TSE, TR 4800 ms, TE 150 ms. Dermoid im Douglas-Raum. Erweitertes Uteruskavum bei Schwangerschaft.

zelltumoren. Überwiegend treten sie postmenopausal unilateral auf. Die vermehrte Östrogenproduktion hat Endometriumhyperplasie, vaginale Blutung und zystische Mastopathie der Mammae zur Folge. Beim Auftreten im Kindesalter führen Granulosazelltumoren zum Bild einer *Pseudopubertas praecox*.

Der wichtigste androgenproduzierende Tumor ist der *Sertoli-Leydig-Zell-Tumor*. Die Testosteronproduk-tion führt zur Sterilität, zunehmender Körperbehaarung und Klitorishypertrophie. Maligne Entartungen kommen vor. In der MRT imponieren diese Signal-Tumoren solide, im T2w TSE ist die Signalintensität vergleichbar derjenigen von Fett. In der T1w SE-Sequenz werden sie mit ähnlicher Signalintensität wie Muskulatur dargestellt. Nach intravenöser Injektion von Gd-DTPA kommt es zu einem mäßigen KM-Enhancement (Abb. 12.**10**).

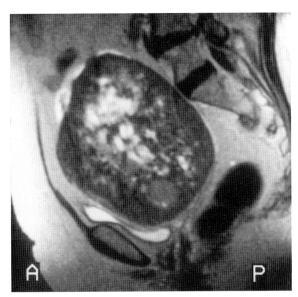

Abb. 12.**9** Ovarialfibrom. Sagittal, T2w TSE; TR 4500 ms, TE 150 ms. Rundlicher, glatt begrenzter Tumor der Adnexe, mit teils signalreichen und teils signalarmen Anteilen.

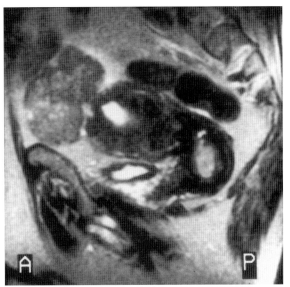

Abb. 12.**10** Granulosazelltumor. Sagittal, T2w TSE; TR 4500 ms, TE 150 ms. Solider, glatt begrenzter Tumor ohne Septierungen mit Signalintensität wie Fett links ventral des Uterus. Erweiterter Zervikalkanal bei kleinem Zervixkarzinom (nicht dargestellt).

■ Maligne Tumoren

Die häufigsten malignen Adnextumoren sind Ovarialkarzinome und weisen die höchste Letalität aller gynäkologischen Malignome auf. Ursache hierfür sind die spät auftretenden klinischen Beschwerden und die palpatorisch eingeschränkte Beurteilbarkeit der Ovarien. Über 70% der Ovarialkarzinome werden erst in einem metastasierten Tumorstadium nachgewiesen. Ovarialkarzinome werden differenziert in epitheliale, desmoidale und embryonale Malignome.

Histologisch sind 85% epithelialen Ursprungs und hier der überwiegende Anteil seröse oder muzinöse *Zystadenokarzinome*. Die wichtigsten desmoidalen Tumorformen sind Sarkome und Endotheliome. Unter embryonalen Ovarialmalignomen kommen *Teratoblastome* und *Dysgerminome* am häufigsten vor (Tab. 12.**3**).

Die Metastasierung erfolgt früh über peritoneale Implantate und hämatogen über die A. ovarica in die paraaortalen Lymphknoten und in die Leber.

Unverändert wird das Tumorstaging durch die große Variabilität im Erscheinungsbild der Ovarialmalignome nicht bildmorphologisch, sondern chirurgisch durch die Laparatomie definiert. Die Stadieneinteilung erfolgt analog der übrigen gynäkologischen Malignome nach der FIGO- oder UICC-Klassifikation (Tab. 12.**4**).

Allgemein gelten eine Größe von über 5 cm, über 3 mm dicke Septen, irregulär konturierte verdickte Wandungen und intrazystische Vegetationen als Hin-

weis auf ein Malignom. Dabei steigt der Anhalt für Malignität mit der Größe des soliden Tumoranteils (Abb. 12.**11**). Aber auch ein polyzystisches Erscheinungsbild mit Septenbreiten von mehr als 3 mm muß bei sonst fehlendem soliden Tumoranteil als malignomverdächtig eingestuft werden (Abb. 12.**12**). Ausschließlich solide Ovarialkarzinome ohne zystische Anteile kommen ebenfalls vor (Abb. 12.**13**).

Peritoneale, lymphogene oder hämatogene Metastasen sind bei Diagnosestellung überwiegend vorhanden, so daß sich beim Nachweis einer malignomverdächtigen Raumforderung immer eine Metastasensuche anschließen muß. Dabei bereitet insbesondere die Detektion von peritonealen Absiedelungen trotz des Einsatzes oraler Kontrastmittel und fettsupprimierter Sequenzen MR-tomographisch große Schwierigkeiten.

Aszites als Hinweis auf eine peritoneale Metastasierung ist in der T2w Sequenz durch die hohe Signalintensität nachweisbar. Peritoneale Metastasen, die besonders muzinöse Karzinome in Form von *Omental cakes* bilden, stellen sich in der T1w Sequenz intermediär signalgebend im signalarmen Aszites dar. Lymphogene Metastasen paraaortal oder inguinal imponieren im T2w TSE intermediär bis signalreich, im T1w SE intermediär signalgebend und sind gehäuft beim serösen Ovarialkarzinom nachweisbar.

Ovarialmetastasen können uni- oder bilateral auftreten und sind mit bildgebenden Mitteln von primären Ovarialkarzinomen nicht zu differenzieren. Ovariale Metastasen sind selten und kommen bei Mammakarzinomen, malignen Melanomen und gastrointestinalen Karzinomen vor. Bilaterale Abtropfmetastasen eines Siegelringkarzinoms des Magens bezeichnet man als *Krukenberg-Tumoren* (Abb. 12.**14**).

Je nach Primärmanifestation imponieren ovarielle Metastasen solide oder zystisch und können deutliche

Tabelle 12.**3**   Häufigkeit histologischer Subgruppen der Ovarialkarzinome

Seröse Ovarialkarzinome	42%
Muzinöse Ovarialkarzinome	12%
Endometroide Ovarialkarzinome	15%
Undifferenzierte Ovarialkarzinome	17%
Klarzellkarzinome	6%
Dysgerminome	3%

Tabelle 12.**4**   FIGO- und UICC-Stadien des Ovarialkarzinoms

FIGO	UICC	Tumorausdehnung
I	T1	Tumor auf Ovarien beschränkt
IA	T1A	ein Ovar, kein Aszites
IB	T1B	beide Ovarien, kein Aszites
IC	T1C	ein oder beide Ovarien, Aszites mit Tumorzellen
II	T2	Wachstum in einem oder beiden Ovarien mit Ausbreitung ins kleine Becken
IIA	T2A	Ausbreitung und/oder Metastasen in Uterus und/oder Tuben
IIB	T2B	Ausbreitung in andere Beckengewebe
III	T3	Wachstum in einem/beiden Ovarien mit peritonealer Metastasierung im Abdomen
IV	T4	Wachstum in einem/beiden Ovarien und/oder Fernmetastasen

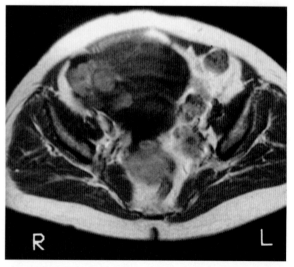

Abb. 12.**11**   Seröses Zystadenokarzinom. Transversal, T1w SE nach Gd-Gabe i.v.; TR 500 ms, TE 20 ms. Darstellung eines überwiegend signalarm zystisch imponierenden großen Tumors der rechten Fossa ovarica mit verdickten Septen und solidem Tumoranteil.

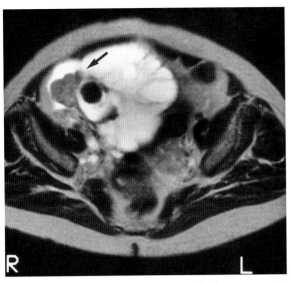

Abb. 12.**12** Seröses Zystadenokarzinom; gleiche Patientin wie Abb. 12.**11**. Transversal, T2w TSE; TR 4500 ms, TE 120 ms. Überwiegend signalreich zystisch dargestellter Tumor mit kleinem soliden Anteil (Pfeil) und Septierung.

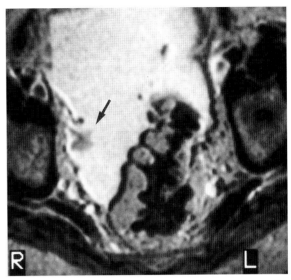

Abb. 12.**13** Anaplastisches Ovarialkarzinom mit peritonealer Metastasierung (Ausschnittvergrößerung). Transversal, T2w SE; TR 2800 ms, TE 90 ms. Intermediär signalgebender kleiner solider Tumor in der rechten Fossa ovarica (Pfeil) mit ausgedehntem signalreich imponierenden Aszites.

Vergrößerungen oder diffuse Durchsetzungen der Ovarien hervorrufen. Ein begleitender Aszites durch eine peritoneale Karzinose kann zusätzlich auftreten.

In der MRT ist das Erscheinungsbild außerordentlich variabel. In der T2w Sequenz zeigen Metastasen eines malignen Melanoms und eines Siegelringkarzinoms eine vergleichbar hohe Signalintensität wie Urin, Mammakarzinommetastasen sind intermediär bis gering signalgebend. In der T1w Sequenz differiert das Erscheinungsbild von signalarm bis intermediär signalgebend. Nach KM-Gabe zeigen ovarielle Metastasen je nach dem Vaskularisationsgrad des Primärtumors ein mäßiges bis starkes Enhancement.

Tubenkarzinom

Das Tubenkarzinom ist eine sehr seltene Erkrankung, die gehäuft bei kinderlosen Frauen vorkommt und in 10–15% bilateral auftritt. Das Prädilektionsalter liegt zwischen 50 und 60 Jahren. Histologisch handelt es sich um Adenokarzinome, die dem serösen Ovarialkarzinom im Erscheinungsbild ähneln. Die Tumorausbreitung erfolgt zunächst endoluminal mit einer frühen lymphatischen und hämatogenen Metastasierung via Tube in die paraaortalen, inguinalen und iliakalen Lymphknoten und ins Peritoneum. Aufgrund ihrer Seltenheit werden sie nach der FIGO- oder UICC-Klassifikation der serösen Ovarial-

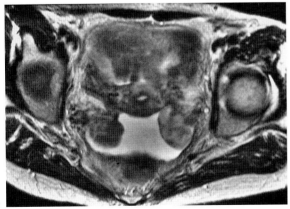

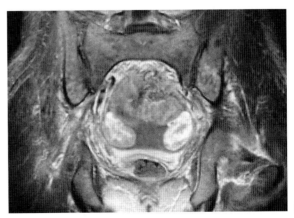

a

Abb. 12.**14** Bilaterale Ovarialmetastasen eines Magenkarzinoms. Darstellung einer bilateralen soliden Raumforderung der Ovarien und Aszites **a** im transversalen T2w Bild sowie **b** im

b

frontalen T1w fettgesättigten Bild unmittelbar nach i.v. KM-Applikation. Man beachte das inhomogene KM-Enhancement der bilateralen Ovarialmetastasen.

karzinome eingestuft. Beim Tubenkarzinom besteht die Therapie aus einer Kombination von chirurgischer und systemischer Therapie.

MR-tomographisch ist der Tumor weder in der T2w noch in der T1w Sequenz von einem zystischen Ovarialkarzinom differenzierbar (Abb. 12.**15**).

Dysgerminom

Dysgerminome sind seltene embryonale Tumoren und bilden den Gegenpart zu den Seminomen. 75% der Dysgerminome entwickeln sich im 2. und 3. Lebensjahrzehnt. Überwiegend handelt es sich um unilaterale solide Tumoren. 33% zeigen ein aggressives Verhalten mit destruierendem Wachstum in die Umgebung und einer frühen lymphogenen und hämatogenen Metastasierung. Wie Seminome sind Dysgerminome chemo- und strahlensensibel.

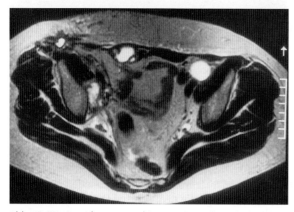

Abb. 12.**15** Lymphogene und intraperitoneale Metastasen eines Tubenkarzinoms. Transversal, T2w TSE; TR 5000 ms, TE 150 ms. Signalreiche Implantate eines bekannten Tubenkarzinoms mit gleicher Signalintensität wie das primäre Karzinom. MR-tomographisch vom serösen Ovarialkarzinom nicht differenzierbar. Verwendung eines negativen oralen Kontrastmittels zur Differenzierung von Darmschlingen.

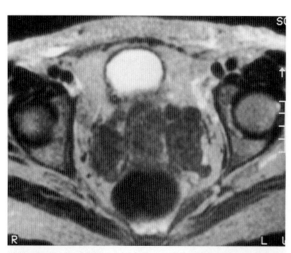

Abb. 12.**16** Ovarieller Lymphombefall bei disseminiertem Non-Hodgkin-Tumor. Transversal, T2w TSE; TR 4500 ms, TE 120 ms. Bilateral vergrößerte Ovarien mit intermediärer Signalintensität und diffusem Lymphombefall.

In der MRT kommen sie in der T2w TSE-Sequenz mit intermediärer oder erhöhter Signalintensität, bezogen auf die Muskulatur, zur Darstelluntg. In der T2w SE-Sequenz imponieren sie ähnlich signalgebend wie Muskulatur.

Lymphome der Ovarien

Ein primärer Lymphombefall der Ovarien ohne Nachweis eines Knochenmarkbefalls oder einer Lymphknotenstation ist eine Rarität. Bei disseminiertem malignen Lymphom ist ein Befall der Ovarien autoptisch jedoch in bis zu 30% nachweisbar.

Typischerweise ist eine bilaterale Aussaat vorhanden, wobei eine diffuse Durchsetzung der symmetrisch vergrößerten Ovarien auftritt.

In der MRT imponieren die Ovarien in beiden Sequenzen intermediär signalgebend, im T2w TSE mit etwas höherer Signalintensität als die Muskulatur und ausschließlich solide. Follikelzysten sind durch die diffuse Durchsetzung nicht mehr abgrenzbar, was die Differenzierung von bilateral vergrößerten Lymphknoten sehr erschwert (Abb. 12.**16**). Nach i.v. KM-Gabe kommt es zu einem mäßigen Enhancement, das für die Differentialdiagnose ebenfalls nicht wegweisend ist.

Rezidivtumoren

Tumorrezidive oder Residualtumoren treten nach Ovarialkarzinomen aufgrund der bei Diagnosestellung meist fortgeschrittenen Erkrankung relativ häufig auf. Dabei sind Tumorrezidive nach Hysterektomie gehäuft am Vaginalstumpf oder im Douglas-Raum nachweisbar (Abb. 12.**10**, 12.**16**, 12.**17**). Lymphogene Metastasen kom-

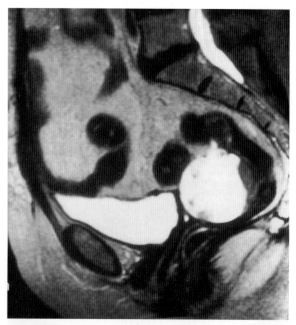

Abb. 12.**17** Tumorrezidiv nach serösem Zystadenokarzinom des Ovars im Douglas-Raum. Sagittal, T2w TSE; TR 4500 ms, TE 150 ms. Signalreicher Tumor im Douglas-Raum mit intrazystischen Vegetationen.

men an der Beckenwand nach primärer Lymphonodektomie oder inguinal und paraaortal auf Höhe des Nierenhilus vor.

Da die primäre Therapie eine chirurgische Resektion des Omentum majus beinhaltet, treten peritoneale Metastasen nur selten im Rahmen eines Tumorrezidivs auf. Bei Aszitesbildung sollte daher auf versprengte Tumorzellnester zwischen den Dünndarmschlingen oder auf der Leberkuppe oder eine hepatische Filialisierung geachtet werden. Postoperativ entstandene Fibrosen behindern die palpatorische Detektion eines Tumorrezidivs, so daß bei klinischem Verdacht zur Diagnosesicherung häufig die Laparaskopie eingesetzt werden muß.

Da Tumorrezidive die gleiche Signalintensität wie primäre Ovarialkarzinome aufweisen, gilt wiederum der Nachweis zystischer Läsionen mit intrazystischen Vegetationen und verdickten Septen als Hinweis auf Rezidivtumoren. Zur Detektion von Tumorimplantaten zwischen Darmschlingen ist die Verabreichung eines negativen oralen Kontrastmittels und die Verwendung einer fettsupprimierten Sequenz sinnvoll (Abb. 12.**15**). Metastasen an der Leberkuppe werden ebenfalls durch die Verwendung einer fettsupprimierten T2w TSE-Sequenz zuverlässig erkannt.

Literatur

1 Hötzinger, H., L. Spätling: MRI in der Gynäkologie und Geburtshilfe, Springer, Berlin 1994
2 Hricak, H., B. Carrington: The adnexe. In Hricak, H., B. Carrington: MRI of the Pelvis. Raven, New York 1992
3 Martius, G., M. Breckwoldt, A. Pfleiderer: Lehrbuch der Gynäkologie und Geburtshilfe, 2. Aufl. Thieme, Stuttgart 1996
4 McCarthy, S. M.: MR Imaging of the female pelvis: Normal anatomy and benign disease. Radiographics 13 (1993) 183–190
5 Olson, M. C., H. V. Posniak, C. M. Tempany, C. M. Dudiak: MR Imaging of the female pelvic region. RadioGraphics 12 (1992) 445–465
6 Sutton, C. L., C. D. McKinney, J. E. Jones, S. B. Gray: Ovarian masses revisited: radiologic and pathologic correlation. RadioGraphics 12 (1992) 853–877
7 Young, R. C., Z. Fuks, W. Heskins: Cancer of the ovary. In De Vita, V. T., S. Hellmann, S. A. Rosenberg et al.: Cancer Principles and Practice of Oncology. Lippincott, Philadelphia (pp. 1162–1196)

13 MR-Beckenmessung

T. Pfammatter

Einleitung

Daten über Ausmaße und Konfiguration des Geburtskanals helfen dem Geburtshelfer bei der Entscheidung, ob in bestimmten Situationen eine vaginale Geburt oder primär eine Kaiserschnittentbindung angestrebt werden soll. Die manuelle Beckenmessung ist insbesonders für quere Beckenmaße unzuverlässig. Die Rolle der Bildgebung besteht darin, eine zephalopelvine Disproportion zu erfassen. Einerseits hat sich die Sonographie zur Bestimmung des biparietalen Kopfdurchmessers bewährt; andererseits kann der Geburtskanal konventionell radiologisch (z. B. Aufnahmen nach Guthmann und Martius), computertomographisch oder magnetresonanztomographisch ausgemessen werden.

Als Ende der 50er Jahre über ein erhöhtes Krebsrisiko im Kindesalter auch nach kleinen Strahlenexpositionen in utero berichtet wurde und Zweifel an der klinischen Wertigkeit der konventionell röntgenologischen Beckenmessung laut wurden, sank die bis dahin weitverbreitete Akzeptanz der Methode. Mit neuen Verfahren wie der digitalen Bildverstärkerradiographie und der CT läßt sich die Strahlendosis zwar erheblich reduzieren, doch kommt man letztlich nicht ganz ohne ionisierende Energie aus. Die MR-Beckenmessung ist frei von ionisierender Strahlung, und bisher sind bei im klinischen Alltag üblichen MR-Geräten keine Schäden an Mutter oder Kind durch das statische Feld, das Gradientenmagnetfeld oder das Hochfrequenzfeld beschrieben worden.

Ein weiterer Vorteil der MR-Beckenmessung ist, daß zusätzlich zum knöchernen Becken mit den gängigen Untersuchungsprotokollen eine grobe Beurteilung der Beckenweichteile möglich ist. So ist die Lage der Plazenta mit der angewandten Untersuchungsstrategie leicht beurteilbar. Im 2. und 3. Trimenon sind zystische benigne Ovarialtumoren (Zystadenome, zystische Teratome) die häufigsten Raumforderungen im kleinen Becken. Diese sind, wenn sie eine kritische Größe erreichen, in der MRT leicht erkennbar.

Indikationen

Es wäre unangebracht, eine absolute Indikationsliste der Beckenmessung aufzustellen, da ihre Durchführung von Klinik zu Klinik und von Geburtshelfer zu Geburtshelfer stark variieren kann. Dies reflektiert die Tatsache, daß die Beckenmaße nur ein Element der Geburtsverzögerung darstellen und von limitiertem prädiktiven Wert sind. Die Beckenmessung kann je nach Situation vor der Entbindung oder postpartal erfolgen. Zusammenfassend kann in folgenden Situationen eine Beckenmessung angezeigt sein:

- Beckenendlage;
- Verdacht auf Größenmißverhältnis zwischen Kopf des Kindes und Becken der Mutter in der klinischen Untersuchung, z. B. klinisch enge äußere Beckendurchmesser, beweglicher Kopf am Termin bei Primipara, positiver Zangenmeister-Handgriff oder große Kopfdimensionen;
- Anamnese einer protrahierten Geburt oder eines Status nach Sectio caesarea, als deren Grund eine Beckenverengung vermutet wird;
- anamnestisch Verdacht auf Beckendeformität, z. B. posttraumatischer Zustand oder Status nach Poliomyelitis.

Definition der Beckenmaße

In der Geburtshilfe wird das innere Becken in drei Etagen unterteilt: Beckeneingang, Beckenenge und Beckenausgang. Für jeden dieser Räume oder Ebenen wird ein querer (koronarer) und ein gerader (sagittaler) Durchmesser angegeben:

Beckeneingang:
- querer Durchmesser (Diameter transversa) (Abb. 13.**1a**), entspricht dem größten queren Abstand zwischen den Lineae terminales;
- sagittaler Durchmesser (Conjugata vera obstetrica) (Abb. 13.**1b**), entspricht der kürzesten Verbindung zwischen Symphyse und Promontorium.

Beckenenge:
- querer Durchmesser (interspinaler Abstand) (Abb. 13.**1c**), entspricht der engsten Stelle zwischen den Spinae ischiadicae. In der axialen Schichtebene liegen die Spinae in derselben Schicht wie die leicht identifizierbaren Foveae capitis femoris oder bei zwei Dritteln der Patientinnen kaudal davon;
- sagittaler Durchmesser (Abb. 13.**1d**), entspricht dem Abstand zwischen dem Symphysenunterrand und der Sakrumspitze (S5).

Beckenausgang:
- querer Durchmesser (intertuberarer Abstand) (Abb. 13.**1e**), entspricht größtem Abstand zwischen den Tubera ischiadica.

Für eine mitteleuropäische Population gelten die Referenzbeckenmaße in Tab. 13.**1**:

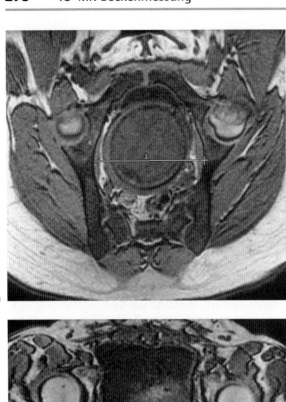

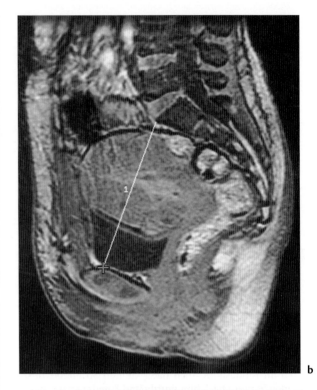

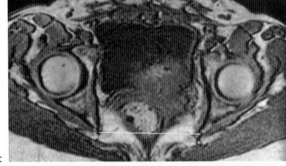

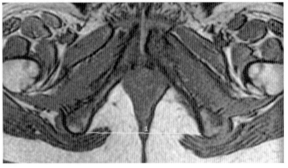

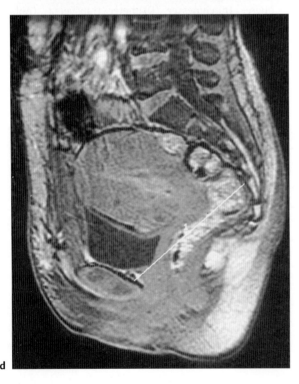

Abb. 13.**1**   Postpartale MR-Beckenmessung. **a** Querer Beckeneingangsdurchmesser (Diameter transversa). In die Ebene des
sagittalen Beckeneingangsdurchmessers gewinkelte transversale SP-GRE-Sequenz. **b** Sagittaler Beckeneingangsdurchmesser (Conjugata vera obstetrica). Sagittale SP-GRE-Sequenz.
c Querer Beckenengendurchmesser (interspinaler Durchmesser). Transversale SP-GRE-Sequenz. **d** Sagittaler Beckenengendurchmesser. Sagittale SP-GRE-Sequenz. **e** Querer Beckenaus-
gangsdurchmesser. Transversale SP-GRE-Sequenz.

Tabelle 13.**1** Referenzbeckenmaße (2)

	Mittelwert	95% Vertrauens-intervall
Beckeneingang		
– quer	13,3 cm	13,1–13,6 cm
– sagittal	11,9 cm	11,7–12,1 cm
Beckenenge		
– quer	11,9 cm	11,7–12,2 cm
– sagittal	11,6 cm	11,3–11,8 cm
Beckenausgang		
– quer	12,3 cm	12,0–12,6 cm

Untersuchungstechnik (Tab. 13.**2**)

Schnelle T1w GRE-Sequenzen haben sich für Beckenmessungen bewährt; die Meßpunkte lassen sich hinreichend identifizieren, so daß die Meßergebnisse mit denen aus Standard-SE-Sequenzen übereinstimmen. Bei kürzerer Akquisitionszeit ist jedoch zudem die Hochfrequenzbelastung des Fetus wesentlich geringer (3).

Klinische Vergleichsstudien der konventionellen oder der digitalen Bildverstärkerradiographie nach den konventionellen Pelvimetriemethoden mit der MR-Beckenmessung haben für die meisten Durchmesser vergleichbare Meßwerte ergeben (1, 3, 4). Einzig der interspinale Abstand, also der quere Durchmesser der Beckenenge, wurde in den MR-Messungen überschätzt (Unterschiede bis 2,3 cm). Da dieser Abstand in der Regel der kürzeste und prognostisch wichtigste ist, kann der Meßfehler klinisch relevant sein. Allerdings wird dieser Fehler in allen Vergleichsstudien bestätigt, so daß eher die Vermutung naheliegt, daß mit der konventionellen Röntgenpelvimetrie der interspinale Abstand unterschätzt wird (4). Vergleichsmessungen am Phantom mittels Röntgen- und MR-Pelvimetrie untermauern diese Annahme (1). Naturgemäß sollte die Rate zufälliger Meßfehler gegenüber der konventionellen Röntgenpelvimetrie, die bekanntlich mit Maßstäben und Umrechnungsfaktoren arbeitet, aufgrund der elektronischen Messung bei der MR-Pelvimetrie geringer sein.

Tabelle 13.**2** Empfohlene Sequenzen und Sequenzparameter für die MR-Beckenmessung

Sequenz	Gewichtung	Orientierung	Sequenztyp	TR (ms)	TE (ms)	Flip (°)	ETL	FS	Matrix ($N_{phase} \times N_{freq}$)	FOV (mm)	N_{SL}	N_{AC}	SD (mm)	T_{AC} (min)	Atemstopp
1	T1	sag	SP-GRE	120–150	1,4–4	60	–	N	256×192	280–340	5	2	8	2	N
2	T1	schräg tra	SP-GRE	120–150	1,4–4	60	–	N	256×192	280–340	5	2	8	2	N
3	T1	tra	SP-GRE	120–150	1,4–4	60	–	N	256×192	280–340	10	2	8	2	N

zu Sequenz 1.: mediosagittale Schichten zur Bestimmung der sagittalen Durchmesser des Beckeneingangs und -ausgangs.
zu Sequenz 2.: parallel zum sagittalen Beckeneingangsdurchmesser (CVO) gewinkelte transversale Schichten zur Bestimmung des queren Beckeneingangsdurchmessers (DT).
zu Sequenz 3.: transversale Schichten kaudalwärts, beginnend etwa 5 cm kranial des Symphysenoberrandes zur Messung des queren Beckenengen- bzw. Beckenausgangsdurchmessers.

Literatur

1 Bauer, M., R. Schulz-Wendtland, G. De Gregorio, G. Sigmund: Geburtshilfliche Beckenmessung mittels Kernspintomographie (MRI): Klinische Erfahrungen bei 150 Patientinnen. Geburtsh. u. Frauenheilk. 52 (1992) 322–326
2 Pfammatter, T., B. Marincek, G. K. von Schulthess, J. W. Dudenhausen: MR-pelvimetrische Referenzwerte. Fortschr. Röntgenstr. 153 (1990) 706–710
3 Wentz, K. U., K. J. Lehmann, A. Wischnik, S. Lange, R. Suchalla, D. H. Grönemeyer, R. M. Seibel: Pelvimetrie mittels verschiedener kernspintomographischer Techniken vs. digitale Bildverstärkerradiographie: Genauigkeit, Zeitbedarf und Energiebelastung. Geburtsh. u. Frauenheilk. 54 (1994) 204–212
4 Wright, A. R., P. T. English. H. M. Cameron, J. B. Wilsdon: MR-Pelvimetry – a practical alternative. Acta Radiol. Scand. 33 (1992) 582–587

14 MR-Angiographie des Abdomens

C. P. Davis, Th. F. Hany und G. P. Krestin

Einleitung

Die MR-Angiographie (MRA) ist eine noch junge Disziplin innerhalb der MR-Tomographie. Sie ermöglicht die vollkommen nichtinvasive Untersuchung des venösen sowie arteriellen Gefäßbettes. Dies kann je nach Fragestellung ohne oder neuerdings vermehrt auch mit der Applikation von Kontrastmitteln einhergehen.

Die MRA kann auf verschiedene Techniken zur Abklärung spezifischer Fragestellungen zurückgreifen. Dennoch hat sich der Einsatz der MR-Angiographie im Abdomen nur zögernd durchgesetzt. Denn obwohl frühe Erfahrungen mit Spinecho-(SE-)Sequenzen zeigten, daß diese Technik in der Lage ist, vaskuläre Pathologien der großen abdominalen Gefäße darzustellen, verhinderte doch ihre Anfälligkeit für Artefakte den routinemäßigen klinischen Gebrauch. Insbesondere die nur schwer kontrollierbare Darmmotilität, respiratorische Bewegungsartefakte, Sättigung der in der Schicht fließenden Spins sowie die Schwierigkeit der Unterscheidung langsam fließenden Blutes von einem Thrombus haben die Untersuchungsqualität gemindert und somit den klinischen Gebrauch in Frage gestellt. Zur Überwindung dieser Probleme wurden neue MRA-Techniken entwickelt, die sich zur Datenakquisition auf Gradientenecho-(GRE-)Sequenzen abstützen (15, 17, 55). Der Vorteil dieser Sequenzen liegt einerseits in der kürzeren Bildakquisitionszeit, die atemangehaltene Aufnahmen erlaubt, und andererseits in der intrinsischen Flußsensitivität, wodurch sowohl die Thrombuserkennung erleichtert als auch spezifische Flußgeschwindigkeitsbestimmungen ermöglicht werden. Mittels MRA ist es daher möglich, nicht nur morphologische, sondern auch funktionelle Information zu erhalten.

Indikationen

Die Hauptindikation der MRA des Abdomens konzentrierte sich vorerst auf die Untersuchung des venösen Systems und beinhaltete hauptsächlich die Detektion von Thromben in der V. cava inferior (VCI), den Nierenvenen und den Lebervenen sowie Fragestellungen bezüglich der Pfortader und ihrer möglichen Kollateralen. Der Einsatz schnellerer Gradientensysteme sowie die Entwicklung besserer Aufnahmetechniken hat allerdings zu einer vermehrten Anwendung der MRA auch für das arterielle System geführt. Die Evaluation aortaler Aneurysmen und Dissektionen sowie renovaskulärer Pathologien, insbesondere proximaler Nierenarterienstenosen, erfolgt heute vermehrt auch im klinischen Alltag.

Untersuchungstechnik

Die gebräuchlichsten Akquisitionstechniken im Abdomen basieren auf zweidimensionalen (2D) GRE-Sequenzen. Sie werden gemeinhin als „Weißbluttechniken" bezeichnet, da sich das Blut mit diesen Sequenzen hell darstellt. Sie stehen somit in Kontrast zu den SE-basierten Sequenzen, bei denen das Blut immer schwarz erscheint. Grundsätzlich können die Weißbluttechniken in Time-of-flight-(TOF-) und Phasenkontrast-(PC-)Techniken unterteilt werden, die beide zur Beurteilung der abdominalen Gefäße eingesetzt werden. Sowohl die TOF- als auch die PC-Techniken erlauben die Akquisition einzelner 2D Schichten sowie dreidimensionaler (3D) Volumina. Die größte Erfahrung in der Darstellung abdominaler Gefäße liegt z. Z. mit TOF-Sequenzen vor.

■ Pulssequenzen

Time-of-flight-Angiographie

Die physikalische Grundlage dieser Technik beruht auf der relativen Absättigung des nichtbewegten, stationären Gewebes zum ungesättigten, in die Akquisitionsschicht einfließenden Blutstroms (2, 4). Um eine größtmögliche Absättigung des stationären Gewebes und somit optimalen Bildkontrast zu erreichen, kommen spezielle Pulssequenzen zur Anwendung, deren Repetitionszeit (TR) im Vergleich zur longitudinalen Relaxationszeit (T1) des stationären Gewebes sehr kurz ist. Durch wiederholte Anregung der Akquisitionsschicht mit Radiofrequenzpulsen verringert sich die Signalintensität (SI) des ruhenden Gewebes, während das Blut durch den immer neuen Zufluß ungesättigter Spins hell erscheint. Das helle Signal in den Gefäßen ist somit eine indirekte Folge der Absättigung des stationären Gewebes und nicht eine intrinsische Eigenschaft der fließenden Spins.

Die heute gebräuchlichste, technisch einfachste Pulssequenzstrategie einer TOF-Bildakquisition besteht aus 2D oder 3D GRE-Sequenzen mit sehr kurzen Repetitions-(TR-) und Echozeiten (TE). Dabei soll die Akquisitionsrichtung senkrecht zum Gefäßverlauf liegen, um einen maximalen Blutdurchfluß zu gewährleisten. Der Flipwinkel der Anregungspulse ist so zu wählen, daß ein optimaler Kontrast zwischen Blutgefäßen und stationärem Gewebe erreicht wird. In der Regel werden Flipwinkel von 20° für langsamen Fluß oder große Schichtdicken und 30° für schnellen Fluß oder kleine Schichtdicken verwendet. Dünne Schichten sind allgemein zu bevorzugen, da durch die verkürzte Passagezeit des Blutes eine Absättigung der Spins innerhalb der Akquisitionsschicht vermieden werden kann. Typische Sequenzparameter, wie sie für die Datenakquisition im Abdomen empfohlen werden, sind aus den jeweiligen Akquisitionsprotokollen ersichtlich.

TOF-Protokolle werden sowohl für die MR-Venographie als auch MR-Arteriographie im Abdomen eingesetzt. Die Verwendung konventioneller (ohne Applikation von Kontrastmittel) 3D Akquisitionsprotokolle führt aufgrund der langen Akquisitionszeiten zu ausgeprägten Sättigungsartefakten und ist daher heute weitgehend durch die KM-unterstützte 3D MRA ersetzt worden.

Phasenkontrasttechnik

Die Phasenkontrasttechnik beruht auf der Erkenntnis, daß sich bewegende Spins in einer MR-Spule eine zu den stationären Spins relative Phasenverschiebung erhalten (2). Das daraus resultierende MR-Bild repräsentiert daher die transversale Magnetisierung (T2) eines jeden Volumenelements (Voxels). Diese transversale Magnetisierung kann als Vektor beschrieben werden, der sowohl eine absolute Größe als auch eine Richtung (Phase) besitzt (52).

Um ein Phasenkontrastbild zu erhalten, werden GRE-Sequenzen mit zusätzlichen phasenmodulierenden, bipolaren Gradienten eingesetzt (15). Das Prinzip beruht auf einer Kodierung der Phasenverschiebung eines sich konstant bewegenden Spins als Funktion seiner Geschwindigkeit. Stationäre Spins erhalten somit keine Phasenveränderung. Durch die Anwendung eines positiven und identischen negativen Gradienten resultieren für bewegte Spins Phasenverschiebungen, die von gleicher absoluter Größe, aber unterschiedlichem Vorzeichen sind. Mittels Subtraktion der phasenmodulierten Akquisitionen von einer Referenzakquisition ohne Phasenkodierung entsteht eine Abbildung, die lediglich die bewegten Spins darstellt. Die stationären Spins mit der Phase Null werden unterdrückt. Darin liegt der Grund, weshalb die Phasenkontrasttechnik einen hervorragenden Signal-Gewebe-Kontrast besitzt. Die Phasenkodierung kann grundsätzlich nur in eine Richtung erfolgen. Um dennoch Fluß in alle Richtungen kodieren zu können, wie dies für 3D Akquisition erforderlich ist, muß die gesamte Messung viermal wiederholt werden: jeweils einmal für alle drei orthogonalen Richtungen sowie eine Grundmessung ohne Flußkodierung. Es gilt jedoch zu beachten, daß die PC-Technik lediglich für konstante Flußverhältnisse verläßliche Werte liefert. Phasenalterationen, die durch komplexen Fluß hervorgerufen werden, führen mit der PC-Technik zu einem Signalverlust.

Der Grad der Flußsensitivität einer PC-Sequenz ist definiert durch den geschwindigkeitskodierenden Wert (velocity encoding, VENC). Der VENC entspricht derjenigen Flußgeschwindigkeit, die eine 180°-Phasenverschiebung induziert. Für schnellen Fluß werden daher hohe VENC-Werte gewählt (kleine flußkodierende Gradientenamplitude), während langsamer Fluß mittels tiefer VENC-Werte (große flußkodierende Gradientenamplitude) gemessen wird. Bei exakter Einstellung des VENC-Wertes würden die maximalen Flußgeschwindigkeiten in beide Richtungen eine Phasenverschiebung von je

180° induzieren, so daß die vollen 360° der Phase ausgenutzt würden. Wird demnach eine zu große Gradientenamplitude (zu tiefer VENC-Wert) für die Flußmessung verwendet, kann es zum Phänomen des „aliasing" kommen. Dies bedeutet, daß die schnelleren Geschwindigkeitskomponenten in den langsamen Geschwindigkeitsbereich geklappt werden, da ihr Phasenwinkel 360° übersteigt. Wird andererseits eine zu kleine Gradientenamplitude (zu hoher VENC-Wert) verwendet, erhöht sich der relative Meßfehler aufgrund des verschlechterten Signal-Rausch-Verhältnisses. Es ist daher wichtig, bei Flußmessungen mittels PC-Sequenz a priori über ein Wissen bezüglich der zu messenden Flußgeschwindigkeit zu verfügen.

Kontrastverstärkte dreidimensionale MR-Angiographie

Im Gegensatz zu herkömmlichen MR-Angiographie-Sequenzen, bei denen das Flußsignal aufgrund von Einfluß- oder Phasenphänomenen zustande kommt, beruht die kontrastverstärkte 3D MRA-Technik auf einer kontrastmittel-(KM-)induzierten selektiven Verkürzung der T1-Relaxationszeiten im Blut zum Zeitpunkt der Datenakquisition (41). Entsprechend der CT-Angiographie muß auch in der KM-verstärkten 3D MRA sichergestellt sein, daß das KM zum richtigen Zeitpunkt im untersuchten System in möglichst hoher Konzentration vorhanden ist. Die individuellen Zirkulationszeiten von der Armvene zum Untersuchungsgebiet werden dafür mittels eines Testbolusverfahrens bestimmt. Zu diesem Zweck werden 2–4 ml Gadolinium mit einer Injektionsgeschwindigkeit von 2,5–3,5 ml/s intravenös appliziert. Gleichzeitig wird mit der Akquisition sagittaler 2D GRE-Bilder durch die Aorta begonnen, wobei ca. alle 1,5 s ein neues, aktuelles Bild erhalten wird. Anhand der zeitlichen Signalintensitätskurve innerhalb einer in der Aorta liegenden Meßregion (ROI) kann die individuelle Kreislaufzeit bestimmt und für die Berechnung der Untersuchungszeitverzögerung (UZV) verwendet werden (Abb. 14.**1**).

Die Patientenuntersuchung erfolgt normalerweise in Rückenlage unter Verwendung einer Ganzkörper- oder vorzugsweise einer Phased-array-Oberflächenspule. Mit letzterer läßt sich das Signal-Rausch-Verhältnis wesentlich verbessern. Das Akquisitionsvolumen wird abhängig vom Untersuchungsgebiet und der Fragestellung in koronarer oder sagittaler Schichtorientierung auf axialen 2D GRE-Bildern geplant. Typische Untersuchungsparameter für die 3D MRA-Sequenz sind in Tab. 14.1 zusammengefaßt. Um große Gefäßbetten optimal abklären zu können, werden bis zu 64 aufeinanderfolgende Schichten mit einer auf die individuelle Morphologie angepaßten Schichtdicke von weniger als 2,5 mm unter Apnoebedingungen in Endinspiration aufgenommen. Die dazu benötigten ultrakurzen Repetitions- und Echozeiten bedingen den Einsatz von Hochleistungsgradientensystemen in allen orthogonalen Achsen. Ohne solche Systeme reduziert sich der Einsatz der KM-verstärkten 3D MRA aufgrund der Atmungsartefakte auf die Abklärung der Aorta und der Beckengefäße (53).

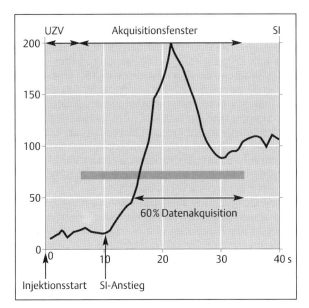

Abb. 14.1 Nach Applikation des Testbolus kommt es zu einem Anstieg der Signalintensität auf den sagittalen GRE-Bildern. Das sagittale Bild wird alle 1,5 sec neu aufgenommen, wodurch eine dynamische Aufzeichnung der Signalintensitätskurve möglich wird. Für eine optimale kontrastunterstützte 3D MRA-Aufnahme ohne venöse Anreicherung sollte der Kontrastbolus so appliziert werden, daß der Signalintensitätsanstieg nach ca. 40 % der Datenakquisition erfolgt.
UZV = Untersuchungszeitverzögerung, SI = Signalintensität.

Wesentlich für die Qualität der Aufnahmen ist eine genaue und gleichmäßige Injektion des Kontrastmittels. Durch einen MR-kompatiblen automatisierten Injektor ist dies am besten gewährleistet. Die Dosis für eine optimale Darstellung der abdominalen und pelvinen Gefäße ist z. Z. Gegenstand laufender Untersuchungen. Sie beträgt normalerweise zwischen 0,1 und 0,3 mmol/kg Körpergewicht.

■ **Kontrastmittel**

Ursprünglich war der Einsatz von Kontrastmitteln in der nichtinvasiven Bildgebung der Gefäßsysteme nicht vorgesehen, da die Phasenkontrast- sowie Time-of-flight-Angiographie eine zuverlässige Beurteilbarkeit bezüglich Funktion wie auch Morphologie erlauben. Da diese Techniken zeitaufwendig sind, wurden neue, zeitsparende Verfahren gesucht, die in einer deutlich kürzeren Akquisitionszeit die gleichen Informationen liefern. Mit der Reduktion der Akquisitionszeiten werden insbesondere die Parameter Repetitions- und Echozeit verkürzt, wodurch es folglich zu einer ausgeprägteren T1-Gewichtung wie auch einem Abfall des Signal-Rausch-Verhältnisses kommt. Mit der Verwendung von paramagnetischem Kontrastmittel können diese Nachteile überwunden werden, da sie die T1-Relaxationszeit von benachbarten Wasserstoffprotonen deutlich verkürzen, woraus eine deutliche Erhöhung des Signal-Rausch-Verhältnisses bei verkürzter Akquisitionszeit resultiert, so daß auch bewegungsbedingte Artefakte reduziert werden können.

Tabelle 14.1 Sequenzparameter für kontrastunterstützte dreidimensionale MR-Angiographie

Bolustimingprotokoll	
Akquisition	sagittal Ganzkörperspule/Torso-Phased-array-Spule
Besonderheiten	keine
Pulssequenz	2D GRE
Optionen	sequentiell, Multiphasen-akquisition
Anzahl Phasen	25
TR (ms)/TE (ms)/Flipwinkel	Minimum/Minimum/60°
FOV (cm)/Matrix	30–36/256×192
Schichtdicke (mm)	10
Schichtanzahl	1
Sättigung	keine
Signalmittelung	2

Untersuchungsprotokoll für Standardgradienten	
Akquisition	sagittal/koronar Ganzkörperspule/Torso-Phased-array-Spule
Besonderheiten	keine
Pulssequenz	3D TOF-GRE
Optionen	Flußkompensation
TR (ms)/TE (ms)/Flipwinkel	28/Minimum/40°
FOV (cm)/Matrix	24–32/256×192 (160)
Schichtdicke (mm)	1,5–2,5
Schichtanzahl	16–64
Sättigung	keine
Akquisitionszeit (s)	180–350

Untersuchungsprotokoll für Hochleistungsgradienten	
Akquisition	sagittal/koronar Ganzkörperspule/Torso-Phased-array-Spule
Besonderheiten	Apnoe
Pulssequenz	3D TOF-GRE
Optionen	keine
TR (ms)/TE (ms)/Flipwinkel	2–4/1–2/40°
FOV (cm)/Matrix	24–32/256×192 (160)
Schichtdicke (mm)	1,5–2,5
Schichtanzahl	16–64
Sättigung	keine
Akquisitionszeit (s)	15–30

Die am häufigsten verwendeten paramagnetischen Kontrastmittel basieren ausschließlich auf dem Atom Gadolinium (Gd), wobei verschiedene EDTA-Derivate (DTPA, DOTA) als Liganden verwendet werden (67). Dadurch wird das unverträgliche Gd-Ion in einen Komplex eingebunden, der wasserlöslich, chemisch sehr stabil und auch sehr gut verträglich ist. In der klinischen Routine verwendete paramagnetische Kontrastmittel werden üblicherweise in einer 0,5molaren Lösung und einer Dosis zwischen 0,1 und 0,3 mmol/kg Körpergewicht appliziert. Pharmakologische Untersuchungen zeigten hinsichtlich Toxikologie und Kinetik ein extrem hohes Sicherheitsprofil: Das Kontrastmittel wird rein über die Nieren ausgeschieden, besitzt keine Nephrotoxizität, und es kommt zu keiner Akkumulation in nierengesunden Patienten (28). Die Häufigkeit von Nebenwirkungen beträgt 1%, wobei insbesondere bei Patienten mit bekannten Allergien die Nebenwirkungsrate (2,6%) deutlich niedriger ist als diese von nichtionischem Röntgenkontrastmittel (6,85%) (36).

■ Bildanalyse

Nachbearbeitung und Projektionstechniken

MRA-Rohdaten können mannigfachen Nachbearbeitungsschritten unterzogen werden. Die z. Z. meistverbreitete Rekonstruktionsmethode ist die Projektion der maximalen Intensität (MIP). Dabei wird auf einem Strahl, der durch alle Einzelschichten geschickt wird, der jeweils hellste Pixel registriert und schließlich abgebildet. Stationäre Gewebe mit schwacher SI werden unterdrückt. Das so erhaltene Bild stellt ein Projektionsangiogramm dar, das sich um eine zentrale Achse drehen läßt und so eine realistische dreidimensionale Darstellung des Akquisitionsvolumens erlaubt. Diese Methode ist vor allem dort von Vorteil, wo komplexe Gefäßüberlagerungen und -verbindungen auf Einzelschichtbildern nur unklar zur Darstellung kommen.

Neuere Algorithmen bedienen sich der sogenannten Ray-casting-Technik. Dabei erkennt ein Strahl, der durch das Akquisitionsvolumen geschickt wird, Pixel, die ein bestimmtes vom Untersucher beliebig wählbares SI-Kriterium erfüllen. Die so selektierten Pixel definieren eine Grenzfläche zum umliegenden Gewebe und bilden dadurch ein räumliches Objekt. Dieses wird in einem anschließenden Prozeß virtuell beleuchtet, so daß ein realistisch dreidimensionaler Eindruck entsteht. Es können zwei Arten der Grenzflächenbeleuchtung unterschieden werden. Die Beleuchtung von außen (Surface oder Volume rendering [35]) ergibt realitätsgetreue dreidimensionale Abbildungen der Gefäße, während die Beleuchtung von innen einen virtuellen Blick in das Innere der Gefäße erlaubt (virtuelle Angioskopie – virtual intravascular endoscopy [VIE]) (11).

Bildartefakte

Um diagnostisch korrekte Aussagen treffen zu können, ist es wichtig, die Artefakte zu kennen, die die MR-Angiographie im Abdomen beeinträchtigen. Darmperistal-

tik und Atembewegung führen zu Bewegungsartefakten (Geisterbilder – „ghosting"). Darüber hinaus werden die bewegten Gefäße verschwommen dargestellt (blurring), wodurch insbesondere die Beurteilung kleiner Gefäße leidet. Während die durch Darmperistaltik verursachten Bildartefakte seit der Einführung schneller GRE-Sequenzen eine nur noch untergeordnete Rolle spielen, eliminieren Aufnahmen in Apnoe die atmungsbedingten Artefakte vollständig. Alternative Methoden zur Aufnahme in Apnoe stellen die Atemkontrolltechniken mittels Navigatorpulsen (18) oder Patientenfeedback dar (42). Obwohl diese Methoden vielversprechend sind, befinden sie sich z. Z. noch im Versuchsstadium.

Absättigung der fließenden Spins erfolgt bei sehr langsamen Flußgeschwindigkeiten oder langer Verweildauer in der Akquisitionsschicht. Signalabschwächung und ein verminderter Kontrast sind die unerwünschten Folgen. Häufig findet man dieses Phänomen in der V. cava inferior (VCI) bei Akquisitionen in koronarer Ebene sowie in stark gewundenen Beckenarterien und Nierengefäßen bei axialer Akquisitionsebene.

Komplexer Fluß oder große Geschwindigkeitsunterschiede innerhalb eines Gefäßes können aufgrund der Signalinkohärenz innerhalb eines Voxels ebenfalls zu Signalabschwächung oder Signalverlust führen und zu Verwechslungen mit Thromben Anlaß geben. Gehäuft treten solche „Pseudothromben" beim Zusammenfluß der renalen, mesenterialen und lienalen Venen mit der VCI oder Pfortader auf. Probleme bei der Diagnose von Thromben können in der VCI zudem durch langsame Strömungsgeschwindigkeiten bzw. Stase entstehen, die als Folge der Apnoe während der Bildakquisition auftreten. Durch die Anwendung restriktiver diagnostischer Kriterien sollten Fehldiagnosen jedoch vermieden werden. Ein Thrombus darf daher nur bei einem hohen Kontrast zum Restlumen und scharfen Begrenzungen als solcher diagnostiziert werden. Ebenfalls zur Diagnosesicherung können weitere Schichtakquisitionen in anderen Ebenen und die Darstellung von Umgehungskreisläufen beitragen.

Hyperintense Thromben, die durch das kurze T1 von Methämoglobin entstehen, können zuweilen Durchgängigkeit eines verschlossenen Gefäßes vortäuschen. In seltenen Fällen wird man zur definitiven Klärung auf SE-Sequenzen zurückgreifen müssen.

Ein zur Schichtebene schräg gerichteter Blutfluß kann dazu führen, daß das Blutgefäß verschoben dargestellt wird. Die Größe der Ortsverschiebung ist proportional zur Zeitdifferenz von Phasen- und Frequenzkodierung sowie zur Flußgeschwindigkeit. Der Stenosegrad kann dadurch vergrößert erscheinen, was insbesondere in der Diagnostik der Beckenarterien ein Problem darstellen kann. Durch die Wahl einer dünneren Schicht oder überlappender Schichten läßt sich dieses Problem in der Regel lösen.

Selten können ferromagnetische Clips, intravaskuläre Stents oder Filter die Abgrenzbarkeit eines Gefäßes verhindern oder durch Signalabschwächung einen Thrombus vortäuschen. Andere bildgebende Verfahren müssen dann zur Klärung der Situation beitragen.

Bildgebung der pathologischen Befunde

Ausgehend von der Fragestellung werden im Abdomen axiale, koronare sowie sagittale Schnittebenen bevorzugt. Schräge Schnittebenen kommen hauptsächlich bei flußsensitiven Aufnahmen in der Pfortader oder den Nierenarterien zur Anwendung. Eine TOF-Akquisition dauert für eine Schicht ungefähr 5–7 s. Die Gesamtaufnahmedauer hängt damit von der Anzahl gewählter Schichten sowie der Komplexität der Fragestellung ab, sollte aber in der Regel 15–20 min nicht überschreiten. Die Schichtdicke wird so gewählt, daß Signalverlust aufgrund von Partialvolumen- und Sättigungsartefakten vermieden und dennoch die Gesamtakquisitionszeit nicht allzu sehr ausgedehnt wird. Zu dünne Schichten führen normalerweise zu einer prohibitiv langen Untersuchungszeit. Außerdem haben Patienten oft Mühe, eine reproduzierbare Atemtiefe über längere Zeit konstant zu wiederholen, was in der 3D Rekonstruktion zu ausgeprägten Treppenartefakten führt. Übliche Schichtdicken im Abdomen betragen zwischen 4 und 6 mm mit 20% Überlappung. Im Becken werden geringgradig dickere Schichten von 5–7 mm bevorzugt. Normalerweise kommen im Abdomen selektive Sättigungspulse, die mit der Akquisitionsschicht wandern, zum Einsatz, um eine gleichzeitige Darstellung arterieller und venöser Gefäße zu verhindern. SE-Sequenzen werden nur dort eingesetzt, wo gefäßkomprimierende Tumoren vom umliegenden Gewebe abgegrenzt und charakterisiert werden müssen. Häufig reicht jedoch der Weichteilkontrast der TOF-Akquisition aus, um eine Raumforderung als solche zu erkennen.

■ MR-Venographie

Die MRA ist eine hervorragende Methode, um die abdominalen Venen abzuklären. Zum einen, weil die Methode vollkommen nichtinvasiv ist, und zum anderen aufgrund der Tatsache, daß Fluß unabhängig von Kontrastmittel und Perfusionsquelle darstellbar ist.

Das Basisuntersuchungsprotokoll besteht aus einer Serie von atemangehaltenen Einzelschichtakquisitionen, die je nach abzuklärender Region koronar oder axial aufgenommen werden. Eine EKG-Triggerung ist nicht erforderlich, da die vom Herzen ausgehenden Pulsatilitätsartefakte lediglich für die arterielle Bildgebung eine Rolle spielen. Das Gesichtsfeld sollte so gewählt werden, daß die vermuteten pathologischen Befunde sowie mögliche Kollateralvenen abgedeckt sind. Gefäßstrecken, die durch äußere Kompression oder Verschluß verändert sind, sollten mit unterschiedlicher Akquisitionsrichtung nachuntersucht werden, um mögliche Fehldiagnosen aufgrund von Flußartefakten (Spindephasierung oder Sättigungsartefakte) zu vermeiden. Hier können auch SE- oder PC-Sequenzen Verwendung finden. Eine selektive arterielle Vorsättigung ist in der Regel unumgänglich. Diese kann sowohl außerhalb als auch innerhalb der Akquisitionsschicht positioniert werden.

Vena cava inferior und Nierenvenen

Die wichtigsten Indikationen einer MRA der V. cava inferior (VCI) sowie der Nierenvenen sind die Abklärung kongenitaler Anomalien (Abb. 14.**2**, 14.**3**), Thromben (Abb. 14.**4**, 14.**5**) oder Kompressionen (Tab. 14.**2**). Seltene Indikationen zur MRA der Nierenvenen können auch die Darstellung arteriovenöser Fisteln sowie die postoperative Nachkontrolle splenorenaler Shunts oder die Abklärung weiterer seltener Erkrankungen mit Beteiligung der Nierenvenen sein. Obstruktion und Kompression der VCI und der Nierenvenen können als Folge von Tumoren, entzündlichen Prozessen oder gesteigerter Koagulabilität auftreten (Tab. 14.**3**).

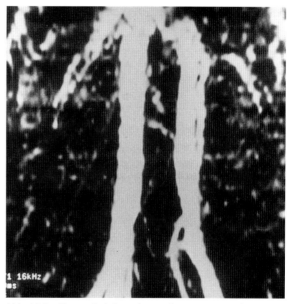

Abb. 14.**2** Kongenital doppelt angelegte V. cava inferior. MIP aus axialer TOF mit Sättigung des arteriellen Flusses.

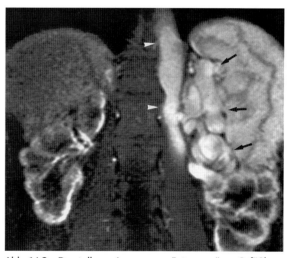

Abb. 14.**3** Darstellung eines ausgeprägten venösen Gefäßkonvoluts im Bereich des Milzhilus (Pfeile) bei vollständiger Aplasie der V. cava inferior und Azygoskontinuation (Pfeilspitzen). KM-verstärkte koronare GRE-Aufnahme.

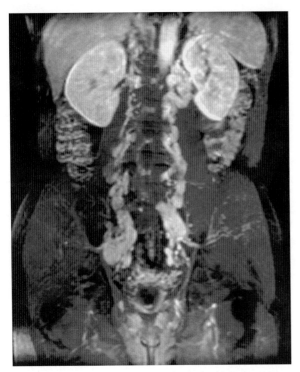

Abb. 14.4 Kompletter thrombotischer Verschluß der infrarenalen V. cava inferior mit konsekutiver Ausbildung ausgeprägter venöser Kollateralkreisläufe unter Beteiligung des Azygos- und Hemiazygossystems, der aszendierenden Lumbalvenen sowie weiterer Venensysteme. KM-verstärkte koronare GRE-Aufnahme.

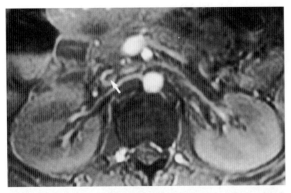

Abb. 14.5 Unvollständiger Verschluß der V. cava inferior durch blanden Thrombus. Das Restlumen imponiert als heller Streifen um den gut abgrenzbaren Thrombus (Pfeil). Axiale KM-verstärkte GRE-Aufnahme.

Tabelle 14.**2** Untersuchungsprotokolle für das abdominale Venensystem

Standardprotokoll	
Akquisition	axial/sagittal/koronar Ganzkörperspule/Torso-Phased-array-Spule
Besonderheiten	Apnoe
Pulssequenz	2D TOF-GRE
Optionen	Flußkompensation
TR (ms)/TE (ms)/Flipwinkel	25–35/10–15/30°–40°
FOV (cm)/Matrix	28–36/256 × 192 (160)
Schichtdicke (mm)/Abstand	4–5 (1 mm Überlappung)/0
Sättigung	superior (bei Pfortaderdarstellung i.d.R. keine Sättigung)
Dynamische Sequenz zur Unterscheidung benigner von maligner Obstruktion	
Akquisition	axial/sagittal/koronar Ganzkörperspule/Torso-Phased-array-Spule
Besonderheiten	Apnoe; nach der Nativesequenz Applikation von KM und anschließend 3 Aufnahmen innerhalb von 4 Minuten
Pulssequenz	2D multiplanare GRE
Optionen	Flußkompensation
TR (ms)/TE (ms)/Flipwinkel	150/Minimum/60°
FOV (cm)/Matrix	26–32/256 × 160
Schichtdicke (mm)/Abstand	8/0
Sättigung	keine
Signalmittelung	2
Flußmessungen in V. portae und V. azygos	
Akquisition	axial für V. azygos/schräg für V. portae (senkrecht auf Pfortader) Ganzkörperspule/Torso-Phased-array-Spule
Besonderheiten	peripheres Gating, Respirationsgurt (V. portae)
Pulssequenz	2D Cine-PC
VENC-Wert (cm/s)	60
Optionen (V. portae)	Flußkompensation, Atemkompensation
TR (ms)/TE (ms)/Flipwinkel	28/Minimum/45°
Anzahl Phasen	16
FOV (cm)/Matrix	20–30/256 × 192 (256)
Schichtdicke (mm)	5
Sättigung	superior (V. azygos)/keine (V. portae)
Signalmittelung	2

Tabelle 14.**3** Ursachen systemvenöser Erkrankungen

Neoplastisch
- sekundäre Thrombosierung
- direkte Invasion
- Kompression

Entzündlich
- retroperitoneale Fibrose

Infektiös
- Streuung peripherer Thrombophlebitis
- iatrogen

Kongenital
- Atresie/Hypoplasie
- persistierende venöse Anomalien

Traumatisch

Chirurgisch
- Ligatur/Filterplazierung

Hyperkoagulabile Erkrankungen

Nichtmaligne Kompression
- Aortenaneurysmen
- Frakturen
- benigne Tumoren
- retroperitoneales Hämatom

Venookklusive Behçet-Erkrankung

Radiotherapie

Anomalien der VCI werden in etwa 1,9–2,4% aller Autopsien gefunden. Die Inzidenz kongenitaler Anomalien ist viel höher bei systemischen Venen als bei systemischen Arterien. Bei etwa 1,8–2,4% der untersuchten Patienten besteht ein retroaortaler Verlauf der linken Nierenvene, was gleichzeitig die häufigste Anomalie der Nierenvene darstellt. Diese Anomalien sind in der Regel nicht von Symptomen begleitet. Dennoch ist deren Kenntnis bei operativen Eingriffen im Retroperitonealraum von Bedeutung, um einerseits das intraoperative Verletzungsrisiko zu vermindern und andererseits einen optimalen Zugang zum Operationsgebiet wählen zu können.

Die extrinsische Kompression der VCI wird zumeist als Folge einer retroperitonealen Lymphadenopathie auf dem Boden einer metastatischen, granulomatösen oder lymphatischen Erkrankung gesehen. Als weitere häufige Ursachen kommen Lebertumoren oder eine Hepatomegalie, pankreatische, renale oder adrenale Tumoren, Aortenaneurysmen, retroperitoneale Hämatome oder retroperitoneale Fibrose in Frage. Die MRA stellt extrinsische Kompressionen der VCI besser dar als SE-Sequenzen (10). Dennoch sollten letztere für eine genaue Diagnosestellung eingesetzt werden, um die Lokalisation und Ausbreitung der pathologischen Veränderungen deutlich erkennbar zu machen.

Die Thrombose der VCI ist in der Regel benigner Natur und als Folge veränderter Koagulabilitätszustände zu sehen. Im Zusammenhang mit einer primären renalen Neoplasie hingegen ist die tumorbedingte Obstruktion

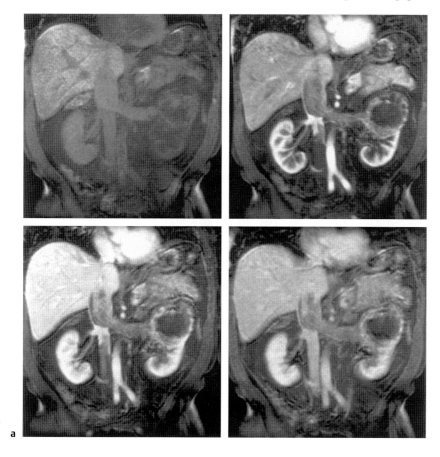

Abb. 14.**6** Ausgedehnte Kavathrombose durch den Tumorzapfen eines linksseitigen Nierenzellkarzinoms. **a** Dynamische KM-verstärkte GRE-Aufnahme; der Tumorzapfen dehnt sich über die linke Nierenvene in die V. cava inferior aus.

Abb. 14.**6 b, c** ▷

a

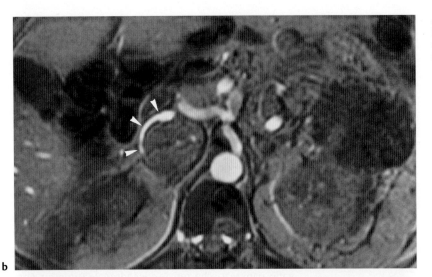

b

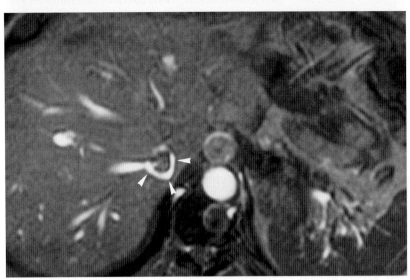

c

Abb. 14.**6 b, c** Axiale TOF; kleines Restlumen, das sich als helle Sichel vom dunklen Tumorthrombus abgrenzt (Pfeilspitzen).

der Nierenvenen und der VCI eine häufige Komplikation (Abb. 14.**6**). In der Regel wird die Ausdehnung eines Nierenzellkarzinoms in die VCI über die rechte Nierenvene deutlich häufiger gesehen als über die linke, was mit der kürzeren Gefäßstrecke rechts sowie der Überkreuzung der linken Nierenvene über die pulsatile Aorta in Zusammenhang gebracht wird (34). Die Ausdehnung eines Nierenzellkarzinoms in die Nierenvenen wird bei 18–35% (1, 34) und in die VCI bei 3–16% (1, 34, 57) der Patienten gesehen. Die Sensitivität der MRA für die Darstellung der Tumorausdehnung über die Nierenvenen in die VCI und innerhalb der VCI wird mit 94–100% (1, 57), die Spezifität mit 75–85% (34, 57) angegeben. Die Sensitivität und Spezifität der Sonographie beträgt hingegen 68–100% bzw. 93–100% (34, 58) und die der Kontrastmittel-CT 78–87% bzw. 96–97% (33, 34). Schwierig zu beurteilen ist die genaue Tumorlokalisation innerhalb der Nierenvene, wo das Vorliegen anatomischer Varianten, die Überlagerung durch Milzvene, Mesenterialvene oder Pfortader sowie Signalverluste innerhalb des Gefäßes zu Fehlinterpretationen führen können. Andere Tumoren,

die gehäuft mit einer Obstruktion der VCI assoziiert werden, sind Nebennierenkarzinome oder Phäochromozytome, Pankreaskarzinome, Adenokarzinome der Leber, Wilms-Tumoren und Metastasen der retroperitonealen Lymphknoten (häufig von Ovarial-, Zervix- oder Prostatakarzinomen ausgehend).

Benigne Formen der Nierenvenenthrombose treten gehäuft bei Patienten mit nephrotischem Syndrom oder Nierenversagen auf (43). Der Nachweis einer Nierenvenenthrombose basiert traditionell auf invasiven Methoden wie der renalen Venographie oder der Darstellung der venösen Phase einer Nierenangiographie (8). Diese kann bei Patienten mit nephrotischem Syndrom jedoch infolge des KM-induzierten Nierenversagens ein besonderes Risiko darstellen. Die nichtinvasive MRA könnte sich daher in Zukunft als alternative Methode zur Ultrasonographie etablieren.

Naturgemäß kommt der Unterscheidung benigner von tumorösen Obstruktionen der VCI oder der Nierenvenen besondere Bedeutung zu. Die MRA ist dabei nur bedingt von Nutzen, da der Gewebedifferenzierung mittels GRE-Sequenzen enge Grenzen gesetzt sind. Dies beruht auf dem schwachen intrinsischen Kontrast stationärer Gewebe, die mittels MRA-spezifischer GRE-Sequenzen aufgenommen werden. Eine mögliche Lösung bietet sich in diesem Fall durch die Anwendung von SE- oder dynamischer GRE-Sequenzen vor und nach KM-Gabe an (Tab. 14.**2**). Aufgrund der Perfusion maligner Prozesse kommt es im Anschluß an die KM-Gabe zu einer Steigerung der SI im Tumorthrombus (24) (Abb. 14.**7**). Differentialdiagnostisch muß aber in solchen Fällen auch an alte organisierte Thromben mit Gefäßeinsprossung gedacht werden.

Arteriovenöse Fisteln, traumatisch oder iatrogen bedingt, werden normalerweise zwischen der linken Nierenvene und der Aorta oder der A. mesenterica superior beobachtet. Insgesamt sind sie allerdings äußerst selten. Sagittale und axiale Schnitte erlauben in den meisten Fällen eine exakte Lokalisation und Darstellung der Fistel.

Pfortadersystem

Die Pfortader stellt mit ca. 70–80% des Gesamtvolumens den wichtigsten Blutzufluß zur Leber dar (Abb. 14.**8**). Die Hauptindikationen zur Darstellung des portalen Venensystems betreffen die Abklärung einer Obstruktion sowie einer portalen Hypertonie mitsamt ihren Begleitmanifestationen (Tab. 14.**2**).

Thrombosen der Pfortader und ihrer Hauptäste kommen relativ selten vor (Abb. 14.**9**). Sie werden in lediglich 0,05–0,5% aller Autopsien gefunden. Portalve-

nenthrombosen entstehen zumeist als Folge von Lebererkrankungen, die zu einer Verlangsamung der portalen Strömungsgeschwindigkeit führen. Ätiologisch stehen Infektionen im Vordergrund; relativ häufig sind auch Pfortaderthrombosen, die durch direkte Infiltration eines hepatozellulären Karzinoms oder eines malignen metastatischen Prozesses zustande kommen. Im Rahmen einer portalen Hypertonie können allerdings bei bis zu 25% aller Patienten Pfortaderthrombosen gefunden werden (9).

Die Pfortaderthrombose kann mittels MRA sicher diagnostiziert werden (32, 46, 60). Bei partiellem Verschluß der Pfortader stellt sich der Thrombus als signalarme Struktur inmitten des hellen Blutflusses dar, während die vollständige Obstruktion als vollständiger Signalausfall imponiert. Aufgrund der häufig auftretenden Flußartefakte, die einen Thrombus vortäuschen können, empfiehlt es sich, im Zweifelsfalle auf SE-Sequenzen zurückzugreifen. Mit diesen kann in der Regel nicht nur ein Thrombus einwandfrei diagnostiziert, sondern auch eine Aussage über dessen Alter gemacht werden: ein subakuter Thrombus ist hell auf T1- und T2-gewichteten Bildern, während ein chronischer Thrombus variable Signalintensitäten auf T1- wie auch auf T2-Bildern aufweist.

Die portale Hypertonie ist als eine Erhöhung des Pfortaderdrucks auf mehr als 10–20 mmHg definiert. Sie wird in einen prähepatischen, intrahepatischen und posthepatischen Block eingeteilt. Die Bilharziose ist weltweit die häufigste Ursache einer portalen Hyperto-

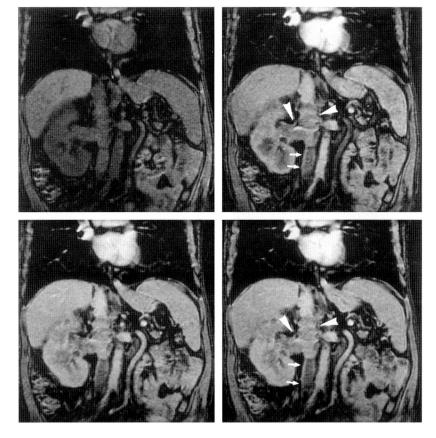

Abb. 14.**7** Rechtsseitiges Nierenzellkarzinom mit Tumorzapfen in der V. cava inferior (Pfeilspitzen). Der Tumorzapfen hat in der kaudalen V. cava inferior zu einem stasenbedingten benignen Thrombus geführt (Pfeile). Während der Tumorthrombus nach KM-Gabe eine Steigerung der Signalintensität in der dynamischen Sequenz aufweist, bleibt der benigne Thrombus signalarm. Dynamische KM-verstärkte GRE-Aufnahme.

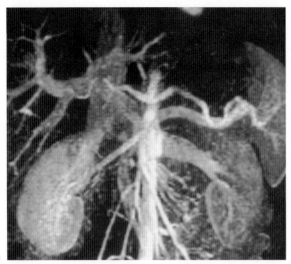

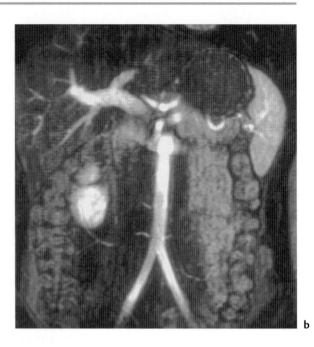

Abb. 14.**8**   Normale Darstellung der venösen und arteriellen Abdominalgefäße im Bereich des Oberbauches. MIP aus KM-verstärkter 3D GRE-Akquisition. **b** Selektive MIP aus demselben Datensatz mit Darstellung der Pfortader.

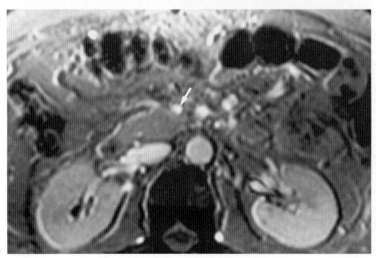

Abb. 14.**9 a**   Benigner Thrombus in der V. mesenterica superior. Der dunkle Thrombus ist zum Restlumen, das aufgrund des Blutflusses hell erscheint, gut abgehoben (Pfeil). **b** Durchgängige freie V. mesenterica superior nach erfolgreicher Lysetherapie (Pfeil). Axiale TOF.

nie. In westlichen Ländern findet sich ätiologisch oft ein intrahepatischer Block bei veränderter Leberarchitektur im Rahmen einer Leberzirrhose. Bei bekannter Ursache richtet sich das Hauptaugenmerk normalerweise auf die Bestimmung der Blutflußrichtung innerhalb der Pfortader sowie auf die Darstellung von Kollateralkreisläufen (Abb. 14.**10**). Klinisch relevante Kollateralkreisläufe entwickeln sich insbesondere zwischen der Pfortader und dem Azygossystem (Abb. 14.**11**), den periumbilikalen Venen und den Vv. coronariae ventriculi. Häufig finden sich auch bizarre Kollateralen im Mesenterium und Retroperitoneum. Hepatopetale Kollateralen findet man in

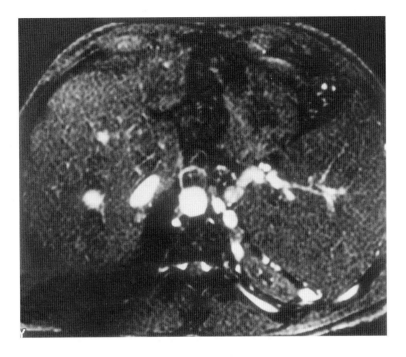

Abb. 14.**10** Darstellung einer ausgeprägten perisplenischen Kollateralenbildung bei Pfortaderverschluß. Axiale TOF.

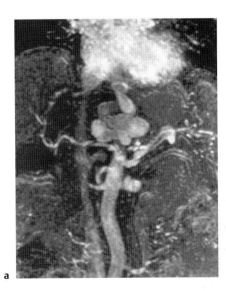

a

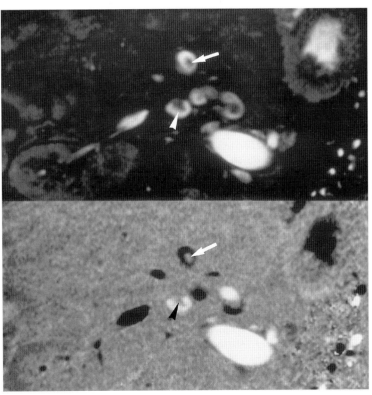

b

Abb. 14.**11** Große Kollateralenbildung vom Konfluens der V. lienalis und V. mesenterica superior zu den Azygosvenen. **a** KM-verstärkte GRE-Aufnahme. **b** Phasenkontrastbildung zeigt frei flottierenden Thrombus in der Pfortader (Pfeile) sowie innerhalb der Kollateralvenen (Pfeilspitzen).

Abb. 14.**11 c** ▷

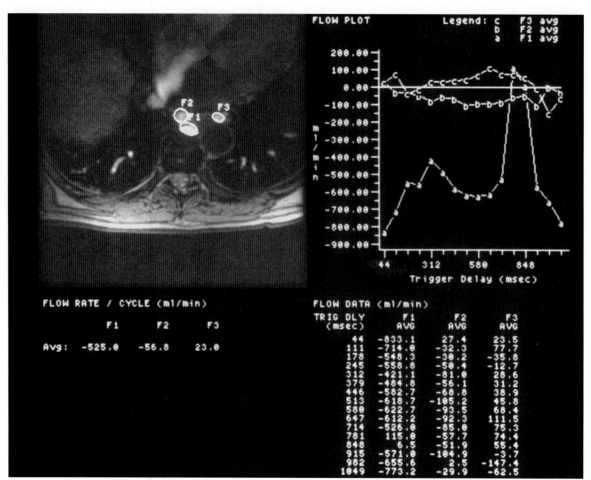

Abb. 14.**11 c** Die Phasenkontrastflußmessungen in den drei größten parallel zur Aorta verlaufenden Azygosvenen ergeben einen Gesamtfluß von ca. 300 ml/min (Normalfluß 60–120 ml/min [14]).

Form paraportaler Kollateraläste (kavernöse Transformation) (Abb. 14.**12**). Alle diese Gefäße können die Ursache ausgedehnter Blutungen bei Lebertransplantation oder portaler Dekompressionschirurgie sein. Spontane Blutungen hingegen kommen häufiger bei gastrischer oder ösophagealer Varikose vor. In einem großen Gesichtsfeld, das auch durch ausgeprägten Meteorismus nicht eingeschränkt wird, können mittels MRA die gesamte splenoportale Achse und sämtliche Abdominalvenen in einer einzigen koronaren Übersichtsaufnahme dargestellt werden. Damit erhält der Chirurg detaillierte Information über die Möglichkeit einer Lebertransplantation und über den zu wählenden Zugang für die portale Dekompressionschirurgie.

Die nichtselektiven splenorenalen Seit-zu-Seit-Shunts entlasten das gesamte portale und mesenteriale Venensystem, während die distalen splenorenalen Shunts (Warren-Shunts, 66) selektiv die gastrischen, ösophagealen und perisplenischen Venen dekomprimieren mit Erhalt der Leberperfusion. Die portale und mesenteriale Hypertonie bleibt dabei bestehen. Lebertransplantation und portosystemische Shuntoperation erfordern eine intensive Nachkontrolle sowohl der Anastomosen als auch der Durchgängigkeit der Shunts. Die MRA ist in der Lage, nicht nur portokavale Anastomosen mit hoher diagnostischer Sicherheit darzustellen, sondern auch die Flußrichtung sowie Flußdurchgängigkeit des Konduits zu bestimmen. Probleme in der Darstellung der Shunts ergeben sich lediglich bei Patienten, die vorher ein metallisches Implantat erhalten haben (Stents), das zu einer Signalauslöschung in der MRA führt.

Aufgrund der generell höheren Mortalitätsrate der chirurgischen Dekompression des Pfortadersystems im Vergleich zur Einlage eines transjugulären intrahepatischen portosystemischen Shunts (TIPSS) wird letzterem wann immer möglich der Vorzug gegeben (72). Die MRA kann eine nützliche Methode sein, um einen Überblick über die Gefäßsituation zu geben und somit die Zahl der Punktionen zu reduzieren (20, 40, 48) (Abb. 14.**13**). Nach der Intervention kann mittels MRA Erfolg und Verlauf des Eingriffs direkt geprüft werden. Dies geschieht durch die Messung des portalen und azygovenösen Blutflusses vor und nach Therapie (14). Das dabei verwendete MRA-Protokoll ist in Tab. 14.**2** dargestellt.

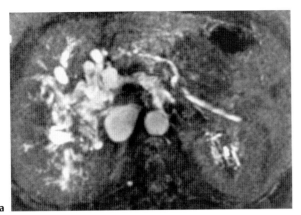

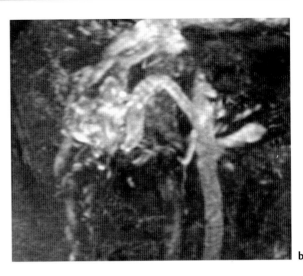

Abb. 14.**12 a** Axiale und **b** koronare KM-verstärkte GRE-Aufnahme einer kavernösen Transformation bei thrombotisch verschlossener Pfortader.

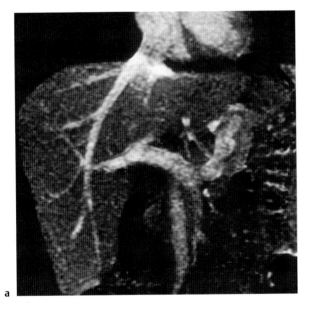

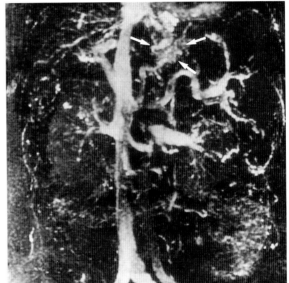

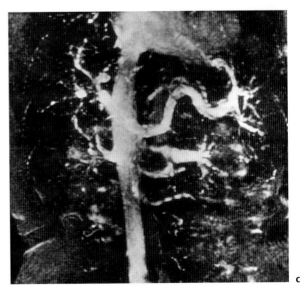

Abb. 14.**13** TIPSS-Einlage bei einem Patienten mit portaler Hypertonie. **a** Die koronare Übersichtsaufnahme zeigt die mögliche Verbindungsstelle für die TIPSS-Einlage zwischen Lebervene und Pfortaderast. **b** Die Gefäßsituation vor der TIPSS-Einlage zeigt eine ausgeprägte ösophageale Varikose (Pfeile). **c** Nach erfolgreicher TIPSS-Einlage sind die ösophagealen Konvolute nicht mehr sichtbar. KM-verstärkte koronare GRE-Aufnahmen.

Beckenvenen

Die MR-Venographie im Becken erlaubt die regelmäßige Darstellung der Vv. iliacae externae, internae und communes (Tab. 14.**4**). Von den drei Zuflüssen der Vv. iliacae internae lassen sich die Vv. gluteae superiores und inferiores praktisch immer, die Vv. pudendae internae in mehr als der Hälfte der Fälle erfassen. Die Vv. ovaricae bzw. testiculares können nur im proximalen Drittel dargestellt werden (Tab. 14.**4**). Hierbei ist die Vene der rechten Seite mit dem Einfluß in die V. cava inferior häufiger sichtbar als die linke, die in die linke Nierenvene einmündet.

Die normalen anatomischen Verhältnisse lassen sich in der Regel unabängig von der Aufnahmeposition darstellen. Die Kompression der Iliakalvenen in Rückenlage wirkt sich nur selten nachteilig aus. Ein Signalverlust im Bereich der proximalen linken V. iliaca communis entsteht häufig bei Kompression durch die rechte A. iliaca communis. Dies sollte nicht als Venensporn fehlgedeutet werden.

Im Becken konzentriert sich die Indikation zur MR-Venographie hauptsächlich auf die Abklärung thrombotisch verschlossener Gefäße (Abb. 14.**14**, 14.**15**). Die diagnostische Abklärung dieser Veränderungen erfolgte früher vorwiegend durch invasive KM-Untersuchungen. Nichtinvasive Verfahren wie die Ultrasonographie oder Pletysmographie wurden zwar erfolgreich für die Diagnostik an der V. poplitea und V. femoralis eingesetzt, sind aber im Becken von beschränktem Nutzen. Ihre Treffsicherheit wird hauptsächlich durch Luftüberlagerung und Adipositas eingeschränkt (71). Die MRA hat sich als eine zuverlässige nichtinvasive Methode in der

Tabelle 14.**4**   Untersuchungsprotokoll für die Beckenvenen

Iliakalvenen	
Akquisition	axial Ganzkörperspule/Torso-Phased-array-Spule
Besonderheiten	keine
Pulssequenz	2D TOF-GRE
Optionen	Flußkompensierung
TR (ms)/TE (ms)/Flipwinkel	25–35/10–15/60°
FOV (cm)/Matrix	32–40/256 × 192 (160)
Schichtdicke (mm)/Abstand	2–3 (1 mm Überlappung)/0
Sättigung	superior
Ovarial-/Testikularvenen	
Akquisition	axial Ganzkörperspule/Torso-Phased-array-Spule Aufnahme von Nierenvene bis Beckenkamm
Besonderheiten	Apnoe
Pulssequenz	2D TOF-GRE
Optionen	Flußkompensierung
TR (ms)/TE (ms)/Flipwinkel	25–35/10–15/30°
FOV (cm)/Matrix	28–34/256 × 192 (160)
Schichtdicke (mm)/Abstand	2 (1 mm Überlappung)/0
Sättigung	superior

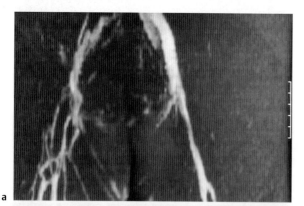

a

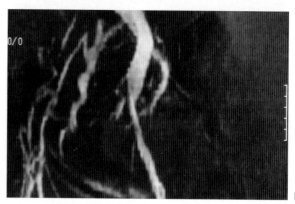

b

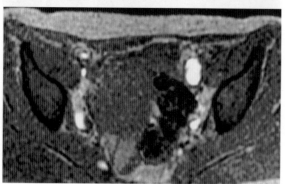

c

Abb. 14.**14**   Rechtsseitige Beckenvenenthrombose. **a** Auf der anteroposterioren und **b** der schrägen Projektion kommen zahlreiche Kollateralen zur Darstellung, die die verschlossene V. iliaca communis und externa überbrücken und in die V. iliaca münden. Kaliberkräftige V. iliaca communis sowie V. iliaca externa links. MIP aus axialer TOF mit Sättigung des arteriellen Flusses. **c** Auf der axialen TOF-Einzelschichtaufnahme ist die Vergrößerung der linksseitigen V. iliaca externa gut sichtbar. Rechts kommen zwei kleinere Kollateralen zur Darstellung.

Diagnostik frischer und älterer thrombotischer Veränderungen der Beckenvenen erwiesen (19, 65). Spritzer u. Mitarb. (65) beziffern die Spezifität und Sensitivität in einer Studie mit 93% bzw. 100%.

Eine weitere Einsatzmöglichkeit der MRA der Bekkenvenen ist bei der Beurteilung der septischen puerperalen Ovarialvenenthrombose (SPOVT) gegeben (Tab. 14.**4**; Abb. 14.**16**, 14.**17**). Die SPOVT ist eine der möglichen Ursachen des Wochenbettfiebers, die ohne Behandlung ein hohes Mortalitätsrisiko trägt. Klinisch manifestiert sich die Ovarialvenenthrombose außer durch die Temperaturerhöhung durch Schmerzen im rechten oder linken Unterbauch, Übelkeit, Brechreiz und Abwehrspannung. Differentialdiagnostisch müssen allerdings Appendizitis, Adnextorsion, Pyelonephritis, Hämatome im Lig. latum und Abszesse berücksichtigt werden. Daher kommt einer bildgebenden Bestätigung besondere Bedeutung zu.

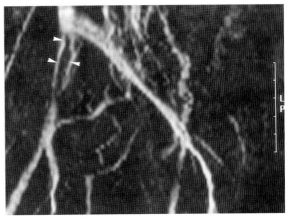

Abb. 14.**15** Beckenvenenthrombose rechts. Der Thrombus in der V. iliaca communis ist scharf gegen das Restlumen abgegrenzt (Pfeilspitzen). MIP aus axialer TOF mit Sättigung des arteriellen Flusses.

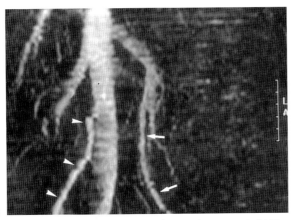

a

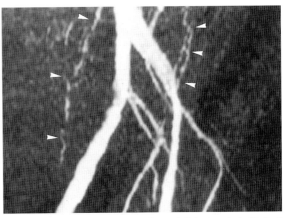

b

Abb. 14.**16** Normale Becken- und Ovarialvenen. **a** Auf Höhe der Nierenvenen regelrechte Darstellung der Drainage der linken Ovarialvene in die linke Nierenvene (Pfeile) sowie der rechten Ovarialvene in die V. cava inferior (Pfeilspitzen). **b** Verlauf der Ovarialvenen (Pfeilspitzen) auf Höhe der Beckenvenen. MIP aus axialer TOF mit Sättigung des arteriellen Flusses.

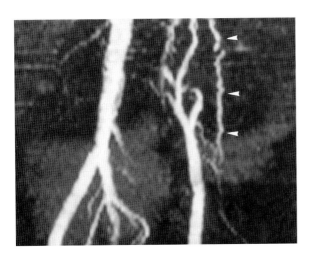

Abb. 14.**17** Ovarialvenenthrombose rechts. Die linksseitige Ovarialvene (Pfeilspitzen) kommt regelrecht zur Darstellung. Zusätzliche Thrombose der V. iliaca communis links. MIP aus axialer TOF mit Sättigung des arteriellen Flusses.

■ MR-Arteriographie

Die MR-Arteriographie im Abdomen ist eine im Vergleich zur MR-Venographie noch wenig akzeptierte Methode. Dies beruht hauptsächlich auf den noch nicht standardisierten Untersuchungsprotokollen und auf den in der Regel höheren Ansprüchen an die vorhandene Technologie. Die erst seit kurzem eingeführte ultraschnelle 3D MRA könnte der MR-Arteriographie im Abdomen zum entscheidenden Durchbruch verhelfen. Die 3D MRA ist schnell, benötigt keine EKG-Triggerung zur Verbesserung der Signalintensität und ist in der Lage – ähnlich der konventionellen Angiographie – hochdetaillierte Datasets der untersuchten Region zu liefern. Im Gegensatz zur konventionellen Angiographie verfügt die 3D MRA allerdings über den Vorteil, daß nicht nur Projektionsangiogramme, sondern auch zweidimensionale Querschnittbilder zur Evaluation hinzugezogen werden können. Da die Flußgeschwindigkeit im Gegensatz zur Venographie keinen Einfluß auf die Bildqualität hat, ist es auch ohne Zuhilfenahme alternativer Sequenzen immer möglich, langsamen Fluß von Thromben zu unterscheiden. Ebenso lassen sich Gefäßdurchmesser aufgrund des starken Kontrasts zwischen Blut und stationärem Gewebe in der Regel problemlos bestimmen. Aufgrund des äußerst schwachen Weichteilkontrasts lassen sich mit der kontrastverstärkten 3D MRA bezüglich angrenzender Raumforderungen oder Arterienwanderkrankungen keine Aussagen machen. Zu diesem Zweck sollten SE-Sequenzen zur Anwendung kommen. Zusätzlich zu den Sequenzen, mit denen sich die Morphologie darstellen läßt, können phasensensitive Sequenzen bei flußdynamischen Fragestellungen eingesetzt werden. Flußquantifizierung kann insbesondere bei der Charakterisierung von Nierenarterienstenosen oder der Beurteilung der Angina abdominalis eine Rolle spielen.

Aorta

Die Indikationen zur Darstellung der abdominalen Aorta (Abb. 14.18) sind hauptsächlich das Aortenaneurysma, die Aortendissektion sowie die Aortenstenose oder der Aortenverschluß bei generalisierter Arteriosklerose.

Abdominale Aortenaneurysmen sind mit einer Inzidenz von 1,8–6,6% in Autopsieserien ein relativ häufiger Befund. Meistens sind sie die Folge arteriosklerotischer Wandveränderungen. Seltener können auch Infektionen, Entzündungen, Traumen, Syphilis sowie die zystische Medianekrose ursächlich gefunden werden. Aortenaneurysmen sind zumeist sakkulär oder fusiform. Sie liegen normalerweise infrarenal und können sich bis in die Iliakalarterien fortsetzen.

Als Methoden der Wahl gelten heute die Computertomographie oder Ultrasonographie für die Abklärung und Nachsorgeuntersuchung des abdominalen Aortenaneurysmas (39). Mittels konventioneller MR-Technik läßt sich sowohl die intraluminale als auch extraluminale Anatomie darstellen (Abb. 14.19). Dies ist insbesondere bei konzentrischer Thrombosierung oder Abwesenheit von Kalzifizierungen von Vorteil, um das genaue Ausmaß des Aneurysmas feststellen zu können. Die Charakterisierung der Thromben gelingt mit SE-Sequenzen; gut organisierte murale Thromben sind sowohl auf T1- als auch auf T2-gewichteten Bildern dunkel, während helle Areale frischen Läsionen entsprechen (5). Dieselben Sequenzen können auch zur Charakterisierung der Aortenwand bei Verdacht auf retroperitoneale Fibrose oder mykotischem Aneurysma verwendet werden (3, 47). Nachteile der konventionellen MRA (Tab. 14.5) ergeben sich hauptsächlich aus der langen Akquisitionsdauer sowie der unscharfen Darstellung der Viszeralarterien und ihrer Abgänge. Durch die Verwendung der kontrastverstärkten 3D MRA können diese Probleme jedoch

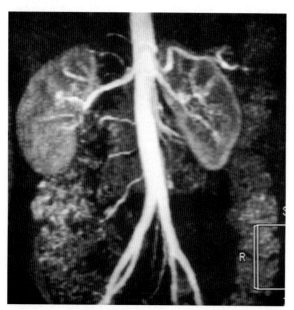

Abb. 14.**18**   Darstellung der normalen Aorta. MIP aus koronarer KM-verstärkter 3D GRE-Akquisition.

Tabelle 14.**5**   Untersuchungsprotokoll für abdominale Arterien

Akquisition	axial/koronar Ganzkörperspule/Torso-Phased-array-Spule
Besonderheiten	Apnoe; im Beckenbereich geatmet
Pulssequenz	2D TOF-GRE
Optionen	Flußkompensation (kardiale Triggerung möglich)
TR (ms)/TE (ms)/Flipwinkel	33/Minimum/30°–45°
FOV (cm)/Matrix	28–36/256×192 (160)
Schichtdicke (mm)/Abstand	2–10 (1 mm Überlappung bei Viszeral- und Nierenarterien)/0
Sättigung	keine (inferior bei Viszeral- und Nierenarterien möglich)
Signalmittelung	2

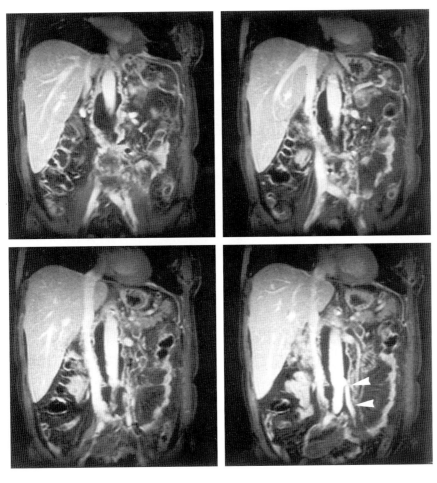

Abb. 14.**19** Zustand nach Graftimplantat in das verbliebene thrombosierte abdominale Aneurysma. Dynamische KM-verstärkte GRE-Aufnahme. Der durchflossene Graft ist hell dargestellt. Eine normalkalibrige linke A. iliaca communis ist lateral am distalen Graft angelegt (Pfeilspitzen).

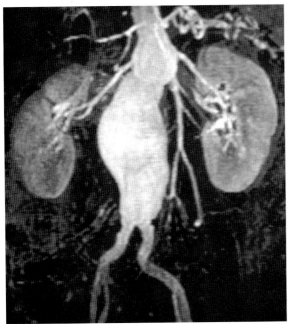

a

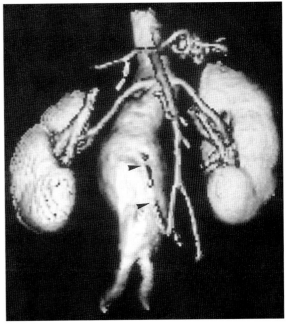

b

Abb. 14.**20** Abdominale Aorta mit großem, hauptsächlich infrarenal gelegenem Aneurysma. KM-verstärkte 3D GRE-Akquisition. **a** Das MIP-Angiogramm zeigt das ausgeprägte doppelbäuchige Aneurysma. Die Nierenarterien gehen aus der kranialen, kleineren Gefäßerweiterung ab. **b** Das Oberflächenbe-leuchtungsbild zeigt den gleichen Befund. Besonders gut kommt darauf der Bezug der Nierenarterien zum Aneurysma zur Darstellung. Im Gegensatz zu den MIP-Bildern ist hier auch die A. mesenterica inferior sichtbar (Pfeilspitzen).

Abb. 14.**20** c u. **d** ▷

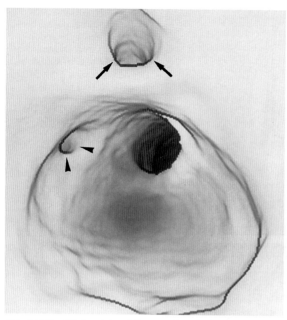

c

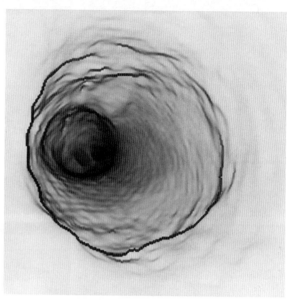

d

Abb. 14.**20 c** Die kraniokaudale VIE-Sicht erlaubt einen Einblick in das kleinere Aneurysma. Im oberen Bildabschnitt kommt die A. mesenterica superior (Pfeile), im linken Bildabschnitt die linke Nierenarterie (Pfeilspitzen) zur Darstellung. Der Durch-gang zum distalen Aneurysma weist einen für die Aorta norma-len Gefäßdurchmesser auf. **d** Kraniokaudale VIE-Sicht in das di-stale größere Aneurysma. Die Iliakalarterien sind am distalen Ende des Aneurysmas zu erkennen.

überwunden werden. Die kurze Akquisitionszeit der 3D Sequenz erlaubt Aufnahmen in Apnoe, wodurch außer den Nierenarterien alle großen Viszeralgefäße sowie ihre Abgänge in diagnostisch ausreichender Bildschärfe dargestellt werden können (Abb. 14.**20**). In einer vergleichenden Studie zwischen 3D MRA und konventioneller KM-Angiographie konnten eine Spezifität von 98% und eine Sensitivität von 94% für den Nachweis okklusiver Läsionen der Viszeral-, Nieren- und Iliakalarterien gefunden werden (54). Der 3D Datensatz kann überdies in jeder beliebigen Form nachbearbeitet werden, was die Darstellung stark gewundener Gefäßverläufe erleichtert.

Eine Aortendissektion entsteht nach Eintritt von Blut durch einen intimalen Einriß in die Gefäßwand. Teile der äußeren Media werden dabei von der Wand ge-löst und ragen als Dissektionsmembran in das offene Lu-men. Es werden, ausgehend von der proximalen Aus-dehnung, Typ-A-Dissektionen mit Beteiligung der Aorta ascendens und Typ-B-Dissektionen, die lediglich auf die deszendierende Aorta beschränkt sind, unterschieden (Stanford-Klassifizierung). Die Aortendissektion ist die häufigste und wichtigste akute Erkrankung der abdomi-nalen Aorta und kann ohne Therapie einen tödlichen Verlauf nehmen. Meistens ist ihr Auftreten die Folge ar-teriosklerotischer Wandveränderungen oder einer schweren Hypertonie.

Verschiedene Studien haben bei Aortendissektion den hohen diagnostischen Nutzen der MRA bereits unter Beweis stellen können (7, 38), obwohl das Auftreten ab-normer Flußmuster und Artefakts die Interpretation er-schweren kann (6, 63, 68). Die 3D MRA ist hingegen we-nig anfällig auf Artefakte und dennoch in der Lage, sämt-liche klinisch relevanten Fragen bezüglich der Aorten-dissektion zu beantworten (Abb. 14.**21**). Die Dissektions-membran kann problemlos auf den Einzelschicht- oder den multiplanaren Reformationsbildern identifiziert werden. Es ist wichtig, sich für diesen Fall nicht auf die MIP-Bilder zu verlassen, da auf diesen die Dissektions-membran nicht immer klar sichtbar ist. Durch die hohe Signalintensität, die das wahre Lumen auf 3D MRA-Bil-dern charakterisiert, ist dieses immer klar vom falschen Lumen abgrenzbar. Im Abdomen ist das wahre Lumen häufig komprimiert und im linken hinteren Aortenteil lokalisiert. Der dreidimensionale Datensatz vereinfacht die Darstellung der Astabgänge der Aorta und die Be-stimmung des Ursprungs aus dem wahren oder falschen Lumen. Eine Ausdehnung der Dissektion in ein Astgefäß kann ohne Schwierigkeiten aufgezeigt werden. Zudem ist es möglich, anhand der Kontrastierung des Paren-chyms, insbesondere des Nierenparenchyms, eine Min-derperfusion zu erkennen.

Bei zusätzlichen Fragestellungen kann die Untersu-chung auch durch eine PC-Sequenz komplementiert werden, womit sich außer der Flußgeschwindigkeit auch das Flußvolumen in beiden Lumina bestimmen läßt.

Die arteriosklerotische Verschlußkrankheit kann in der abdominalen Aorta zu Verschlüssen und Einengun-gen variabler Länge führen (Abb. 14.**22**). Sie hat ihren Ur-sprung in Plaques, die durch Hämorrhagie, Ulzeration oder Verkalkung kompliziert werden. Der komplette aortale Verschluß, der in der Regel infrarenal zu finden ist, wird als Leriche-Syndrom bezeichnet (Abb. 14.**23**, 14.**24**). Die Symptomatologie dieser Patienten ist klassi-

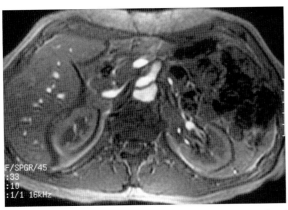

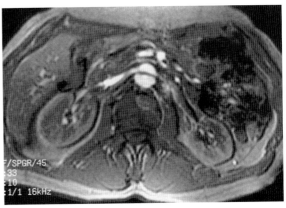

Abb. 14.**21** Axiale TOF-Aufnahme zeigt wahres (anterior) und falsches (posterior) Lumen bei Aortendissektion. Sowohl **a** die A. mesenterica superior als auch **b** die Nierenarterien gehen regelrecht aus dem wahren Lumen ab.

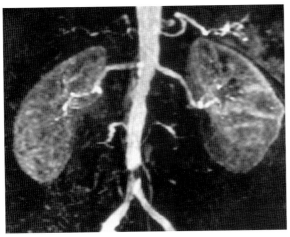

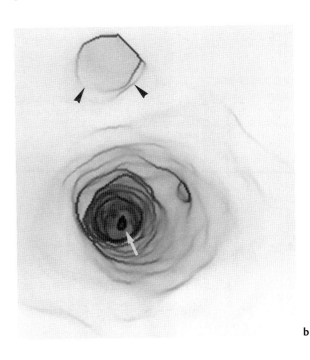

Abb. 14.**22** Hochgradige Stenose der infrarenalen Aorta. KM-verstärkte 3D GRE-Akquisition. **a** MIP-Angiogramm. **b** Mittels virtueller Endoskopie kommt derselbe Befund bei kraniokaudaler Sicht als kleine Öffnung innerhalb der Verschlußmembran zur Darstellung (Pfeil). Im oberen Bildabschnitt ist der Abgang der A. mesenterica superior dargestellt (Pfeilspitzen).

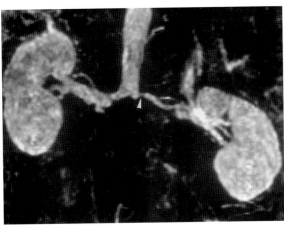

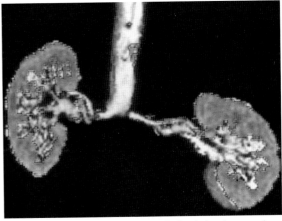

Abb. 14.**23** MR-Angiographie bei Leriche-Syndrom. KM-verstärkte 3D GRE-Akquisition. **a** Darstellung der suprarenalen Aorta. Infrarenal besteht ein vollständiger Verschluß. Die Nierenarterienstenose links (Pfeilspitze) wurde angiographisch als mittelgradig bewertet. **b** Die Oberflächenbeleuchtungsrekonstruktion zeigt denselben Befund. Mit dieser Technik erscheint die Nierenarterienstenose ausgeprägter.

Abb. 14.**23 c** ▷

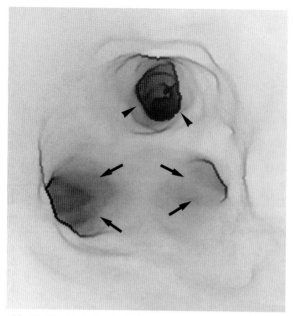

Abb. 14.**23 c** Virtuelle Endoskopie mit Darstellung der Abgänge der Nierenarterien (Pfeile) sowie der A. mesenterica superior (Pfeilspitzen).

scherweise durch glutäale Krämpfe, schwere Klaudikation und Impotenz gekennzeichnet. Die 3D MRA ist eine ideale Methode zur Evaluation von Patienten mit Verdacht auf eine aortale Verschlußkrankheit. Während der Zugang bei der konventionellen Kontrastangiographie über eine Brachial- oder Axillararterie gewählt werden muß, reicht bei der MRA die intravenöse Injektion von Kontrastmittel, um die arterielle Anatomie sowohl proximal als auch distal der Stenose darzustellen. Zusätzlich werden etwaige Kollateralen sowie das distale arterielle Stromgebiet abgebildet.

Nierenarterien

Nierenarterienstenosen (NAS) können über die Verringerung des renalen Blutflusses zur Ausbildung einer sekundären arteriellen Hypertonie sowie einer renalen Insuffizienz führen. Sie sind zumeist Folge einer generalisierten Arteriosklerose. Insbesondere bei jungen Frauen sollte aber auch an die kongenitale fibromuskuläre Dysplasie (FMD) gedacht werden (Abb. 14.**25**). Der renovaskulär bedingte arterielle Bluthochdruck wird als häufigste Form der sekundären Hypertonie angesehen und betrifft 1–5% aller Hypertoniker (30). Die Frequenz der dialysepflichtigen Niereninsuffizienz, deren Ursache auf eine NAS zurückzuführen ist, beträgt 5–15% (30, 56).

Mit der perkutanen transluminalen Angioplastie (PTA) und der chirurgischen Revaskularisation stehen für diese Patienten kosteneffektive Behandlungsmethoden zur Verfügung. Es ist daher ein wesentliches Ziel der prätherapeutischen Abklärung, die potentiell kurablen

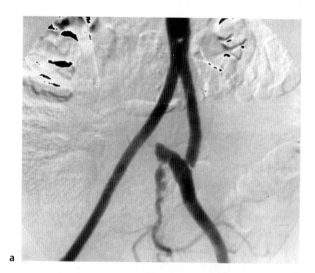

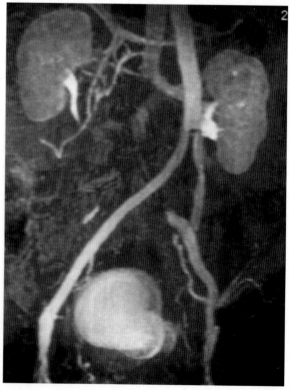

Abb. 14.**24** Leriche-Syndrom mit aortoiliakalem Bypass. **a** Selektive intraarterielle digitale Subtraktionsangiographie des Bypasses sowie der Anschlußgefäße. **b** Das MIP-Bild der KM-verstärkten 3D GRE-MRA demonstriert denselben Befund. Zusätzlich kommt die infrarenal verschlossene Aorta zur Darstellung.

Patienten mit einer preisgünstigen und präferentiell nichtinvasiven Methode herauszufiltern. Außer der invasiven konventionellen Angiographie, dem allgemein akzeptierten Goldstandard, wurde zur Diagnosestellung renovaskulärer Erkrankungen eine Reihe verschiedener Methoden vorgeschlagen (22, 26, 29, 59).

Die MR-Angiographie (Tab. 14.**6**) erfüllt zumindest ein wichtiges Kriterium einer Screeningmethode, die Nichtinvasivität. Überdies lassen sich durch Kombination verschiedener MR-Techniken die Nierenarterien nicht nur morphologisch abklären, sondern es können auch funktionelle Daten über das Flußverhalten und die Parenchymdurchblutung erhoben werden. Erste Ergebnisse waren ermutigend (Abb. 14.**26**). So werden in verschiedenen Studien Sensitivität und Spezifität für die Detektion von NAS mit 87–100% bzw. 93–97% angegeben

(12, 37). Weniger gut war die Detektion distaler Läsionen, wo die Sensitivität lediglich 65% betrug.

Die bisherigen Studien bewiesen die potentielle Möglichkeit der MRA zur Diagnose von NAS, unterstrichen aber gleichzeitig die derzeit noch bestehenden Limitationen bezüglich der Nierenarteriendiagnostik. Distale Gefäßabschnitte kommen gar nicht oder nur bedingt zur Darstellung. Gründe für die schlechte Beurteilbarkeit der distalen Gefäßabschnitte sind atmungsinduzierte Artefakte, Sättigungsartefakte, Signalauslöschung durch turbulenten Fluß sowie eine limitierte räumliche Auflösung. Atmungsinduzierte Bewegungsartefakte können potentiell durch atemangehaltene Datenakquisitionen eliminiert werden. Allerdings ist es mit konventionellen Techniken nicht möglich, mehr als 1–3 TOF-Schichten und lediglich eine PC-Schicht in einem Apnoe-

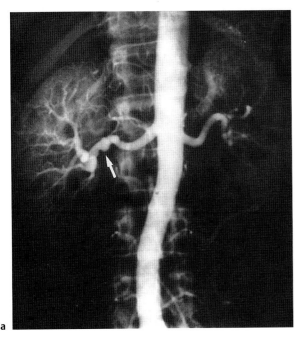

a

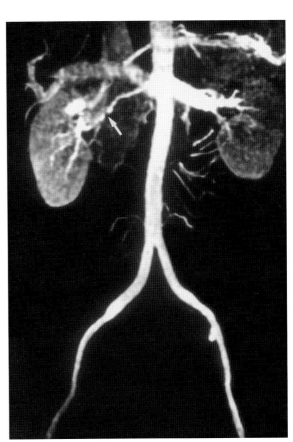

b

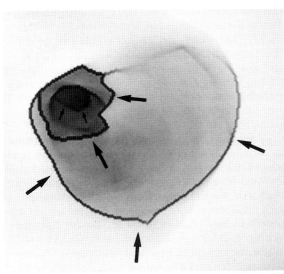

c

Abb. 14.**25** Fibromuskuläre Dysplasie (FMD) bei einer jungen Patientin. **a** Die konventionelle Angiographie zeigt die charakteristischen perlschnurartigen Veränderungen der FMD in den peripheren Abschnitten der rechten Nierenarterie (Pfeil). **b** Das MIP-Bild der KM-verstärkten 3D GRE-MRA läßt dieselben Veränderungen erkennen (Pfeil). **c** Die virtuelle Endoskopie erlaubt einen Blick auf die typischen konzentrischen Stenosen, die die FMD auszeichnen (Pfeile).

Tabelle 14.**6**   Spezielle Untersuchungsprotokolle für Nierenarterien

Standard-2D-PC-Protokoll	
Akquisition	axial/koronar Ganzkörperspule/Torso-Phased-array-Spule
Besonderheiten	keine
Pulssequenz	2D Cine-PC
VENC-Wert (cm/s)	40
Optionen	Flußkompensierung
TR (ms)/TE (ms)/Flipwinkel	40/8,4/60°
FOV (cm)/Matrix	28–32/256×128
Schichtdicke (mm)/Abstand	7 (2 mm Überlappung)/0
Signalmittelung	2

Standard-3D-PC-Protokoll	
Akquisition	axial Ganzkörperspule/Torso-Phased-array-Spule
Besonderheiten	keine
Pulssequenz	3D PC
VENC-Wert (cm/s)	30–40
TR (ms)/TE (ms)/Flipwinkel	20–35/8–10/20°
FOV (cm)/Matrix	28–32/256×128
Schichtdicke (mm)	1–3
Schichtanzahl	40–60
Signalmittelung	1–2

Flußmessung in der V. renalis	
Akquisition	schräg, senkrecht auf Nieren-arterie Ganzkörperspule/Torso-Phased-array-Spule
Besonderheiten	Apnoe
Pulssequenz	2D segmentierte k-Raum-PC
VENC-Wert (cm/s)	60–80
Optionen	Flußkompensation, peripheres Gating oder kardiale Triggerung
TR (ms)/TE (ms)/Flipwinkel	1 RR-Intervall/Minimum/45°
Anzahl Phasen	16
Anzahl k-Linien/Herzphase	4–8
FOV (cm)/Matrix	24–30/256×160
Schichtdicke (mm)	5

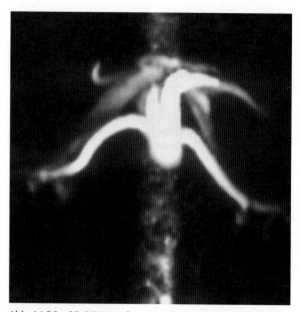

Abb. 14.**26**   3D PC-MRA der normalen Nierenarterien.

intervall aufzunehmen. Dadurch entstehen zahlreiche Unterbrechungen, die einerseits zu einer erheblichen Verlängerung der Untersuchungszeit und andererseits zu Fehlern bei der räumlichen Zuordnung führen. Alle Schichten gleichzeitig könnten nur durch eine erhebliche Verkürzung der Akquisitionszeiten aufgenommen werden, wie z. B. mit der technisch aufwendigen STAR-Technik (16).

Mit der kontrastverstärkten 3D MRA steht eine alternative Methode zur Verfügung, die zwar auf Hochleistungsgradienten angewiesen, dafür aber wesentlich einfacher in der Durchführung ist (Abb. 14.**27**). Die 3D MRA erlaubt die Abklärung der gesamten Niere inklusive der Segmentarterien mit hoher räumlicher Auflösung.

Die diagnostische Aussagekraft der 3D MRA bezüglich der Detektion renovaskulärer pathologischer Befunde wurde in verschiedenen Studien validiert (27, 62). Für den Nachweis stenosierender Nierenarterienläsionen lag die Sensitivität und Spezifität bei 84–100% bzw. 89–97% (Abb. 14.**28**). Bei 73–75% wurde eine generelle Übereinstimmung zwischen der Kontrastangiographie und der 3D MRA gefunden (27, 62). Eine beinahe 100%ige Übereinstimmung zwischen der Kontrastangiographie und der 3D MRA wurde schließlich in allen Studien für die Darstellung akzessorischer Nierenarterien gefunden.

Aneurysmatische Veränderungen kommen hauptsächlich im Zusammenhang mit einem ateriosklerotischen Befall der Nierenarterien vor. Seltener werden sie im Rahmen einer Panarteriitis nodosa gesehen (Abb. 14.**29**). Sie können sowohl mit zweidimensionalen als auch dreidimensionalen Akquisitionstechniken gut dargestellt werden (Abb. 14.**30**, 14.**31**). Die 3D Aufnahmetechnik ist in der Regel aufgrund der vielfältigeren Nachbearbeitungsmöglichkeiten zu bevorzugen. So kann nicht nur der Stiel des Aneurysmas beurteilt, sondern auch eine klare Differenzierung zwischen sakkulärer oder fusiformer Ausprägung vorgenommen werden. Letzteres kann in bezug auf das therapeutische Vorgehen von Bedeutung sein.

Die intraarterielle Kontrastangiographie gilt nach wie vor als Goldstandard auch zum Nachweis einer NAS

bei Transplantatempfängern. Als alternative nichtinvasive Methode empfiehlt sich die Ultrasonographie (31). Der diagnostische Wert der MRA blieb hierfür bis heute sehr umstritten (23, 25, 44). So wurden lediglich Sensitivitäten und Spezifitäten von 83% bzw. 91–97% für die Detektion signifikanter Läsionen der Transplantatarte-

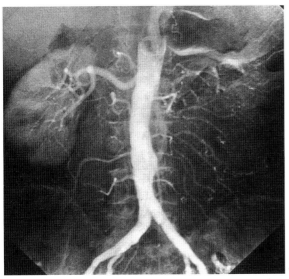
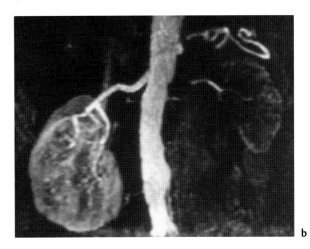

Abb. 14.**27** Verschluß der linken Nierenarterie. **a** Auf der digitalen Subtraktionsangiograpie kommt lediglich die rechte Nierenarterie zur Darstellung. Die linke Nierenarterie scheint verschlossen. **b** Auf dem MR-Angiogramm (KM-verstärkte 3D GRE-Akquisition) zeigen sich im Gegensatz zur konventionellen Angiographie die distalen Abschnitte der nicht vollständig verschlossenen linken Nierenarterie.

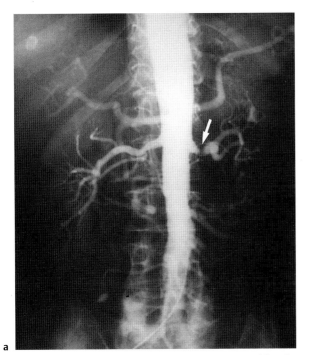
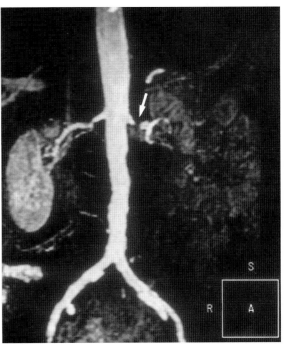

Abb. 14.**28** Linksseitige Nierenarterienstenose. Sowohl **a** die konventionelle Angiographie als auch **b** die MR-Angiographie (KM-verstärkte 3D GRE-Akquisition) zeigen den Befund (Pfeile). Die scheinbare Stenose der proximalen rechten Nierenarterie, wie sie auf der anteroposterioren Projektion der MR-Angiographie zu sehen ist, kommt durch den gewundenen Verlauf des Gefäßes zustande.

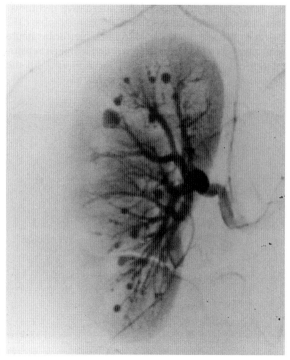

a

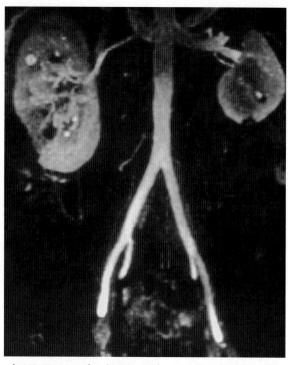

b

Abb. 14.**29** Multiple Nierenarterienaneurysmata im Nierenparenchym bei Panarteriitis nodosa. **a** Konventionell-angiographisch kommen zahlreiche KM-Depots zur Darstellung. **b** Mit-

tels MR-Angiographie (KM-verstärkte 3D GRE-Akquisition) lassen sich die größeren Aneurysmen ebenfalls darstellen.

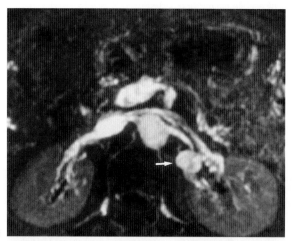

a

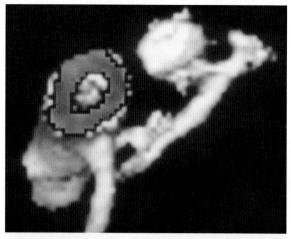

b

Abb. 14.**30 a** Axiale zweidimensionale TOF-Akquisition eines gestielten Nierenarterienaneurysmas (Pfeil). **b** Oberflächenbeleuchtungsrekonstruktion desselben Aneurysmas. Der Daten-

satz wurde mit einer kontrastverstärkten 3D MRA-Technik mit Standardgradienten aufgenommen.

rien beschrieben (23). Die in diesen Studien verwendete Technik war allerdings stark artefaktanfällig. Die 3D MRA ist weniger artefaktanfällig (Abb. 14.**32**). Sie kann überdies bei Einzelschichtdarstellung einen Einblick in die Nierenperfusion geben und somit mögliche ischämische Auswirkungen der NAS auf das Nierenparenchym aufzeigen (Abb. 14.**33**). Damit könnte diese Technik in Zukunft vermehrt bei der Abklärung von Transplantatnierengefäßen zur Anwendung kommen.

Funktionelle Blutflußmessungen werden mit PC-Techniken durchgeführt (Tab. 14.**6**) (13, 45, 64). Aufgrund der stark atemabhängigen Lage der Nierenarterien müssen die Messungen unter Apnoebedingungen erhoben werden, um verläßliche Resultate zu erhalten (13).

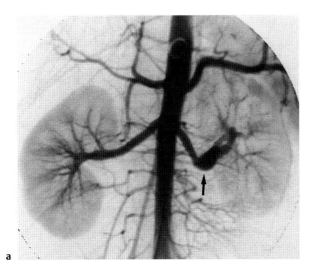

a

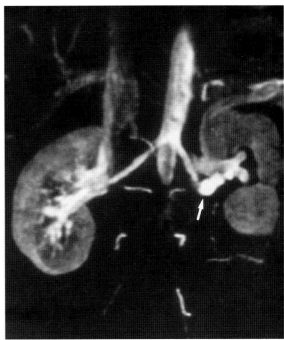

b

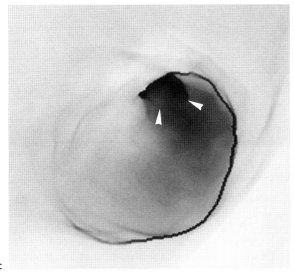

c

Abb. 14.**31** Nierenarterienaneurysma bei Neurofibromatose (Pfeil). **a** Digitale Subtraktionsangiographie. **b** MIP-Rekonstruktion aus KM-verstärkter 3D GRE-MRA desselben Befunds. **c** Darstellung des Aneurysmas mittels virtueller Endoskopie. Die virtuelle Optik befindet sich am proximalen Eingang zum Aneurysma. Kriterien zur Diagnose eines Aneurysmas sind einerseits die Erweiterung des Lumens und andererseits die Verjüngung des Gefäßes am Ausgang des Aneurysmas (Pfeilspitzen), was den Eindruck einer Stenose erwecken kann.

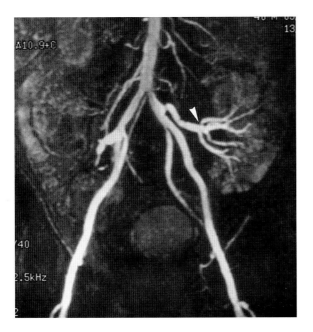

Abb. 14.**32** Kontrastmittelunterstützte 3D MR-Angiographie der Nierenarterien bei Transplantatempfänger. Kinking der Oberpolsegmentarterie (Pfeilspitze) täuscht eine Stenose vor.

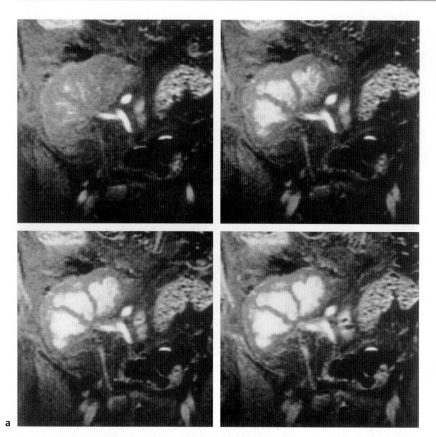

Abb. 14.**33** Akute vaskuläre Nierentransplantatabstoßung. **a** Die dynamische KM-verstärkte GRE-Aufnahme zeigt eine fehlende Perfusion der Rinde bei starker Kontrastierung der Markareale, was auf eine akute Abstoßung schließen läßt.

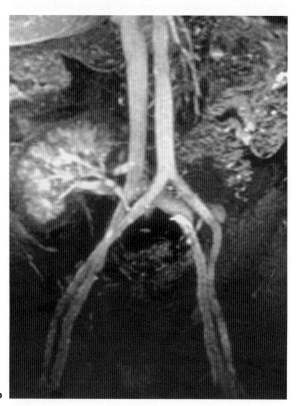

Abb. 14.**33 b** MIP-Rekonstruktion aus KM-verstärkter 3D GRE-MRA mit regelrechten Gefäßverhältnissen.

Viszeralarterien

Der lokale arteriosklerotische Befall ist die häufigste Ursache für okklusive Prozesse im Bereich der Viszeralarterien. Bedingt durch eine zirkumferente Plaquebildung im Bereich des Truncus coeliacus sowie der oberen Mesenterialarterie kann es bei ausgeprägter Stenosierung zu einer hämodynamisch signifikanten Flußbeeinträchtigung und zu einer Ausbildung eines Kollateralkreislaufs insbesondere über die Pankreasarkaden kommen. Die untere Mesenterialarterie ist die häufigst okkludierte Viszeralarterie, wobei das Gebiet ersatzweise über die obere Mesenterialarterie versorgt wird. Ischämische Symptome treten erst bei Verschluß von zwei Arterien auf, können aber auch gänzlich fehlen. Beim Nachweis einer Stenose mit genügender Kollateralisierung sowie fehlender Symptomatik kann von einer Therapie abgesehen werden.

Zur Darstellung der Viszeralarterien können konventionelle TOF-Techniken (Tab. 14.**5**) oder die kontrastverstärkte atemangehaltene 3D MRA-Technik verwendet werden (Tab. 14.**1**, Abb. 14.**34**). Letzteren ist grundsätzlich der Vorzug zu geben, da sie neben der höheren räumlichen Auflösung die Darstellung der Gefäße bis weit in die distalen Abschnitte erlauben und nicht von Treppenartefakten aufgrund variabler Atemlage beeinflußt werden. Zudem können aufgrund der Dreidimensionalität des MRA-Datensatzes die Viszeralarterien in allen drei Raumachsen beurteilt werden. Die rein morphologische Darstellung der Gefäße mittels 3D MRA erlaubt aber nicht in allen Fällen eine Beurteilung des Ste-

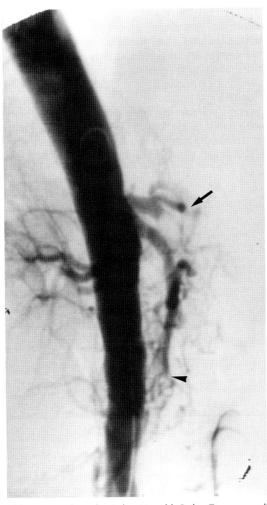

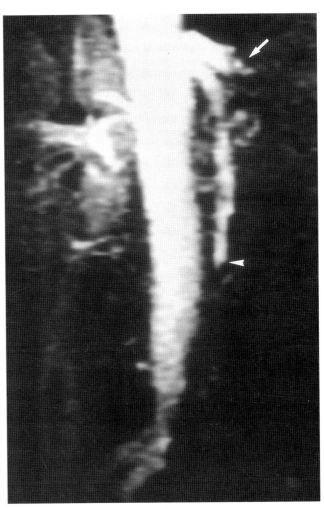

a

b

Abb. 14.**34** Thrombotischer Verschluß des Truncus coeliacus (Pfeil) sowie der A. mesenterica superior (Pfeilspitze). **a** Die konventionelle KM-Angiographie zeigt die Verschlüsse in Form abrupter Gefäßabbrüche. **b** MIP-Angiogramm aus KM-verstärkter 3D GRE-MRA mit demselben Befund.

nosegrades. Funktionelle Informationen können zusätzlich durch PC-Messungen erhoben werden (Tab. 14.**6**), wobei durch Nahrungsstimulation die Flußreserven bestimmt werden können. Durch die kombinierte Anwendung lassen sich sowohl Stenosen als auch chronische oder akute Verschlüsse nachweisen. In Zukunft könnte durch die Bestimmung der Diffusionsverhältnisse auch der arteriosklerotische Befall der kleineren viszeralen Arterien beim diabetischen Patienten möglich sein.

Beckengefäße

Die periphere arterielle Verschlußkrankheit (PAVK) ist Ausdruck einer generalisierten systemischen Arteriosklerose, die häufig auch von einer kardiozerebralen sowie renalen Manifestation begleitet ist. Die Prävalenz der PAVK steigt mit zunehmendem Alter von ca. 3% in jungen Patienten (< 60 Jahre) auf ca. 25% bei Patienten über 75 Jahren. Die Symptomatik variiert je nach Stadium und Ausprägung der Erkrankung und reicht vom akuten bis zum chronischen Verschluß. Die Krankheit ist durch eine starke Tendenz zur Progression gekennzeich-

net, die über verschiedene Stadien zum Verlust der Extremität führen kann.

Die Diagnose der PAVK basiert in der Regel auf nichtinvasiven Verfahren wie der segmentalen Druckmessung oder der ultrasonographischen bzw. plethysmographischen Flußbestimmung. Diese Untersuchungen erlauben die Beurteilung des Krankheitsgrades und helfen, diese einem bestimmten Gefäßgebiet zuzuordnen. Bei hämodynamischer Relevanz der Erkrankung, die pharmakologisch nicht mehr behandelt werden kann, wird der Patient in der Regel einer angiographischen Abklärung zugeführt. Die Angiographie ist allerdings mit den bekannten Risiken behaftet. Außerdem können in bis zu 70% der Patienten mit schwerer Gefäßerkrankung die distalen Anschlußgefäße nicht beurteilbar sein (21, 51). Asymmetrische Stenosen werden überdies gelegentlich unterbewertet.

Die MRA hat verschiedene Vorteile gegenüber der konventionellen Angiographie. Sie ist sogar sensiver im Auffinden kleiner Gefäße mit minimalem Fluß (50). Nichtsdestotrotz müssen mit der MRA noch verschiedene Probleme gelöst werden, um sie als potentielle alternative Methode einsetzen zu können. Die Darstellung langer Gefäßabschnitte erfordert oft übermäßig lange Untersuchungszeiten, da die Schichten mit der TOF-Technik axial gelegt werden müssen. Geisterbilder, wie sie bei pulsatilem Fluß üblicherweise anzutreffen sind, können die Bildqualität drastisch vermindern. Fluß in Kollateralarterien mit gegenläufiger Richtung kann durch die Saturationspulse abgesättigt werden; ebenso können horizontal verlaufende Gefäße durch Saturationseffekte fälschlicherweise als stenosiert interpretiert werden. Turbulenter Fluß schließlich führt zu Spindephasierung und vergrößert dadurch den optischen Eindruck einer Stenose.

Die 2D TOF-Technik ist die gebräuchlichste Untersuchungstechnik für die MRA peripherer Gefäße und wurde in verschiedenen Studien (49, 69, 70) mit der konventionellen Kontrastangiographie verglichen (Tab. 14.7 Abb. 14.**35**). Als wichtigster Nachteil der MRA gegenüber den konventionellen Methoden erwies sich bislang die Schwierigkeit der exakten Darstellung der A. iliaca interna (Abb. 14.**35**). Die 2D TOF-MRA kann daher noch nicht routinemäßig für die diagnostische Abklärung der peripheren Gefäßstrombahn eingesetzt werden.

Die kontrastverstärkte 3D MRA der peripheren Strombahn könnte sich als Alternative zur konventionellen Angiographie etablieren (Abb. 14.**36**–14.**38**). Für die Darstellung der Beckenarterien kann eine Oberflächenspule verwendet werden, die sich vom Diaphragma bis zu den Oberschenkeln erstreckt und somit etwaige arteriosklerotische Veränderungen der Aorta und der Nierenarterien miterfaßt. Sensitivität und Spezifität dieser Technik zur Detektion signifikanter Stenosen der Beckenstrombahn werden mit annähernd 100% angegeben (61). Probleme der kontrastverstärkten 3D MRA sind insbesondere die Darstellung überlagernder Venen bei inkorrektem Bolustiming oder beim Versuch, mehrere Regionen darzustellen. Solange keine intravasalen Kontrastmittel für die klinische Anwendung erhältlich sind, sollte sich daher die Methode auf die Untersuchung einer Region beschränken.

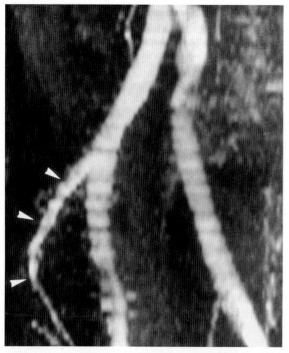

Abb. 14.**35**   Verschluß der A. iliaca interna links. MIP aus axialer TOF mit Sättigung des venösen Flusses. Gute Darstellung der A. iliaca interna rechts (Pfeilspitzen).

Tabelle 14.**7**   Untersuchungsprotokoll für Beckenarterien

Akquisition	axial Ganzkörperspule/Torso-Phased-array-Spule
Besonderheiten	keine
Pulssequenz	2D TOF-GRE
Optionen	Flußkompensierung (kardiale Triggerung möglich)
TR (ms)/TE (ms)/Flipwinkel	33/10/45°
FOV (cm)/Matrix	28–36/256 × 192 (160)
Schichtdicke (mm)/Abstand	2 (1 mm Überlappung)/0
Sättigung	inferior

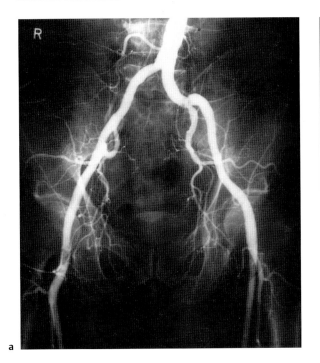

a

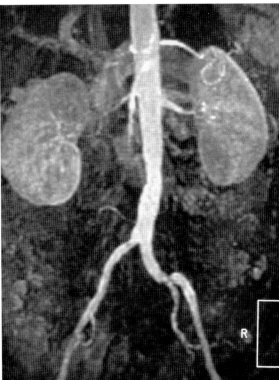

b

Abb. 14.**36a** Die konventionelle Angiographie der Becken-strombahn zeigt mittelgradige Gabelstenose der linken A. iliaca communis. **b** Derselbe Befund kommt auf der MIP-Rekonstruk-tion deutlicher zur Darstellung. KM-verstärkte 3D GRE-Akquisi-tion.

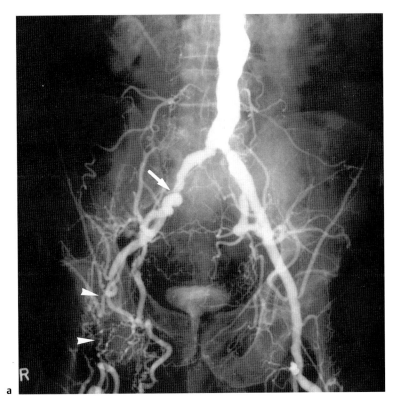

a

Abb. 14.**37** Komplexe arteriosklerotische Veränderungen der Beckenstromgefäße. **a** Die konventionelle Angiographie zeigt eine linksseitig proximale und rechtsseitig distale Kommunisstenose (Pfeil). Zusätz-lich ist rechtsseitig die A. iliaca externa langstreckig verschlossen (Pfeilspitzen). Es kommen Kollateralen zur Darstellung.

Abb. 14.**37b** ▷

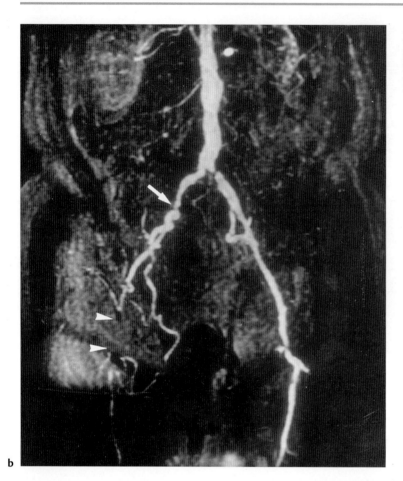

Abb. 14.**37 b** Im MIP-Angiogramm aus KM-verstärkter 3D GRE-MRA stärkere Ausprägung der Kommunisstenose links (Pfeil). Der Verschluß der A. iliaca externa ist ebenfalls dargestellt (Pfeilspitzen). Der Verschluß wird durch eine Kollaterale überbrückt.

b

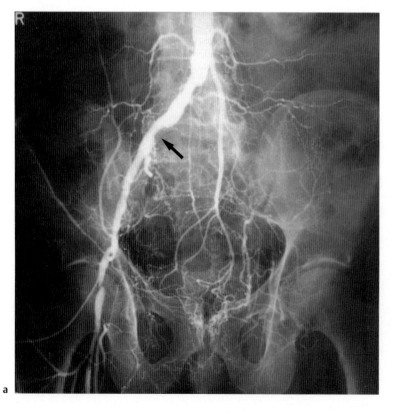

Abb. 14.**38**   Verschluß der linken Iliakalarterie vor und nach operativer Bypassoperation. **a** Die präoperative konventionelle KM-Angiographie zeigt den totalen Verschluß der linken Iliakalarterie sowie eine mittelgradige Stenose der rechten Iliakalarterie (Pfeil).

a

Abb. 14.**38 b–d** ▷

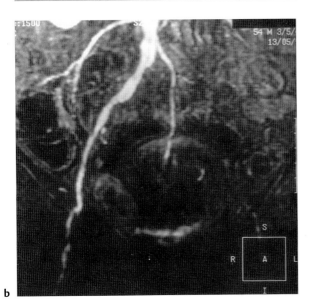

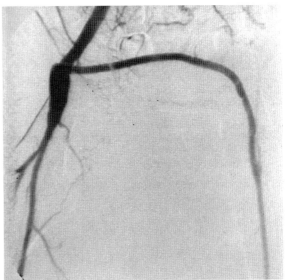

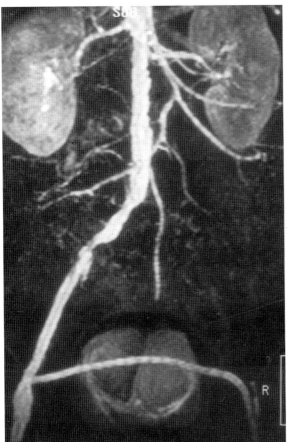

Abb. 14.**38 b** Die rechtsseitige Iliakalstenose kommt auf den korrespondierenden MIP-Bildern aus KM-verstärkter 3D GRE-Akquisition besser zur Darstellung. **c** Die postoperativ durchgeführte konventionelle Angiographie zeigt den Cross-over-Bypass. **d** Die korrespondierende MIP-Rekonstruktion enthält dieselbe Information. Die unbehandelte rechte Iliakalarterie ist nach wie vor im proximalen Abschnitt stenosiert.

Literatur

1 Arlart, I. P., L. Guhl, R. R. Edelman: Magnetresonanzangiographie (MRA) der Nierenvenen und der unteren Hohlvene zum Staging des Nierenzellkarzinoms. Fortschr. Röntgenstr. 157 (1992) 584–59

2 Axel, L.: Blood flow effects in magnetic resonance imaging. Amer. J. Roentgenol. 143 (1984) 1157–1166

3 Bachmann, G., T. Bauer, W. S. Rau: MRT und CT in Diagnose und Verlaufskontrolle der idiopathischen (retroperitonealen) Fibrosen. Radiologe 35 (1995) 200–207

4 Bradley jr., W. G., V. Waluch: Blood flow: magnetic resonance imaging. Radiology 154 (1985) 443–450

5 Castrucci, M., R. Mellone, A. Vanzulli, A. De Gaspari, R. Castellano, D. Astore, R. Chiesa, A. Grossi, A. Del Maschio: Mural thrombi in abdominal aortic aneurysms: MR imaging characterization—useful before endovascular treatment? Radiology 197 (1995) 135–139

6 Chang, J. M., K. Friese, G. R. Caputo, C. Kondo, C. B. Higgins: MR measurement of blood flow in the true and false channel in chronic aortic dissection. J. Comput. assist. Tomogr. 15 (1991) 418–423

7 Cigarroa, J. E., E. M. Isselbacher, R. W. DeSanctis, K. A. Eagle: Diagnostic imaging in the evaluation of suspected aortic dissection. Old standards and new directions. New Engl. J. Med. 328 (1993) 35–43

8 Clark, R. A., G. M. Wyatt, D. P. Colley: Renal vein thrombosis: an underdiagnosed complication of multiple renal abnormalities. Radiology 132 (1979) 43–50

9 Cohen, J., R. R. Edelman, S. Chopra: Portal vein thrombosis: a review. Amer. J. Med. 92 (1992) 173–182

10 Colletti, P. M., C. T. Oide, M. R. Terk, W. D. Boswell jr.: Magnetic resonance of the inferior vena cava. Magn. Reson. Imag. 10 (1992) 177–185

11 Davis, C. P., M. E. Ladd, B. J. Romanowski, S. Wildermuth, J. F. Knoplioch, J. F. Debatin: Human aorta: preliminary results with virtual endoscopy based on three-dimensional MR imaging data sets. Radiology 199 (1996) 37–40

12 Debatin, J. F., C. E. Spritzer, T. M. Grist, C. Beam, L. P. Svetkey, G. E. Newman, H. D. Sostman: Imaging of the renal arteries: value of MR angiography. Amer. J. Roentgenol. 157 (1991) 981–990

13 Debatin, J. F., R. H. Ting, H. Wegmuller, F. G. Sommer, J. O. Fredrickson, T. J. Brosnan, B. S. Bowman, B. D. Myers, R. J. Herfkens, N. J. Pelc: Renal artery blood flow: quantitation with phase-contrast MR imaging with and without breath holding. Radiology 190 (1994) 371–378

14 Debatin, J. F., B. Zahner, M. C. B. Romanowski, W. Schöpke, B. Marincek, W. A. Fuchs: Azygos blood flow: phase contrast quantitation in volunteers and patients with portal hypertension pre- and postintrahepatic shunt palcement. Hepatology 24 (1996) 1109–1115

15 Dumoulin, C. L., E. K. Yucel, P. Vock, S. P. Souza, F. Terrier, F. L. Steinberg, H. Wegmuller: Two- and three-dimensional phase contrast MR angiographie of the abdomen. J. Comput. assist. Tomogr. 14 (1990) 779–784

16 Edelman, R. R., B. Siewert, M. Adamis, J. Gaa, G. Laub, P. Wielopolski: Signal targeting with alternating radiofrequency (STAR) sequences: application to MR angiography. Magn. Reson. Med. 31 (1994) 233–238

17 Edelman, R. R., K. U. Wentz, H. Mattle, B. Zhao, C. Liu, D. Kim, G. Laub: Projection arteriography and venography: initial clinical results with MR. Radiology 172 (1989) 351–357

18 Ehman, R. L., J. P. Felmlee: Adaptive technique for high-definition MR imaging of moving structures. Radiology 173 (1989) 255–263

19 Erdman, W. A., H. T. Jayson, H. C. Redman, G. L. Miller, R. W. Parkey, R. W. Peshock: Deep venous thrombosis of extremities: role of MR imaging in the diagnosis. Radiology 174 (1990) 425–431

20 Eustace, S., B. Buff, J. Kruskal, M. Roizental, J. P. Finn, H. E. Longmaid, K. Stokes, G. C. Hartnell: Magnetic resonance angiography in transjugular intrahepatic portosystemic stenting: comparison with contrast hepatic and portal venography. Europ. J. Radiol. 19 (1994) 43–49

21 Flanigan, D. P., L. R. Williams, T. Keifer, J. J. Schuler, A. J. Behrend: Prebypass operative arteriography. Surgery 92 (1982) 627–633

22 Galanski, M., M. Prokop, A. Chavan, C. M. Schaefer, K. Jandeleit, J. E. Nischelsky: Renal arterial stenoses: spiral CT angiography. Radiology 189 (1993) 185–192

23 Gedroyc, W. M., R. Negus, A. al Kutoubi, A. Palmer, D. Taube, B. Hulme: Magnetic resonance angiography of renal transplants. Lancet 339 (1992) 789–791

24 Gehl, H. B., K. Bohndorf, K. C. Klose: Inferior vena cava tumor thrombus: demonstration by Gd-DTPA enhanced MR. J. Comput. assist. Tomogr. 14 (1990) 479–481

25 Gibson, M., G. Cook, W. M. Gedroyc: Case report: renal transplant artery stenosis—three cases where magnetic resonance angiography was superior to conventional arteriography. Brit. J. Radiol. 68 (1995) 89–92

26 Handa, N., R. Fukanaga, S. Ogawa, M. Matsumoto, K. Kimura, T. Kamada: A new accurate and non-invasive screening method for renovascular hypertension: the renal artery Doppler technique. J. Hypertens., Suppl. 6 (1988) p. 458–460

27 Hany, T. F., T. Pfammatter, M. Schmidt, D. A. Leung, J. F. Debatin: Ultraschnelle, kontrastverstärkte 3D MR-Angiographie der Aorta und Nierenarterien in Apnoe. Fortschr. Röntgenstr. 166 (1997) 397–405

28 Haustein, J., H. P. Niendorf, T. Louton: Renal tolerance of Gd-DTPA. A retrospective evaluation in 1171 patients. Magn. Reson. Imag. 8 (1990) 43

29 Havey, R. J., F. Krumlovsky, F. delGreco, H. G. Martin: Screening for renovascular hypertension. Is renal digital-subtraction angiography the preferred noninvasive test? J. Amer. med. Ass. 254 (1985) 388–393

30 Hillman, B. J.: Imaging advances in the diagnosis of renovascular hypertension. Amer. J. Roentgenol. 153 (1989) 5–14

31 Hollenbeck, M., B. Kutkuhn, B. Grabensee: Colour Doppler ultrasound in the diagnosis of transplant renal artery stenosis. Bildgebung 61 (1994) 248–254

32 Hughes, L. A., G. G. Hartnell, J. P. Finn, H. E. Longmaid, J. Volpe, H. G. Wheeler, M. E. Clouse: Time-of-flight MR angiography of the portal venous system: value compared with other imaging procedures. Amer. J. Roentgenol. 166 (1996) 375–378

33 Johnson, C. D., N. R. Dunnick, R. H. Cohan, F. F. Illescas: Renal adenocarcinoma: CT staging of 100 tumors. Amer. J. Roentgenol. 148 (1987) 59–63

34 Kallman, D. A., B. F. King, R. R. Hattery, J. W. Charboneau, R. L. Ehman, D. A. Guthman, M. L. Blute: Renal vein and inferior vena cava tumor thrombus in renal cell carcinoma: CT, US, MRI and venacavography. J. Comput. assist. Tomogr. 16 (1992) 240–247

35 Kandarpa, K., T. Sandor, J. Tieman, R. Hooshmand, P. S. Chopra, J. Chakrabati: Rapid three-dimensional surface reconstruction of magnetic resonance images of large arteries and veins: a preliminary evaluation of clinical utility. Cardiovasc. intervent. Radiol. 16 (1993) 25–29

36 Katayama, H., K. Yamagushi, T. Kozuka, T. Takashima, K. Matsuura: Adverrse reactions to contrast media. A report from the Japanese Committee on safty of contrast media. Radiology 175 (1990) 621–628

37 Kim, D., R. R. Edelman, K. C. Kent, D. H. Porter, J. J. Skillman: Abdominal aorta and renal artery stenosis: evaluation with MR angiography. Radiology 174 (1990) 727–731

38 Laissy, J. P., P. Soyer, D. Tebboune, D. Tiah, U. Hvass, Y. Menu: Abdominal aortic aneurysms: assessment with gadolinium-enhanced time-of-flight coronal MR angiography (MRA). Europ. J. Radiol. 20 (1995) 1–8

39 LaRoy, L. L., P. J. Cormier, T. A. Matalon, S. K. Patel, D. A. Turner, B. Silver: Imaging of abdominal aortic aneurysms. Amer. J. Roentgenol. 152 (1989) 785–792

40 Lee, J. P.: Variation in portal and hepatic venous anatomy as shown by magnetic resonance imaging: implication for

transjugular intrahepatic portosystemic shunt. Clin. Radiol. 50 (1995) 108–110

41 Leung, D. A., G. C. McKinnon, C. P. Davis, T. Pfammatter, G. P. Krestin, J. F. Debatin: Breath-hold, contrast-enhanced, three-dimensional MR angiography. Radiology 200 (1996) 569–571

42 Liu, Y. L., S. J. Riederer, P. J. Rossman, R. C. Grimm, J. P. Debbins, R. L. Ehman: A monitoring, feedback, and triggering system for reproducible breath-hold MR imaging. Magn. Reson. Med. 30 (1993) 507–511

43 Llach, F.: Hypercoagulability, renal vein thrombosis, and other thrombotic complications of nephrotic syndrome. Kidney int. 28 (1985) 429–439

44 Lubeyre, P., R. Cahen, F. Grozel, P. Trolliet, C. Pouteil Noble, M. Labeeuw, V. A. Tran Minh: Transplant renal artery stenosis. Evaluation of diagnosis with magnetic resonance angiography compared with color duplex sonography and arteriography. Transplantation 62 (1996) 446–450

45 Lundin, B., T. G. Cooper, R. A. Meyer, E. J. Potchen: Measurement of total and unilateral renal blood flow by oblique-angle velocity-encoded 2D-cine magnetic resonance angiography. Magn. Reson. Imag. 11 (1993) 51–59

46 Martinoli, C., G. Cittadini, C. Pastorino, G. A. Rollandi, L. E. Derchi, G. Grozio, G. Garlaschi: Gradient echo MRI of portal vein thrombosis. J. Comput. assist. Tomogr. 16 (1992) 226–234

47 Moriarty, J. A., R. R. Edelman, S. S. Tumeh: CT and MRI of mycotic aneurysms of the abdominal aorta. J. Comput. assist. Tomogr. 16 (1992) 941–943

48 Muller, M. F., B. Siewert, D. Kim, R. R. Edelman, K. R. Stokes, J. P. Finn: Rolle der Magnetresonanzangiographie vor transjugulärer Einlage eines portosystemischen Stent-Shunts (TIPS). Fortschr. Röntgenstr. 160 (1994) 312–318

49 Mulligan, S. A., T. Matsuda, P. Lanzer, G. M. Gross, W. D. Routh, F. S. Keller, D. B. Koslin, L. L. Berland, M. D. Fields, M. Doyle: Peripheral arterial occlusive disease: prospective comparison of MR angiography and color duplex US with conventional angiography. Radiology 178 (1991) 695–700

50 Owen, R. S., J. P. Carpenter, R. A. Baum, L. J. Perloff, C. Cope: Magnetic resonance imaging of angiographically occult runoff vessels in peripheral arterial occlusive disease. New Engl. J. Med. 326 (1992) 1577–1581

51 Patel, K. R., L. Semel, R. H. Clauss: Extended reconstruction rate for limb salvage with intraoperative prereconstruction angiography. J. vasc. Surg. 7 (1988) 531–537

52 Pelc, N. J., R. J. Herfkens, A. Shimakawa, D. R. Enzmann: Phase contrast cine magnetic resonance imaging. Magn. Reson. quart. 7 (1991) 229–254

53 Prince, M. R.: Gadolinium-enhanced MR aortography. Radiology 191 (1994) 155–164

54 Prince, M. R., D. L. Narasimham, J. C. Stanley, T. W. Wakefield, L. M. Messina, G. B. Zelenock, W. T. Jacoby, M. V. Marx, D. M. Williams, K. J. Cho: Gadolinium-enhanced magnetic resonance angiography of abdominal aortic aneurysms. J. vasc. Surg. 21 (1995) 656–669

55 Prince, M. R., E. K. Yucel, J. A. Kaufman, D. C. Harrison, S. C. Geller: Dynamic gadolinium-enhanced three-dimensional abdominal MR arteriography. J. Magn. Reson. Imag. 3 (1993) 877–881

56 Rimmer, J. M., F. J. Gennari: Atherosclerotic renovascular disease and progressive renal failure. Ann. intern. Med. 118 (1993) 712–719

57 Roubidoux, M. A., N. R. Dunnick, H. D. Sostman, R. A. Leder: Renal carcinoma: detection of venous extension with gradient-echo MR imaging. Radiology 182 (1992) 269–272

58 Schwerk, W. B., W. N. Schwerk, G. Rodeck: Venous renal tumor extension: a prospective US evaluation. Radiology 156 (1985) 491–495

59 Sfakianakis, G. N., J. J. Bourgoignie, J. Jaffe, G. Kyriakides, E. Perez Stable, R. C. Duncan: Single-dose captopril scintigraphy in the diagnosis of renovascular hypertension. J. nucl. Med. 28 (1987) 1383–1392

60 Silverman, J. M., L. Podesta, F. Villamil, L. Sher, J. Vierling, S. Rojter, A. Hoffman, R. Lopez, P. Rosenthal, G. Woolf: Portal vein patency in candidates for liver transplantation: MR angiographic analysis. Radiology 197 (1995) 147–152

61 Snidow, J. J., A. M. Aisen, V. J. Harris, S. O. Trerotola, M. S. Johnson, A. P. Sawchuk, M. C. Dalsing: Iliac artery MR angiography: comparison of three-dimensional gadolinium-enhanced and two-dimensional time-of-flight techniques. Radiology 196 (1995) 371–378

62 Snidow, J. J., M. S. Johnson, V. J. Harris, P. M. Margosian, A. M. Aisen, S. G. Lalka, D. F. Cikrit, S. O. Trerotola: Three-dimensional gadolinium-enhanced MR angiography for aortoiliac inflow assessment plus renal artery screening in a single breath hold. Radiology 198 (1996) 725–732

63 Solomon, S. L, J. J. Brown, H. S. Glazer, S. A. Mirowitz, J. K. Lee: Thoracic aortic dissection: pitfalls and artifacts in MR imaging. Radiology 177 (1990) 223–228

64 Sommer, G., B. Noorbehesht, N. Pelc, R. Jamison, A. J. Pinevich, L. Newton, B. Myers: Normal renal blood flow measurement using phase-contrast cine magnetic resonance imaging. Invest. Radiol. 27 (1992) 465–470

65 Spritzer, C. E., H. D. Sostman, D. C. Wilkes, R. E. Coleman: Deep venous thrombosis: experience with gradient-echo MR imaging in 66 patients. Radiology 177 (1990) 235–241

66 Warren, W. D., A. A. Salam, A. Faraldo, D. Hutson, R. B. d. Smith: End renal vein-to-splenic vein shunts for total or selective portal decompression. Surgery 72 (1972) 995–1006

67 Weinmann, H. J., R. C. Brasch, W. R. Press, G. E. Wesbey: Characteristics of gadolinium-DTPA complex: a potential contrast agent. Amer. J. Roentgenol. 142 (1984) 619–624

68 Wolff, K. A., C. J. Herold, C. M. Tempany, J. G. Parravano, E. A. Zerhouni: Aortic dissection: atypical patterns seen at MR imaging. Radiology 181 (1991) 489–495

69 Yucel, E. K.: Magnetic resonance angiography of the lower extremity and renal arteries. Semin. Ultrasound 13 (1992) 291–302

70 Yucel, E. K., C. L. Dumoulin, A. C. Waltman: MR angiography of lower-extremity arterial disease: preliminary experience. J. Magn. Reson. Imag. 2 (1992) 303–309

71 Yucel, E. K., J. S. Fisher, T. K. Egglin, S. C. Geller, A. C. Waltman: Isolated calf venous thrombosis: diagnosis with compression US. Radiology 179 (1991) 443–446

72 Zemel, G., B. T. Katzen, G. J. Becker, J. F. Benenati, D. S. Sallee: Percutaneous transjugular portosystemic shunt. J. Amer. med. Ass. 266 (1991) 390–393

15 Intraabdominelle Lymphknoten

M. Taupitz und B. Hamm

Einleitung

Bei Patienten mit einem Tumorleiden kommt neben der Beurteilung des Primärtumors dem Nachweis bzw. Ausschluß von Lymphknotenmetastasen im Rahmen des Stagings eine entscheidende Bedeutung für Therapie und Prognose zu. Dies gilt vor allem für die Entscheidung zwischen einem kurativen – meist radikal operativen – oder einem palliativen Therapieansatz. Leider kann die Magnetresonanztomographie trotz ihres sprichwörtlich hohen Weichteilkontrastes nicht zwischen einer benignen und einer malignen Lymphknotenvergrößerung differenzieren. Ursache hierfür ist die Ähnlichkeit zwischen Lymphknoten- und Tumorgewebe bezüglich der T1- und T2-Relaxationszeiten sowie der Protonendichte (4). Daher steht in der MRT für die Diagnostik von Lymphknotenmetastasen lediglich das Größenkriterium zur Verfügung, wobei im allgemeinen Lymphknoten mit einem Querdurchmesser von 10 mm und mehr als metastatisch erachtet werden. Ein Nachweis von Metastasen in nichtvergrößerten Lymphknoten ist in keinem Fall möglich. Somit werden für die Sensitivität im Nachweis von Lymphknotenmetastasen mit der MRT je nach Zusammensetzung des Patientenkollektivs und der angewendeten Größenkriterien Werte von 0–89% und für die Spezifität Werte von 44–100 % angegeben (2, 8, 9, 11–14, 16, 17, 24). Trotz dieser Limitationen, die in gleicher Weise für die anderen Schnittbildverfahren gelten, bietet die MRT gegenüber der CT Vorteile. Diese liegen nicht so sehr im Nutzen aus höherem Weichteilkontrast oder der frei wählbarer Schichtorientierung, sondern in der besseren Beurteilung des lokalen Tumorstadiums durch die MRT, vor allem bei Tumoren des kleinen Beckens. So hat sich gezeigt, daß ein auf die Organgrenzen beschränkter Tumor in der Regel noch keine Lymphknotenmetastasen gesetzt hat, während ein organüberschreitender Tumor häufig mit Lymphknotenmetastasen einhergeht. Daher sollte in die MR-tomographische Lymphknotenbeurteilung das lokale Tumorstadium mit einbezogen werden (s. auch Kap. 10 und 11).

Indikationen

Eine Indikation für die MRT des Abdomens nur zur Beurteilung von Lymphknoten besteht aus folgenden Gründen nicht:

- Für dieses Verfahren sind bislang klinisch keine spezifischen Kriterien für den Nachweis von Lymphknotenmetastasen verfügbar, lymphknotenspezifische Kontrastmittel befinden sich derzeit in der klinischen Prüfung.
- Mit der MRT kann jeweils nur eine Region (Oberbauch, Becken) untersucht werden. Die Untersuchung der gesamten abdominopelvinen Region ist nur in mehreren Untersuchungsschritten und damit mit einem inakzeptablen Zeit- und Kostenaufwand möglich. Der Nachweis suspekt vergrößerter Lymphknoten gelingt mit ausreichender Treffsicherheit auch mit der CT, die für das Staging der meisten abdominellen Tumoren bzw. für das abdominelle Lymphknotenstaging von extraabdominellen Primärtumoren (z. B. malignes Melanom, Mammakarzinom) oder auch für das Staging maligner Systemerkrankungen (z. B. Morbus Hodgkin) das Verfahren der Wahl ist.

Die folgenden Ausführungen gelten daher für die Lymphknotenstationen, die im Rahmen der MR-tomo-

Tabelle 15.**1** Indikationen und Untersuchungstechnik intraabdomineller Lymphknoten

Indikation	Sequenz	Orientierung	Bemerkung
Tumoren des kleinen Beckens (Uterus, insbesondere Zervix uteri, Blase, Prostata)	PD/T1w TSE	tra ggf. cor	Darstellung pelviner Lymphknoten
	ggf. T2w TSE	tra	Darstellung eventueller Nekrosen in metastatischen Lymphknoten
Tumoren des Oberbauchs (Leber, Nieren, Pankreas etc.)	T1w GRE	tra ggf. cor/sag	Beurteilung von retroperitonealen, mesenterialen, omentalen Lymphknoten
	T2w TSE (single shot)	tra ggf. cor/sag	
Lymphome	s.o.	s.o.	Lymphknotenbeurteilung nur, wenn eine gezielte MRT zur Diagnostik eines Organbefalls durchgeführt wird

Anmerkung: Gilt für die primäre Diagnostik wie auch für eine Verlaufskontrolle nach Therapie, insbesondere bei Tumoren des Beckens.

graphischen Untersuchung eines abdominellen Primärtumors abgebildet werden (Tab. 15.**1**). Einen besonderen Stellenwert nehmen hier die Tumoren ein, bei denen der Lokalbefund mit der MRT besser als mit der CT zu beurteilen ist. Dies sind Tumoren des kleinen Beckens, nämlich gynäkologische Tumoren (Tumoren des inneren und äußeren weiblichen Genitales) und einige urologische Tumoren (Prostatakarzinom, Blasenkarzinom; (s. auch Kap. 9–12). Ausgenommen sind hier Hodentumoren, bei denen kein präoperatives Staging des Primärtumors durchgeführt wird und die primär befallenen retroperitonealen Lymphknoten im Rahmen einer abdominellen CT untersucht werden.

Im Bereich des Oberbauches ist eine Beurteilung retroperitonealer Lymphknoten bei Tumoren der Nieren und ableitenden Harnwege (Nierenzellkarzinomen, Urothelkarzinomen des Nierenbeckens oder der Harnleiter), der Nebennieren, des Pankreas und des Magens notwendig. Lymphknoten im Lig. hepatoduodenale und in der Zöliakalregion sind bei Tumoren der Leber und Gallenwege, des Magens sowie des Pankreas zu beachten. Omentale und mesenteriale Lymphknoten sind bei Ovarialtumoren von Bedeutung. Bei einem malignen Melanom oder Lymphomen müssen Lymphknotenvergrößerungen in allen genannten Regionen beachtet werden.

Für die Unterstützung der klinischen Stadieneinteilung eines Morbus Hodgkin oder von Non-Hodgkin-Lymphomen ist eine MRT zur Darstellung von Lymphknoten nicht indiziert. Lediglich wenn mittels der MRT ein Organbefall diagnostiziert werden soll, werden die mitabgebildeten Lymphknoten beurteilt.

Im Rahmen einer Verlaufskontrolle bzw. des Therapiemonitorings nach Operation und/oder Radiatio oder Chemotherapie ist eine bildgebende Untersuchung indiziert, die insbesondere bei Tumoren des kleinen Beckens vorzugsweise mit der MRT durchgeführt wird. Neben der Beurteilung eines eventuellen Rezidivtumors nach Resektion bzw. des Therapieerfolges nach Radiatio oder Chemotherapie muß auch hier auf vergrößerte Lymphknoten geachtet werden.

Untersuchungstechnik

Für die Untersuchung intraabdomineller Lymphknoten muß zwischen der Ober- und Mittelbauchregion (im folgenden: abdominelle Lymphknoten) und Becken (pelvine Lymphknoten) getrennt werden. Diese Trennung ergibt sich sowohl aus der anzuwendenden Untersuchungstechnik als auch aus der Indikation zur oralen Kontrastierung. Wichtig ist die Gabe eines Spasmolytikums zur Verminderung von Artefakten aufgrund der Darmperistaltik (z. B. Buscopan oder, bei Kontraindikationen gegen Buscopan, Glucagon). Eine Phased-array Körperspule sollte sowohl für die abdominelle als auch die pelvine Untersuchung eingesetzt werden (11).

■ Abbildungsebenen

Die abdominellen und pelvinen Lymphknoten sind primär in der transversalen Orientierung gut zu beurteilen. Ergänzend können retroperitoneale Lymphknoten mit koronarer Schichtorientierung oder Lymphknoten entlang der externen Iliakalgefäße mit gekippt koronarer Schichtorientierung abgebildet werden, um die Lagebeziehung zu den großen Gefäßen zu verdeutlichen bzw. das Verhältnis zwischen Quer- und Längsdurchmesser von Lymphknoten abzuschätzen. Mesenteriale und omentale Lymphknoten kommen ebenfalls sehr gut in koronaren Schichten zur Darstellung. Bei gezielten Untersuchungen des Pankreas oder des Magens können peripankreatische und perigastrale Lymphknoten gut in sagittalen Orientierungen abgebildet werden. Alternativ können auch aus einem 3D-Datensatz sekundär Schichten mit beliebiger Orientierung rekonstruiert werden. In seltenen Fällen ist die Aufnahme doppelt angulierter Schichten notwendig, um einen suspekten Befund besser abgrenzen zu können (Tab. 15.**1**).

■ Pulssequenzen

Eine Auflistung der Sequenzen, die eine gute Darstellung der Lymphknoten in den verschiedenen Regionen erlaubt, ist Tab. 15.**2** zu entnehmen.

Generell ist für die Darstellung vergrößerter Lymphknoten die Kombination von T1- und T2-Gewichtung nicht erforderlich, es sollte diejenige Sequenz gewählt werden, mit der die beste anatomische Detailerkennbarkeit gelingt. Sequenzen während Atemstillstand sollten ohne Fettsuppression eingesetzt werde, um ein hohes S/R-Verhältnis zu erzielen, bei T2w Sequenzen mit mehreren Mittelungen führt die Fettsuppression (entweder durch spektrale Sättigung oder Inversionsvorpuls) zu einer stark hyperintensen Darstellung und guten Abgrenzbarkeit von Lymphknoten.

Oberbauch: Die bei Untersuchungen von Nieren, Nebennieren, Pankreas, Leber und Magen durchgeführten T1w oder T2w transversalen Schichten erlauben im allgemeinen eine gute Beurteilung vergrößerter Lymphknoten, wobei Techniken während Atemstillstand vorzuziehen sind (T1w GRE, T2w Single-shot-TSE, jeweils während Atemstillstand, T2w TSE, konventionelle T1w SE oder T2w SE mit mehreren Mittelungen). Für die Aufnahme zusätzlicher koronarer oder sagittaler Schichten empfehlen sich ebenfalls Sequenzen, die in Atemstillstand durchgeführt werden können, zum einen wegen des Zeitvorteils, zum anderen, da gerade in koronarer Orientierung Bewegungsartefakte während längerer Meßzeit äußerst störend sein können (z. B. T1w GRE, T2w Single-shot-TSE).

Becken: Im Rahmen der Untersuchung des Beckens sollte eine hochauflösende Sequenz in T1- bis PD-Gewichtung durchgeführt werden, die die Region von Aortenbifurkation bis Beckenboden abdeckt und in Verbindung mit einem Spasmolytikum zu einer exzellenten Darstellung der pelvinen Lymphknoten führt. Wenn vorhanden, sollte diese Sequenz als Fast- oder Turbo-Spinechosequenz mit kurzer effektiver Echozeit durchgeführt werden (Tab. 15.**2**).

Tabelle 15.**2** Empfohlene Pulssequenzen für die MR-Untersuchung intraabdomineller Lymphknoten

Gewichtung	Orientierung	Sequenztyp	TR (ms)	TE (ms)	Flip (°)	ETL (z. B.)	FS	Matrix ($N_{phase} \times N_{frequ}$)	FOV (mm)	N_{SL}	N_{AC}	SD (mm)	T_{AC} (min)	Atemstopp
PD/T1	tra	TSE	ca. 1500	10–15	–	3	nein	228 × 512	320 (6/8)	23	3	8	ca. 5	nein
T1	tra altern.	SE	500	15	–	–	nein	192 × 256	320 (6/8)	19	4	8	ca. 8	nein
T1	tra (sag/cor)	GRE	165	4–5*	90	–	ja/ nein	128 × 256	320 (6/8)	19–23	1	8	0,3	ja
T2	tra	TSE	ca. 5000	80–120	–	7–15	ja/ nein	128 × 256	320 (6/8)	23	3	8	3–5	nein
T2	tra (sag/cor)	Single-shot-TSE (z. B. HASTE), Parameter fixiert						128 × 256	320 (6/8)	21	1	8	0,3	ja

Schichtabstand immer 20% der Schichtdicke (Distanzfaktor 0,2).
Beachte: Für TSE/FSE-Sequenzen mit hoher Auflösung sowie für Sequenzen in Atemstopp Verwendung einer Phased-array-Körperspule empfohlen.

* Die T1w GRE-Sequenz kann bei entsprechender Wahl der Echozeit mit In-Phase- (in phase) oder Gegen-Phase- (opposed phase) Charakteristik eingesetzt werden (Kap 1). Im Gegenphasebild demarkieren sich Lymphknoten durch einen hypointensen Saum vom umgebenden Fettgewebe.

■ Kontrastmittel

Für die MR-tomographische Darstellung von abdominopelvinen Lymphknoten kommt sowohl die orale als auch die intravenöse Kontrastierung in Betracht. Ein besonderer Stellenwert wird intravenös applizierbaren, lymphknotenspezifischen Kontrastmitteln zukommen, die sich derzeit in der klinischen Prüfuung befinden.

Orale Kontrastmittel

Die Indikation zur oralen Kontrastierung richtet sich einerseits nach den Empfehlungen für die Untersuchung des jeweiligen Primärtumors; andererseits hängt der Einsatz eines oralen Kontrastmittels, speziell zur verbesserten Darstellung von Lymphknoten, von der untersuchten Region und von den am MR-Tomographen verfügbaren Pulssequenzen ab. Falls ein orales Kontrastmittel verwendet wird, muß abhängig von der untersuchten Region die Wartezeit zwischen Verabreichung und Untersuchung berücksichtigt werden (s. auch Kap. 5).

An modernen Hochfeldgeräten (1,0 – 1,5 T), an denen schnelle Pulssequenzen einsetzbar sind, mit denen Aufnahmen während Atemstillstand durchgeführt werden können (z. B. T1w GRE, T2w Einzelschuß-Turbospinecho), braucht wegen der weitestgehenden Eliminierung von Atmungs- und Peristaltikartefakten im Ober-/Mittelbauch ein orales Kontrastmittel nicht angewendet zu werden. Im kleinen Becken sind Atemartefakte weniger stark ausgeprägt, so daß mit den hier üblicherweise verwendeten Fast- oder Turbo-Spinechosequenzen bei Meßzeiten von mehreren Minuten in Kombination mit pharmakologischer Peristaltikunterdrückung eine hervorragende Bildqualität erzielt wird. Daher ist im allgemeinen trotz der längerdauernden Meßzeit eine gute Abgrenzung pelviner Lymphknoten möglich. Eine Ausnahme bilden sehr schlanke oder kachektische Patienten, bei denen aufgrund des Fehlens von intraabdominellem Fett eine Abgrenzung von Lymphknoten gegenüber Darmschlingen auch mit modernen Untersuchungsmethoden schwierig sein kann. Hier ist für die abdominelle und pelvine Untersuchung eine orale Kontrastierung indiziert.

An weniger leistungstarken Geräten, an denen Untersuchungen mit mehreren Mittelungen und längerer Meßzeit durchgeführt werden müssen und unter Umständen nur eine eingeschränkte Bildqualität für abdominelle Untersuchungen erzielt werden kann, ist sowohl für die Untersuchung des Ober-/Mittelbauches als auch die pelvine Region ein orales Kontrastmittel indiziert.

Intravenöse, unspezifische Kontrastmittel

Eine Indikation zur Applikation eines unspezifischen, Gd-haltigen MR-Kontrastmittels mit Verteilung im Extrazellulärraum (z. B. Magnevist, Omniscan) für die MR-tomographische Untersuchung von Lymphknoten existiert nicht. In der T1w Nativuntersuchung kann die Abgrenzung von Lymphknoten gegenüber Gefäßen verbessert werden; hierzu kann jedoch auch die T2w Sequenz herangezogen werden. Falls im Rahmen der Untersuchung des Primärtumors eine intravenöse KM-Gabe erfolgt, können eventuell vorliegende Nekrosen in metastatischen Lymphknoten verdeutlicht werden.

Intravenöse, gewebespezifische Kontrastmittel

Gewebespezifische Kontrastmittel mit Anreicherung im gesunden Lymphknotengewebe befinden sich derzeit im letzten Teil der klinischen Prüfung, so daß hier lediglich ein Ausblick gegeben werden kann (Sinerem – Fa. Guerbet, Paris). Es handelt sich um sehr kleine superparamagnetische Eisenoxidpartikel mit Durchmessern um 20 nm (ultrasmall superparamagnetic iron oxide particles – USPIO), die nach periphervenöser Applikation in allen Körperregionen aus dem Kapillargefäßbett extravasieren und mit der Lymphflüssigkeit aus dem Interstitium in die jeweils drainierenden Lymphknoten gelangen (20, 22, 23). In intakten Lymphknoten kommt es aufgrund der Aufnahme in Makrophagen und durch die starke T2-Relaxationszeitverkürzung der USPIO zu einem Signalverlust, der optimal in T2*w GRE-Sequenzen zu erkennen ist. In metastatisch durchsetzten Lymphknoten bleibt eine Aufnahme der Partikel aus, hier findet kein Signalverlust statt. Das Wirkprinzip ist mit dem ähnlicher Substanzen in die Diagnostik fokaler Leberläsionen vergleichbar (z. B. Endorem, Resovist; Kap. 1). Vorbehaltlich der laufenden Auswertungen der klinischen Prüfung und einer Zulassung derartiger Präparate wird die Diagnostik abdomineller bzw. pelviner Lymphknoten eine Indikation für die Anwendung von USPIO werden bzw. die MRT in der Lymphknotendiagnostik eine Indikation erhalten.

Bildgebung normaler Lymphknoten

Mit konventionellen Untersuchungstechniken sind Lymphknoten ab einer Größe von ca. 1,0–1,5 cm abgrenzbar (16). Mit optimierten Untersuchungstechniken (Phased-array-Körperspule, 512er Matrix, 3D-Akquisition) werden Lymphknoten ab ca. 3–5 mm erkennbar (11, 12). Lumbale Lymphknoten sind neben den gerade verlaufenden großen Gefäßen in der Regel gut zu erkennen.

Lymphknoten, die weder aktiviert noch durch maligne Infiltration vergrößert sind, weisen im Mittel Durchmesser von nur wenigen Millimetern auf (abdominelle Lymphknoten 3 – 5 mm, pelvine Lymphknoten um 3 mm, ermittelt im CT (5, 21)), und sind MR-tomographisch nahezu nicht erfaßbar. Falls erkennbar, sind normale Lymphknoten im Vergleich zum umgebenden Fettgewebe in T1-Gewichtung deutlich hypointens, in PD-Gewichtung mäßig hypointens, in T2-Gewichtung isointens oder mäßig hyperintens. Gelegentlich kann in normalen Lymphknoten gut der verfettete Hilus gegenüber dem Stroma abgegrenzt werden (Abb. 15.1). Retroperitoneal sind Lymphknoten meist ovalär, im Bereich der Beckenwände (Nodi lymphatici iliacae interni, Nordi lymphatici obturatorii) können Lymphknoten längliche, strangartige Strukturen von mehreren Zentimetern Länge bilden (Abb. 15.2). Ein Schema für die Benennung der verschiedenen abdominellen und pelvinen Lymphknotenstationen ist in Abbildung 15.3 gegeben.

In der Beckenregion kann gegenüber elongierten Iliakalgefäßen eine Abgrenzung von Lymphknoten schwierig sein, insbesondere in T1-Wichtung, in der sowohl Lymphknoten als auch Gefäße signalarm erscheinen. Die Abgrenzung kann durch intravenöse Kontrastierung verbessert werden. In konventionellen T2w-SE Sequenzen mit Flußrephasierung kann ebenfalls das Problem entstehen, die hyperintensen Lymphknoten von hyperintensen Gefäßen zu unterscheiden, in den zunehmend verwendeten TSE-Sequenzen stellen sich die Gefäße jedoch signalarm dar. Eine optimale Darstellung von Lymphknoten liefern PDw Sequenzen, da hier Gefäße signalfrei sind und Lymphknoten sich mit intermediärer Signalintensität darstellen.

Bei Patienten ohne bekannten Primärtumor sollten Lymphknoten mit einem Querdurchmesser zwischen 5 und 10 mm im Befund ohne Wertung erwähnt werden, da sie über dem Mittelwert für Größen „normaler" Lymphknoten liegen (3, 5, 21). Im allgemeinen werden

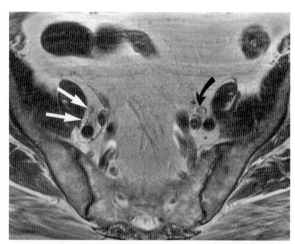

a   b

Abb. 15.**1**   Normale pelvine Lymphknoten in Höhe der Iliakalgefäßbifurkation beiderseits. Axiale Aufnahmen mit **a** T1w TSE-Sequenz und **b** T2w TSE-Sequenz (1,5 T). Rechts zwei Lymphknoten mit rundem Querschnitt (gerade Pfeile), die sich in T1w-Gewichtung hypointens, in T2-Gewichtung nahezu isointens zum umgebenden Fettgewebe darstellen. Links einzelner Lymphknoten (gebogener Pfeil) mit in T1-Gewichtung gut erkennbarer Hilusverfettung, der in T2-Gewichtung aufgrund des Chemical-shift-Artefaktes schlecht abgrenzbar ist.

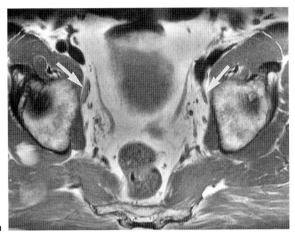

a

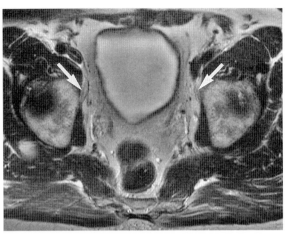

b

Abb. 15.**2** Normale pelvine Lymphknoten beiderseits an der Beckenwand (obturatorische Lymphknoten). Axiale Aufnahmen **a** T1w TSE-Sequenz und **b** T2w TSE-Sequenz (1,5 T). Längli-

che, z. T. strangartig konfigurierte Lymphknoten (gerade Pfeile), die sich in T1-Gewichtung hypointens, in T2-Gewichtung nahezu isointens zum umgebenden Fettgewebe darstellen.

Lymphknoten mit einem Querdurchmesser von 10 mm und mehr als suspekt für einen metastatischen Befall bezeichnet (Abb. 15.**4**).

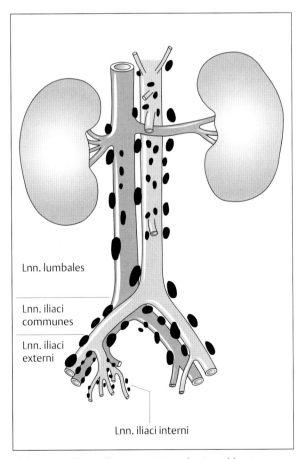

Lnn. lumbales

Lnn. iliaci communes

Lnn. iliaci externi

Lnn. iliaci interni

Abb. 15.**3**   Schema der retroperitonealen Lymphknoten.

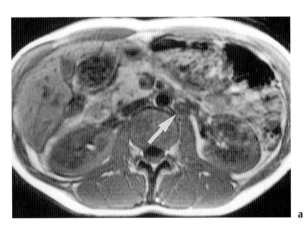

a

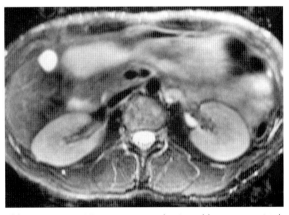

b

Abb. 15.**4** Vergrößerter paraaortaler Lymphknoten unmittelbar kaudal der Nierenstiele. Axiale Aufnahmen: **a** mit T1w GRE-Sequenz und **b** T2w TSE-Sequenz mit Fettsuppression (1,5 T). Bei einer Patientin mit metastasiertem Mammakarzinom deutet der Querdurchmesser des Lymphknotens von ca. 1,7 cm (Pfeil) auf einen metastatischen Befall hin. Die Signalintensitäten der Lymphknoten sind jedoch vergleichbar mit denen in Abb. 15.**1** und 15.**2**.

Bildgebung pathologischer Lymphknoten

Zur Einteilung des Lymphknotenstadiums sei auf ein entsprechendes Standardwerk verwiesen (z. B. 10). Im allgemeinen wird das therapeutische Vorgehen nur in geringem Grade vom bildgebend erhobenen Lymphknotenstadium beeinflußt. Wenn bildgebend vergrößerte Lymphknoten an Lokalisationen gefunden werden, die nicht den ersten lymphogenen Metastasierungsstationen entsprechen, so ist dies ein wichtiger Befund, da diese Lymphknoten im Rahmen der Lymphadenektomie zusätzlich entfernt und histologisch aufgearbeitet werden sollten.

Die meisten abdominellen Tumoren metastasieren primär entlang der drainierenden Lymphwege, zunächst mit Befall der regionalen Lymphknoten, später auch der distalen Lymphknotenstationen. In seltenen Fällen kann bei metastatischer Verlegung von Lymphabflüssen über lymphatische Umgehungswege ein untypisches Metastasierungsmuster mit primär distalen oder kontralateralen Lymphknotenmetastasen vorkommen. Bei Tumoren des kleinen Beckens (Prostata, Blase, Corpus uteri, Cervix uteri, oberes Drittel der Vagina) sind typische erste Lymphknotenstationen die der Beckenwand (Nodi lymphatici obturatorii, Nodi lymphatici iliacae interna et externa). Bei einem Primärtumor dieser Lokalisationen, der MR-tomographisch nicht organüberschreitend ist, sind grenzwertig große Lymphknoten (5–10 mm) eher nicht als metastatisch zu betrachten. Falls eine Organüberschreitung vorliegt, sind auch grenzwertig große Lymphknoten metastasensuspekt.

Wenn Aufnahmen in axialer und koronarer oder sagittaler Orientierung vorliegen, kann eine Aussage zur Konfiguration von vergrößerten Lymphknoten gemacht werden. Hier spricht eine kugelige Konfiguration eher für einen malignen Befall. In der Röntgenlymphographie ist hierfür der Begriff der sphärischen Transformation geprägt worden. Eine längliche, ovaläre Konfiguration spricht eher für eine reaktive Hyperplasie. Die Verwendung von Pulssequenzen zur hochaufgelösten dreidimensionalen Untersuchung verbessert gegenüber konventionellen 2D-Techniken die Visualisierung einzelner Lymphknoten und erleichtert die Bestimmung des Verhältnisses zwischen Quer- und Längsdurchmesser (Q/L-Quotient). Unter Verwendung einer 3D-MP-RAGE-Sequenz mit einer Voxelgröße von 1,0 × 1,3 × 1,6 mm konnten Jager u. Mitarb. (12) bei Patienten mit Prostata- und Blasenkarzinom pelvine Lymphknoten ab einer Größe von 3 mm identifizieren. Die Autoren verwendeten als Kriterien für Malignität einen Querdurchmesser über 8 mm und einen Q/L-Quotienten von über 0,8 (rundlicher Lymphknoten). Allerdings wurde auch hier trotz optimaler morphologischer Auflösung für die Detektion metastatischer Lymphknoten eine Sensitivität von nur 60% (Prostatakarzinom) bzw. 83% (Blasenkarzinom) bei einer hohen Spezifität von jeweils 98% erreicht. In einer Auswertung pelviner Lymphknoten bei Patientinnen mit Zervixkarzinom konnte unter Verwendung eines Schwellenwertes von 1,5 cm eine Sensitivität von 75% und eine Spezifität von 88% erzielt werden. Auch eine Seitendifferenz der Größen pelviner Lymphknoten läßt,

solange die Lymphknoten Durchmesser unter 10 mm aufweisen, keine Aussage über einen möglichen metastatischen Befall zu (16). Die schlechten Resultate für die Sensitivität beruhen auf dem häufigen Vorkommen von kleinen Metastasen in nichtvergrößerten Lymphknoten und von reaktiv vergrößerten, nichtmetastatischen Lymphknoten. Eine histopathologische Untersuchung von 310 pelvinen Lymphadenektomien wegen Prostatakarzinom ergab bei 40 (12,9%) Patienten Lymphknotenmetastasen (6). Lediglich in 6 Fällen waren Lymphknoten bereits makroskopisch auffällig, bei 34 der 40 Patienten konnten Lymphknotenmetastasen erst histologisch nachgewiesen werden.

Bei Nierenzellkarzinomen ist andererseits zu beachten, daß große, reaktiv veränderte Lymphknoten mit Durchmessern bis ca. 2 cm vorliegen können. Ursache hierfür ist ein häufiger nekrotischer Zerfall des Primärtumors. Studer u. Mitarb. (19) fanden bei Patienten mit Nierenzellkarzinomen Metastasen nur in 42% der regionären Lymphknoten mit Durchmessern zwischen 1,0 und 2,2 cm. Falls eine dedizierte MR-Untersuchung des Magens zur Beurteilung eines Magenkarzinoms durchgeführt wird, gilt auch hier, daß relativ große, reaktiv veränderte Lymphknoten vorliegen können (7).

Neben der geringen Aussagekraft des Größenkriteriums ist eine wesentliche Ursache für die schlechten Ergebnisse auch der MRT in der Lymphknotendiagnostik, daß das Signalverhalten von Lymphknoten weder in T1- noch in T2-Gewichtung Charakteristika aufweist, die für oder gegen Malignität sprechen (4). Reaktiv vergrößerte und metastatisch befallene Lymphknoten stellen sich in T1-Gewichtung hypointens, in T2-Gewichtung hyperintens im Vergleich zu umgebenden Fettgewebe dar. Erst bei einer fortgeschrittenen Lymphknotenmetastasierung ergebenen sich sicherere Kriterien für Malignität, z. B. eine zentrale Nekrose in metastatischen Lymphknoten, die sich in T2-Gewichtung deutlich hyperintens darstellt. Des weiteren läßt das Vorliegen eines Lymphknotenkonglomerats einen metastatischen Befall sehr wahrscheinlich werden, oder multiple vergrößerte Lymphknoten, insbesondere wenn ein entsprechender Primärtumor bekannt ist (Abb. 15.**5**, 15.**6**).

Lymphknotenmetastasen von melanotischen malignen Melanomen stellen bezüglich charakteristischer Zeichen für Malignität in der MRT eine Ausnahme dar. Aufgrund des die Relaxationszeit verkürzenden Effekts von Melanin weisen Metastasen von melanotischen Melanomen in T1-Gewichtung eine hohe Signalintensität auf, in T2-Gewichtung kann es je nach Melaningehalt zu einer mäßig hyperintensen bis hypointensen Darstellung kommen (Abb. 15.**7**) (1, 15). Metastasen amelanotischer Melanome unterscheiden sich nicht von Metastasen anderer Primärtumoren.

Bei malignen Systemerkrankungen (Morbus Hodgkin, Non-Hodgkin-Lymphome) muß außer mit einer Organbeteiligung auch mit einer Lymphknotenbeteiligung gerechnet werden. Entsprechende Lymphknotenvergrößerungen können MR-tomographisch gut erfaßt werden (Abb. 15.**8**).

Bei einer MRT des Oberbauches wird der retrokrurale Bereich mit abgebildet, so daß auch hier auf eventu-

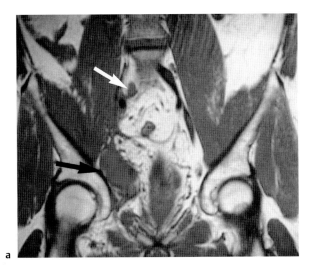

a

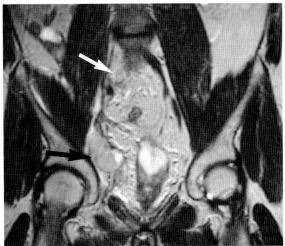

b

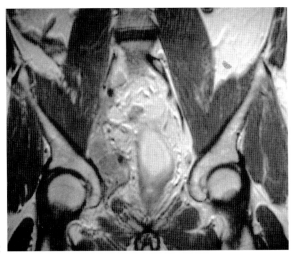

c

Abb. 15.**5** Konglomerat metastatischer Lymphknoten rechts iliakal extern bei einem Patienten mit malignem Melanom (amelanotisch) der rechten unteren Extremität. Koronare Aufnahmen mit **a** T1w SE-Sequenz und **b** T2w TSE-Sequenz; **c** zusätzlich T1w SE-Sequenz nach intravenöser Injektion eines Gd-haltigen Kontrastmittels (1,5 T). In T1-Gewichtung homogene, hypointense, in T2-Gewichtung mäßig hyperintense Darstellung des Lymphknotenkonglomerats (schwarzer Pfeil) mit inhomogener Kontrastierung nach KM-Applikation. Zusätzlicher kleiner Nodus lymphaticus iliacus communis (weißer Pfeil).

elle Lymphknotenvergrößerungen zu achten ist. Allerdings handelt es sich hierbei bereits um intrathorakale Lymphknoten (Abb. 15.**9**).

■ Kontrastmittelanwendung

Nach intravenöser Injektion eines unspezifischen Kontrastmittels können sowohl reaktiv vergrößerte als auch metastatisch befallene Lymphknoten einen Signalanstieg aufweisen, so daß diese Technik keine Verbesserung der Unterscheidung zwischen reaktiven und metastatischen Lymphknoten erlaubt (11). Die zentrale Nekrose eines metastatischen Lymphknotens läßt sich nach KM-Applikation im T1w Bild besser abgrenzen (18).

Demgegenüber stellen superparamagnetische Eisenoxidpartikel einen vielversprechenden Ansatz für eine verbesserte bildgebene Lymphknotendiagnostik dar (S. 320). Eine Substanz dieser Art (Sinerem – Guerbet, Paris) wird derzeit für die Beurteilung von Lymphknoten in verschiedenen Regionen (Becken, Abdomen, Mediastinum, Kopf-Hals-Region, Axilla) klinisch geprüft (Abb. 15.**10**, 15.**11**). Für dieses Kontrastmittel liegen bislang Ergebnisse nur für kleine Patientenkollektive vor. So fanden z. B. Bellin u. Mitarb. bei 30 Patienten mit verschiedenen gynäkologischen und urologischen Tumoren des Beckens für die USPIO-unterstützte MR-Lymphographie eine Sensitivität von 100% bei einer Spezifität von 80% für die Unterscheidung zwischen metastatischen und nichtmetastatischen Lymphknoten.

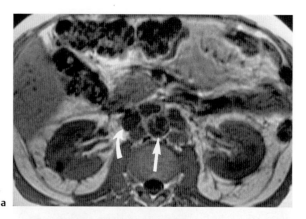

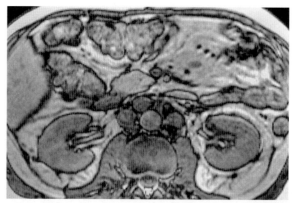

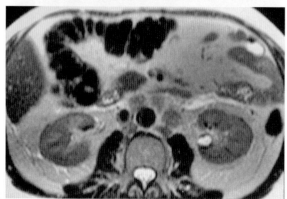

Abb. 15.**6** Multiple vergrößerte Lymphknoten retroperitoneal bei einem Patienten mit Blasenkarzinom. Axiale Aufnahmen mit **a** T1w In-Phase-GRE-Sequenz (TE 4,1 ms), **b** T1w Gegen-Phase-GRE-Sequenz (TE 2,2 ms) und **c** T2w Single-shot-TSE-Sequenz. Lymphknoten mit Durchmessern bis ca. 2 cm paraaortal, präaortal und retrokaval (Aorta gerader Pfeil, V. cava inferior gebogener Pfeil). In T1w (In-Phase) schlechte Differenzierung der hypointensen Lymphknoten von den signalarmen Gefäßquerschnitten. In T2-Gewichtung sind die mäßig hyperintensen Lymphknoten gut von den signalarmen (flow void) Gefäßquerschnitten zu trennen. In T1w Gegen-Phase-Sequenz Demarkierung der Lymphknoten vom umgebenden Fettgewebe durch einen signalarmen Saum.

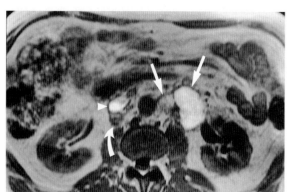

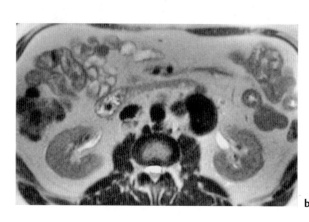

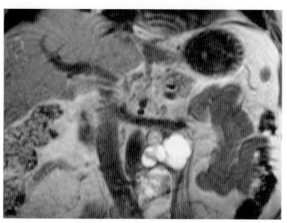

Abb. 15.**7** Lymphknotenmetastasen eines melanotischen malignen Melanoms. Axiale Aufnahmen mit **a** T1w GRE-Sequenz, **b** T2w Single-shot-TSE-Sequenz; **c** koronare Aufnahme mit T1w GRE-Sequenz. Das paraaortale Lymphknotenkonglomerat stellt sich aufgrund des Melaningehalts in den T1w Aufnahmen hyperintens, in der T2w Aufnahme hypointens dar (gerade Pfeile). Zusätzlicher retrokavaler Lymphknoten mit geringerem Melaningehalt (gebogener Pfeil). Im T1w Bild signalreiche V. cava inferior durch Einflußeffekt (Pfeilspitze).

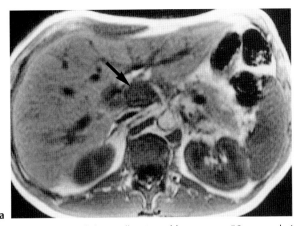

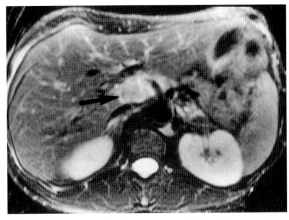

Abb. 15.**8** Intrabdominelle Lymphknotenvergrößerung bei Morbus Hodgkin. Axiale Aufnahmen mit **a** T1w GRE-Sequenz, **b** T2w TSE-Sequenz mit Fettsuppression. Großer Lymphknoten im Spatium portocavale, hypointens in T1-Gewichtung und hyperintens in T2-Gewichtung (Pfeile).

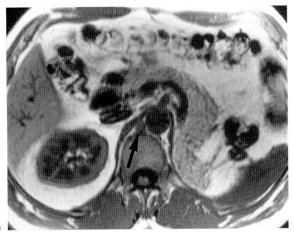

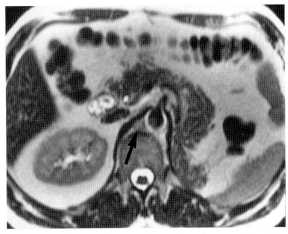

Abb. 15.**9** Retrokruraler Lymphknoten bei einem Patienten mit metastasiertem Nierenzellkarzinom. Axiale Aufnahmen mit **a** T1w GRE-Sequenz, **b** T2w Single-shot-TSE-Sequenz. Zustand nach Tumornephrektomie links; der Pankreasschwanz hat sich in die linke Nierenloge verlagert. Etwa 1 cm großer retrokruraler Lymphknoten rechts (Pfeil), bei dem aufgrund einer kontinuierlichen Größenprogredienz ein metastatischer Befall wahrscheinlich ist.

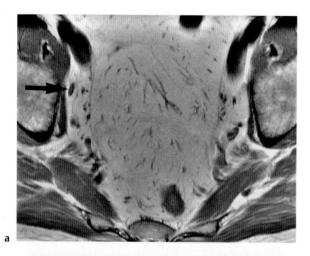

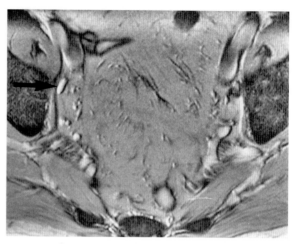

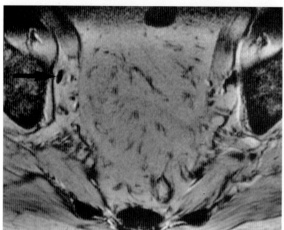

Abb. 15.**10** MR-Lymphographie mit intravenös applizierten ultrakleinen Eisenoxidpartikeln (USPIO) bei normalem Lymphknoten. Axiale Aufnahmen mit **a** T1w TSE-Sequenz, **b** T2*w GRE-Sequenz vor sowie **c** 24 Stunden nach intravenöser Infusion von USPIO. Kleiner, normaler Lymphknoten an der rechten Beckenwand, in T1-Gewichtung muskelisointens, in T2*-Gewichtung nativ hyperintens; nach KM-Applikation durch Aufnahme der Eisenpartikel mit konsekutiver Verkürzung der T2- und T2*-Relaxationszeit signalfreie Darstellung (USPIO für die MR-Lymphographie befinden sich derzeit in der klinischen Prüfung).

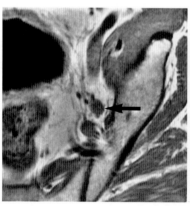

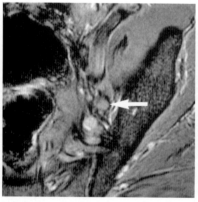

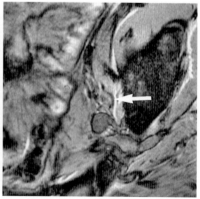

Abb. 15.**11** MR-Lymphographie mit intravenös applizierten ultrakleinen Eisenoxidpartikeln (USPIO) bei metastatischem Lymphknoten bei einem Patienten mit Harnblasenkarzinom. Axiale Aufnahmen mit **a** T1w SE-Sequenz, **b** T2*w GRE-Sequenz vor sowie **c** 24 Stunden nach intravenöser Infusion von USPIO. Grenzwertig großer Lymphknoten an der linken Beckenwand (Pfeile), in T1-Gewichtung muskelisointens, in T2*-Gewichtung nativ mäßig hyperintens; nach KM-Applikation fehlende Signalveränderung als Hinweis für eine metastatische Durchsetzung des Lymphknotens, die eine Aufnahme der Eisenpartikel verhindert (USPIO für die MR-Lymphographie befinden sich derzeit in der klinischen Prüfung).

Literatur

1 Atlas, S. W., B. H. Braffman, R. LoBrutto, D. E. Elder, D. Herlyn: Human malignant melanomas with varying degrees of melanin content in nude mice: MR imaging, histopathology, and electron paramagnetic resonance. J. Comput. assist. Tomogr. 14 (1990) 547–554

2 Beer, M., H. Schmidt, R. Riedl: Klinische Wertigkeit des präoperativen Stagings von Blasen- und Prostatakarzinomen mit NMR und Computertomographie. Urologe A 28 (1989) 65–69

3 Delorme, S., G. van Kaick: Imaging of abdominal nodal spread in malignant disease. Europ. Radiol. 6 (1996) 262–274

4 Dooms, G. C., H. Hricak, M. E. Moseley, K. Bottles, M. Fisher, C. B. Higgins: Characterization of lymphadenopathy by magnetic resonance relaxation times: preliminary results. Radiology 155 (1985) 691–697

5 Dorfman, R. E., M. B. Alpern, B. H. Gross, M. A. Sandler: Upper abdominal lymph nodes: criteria for normal size determined with CT. Radiology 180 (1991) 319–322

6 Epstein, J. I., J. E. Oesterling, J. C. Eggleston, P. C. Walsh: Frozen section detection of lymph node metastases in prostatic carcinoma: accuracy in grossly uninvolved pelvic lymphadenectomy specimens. J. Urol. 136 (1986) 1234–1237.

7 Fukuya, T., H. Honda, T. Hayashi, K. Kaneko, Y. Tateshi, T. Ro, Y. Maehara, M. Tanaka, M. Tsuneyoshi, K. Masuda: Lymphnode metastases: efficacy for detection with helical CT in patients with gastric cancer. Radiology 197 (1995) 705–711

8 Hammerer, P., H. Huland: Zur Diagnostik des lokalisierten Prostatakarzinoms: Screening und praoperatives Staging. Urologe A 30 (1991) 378–386

9 Hawnaur, J. M., R. J. Johnson, C. H. Buckley, V. Tindall, I. Isherwood: Staging, volume estimation and assessment of nodal status in carcinoma of the cervix: comparison of magnetic resonance imaging with surgical findings. Clin. Radiol. 49 (1994) 443–452

10 Hermanek, P., R. V. P. Hutter, L. H. Sobin, G. Wagner, C. Wittekind: TNM-Atlas. Springer, Berlin 1998

11 Heuck, A., J. Scheidler, R. Kimmig, U. Müller Lisse, M. Steinborn, T. Helmberger, M. Reiser: Lymphknotenstaging beim Zervixkarzinom: Ergebnisse der hochauflösenden Magnetresonanztomographie (MRT) mit einer Phased-Array-Körperspule. Fortschr. Röntgenstr. 166 (1997) 210–214

12 Jager, G. J., J. O. Barentsz, G. O. Oosterhof, J. A. Witjes, S. J. Ruijs: Pelvic adenopathy in prostatic and urinary bladder carcinoma: MR imaging with a three-dimensional TI-weighted magnetization-prepared-rapid gradient-echo sequence. Amer. J. Roentgenol. 167 (1996) 1503–1507

13 Nicolas, V., M. Beese, A. Keulers, M. Bressel, H. Kastendieck, H. Huland: MR-Tomographie des Prostatakarzinoms – Vergleich konventionelle und endorektale MRT. Fortschr. Röntgenstr. 161 (1994) 319–326

14 Perrotti, M., R. P. Kaufman jr., T. A. Jennings, H. T. Thaler, S. M. Soloway, M. D. Rifkin, H. A. Fisher: Endo-rectal coil magnetic resonance imaging in clinically localized prostate cancer: is it accurate? J. Urol. 156 (1996) 106–109

15 Premkumar, A., L. Sanders, F. Marincola, I. Feuerstein, R. Concepcion, D. Schwartzentruber: Visceral metastases from melanoma: findings on MR imaging. Amer. J. Roentgenol. 158 (1992) 293–298

16 Roy, C., Y. Le Bras, L. Mangold, C. Saussine, C. Tuchmann, D. Pfleger, D. Jacqmin: Small pelvic lymph node metastases: evaluation with MR imaging. Clin. Radiol. 52 (1997) 437–440

17 Scheidler, J., H. Hricak, K. K. Yu, L. Subak, M. R. Segal: Radiological evaluation of lymph node metastases in patients with cervical cancer. A meta-analysis. J. Amer. med. Ass. 278 (1997) 1096–1101

18 Steinkamp, H. J., T. Heim, P. Schubeus, W. Schörner, R. Felix: Magnetresonanztomographische Differentialdiagnostik zwischen reaktiv vergrößerten Lymphknoten und Halslymphknotenmetastasen. Fortschr. Röntgenstr. 157 (1992) 406–413

19 Studer, U. E., S. Scherz, J. Scheidegger, R. Kraft, R. Sonntag, D. Ackermann, E. J. Zingg: Enlargement of regional lymph nodes in renal cell carcinoma is often not due to metastases. J. Urol. 144 (1990) 243–245

20 Taupitz, M., S. Wagner, B. Hamm. Kontrastmittel für die magnetresonanztomographische Lymphknotendiagnostik (MR-Lymphographie). Radiologe 36 (1996) 134–140

21 Vinnicombe, S. J., A. R. Norman, V. Nicolson, J. E. Husband: Normal pelvic lymph nodes: evaluation with CT after bipedal lymphangiography. Radiology 194 (1995) 349–355

22 Wagner, S., D. Pfefferer, W. Ebert, M. Kresse, M. Taupitz, B. Hamm, R. Lawaczeck, K. Wolf: Intravenous MR lymphography with superparamagnetic iron oxide particles: Experimental studies in rats and rabbits. Europ. Radiol. 5 (1995) 640–646

23. Weissleder, R., G. Elizondo, J. Wittenberg, A. S. Lee, L. Josephson, T. J. Brady: Ultrasmall superparamagnetic iron oxide: an intravenous contrast agent for assessing lymph nodes with MR imaging. Radiology 175 (1990) 494–498

24 Wolf, S. J. jr., M. Cher, M. Dall'era, J. C. Presti jr., H. Hricak, P. R. Carroll: The use and accuracy of cross-sectional imaging and fine needle aspiration cytology for detection of pelvic lymph node metastases before radical prostatectomy. J. Urol. 153 (1995) 993–999

16 MRT des Abdomens beim Kind

B. Stöver

Einleitung

Da das Ziel jeder bildgebenden Diagnostik beim Kind die Reduktion der Strahlenexposition ist, erfolgen alle Untersuchungen des Abdomens primär sonographisch. Bestehen eindeutige Indikationen zu weiteren Schnittbildverfahren, so ist die Computertomographie (CT) stets dann durch die Magnetresonanztomographie (MRT) zu ersetzen, wenn die gleiche diagnostische Aussage erwartet werden kann.

Indikation

Die jeweiligen Indikationen werden in Zusammenhang mit den einzelnen Krankheitsbildern diskutiert.

Untersuchungstechnik

Eine optimale Bildqualität ist beim Einsatz höherer Feldstärken (1,0–1,5 T) auch beim Kind zu erzielen. Es können jedoch auch Untersuchungen bei niedrigen Feldstärken (0,2–0,5 T) durchgeführt werden.

■ Spulen und Sequenzen

Zwischen der Spule und dem zu messenden Volumen kann bei Säuglingen und Kleinkindern eine erhebliche Diskrepanz bestehen. In jedem Fall läßt sich das Verhältnis zwischen Meßvolumen und Spule durch kochsalzgefüllte Infusionsbehälter, die mit dem Kind in der Spule plaziert werden, optimieren. Dies gilt auch dann, wenn Säuglinge in der Kopfspule oder in der Kniespule untersucht werden. Für Säuglinge und Kleinkinder sind flexible Wickelspulen am besten geeignet, da sie gerade sehr kleine Volumina optimal darstellen. Nur beim größeren Kind ist die Körperspule einzusetzen.

Spinechosequenzen (SE) in T1- und T2-Gewichtung und PD-Gewichtungen beantworten die Mehrzahl aller Fragestellungen bei abdominellen Erkrankungen im Kindesalter. Sie sind zu ergänzen durch Gradientenechosequenzen, z. B. Flash, FFE. Mit Hilfe von inversionspräparierten T1w GRE-Sequenzen (Turboflash-Sequenzen) sind die Untersuchungszeiten deutlich abzukürzen, wie auch durch sehr stark T2w Sequenzen (z. B. Single shot turbo spinecho, RARE-Sequenzen) oder ähnliche stark T2w Sequenzen, die betont Flüssigkeit erfassen. Mit Hilfe dieser Sequenzen sind mit Meßzeiten von wenigen Sekunden differentialdiagnostisch weiterführende Informationen zu erhalten.

Insbesondere im Abdominalbereich können mit Fettsuppressionssequenzen Bewegungsartefakte vermindert und Kontraste verbessert werden. Die MR-Angiographie (MRA) eignet sich im Bereich des Abdomens zum Nachweis von Gefäßmalformationen bzw. angiomatösen Raumforderungen. Die MRA gewinnt zunehmend an präoperativer Bedeutung, da sie die Gefäßversorgung einer Raumforderung gut erfaßt oder zum Beispiel vor Transplantationen Gefäßverläufe oder -anomalien zur Darstellung bringt.

■ Pulssequenzen

Da die Pulssequenzen von der untersuchten Körperregion und dem Krankheitsbild abhängen, werden diese jeweils in Zusammenhang mit der entsprechenden Pathologie aufgeführt.

■ Lagerung

Gerade bei einer Diskrepanz des zu untersuchenden Volumens und der Spule ist die Lagerung des Kindes in der Spule sehr sorgfältig vorzunehmen. Meist wird eine leichte Fixierung innerhalb und außerhalb der Spule erforderlich, um spontane Bewegungen einzuschränken.

■ Sedierung

Bei Untersuchungen des Abdomens im Kindesalter mittels MRT ist nur in Ausnahmefällen eine Narkose erforderlich.

In aller Regel benötigen Neugeborene und Säuglinge bis zum 3. Lebensmonat keine Sedierung. Sie werden unmittelbar vor der Untersuchung gefüttert und müssen für die Untersuchung warm eingewickelt werden.

Eine Sedierung ist meist unvermeidbar, wenn Kinder zwischen dem 3. Lebensmonat und etwa dem 5. Lebensjahr mittels MRT untersucht werden. Unterschiedliche Sedierungsschemata haben sich bewährt. Chloralhydrat kann oral verabreicht werden, möglich ist auch eine rektale Gabe von Chloralhydrat, kombiniert mit einer oralen Gabe von Protactyl. Diazepam oral ist ebenfalls wirksam.

Die i. v. Sedierung fordert während der gesamten Untersuchungszeit einen sicheren venösen Zugang. Sie kann erst unmittelbar im Untersuchungsraum nach der Lagerung vorgenommen werden und wird dann problematisch, wenn die Untersuchung länger dauert, als dies ursprünglich geplant war, da erethische Reaktionen während oder nach der i. v. Sedierung eintreten können.

Jedes sedierte Kind muß mittels EKG- und Pulsmonitoring überwacht werden. Zudem ist die Anwesenheit von Pflegepersonal, unter Umständen von Pädiater oder Anästhesist, erforderlich. Alle Kinder tolerieren die Untersuchung am besten, wenn eine Bezugsperson im Untersuchungsraum anwesend ist.

■ Kontrastmittel

Auch wenn bisher keine schweren KM-Reaktionen bei MRT-Untersuchungen im Kindesalter berichtet wurden, muß die Indikation zur i. v. KM-Gabe in jedem einzelnen Fall eindeutig gegeben sein.

Das paramagnetische Gd-DTPA ist für alle Altersstufen zugelassen. Auch das Kind wird mit einer Dosierung von 0,1 mmol/kg Körpergewicht untersucht. Von dieser Dosierung wird bisher ausschließlich bei der MR-Angiographie abgewichen und diese auf 0,2 mmol/kg Körpergewicht gesteigert.

Von oralen Kontrastmitteln ist eine Optimierung der abdominellen Untersuchung auch beim Kind zu erwarten. Diese Kontrastmittel sind für das Kindesalter jedoch nicht zugelassen. Dies gilt für Gd-DTPA (für enterale Anwendung) ebenso wie für die negativen Kontrastmittel Ferrite und Magnetite. Auch Chloralhydrat, das zur Sedierung verwendet wird, liefert häufig einen guten Kontrast von Darmanteilen. Fetthaltige Milch kann als positives Kontrastmittel eingesetzt werden und liefert insbesondere in T2-Gewichtungen eine gute Kontrastierung des Darmes. Des weiteren liegen Studien über den Einsatz von Perfluoroctylbromid vor. Mit Hilfe dieses Kontrastmittels wird eine Signalauslöschung des Darmes erzielt. Eine Zulassung für die Substanz liegt jedoch ebenfalls noch nicht vor.

Da keine schweren Nebenwirkungen beim Erwachsenen beschrieben sind, kann im Einzelfall, insbesondere bei onkologischen Fragestellungen, ein orales Kontrastmittel auch beim Kind zum Einsatz kommen.

Kontraindikationen

Wichtigste Kontraindikation zur MRT ist auch beim Kind der Schrittmacher. Darüber hinaus sind einzelne Materialien ferromagnetisch, wie z. B. wirbelsäulenstabilisierendes Material oder ältere liquorableitende Shuntsysteme (25).

Die überwiegende Mehrzahl der interventionell applizierten Materialien ist nicht ferromagnetisch. Dies gilt nicht für die sog. Schirmchen, die intrakardial zum Verschluß eines Defektes appliziert werden; diese sind ferromagnetisch und eine Kontraindikation zur MRT-Untersuchung. Alle neu eingeführten, interventionell verwendeten Materialien müssen getestet werden, bevor ein Kind nach interventionellem Eingriff MR-tomographisch untersucht wird. Metallisches Material kann nach Unfällen zur Kontraindikation werden. Kinder aus Kriegsgebieten müssen besonders sorgfältig auf Granatsplitterreste voruntersucht werden.

Bildgebung pathologischer Befunde

■ Gastrointestinaltrakt

Alle pathomorphologischen Veränderungen des Gastrointestinaltrakts werden beim Kind primär sonographisch untersucht. Mit Hilfe dieses Schnittbildverfahrens läßt sich die überwiegende Anzahl sowohl kongenitaler Mißbildungen als auch infektiöser oder raumfordernder Prozesse des Abdomens darstellen; die MRT wird eingesetzt, wenn additive Informationen zur Sonographie zu erwarten sind (Abb. 16.**1**).

Sowohl SE-Sequenzen als auch GRE-Sequenzen mit Fettsuppression sind einsetzbar. In der Regel ist eine Vorsättigung zur Unterdrückung der Darmmotilität erforderlich. Nur im Ausnahmefall wird die Motilität des Darmes beim Kind zur MRT-Untersuchung medikamentös beeinflußt.

Magen und Darm

Die physiologisch hohe Atemfrequenz insbesondere der Säuglinge und Kleinkinder und eine erhebliche Luftfüllung des gesamten Darms innerhalb des ersten Lebensjahres beschränken den Einsatz der MRT in der Diagnostik der Magen-Darm-Erkrankungen.

Angeborene Fehlbildungen

Kongenitale Malformationen des oberen Magen-Darm-Traktes sind keine Indikation zur MRT. Diese werden ausschließlich durch Thorax- und Abdomenübersichtsaufnahmen und durch die Sonographie diagnostiziert.

Die Abklärung von *Darmduplikaturen*, die in der Folge der unzureichenden Abspaltung des Darmes vom primitiven neuroenterischen Kanal entstehen, erfolgt ebenfalls selten durch die MRT. Duplikaturen sind meist zufällige Befunde, die pränatal sonographisch erhoben werden, oder sie werden postnatal aufgrund ihrer raumfordernden Wirkung diagnostiziert. Mit Hilfe der MRT kann im Ausnahmefall die Beziehung zum benachbarten Darmabschnitt hergestellt und damit die sonographisch vermutete Diagnose gesichert werden.

Eine benigne Raumforderung, wie z. B. der *inflammatorische Pseudotumor*, der Darmanteile ummauern kann, läßt sich hinsichtlich der Ausdehnung und der obstruierenden Wirkung MR-tomographisch gut erfassen und durch die Darstellung in allen drei Raumebenen eindeutig abgrenzen (Abb. 16.**2**).

Analatresie

Anorektale Malformationen treten in einer Häufigkeit von 1 : 5000 Geburten auf. Während die Sonographie in der Lage ist, entsprechend der Höhe des Verschlusses in Beziehung zum Levator ani zwischen hoher, mittlerer oder tiefer Analatresie zu differenzieren, ermöglicht der Einsatz der MRT zusätzlich eine Aussage über die Ausbildung der Sphinktermuskulatur. Darüber hinaus sind durch die MRT Informationen über bestehende Fisteln zwischen Rektum und Urogenitalsystem zu erhalten (6, 29).

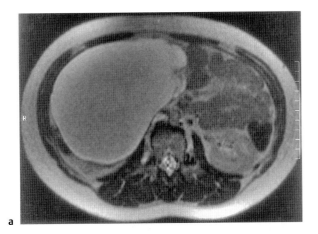

a

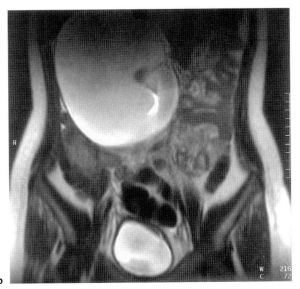

b

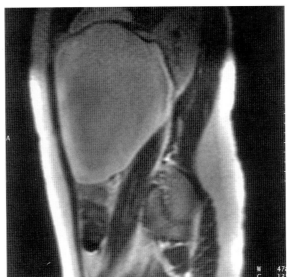

c

Abb. 16.**1** Lymphangiom des Abdomens, Gorlin-Goltz-Syndrom. 14jähriges Mädchen (1,5 T). **a** Axiale, **b** koronare und **c** sagittale T2w Single-shot-TSE-Sequenz. Großer, weitgehend hyperintenser zystischer Tumor mit einzelnen randbildenden kleinzystischen Arealen und glatter Begrenzung, der raumfordernd wächst, die Tiefe des Abdomens rechts fast vollständig ausfüllt. Keine Organzugehörigkeit erkennbar.

Zur Darstellung der anatomischen Veränderungen reichen T1w SE-Sequenzen aus, die jedoch in allen drei Ebenen durchgeführt werden müssen. Zusätzliche Fistelbildungen können besser in der T2-Gewichtung erkannt werden, wenn sie Flüssigkeit enthalten.

Die Lage der axialen Schichten zur Darstellung der Analatresie ist definiert: Eine Schicht wird pubokokzygeal lokalisiert. In dieser Höhe liegt das Rektum hinter der Prostata oder der Zervix, es ist umgeben von der Pars puborectalis des M. levator ani. Die zweite definierte axiale Schicht erfaßt den R. ischiadicus und die Tuberositas ischiadica und somit den Bereich des Sphincter ani externus (Abb. 16.**3**). Es sind präoperativ zum einen die Höhe der Analatresie, zum anderen ihre Lokalisation zur Levatorschlinge sowie die Aussage über eine Anlage des externen Sphinkters möglich. Die MRT liefert nicht nur bei vermuteten Fistelbildungen zusätzliche Informationen, sondern auch Begleitfehlbildungen, wie z. B. solche des Genitaltraktes und des Spinalkanals, können mit der gleichen Untersuchung erfaßt werden.

Nach operativer Korrektur einer Analatresie kommt die MRT bei den Kindern zum Einsatz, bei denen eine In-kontinenz besteht. Sofern nicht durch die präoperative Untersuchung bekannt, wird die Aussage über Muskulatur und Sphinkter weiterführend sein, wie auch die meist korrigierbare *Fehllage* des Rektums zu erkennen ist. Das Rektum kann außerhalb der Levatorschlinge und des externen Sphinkters liegen. Eine andere Fehllage des Rektums, die zur Inkontinenz führt, ist die anteriore Lokalisation innerhalb der Muskelmasse des externen Sphinkters.

Entzündliche Darmerkrankungen

Häufigste entzündliche Darmerkrankung des Kindes ist der *Morbus Crohn*. Bei 1 : 5000 Kindern, die erkranken, wird die Erstdiagnose im Mittel im 12. Lebensjahr gestellt. Die *Colitis ulcerosa* ist seltener, es erkranken 4 : 100 000 Kinder, die Erstdiagnose erfolgt im Mittel mit 10,4 Lebensjahren.

Bei diesen entzündlichen Darmerkrankungen hat die MRT derzeit noch einen sehr begrenzten diagnostischen Stellenwert. Wand- und Schleimhautveränderungen lassen sich entweder sonographisch oder mittels

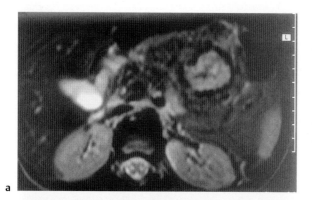

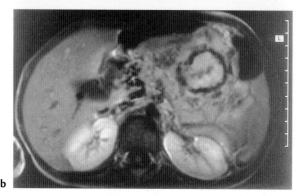

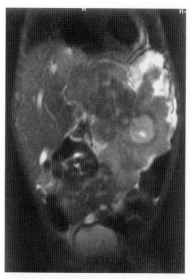

Abb. 16.**2**   Inflammatorischer Pseudotumor (1,5 T). 10jähriges Mädchen. **a** Axiale T2w, **b** axiale T1w Sequenz nach i. v. KM und **c** koronare T2w Sequenz (jeweils single shot Technik). Die Raumforderung ist hypointens zur Leber, unscharf begrenzt, wächst verdrängend. Zentral Darstellung einer ummauerten Dünndarmschlinge mit erheblich verdickter Wand und eingeengtem Lumen.

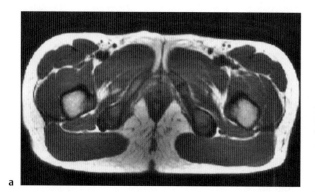

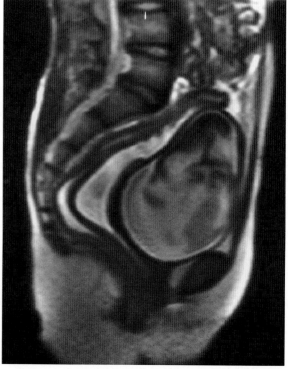

Abb. 16.**3**   Ventral verlagerter Anus. 8jähriger Junge (1,5 T). **a** Axiale T1w SE-, **b** sagittale T2w Single-shot-TSE-Sequenz. Muskulatur regelrecht angelegt, ventrale Dystopie des Anus.

MDP präzise diagnostizieren. Wird die MRT durchgeführt, erfolgt sie durch fettsupprimierte GRE- bzw. SE-T1-Gewichtungen und KM-Gabe. Berichte über MRT-Untersuchungen, bei denen eine Korrelation zwischen Wanddicke, KM-Aufnahme und Länge des befallenen Darmabschnitts in der MRT und dem klinischen Aktivitätsindex nachweisbar waren, beziehen sich auf Erwachsene mit langer Krankheitsdauer.

Eine Differenzierung zwischen Morbus Crohn und Kolitis durch die MRT ist möglich, und zwar vorwiegend aufgrund der Lokalisation der inflammatorisch veränderten Darmabschnitte. Zudem werden transmurale Veränderungen erfaßt (4, 26).

Der Einsatz der MRT bei entzündlichen Darmerkrankungen kann jedoch zusätzlich Bedeutung erhalten bei der Diagnostik von Komplikationen wie Fistelbildungen und Abszeß. Die Darstellung eines Abszesses gelingt unter Umständen auch dann MR-tomographisch sehr gut, wenn der Abszeß von anderen abdominalen Organen als dem Darmtrakt ausgeht. Daher sollte die MRT der CT beim Kind stets vorgezogen werden. Ein Abszeß kann sich variabel darstellen mit signalintenser Wand in T2-Gewichtungen. Entzündliche Umgebungsreaktion und Ödem kennzeichnen den frischen Abszeß. Die i. v. Gabe von Gadolinium ermöglicht, den Abszeß von seiner Umgebung besser abzugrenzen. Mittels KM-Gabe ist das Alter des Abszesses anzugeben; ein frischer Abszeß reichert ringförmig an, ein älterer Abszeß zeigt eine homogenere KM-Aufnahme (Abb. 16.**4**).

Fistelnachweise erfolgen mit Fettsuppression, in aller Regel ist dann eine i. v. KM-Gabe entbehrlich. Eine Fistel stellt sich hyperintens in der T2-Gewichtung dar, sofern sie Flüssigkeit enthält. Die Fistel, die nicht flüssigkeitsgefüllt ist, wird als hypo- oder isointense Kontur sichtbar. Fisteln, die supralevatorisch liegen, sind besser abgrenzbar als solche mit infralevatorischer Lage. Erreicht die Fistel den Anus, ist sie erkennbar an einer SI-Anhebung des Anus. Fisteln in Abheilung können der Methode entgehen.

Da derzeit orale Kontrastmittel beim Kind nicht zum Einsatz kommen, wird die wichtigste Differentialdiagnose zu den entzündlichen Darmerkrankungen, das Non-Hodgkin-Lymphom, weiterhin initial eher durch die Sonographie vermutet und das NHL in der Folge durch die CT, seltener durch die MRT bestätigt.

■ Hepatobiliäres System

Auch beim Kind hat das Leberparenchym kurze T1- und T2-Relaxationszeiten. Somit stellt sich die kindliche Leber im Normalfall hyperintens zur Milz in der T1-Gewichtung und hypointens zur Milz in der T2-Gewichtung dar. SE-Sequenzen mit Fettsuppression können zusätzlich zur Charakterisierung einer umschriebenen Läsion eingesetzt werden.

Benigne Raumforderungen

Raumforderungen im Bereich der Leber sind im Kindesalter nicht selten (24).

Zu den wichtigsten benignen Tumoren sind die *Hämangiome* bzw. die *Hämangiomatose* zu rechnen. Diese Raumforderungen sind ausschließlich sonographisch und MR-tomographisch darzustellen. Zumal dann, wenn es sich um multiple Läsionen der gesamten Leber handelt, sind Hämangiome eindeutig zu diagnostizieren (28). Hämangiome charakterisieren eine verlängerte T2-Relaxationszeit, sie sind hypointens in der T1-Gewichtung und stark hyperintens in der T2-Gewichtung (Abb. 16.**5**). In dieser Gewichtung kann eine Abgrenzung des isolierten Hämangioms zur Leberzyste unter Umständen differentialdiagnostisch von Bedeutung sein. Hilfreich ist dann entweder die Durchführung einer RARE-Sequenz oder eine Turbo-SE, die im Falle der Zyste eine homogene Läsion nachweist. Ist beim jungen Säugling die gesamte Leber durchsetzt von multiplen hyperintensen Läsionen, muß differentialdiagnostisch an eine *Hämangioendotheliomatose* gedacht werden. Diese ist nur histologisch zu sichern.

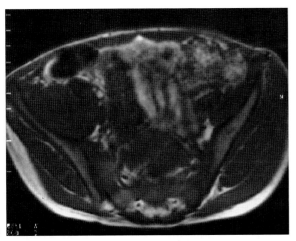
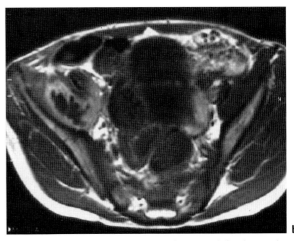

a   b

Abb. 16.**4** Beckenabszeß (1,5 T). 6jähriger Junge. Axiale T1w SE-Sequenz **a** vor und **b** nach i. v. KM. Die rundliche, der rechten Beckenschaufel anliegende Formation nimmt peripher deutlich ringförmig, insgesamt irregulär KM auf; frischerer Abszeß.

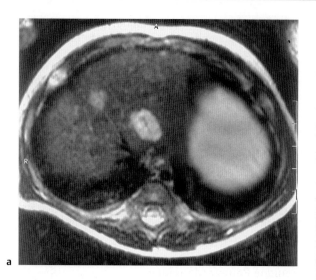

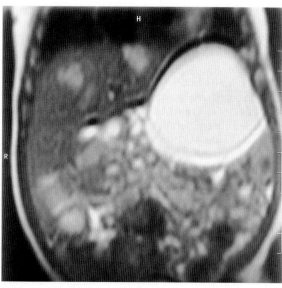

Abb. 16.**5** Hämangiomatose der Leber (1,5 T). 2jähriges Mädchen. **a** Axiale und **b** koronare T2w Single-shot-TSE-Sequenz. Die vorwiegend im rechten Leberlappen gelegenen Hämangiome sind als isolierte hyperintense Rundherde sämtlich vom übrigen Lebergewebe abgrenzbar.

Bestehen sonographisch Zweifel an einem Leberabszeß, wird beim Kind die MRT eingesetzt, gleiches gilt für das Granulom. Der Abszeß zeigt nach i. v. KM-Gabe entweder eine Anhebung der Signalintensität in der Wand oder aber eine solche im Bereich des gesamten, dann älteren Abszesses. Benigne Leberläsionen wie *Hamartome* lassen sich vom Parenchym MR-tomographisch abgrenzen. Die umschriebene Läsion ist aufgrund ihrer Signalintensität jedoch nicht eindeutig zu klassifizieren, eine Histologie ist erforderlich.

Ebenfalls seltene benigne Läsionen sind die *Adenome*, die in der T2-Gewichtung eine SI-Minderung aufweisen, wohingegen sie in der T1-Gewichtung eine leichte SI-Anhebung zeigen.

Zur Darstellung der einfachen *Leberzyste* wird die MRT selten eingesetzt. Dies gilt nicht für die *Echinokokkose*, die isoliert in der Leber zweifelsfrei sonographisch erkannt werden kann. Mit Hilfe der MRT ist jedoch die Ausdehnung einer abdominellen Echinokokkose präziser zu erfassen und die Invasion von Echinokokkuszysten in andere Organsysteme eindeutig darzustellen (Abb. 16.**6**).

Maligne Raumforderungen

Zwei Drittel aller Lebertumoren im Kindesalter sind maligne Tumoren, wobei das Hepatoblastom in der Regel bei Kindern unter 3 Jahren, das hepatozelluläre Karzinom eher bei Kindern über 5 Jahren auftritt.

Das *Hepatoblastom* stellt sich als isolierte, meist gut begrenzte Läsion innerhalb des Leberparenchyms dar, die allerdings die Tendenz zur Invasion sowohl in die Pfortader als auch in die Lebervenen zeigt. Besteht zusätzlich eine Erhöhung des α-Fetoproteins im Serum, ist die Diagnose des Hepatoblastoms hochwahrscheinlich.

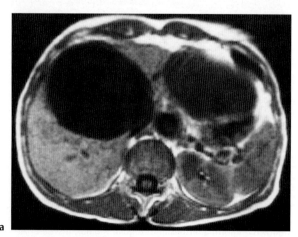

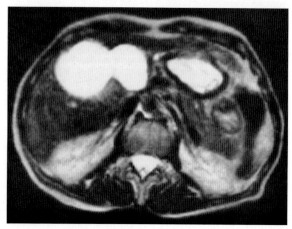

Abb. 16.**6** Echinokokkose der Leber (0,23 T). 14jähriger Junge. Axiale, **a** T1w und **b** T2w Sequenz. Große, der Signalintensität in beiden Gewichtungen entsprechend, zystische Raumforderungen in beiden Leberlappen.

Bei Kindern mit Gallengangsatresie und solchen, die an einer metabolischen Erkrankung leiden, die die Leber miteinbeziehen, wie z. B. die Zystinose oder der Morbus Wilson, tritt das hepatozelluläre Karzinom häufiger auf.

Besteht der Verdacht auf das Vorliegen eines *hepatozellulären Karzinoms*, folgt der Sonographie die MRT. Das hepatozelluläre Karzinom weist eine meist unscharfe Begrenzung zum Leberparenchym auf. Eine Kapselbildung wird ebenfalls bei 40% der betroffenen Kinder nachgewiesen. Die Darstellung einer zentralen Narbe macht MR-tomographisch die Abgrenzung zum Hepatoblastom möglich. Die Signalintensität dieses Tumors ist in der Regel jedoch unspezifisch, wie auch die Homogenität der SI-Veränderungen sehr unterschiedlich ausgeprägt sein kann. Charakteristika dieses Tumors sind primär die Verlagerung und Kompression der Lebergefäße und erst sekundär die Invasion. Der Tumor nimmt rasch Kontrastmittel auf. Die SI-Anhebung nach KM-Gabe ist jedoch sehr variabel (Abb. 16.**7**).

Ein seltener Lebertumor des Kindesalters ist das *mesenchymale Sarkom*, ein undifferenzierter embryonaler Tumor, der zwischen dem 5. und 15. Lebensjahr diagnostiziert wird. Diese Tumorart charakterisieren ein rasches Wachstum, zystische Degenerationen, Blutung und Nekrose. Degenerative Veränderungen werden in der T1-Gewichtung MR-tomographisch als hypointense Zonen abgrenzbar, in der T2-Gewichtung sind sie hyperintens und typischerweise durchzogen von hypointensen Septen. Auch die fibröse Pseudokapsel kann hypointens nachgewiesen werden, wohingegen myxoide Anteile des Tumors zum stark hyperintensen Signal beitragen.

Differentialdiagnostisch müssen Metastasen, Lymphome, Granulome und Hamartome in Erwägung gezogen werden (18).

Zur Darstellung von *Lebermetastasen* ist die bildgebende Methode der ersten Wahl beim Kind weiterhin die Sonographie.

Die Darstellung von Metastasen bei Tumoren des Kindesalters in der Leber variiert in der MRT erheblich. In der T1-Gewichtung kann die Metastase unter Umständen von der normalen Leber nicht differenziert werden. In T2w Sequenzen kommen Metastasen häufiger hyperintens zur Darstellung. Das Neuroblastom ist der Tumor des Kindesalters, der bei jungen Kindern zu einer diffusen Lebermetastasierung führt. Im Falle des Neuroblastoms sind die Lebermetastasen in der T2-Gewichtung hyperintens. Differentialdiagnostisch sind Hamartom, Hämangiom und Abszeß abzugrenzen.

Eine seltene Leberläsion beim Kind ist das *Angiomyolipom*. Dieser Tumor ist durch eine Anhebung der Signalintensität in der nicht fettsupprimierten T1- und der T2-Gewichtung charakterisiert ebenso wie durch seine gute Abgrenzbarkeit zum Leberparenchym.

Für alle Leberläsionen beim Kind gilt, daß auch dann eine Biopsie unverzichtbar ist, wenn typische pathomorphologische und SI-Veränderungen vorliegen, die auf eine spezifische Läsion hinweisen. Einzige Ausnahme bilden das Hämangiom und die Zyste.

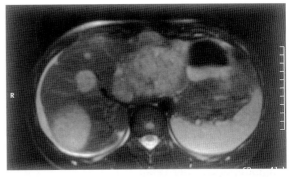

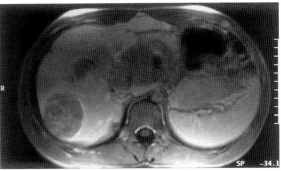

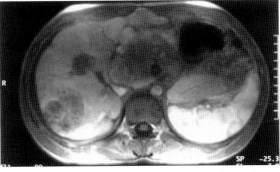

Abb. 16.**7** Hepatozelluläres Karzinom (1,5 T). 15jähriger Junge. Axiale fettsupprimierte **a** T2w und **b** T1w Sequenz vor und **c** nach i. v. KM. Unscharfe Begrenzung des medial gelegenen grobknotigen Tumors mit inhomogener Signalintensität. Verdrängung der Lebergefäße. Rasche, peripher ausgeprägtere inhomogene KM-Aufnahme. Multiple Metastasen unterschiedlicher Größe im rechten Leberlappen (mit freundlicher Genehmigung von Dr. F. Heinisch, Berlin).

Morbus Wilson

Ein genetisch bedingter Defekt des Kupferstoffwechsels hat zur Folge, daß in den Hepatozyten Caeruloplasmin-Kupfer-Komplexe abgelagert werden. Diese Ablagerungen führen zu Entzündung, Verfettung, Fibrose und Zirrhose der Leber. Im Falle einer ausgeprägten Leberzirrhose entwickeln sich Regeneratknoten. Da diese eine erhöhte Eisenspeicherung kennzeichnet, werden Regeneratknoten MR-tomographisch in T2w Sequenzen als hypointense Areale in der Leber sichtbar. In Nativscans entspricht die Verfettung einer SI-Erhöhung gegenüber dem übrigen nicht verfetteten Lebergewebe. Nach KM-Gabe reichert entzündliches Lebergewebe stärkergradig Kontrastmittel an und weist die Regeneratknoten gegenüber dem übrigen Lebergewebe hypointens nach. Inwieweit Kupferablagerungen im Leberparenchym die Signalintensität verändern, ist derzeit noch ungeklärt (15, 31).

Bei Patienten mit Morbus Wilson, die infolge der hepatolentikulären Degeneration neurologisch auffällig werden, ist die Durchführung einer kranialen MRT erforderlich, mit deren Hilfe SI-Veränderungen insbesondere in den Basalganglien nachweisbar sind. Auch ein therapeutischer Effekt kann anhand des kranialen Kontroll-MRT nachgewiesen werden.

Eisenüberladung der Leber

Bei der *Hämochromatose*, einer seltenen Erkrankung im Kindesalter, wird aufgrund einer pathologischen Eisenabsorption des Gastrointestinaltrakts Ferritin in den Leberparenchymzellen abgelagert; Zelluntergang bzw. Zirrhose sind die Folge.

Häufiger ist die Hämosiderose, bei der Hämosiderin in den Zellen des MPS, somit nicht nur in der Leber, sondern vorwiegend auch in Milz und Knochenmark abgelagert wird. Eine Eisenüberladung des gesamten MPS, insbesondere aber der Leber, ist unvermeidbar bei allen Kindern, die z. B. aufgrund einer Thalassämie oder aufgrund anderer Knochenmarkerkrankungen, wie z. B. myelodysplastischer Syndrome, dyserythropoetischer Anämien oder aplastischer Anämien, häufige Bluttransfusionen benötigen. Der paramagnetische Effekt des Hämosiderins bewirkt eine Verkürzung der T2-Relaxationszeit. Leber und Milz wie auch das Knochenmark sind in T1w Sequenzen deutlich hypointens (Abb. 18.**8**). Auch in T2-Gewichtungen erscheinen Leber und Milz SI-gemindert. Messungen von T1- und T2-Relaxationszeiten sind wiederholt durchgeführt worden mit dem Ergebnis, daß eine Korrelation zwischen Eisenüberladung in der Leber und dem SI-Unterschied zwischen Muskel und Leber besteht. Mit dieser Korrelation läßt sich eine Konzentration unter 100 µg/mg Leber und solchen über 100 µg/mg unterscheiden. Die Methode wird jedoch ungenau bei höherer Eisenüberladung.

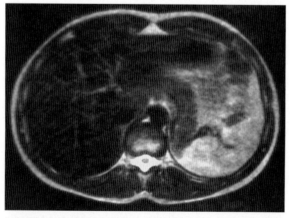

Abb. 16.8 Thalassämie, Eisenüberladung der Leber nach Transfusionen. 13jähriger Junge. Axiale T1w Sequenz. Deutlich hypointense Signalintensität der gesamten Leber.

Die Verfügbarkeit einer nichtinvasiven Methode, mit deren Hilfe die Eisenüberladung der Leber kontrolliert werden kann, ist von besonderer Bedeutung bei Kindern, die mit Desferrioxamin therapiert werden, das freiwerdendes Eisen bindet. Neuere Untersuchungen zeigen, daß im individuellen Fall eine gute Korrelation zwischen Eisengehalt der Leber und transfundierter Blutmenge bzw. Eisengehalt der Leber und Ferritin besteht. Korrelationsänderungen sind im individuellen Fall unter Therapie erkennbar. Allerdings sind die interindividuellen Diskrepanzen erheblich (13, 27).

Größere Studien bei Kindern zu dieser Problematik existieren jedoch bisher nicht. Auch Untersuchungen, in denen zwischen Eisenablagerungen in den Leberzellen und denen des MPS anhand der SI-Änderung der Milz differenziert wird, betreffen ausschließlich Erwachsene.

Trauma

Akute Traumata der Leber werden in der Folge der Sonographie in aller Regel computertomographisch abgeklärt, da die Untersuchungszeit erheblich kürzer ist. Posttraumatische Läsionen können mittels MRT einschließlich der MR-Angiographie diagnostiziert werden und beim Kind unter Umständen die Durchführung einer Angiographie ersetzen.

Gallenwege

Malformationen der Gallenwege sind durch die MR-Cholangiographie darstellbar, wenn es sich um solche der größeren Gallenwege bzw. der Gallenblase handelt. Es lassen sich *Choledochuszysten*, umschriebene Gangerweiterungen, einfach darstellen (Abb. 16.**9**). Eine tubuläre Erweiterung des Ductus hepatocholedochus ist die häufigste Form dieser Malformationen. Die Erweiterung kann sich bis zur Gabelung im rechten und linken Ductus hepaticus fortsetzen. Als *Karoli-Syndrom* wird die zystische Erweiterung der intrahepatischen Gallenwege bezeichnet. Beide Malformationen können mit dem sog. Common channel syndrome assoziiert sein. Auch das *Common channel syndrome* läßt sich mittels MR-Cholangiographie darstellen, indem die Einmündung des Ductus choledochus in den Ductus pancreaticus bewiesen wird.

Erkrankungen der Gallenblase sind einfach sonographisch darzustellen, insgesamt im Kindesalter selten und bedürfen einer MR-tomographischen Untersuchung nur bei Komplikationen.

■ Pankreas

Auch das Pankreas kann im Kindesalter in aller Regel gut sonographisch beurteilt werden. Im MRT gelingt die beste Darstellung des Pankreas in der axialen Schicht. Das Pankreas weist beim Kind wie beim Erwachsenen eine Signalintensität auf, die zwischen der der Leber und der Milz liegt. Ein normaler, nicht erweiterter Pankreasgang ist nicht erkennbar.

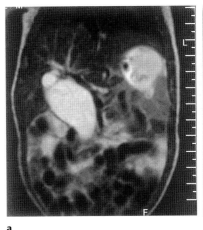 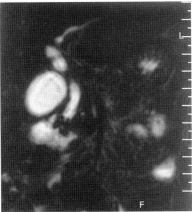 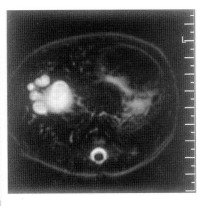

a **b** **c**

Abb. 16.**9** Choledochuszyste (1,5 T). 2jähriges Mädchen. **a** Koronare T2w Sequenz, **b** koronare und **c** axiale MRCP. Erweiterung des Ductus choldedochus und des Ductus hepaticus communis mit kleinzystischen Aussackungen, Typ II (mit freundlicher Genehmigung von Dr. M. Sinzig und Dr. H. Umschad, Klagenfurt).

Entzündung

Die Pankreatitis entsteht beim Kind meist auf dem Boden einer angeborenen Malformation. Daher ist der Nachweis der Malformation ebenso wichtig wie das Erkennen der entzündlichen Veränderungen. Zu Beginn der Pankreatitis überwiegt das Ödem, MR-tomographisch sichtbar in einer SI-Minderung in der T1-Gewichtung bzw. der SI-Erhöhung in T2w Sequenzen. Das entzündlich veränderte Pankreas ist zur Umgebung unscharf abgegrenzt. Wie auch beim Erwachsenen sind die peripankreatischen Veränderungen besser in einfachen SE-Sequenzen ohne Fettunterdrückung darstellbar. Im Verlauf der Pankreatitis wird die Signalintensität des Organs heterogen. Dieses SI-Verhalten ist jedoch als unspezifisch zu werten. Komplikationen der Pankreatitis wie die *Pseudozysten* lassen sich einfach sonographisch fassen und bedürfen nur dann einer zusätzlichen MR-tomographischen Untersuchung, wenn eine ausgedehnte, multilokuläre Pseudozystenbildung vorliegt und entweder die Organbeziehung der Pseudozysten abgeklärt werden muß oder Abszedierung und Einblutung vermutet werden (8).

Der Einsatz der MR-Cholangiopankreatographie (MRCP) gewinnt auch beim Kind zunehmend mehr an Bedeutung (Abb. 16.**10**).

Mit Verbesserung der nichtinvasiven Methode können auch die einer Pankreatitis zugrunde liegenden Malformationen nichtinvasiv erkannt werden (9).

Somit ist zu fordern, daß zum Ausschluß oder Nachweis der assoziierten Fehlbildung eine MRCP bei jedem Kind nach Pankreatitis unklarer Genese durchgeführt werden sollte.

Tumoren

Tumoren des Pankreas sind im Kindesalter selten. Unter den hormonproduzierenden Inselzelltumoren kann das Insulinom bereits beim Neugeborenen bestehen. Schwere, therapeutisch kaum beherrschbare Hypoglykämien lassen bereits in diesem Lebensalter an das Vorliegen eines Insulinoms denken. Bei diesem klinischen Bild kann der Einsatz der MRT von Bedeutung sein, denn Insulinome von 0,8–1 cm werden erkannt. Insulinome grenzen sich in der T2-Gewichtung als stark hyperintense Läsionen innerhalb des Pankreas ab. In der T1-Gewichtung sind sie infolge ihrer hypointensen Signalintensität kaum vom übrigen Pankreasgewebe zu differenzieren. Die exakte MR-tomographische Lokalisation eines Insulinoms vereinfacht die chirurgische Intervention erheblich. Angaben über die Treffsicherheit der MRT zur Lokalisation des Insulinoms variieren. Die Tatsache, daß die MRT im Vergleich zu den übrigen Schnittbildverfahren noch mit einer geringeren Treffsicherheit belegt ist, läßt sich auch dadurch erklären, daß derzeit keine größeren Untersuchungszahlen vorliegen (16).

Abdominelle Lymphome, die auch das Pankreas miteinbeziehen, sind in der Pankreasloge häufig MR-tomographisch nur schwer zu erfassen. Der Grund hierfür ist, daß sich die Signalintensität des Lymphoms kaum von der des Pankreas unterscheidet und somit nur die Vergrößerung des Organs erkannt und der Lymphombefall vermutet werden kann.

Das *Pankreaskarzinom* und das *Zystadenokarzinom* des Pankreas sind im Kindesalter extrem selten. Die Bildgebung maligner Pankreasprozesse unterscheidet sich nicht von denen des Erwachsenen.

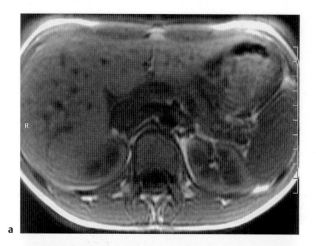

a

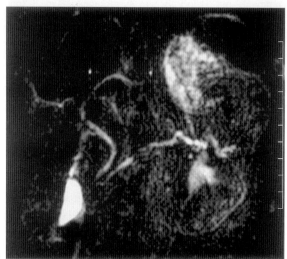

b

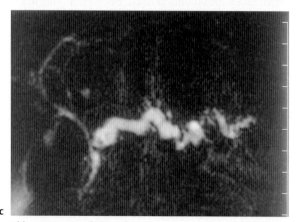

c

Abb. 16.**10**   Rezidivierende Pankreatitiden, Stenose und Steine im Ductus pancreaticus (1,5 T). 13jähriges Mädchen. **a** Axiale T1w Sequenz. **b** MRCP. **c** MRCP-Kontrolluntersuchung nach 4 Monaten. Stenose des Pankreasgangs am Übergang Kopf-Kauda mit prästenotischer Dilatation. Weitere Stenosen in der Kauda. Nachweis von drei Konkrementen. In der Verlaufskontrolle Befundverschlechterung: Äste des Ductus pancreaticus 1. Ordnung in Korpus und Kauda erweitert.

■ Milz

Anlagestörungen und Rupturen

Zum Nachweis von Anlagestörungen der Milz, wie Asplenie oder Polysplenie, ist der Einsatz der MRT nicht erforderlich, diese werden sonographisch vermutet und szintigraphisch bewiesen.

Die *Lageanomalie* der Milz, die eine erhebliche Variabilität aufweisen kann, muß differentialdiagnostisch immer dann in Erwägung gezogen werden, wenn eine Raumforderung im Abdomen besteht, die glatt begrenzt erscheint, in ihrer Signalintensität der Milz entspricht und gleichzeitig in der Milzloge kein Organ nachweisbar ist.

Obgleich beim stumpfen Bauchtrauma *Milzrupturen* im Kindesalter zu den häufigsten Organverletzungen gehören, werden sie nicht primär durch die MRT abgeklärt, sondern akut entweder nur sonographisch oder zusätzlich mit Hilfe der CT untersucht.

Raumforderungen der Milz

Milzzysten (Abb. 16.**11**) sind in der Mehrzahl der Fälle Epidermoidzysten, somit angeboren. Seltener enstehen Milzzysten posttraumatisch. Differentialdiagnostisch muß, wenn es sich um eine rein zystische Läsion handelt, auch an Echinokokkuszysten gedacht werden. Der Milzabszeß kann differentialdiagnostische Schwierigkeiten bereiten. Er entsteht in der überwiegenden Zahl der Fälle hämatogen, in 15% der Fälle posttraumatisch. Die MRT kann zusätzliche Informationen liefern, wenn sonographisch differentialdiagnostische Probleme der Unterscheidung zwischen *Milzinfarkt* und Abszeß entstehen. Häufig sind beide Erkrankungen klinisch zu differenzieren. Der Milzinfarkt kann als Komplikation bei Kindern mit Sichelzellanämie auftreten. MR-tomographisch ist der akute Infarkt kaum von normalem Milzparenchym zu unterscheiden. Handelt es sich um Kinder nach zahlreichen Transfusionen und ist die Milz mit Eisen überladen und somit hypointens in der T1-Gewichtung, dann können infarzierte Areale als umschriebene Läsionen, die in der T2-Gewichtung hyperintens zur Muskulatur sind, nachgewiesen werden.

Primäre Tumoren wie Hämangiolymphangiome und Teratome der Milz sind eher selten, auch Hamartome sind beschrieben (21).

Häufiger besteht ein Mitbefall der Milz bei *systemischen Erkrankungen*, Morbus Hodgkin, Leukämie und Langerhans-Zellhistiozytose. In diesen Fällen kann die Einbeziehung der Milz im Rahmen der systemischen Erkrankungen MR-tomographisch bewiesen werden.

■ Abdominelle Gefäßfehlbildungen

Lageanomalien der abdominellen Gefäße, die bei einem Situs inversus oder bei Kindern mit komplexem Vitium cordis nachzuweisen sind, können mit Hilfe der MR-Angiographie bestätigt werden (Abb. 16.**12**). Auch generalisierte Fehlbildungen, wie die Hämangiomatose, sind mittels MRT eindeutig darzustellen und besser abgrenzbar als im Sonogramm (Abb. 16.**13**).

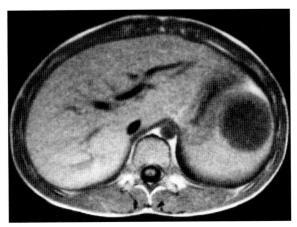

Abb. 16.**11** MEN-Syndrom, Milzzyste. 18jähriges Mädchen. Axiale T1-Gewichtung (0,23 T). Die zentral gelegene Zyste ist weniger hypointens als bei reiner wasserähnlicher Füllung, eiweißhaltiger Inhalt.

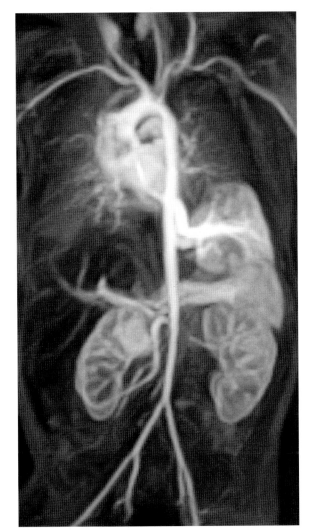

Abb. 16.**12** Lungensequester (1,5 T). Neugeborenes, weiblich. MRA. Das den Sequester versorgende Gefäß entspringt aus der abdominellen Aorta.

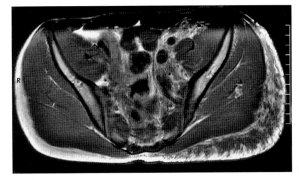

a

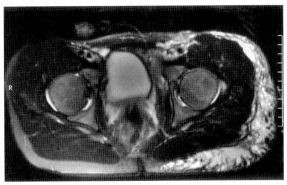

b

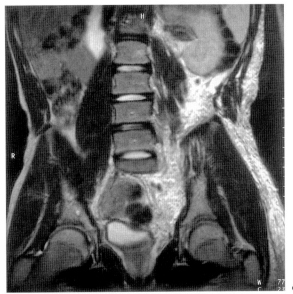

c

Abb. 16.**13** Lymphhämangiomatose. 14jähriger Junge. **a, b** Axiale T1- und T2-Gewichtung, **c** koronare T2-Gewichtung. Ausgedehnte Lymphhämangiomatose des Glutäalbereichs, in der Flanke und dorsal links. Fortsetzung des Prozesses intraabdominell; er durchsetzt den linken M. psoas und reicht vom Nierenhilus bis weit in das kleine Becken hinein.

Pfortaderthrombose

Die häufigste Ursache des prähepatischen Blocks, die Pfortaderthrombose, ist in aller Regel keine Indikation zur MRT. Es kann jedoch dann eine Indikation zur MRT bestehen, wenn ein intraabdominell gelegener entzündlicher Prozeß abgeklärt werden muß, in dessen Folge es zu einer Pfortaderthrombose gekommen ist, wie z. B. nach *intraperitonealem Abszeß*. Die Signalintensität eines Portalvenenthrombus ist abhängig vom Alter des Thrombus. Dieser muß mittels MRT in allen drei Raumebenen eindeutig nachgewiesen sein wie auch stagnierendes Blut innerhalb der Pfortader. Wenn bei Zustand nach Pfortaderthrombose eine partielle Rekanalisierung der Pfortader stattgefunden hat und paraportal multiple Kollateralen sichtbar werden, liegt die sog. kavernöse Transformation vor. Diese ist duplexsonographisch wie auch MR-tomographisch zu erfassen. In der MRT lassen sich Gefäßkonvolute mit niedriger Signalintensität in SE-Sequenzen nachweisen.

Mit Verbesserung der MRA ist zu erwarten, daß auch bei Kindern, die einen *intrahepatischen Block* aufweisen, dieser in seinen Folgen MR-tomographisch dargestellt werden kann, wenn er aufgrund einer idiopathischen Thrombose oder in der Folge einer Leberzirrhose, einer Gallengangsatresie oder des Morbus Wilson oder anderer Stoffwechselerkrankungen eintritt. In diesen Fällen läßt sich nicht nur die kavernöse Transformation der Pfortader darstellen, sondern im Einzelfall auch eine Aussage machen über die extrahepatischen, perisplenischen oder paraösophagealen Kollateralen. Auch der Einsatz der MRA postoperativ, z. B. nach splenorenalem Shunt, wird zunehmend Bedeutung erlangen, da die Größe des Shunts wie auch der Fluß nachweisbar sind (23).

Liegt ein *Budd-Chiari-Syndrom*, eine Obstruktion der Lebervenen, vor, resultiert daraus ein posthepatischer Block, der angeboren oder erworben nach Kompression durch Tumoren, Erkrankungen des myelopoetischen Systems oder in der Folge von Gerinnungsstörungen auftritt. Der posthepatische Block bei *Venooclusive disease*, der nach Knochenmarktransplantation beobachtet wird, muß, da es sich um einen Verschluß auf der Ebene der Venolen bei offenen Lebervenen handelt, auch dem MR-tomographischen Nachweis entgehen.

■ Retroperitoneum

Obgleich die Fettanteile des Retroperitoneums beim Kind sehr gering sind, gelingt die MR-tomographische Darstellung der retroperitonealen Strukturen in allen Ebenen sehr gut. Sowohl die Bewegungsartefakte des Darms als auch die der Atmung zeigen keine Auswirkungen. Wird zusätzlich eine Vorsättigung eingesetzt, ist die Bildqualität noch weiter zu verbessern.

■ Niere

Die kortikomedulläre Differenzierung der Niere ist in T1w Sequenzen geringgradig besser möglich, verglichen mit T2-Gewichtungen. Die Abgrenzung der Niere zum umgebenden Fettgewebe gelingt in der T2w Sequenz besser. In dieser Gewichtung sind auch beim größeren Kind die Konturen des Pyelons infolge der Zunahme von Fettgewebe deutlicher abzugrenzen (Abb. 16.**14**).

Intrarenale Prozesse müssen mittels KM-Gabe differenziert werden, wobei die besten Informationen dynamische KM-Serien liefern.

Fehlbildungen der Niere, wie Agenesie, Hypoplasie, Dysplasie, Ektopie, Drehungsstörung und Formvarianten, werden eindeutig sonographisch erfaßt (Abb. 16.**15**). Derzeit wird die MRT ebenfalls bei Nierenparenchymerkrankungen nicht eingesetzt.

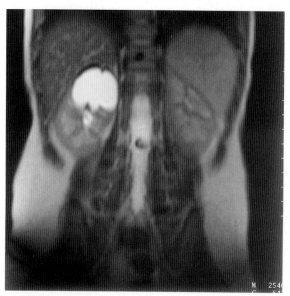

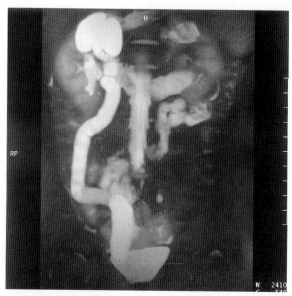

a

b

Abb. 16.**14** Refluxive Doppelniere rechts (1,5 T). 2jähriges Mädchen. **a** Koronare T2w Single-shot-TSE-Sequenz. **b** MR-Urogramm. Der der hydronephrotisch veränderten oberen Anlage zugehörige Ureter ist in ganzer Länge erweitert; weit kaudale Mündung in die Blase.

Im Verlauf einer *multizystischen Dysplasie* kann die MRT zum Einsatz kommen. Betrifft diese einseitig das gesamte Organ, ist dennoch in 20–30% der Fälle mit Fehlbildungen der kontralateralen Seite zu rechnen (Abb. 16.**16**).

Die aus unzähligen Zysten unterschiedlicher Größe bestehende Niere, die insgesamt erheblich vergrößert ist, läßt sich sonographisch wie auch MR-tomographisch darstellen. Eine MRT ist jedoch nur erforderlich, wenn zusätzliche Veränderungen innerhalb der polyzystischen Niere, wie Blutung oder Tumor, abgeklärt werden müssen, oder aber, wenn Gefäßstrukturen darzustellen sind.

Die Formen der *polyzystischen Nierendegeneration* bedürfen keiner MR-tomographischen Untersuchung, da eine zusätzliche Information von der Methode nicht zu erwarten ist.

Nierentumoren

10–12% aller kindlichen Malignome sind *Wilms-Tumoren, Nephroblastome*, die in etwa 15% der Fälle bilateral auftreten. Die Kinder werden zwischen dem 2. und 3. Lebensjahr klinisch auffällig. Neonatale Formen sowie solche bei älteren Kindern sind selten. Der Wilms-Tumor ist überzufällig häufig mit anderen kongenitalen Fehlbil-

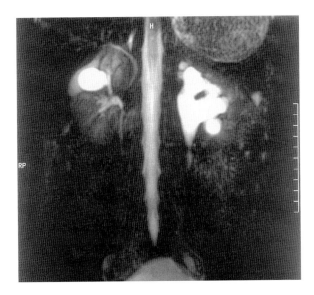

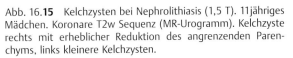

Abb. 16.**15** Kelchzysten bei Nephrolithiasis (1,5 T). 11jähriges Mädchen. Koronare T2w Sequenz (MR-Urogramm). Kelchzyste rechts mit erheblicher Reduktion des angrenzenden Parenchyms, links kleinere Kelchzysten.

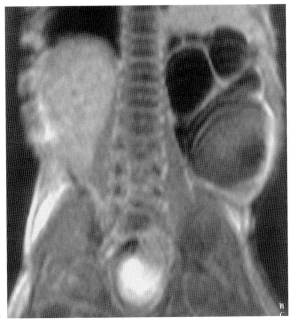

a

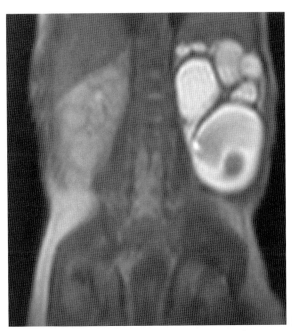

b

Abb. 16.**16** Multizystische Nierendegeneration links (1,5 T). Neugeborenes, weiblich. **a** Koronare T1- und **b** T2-Gewichtung (jeweils Single-shot-Technik). Die linke Niere besteht aus multiplen Zysten, ist erheblich volumenvermehrt und vollständig umgebaut. Kein Hinweis auf einen Tumor. Rechte Niere normal.

dungen assoziiert, wie z. B. dem Hemihypertrophiesyndrom, der Aniridie, dem Beckwith-Wiedemann-Syndrom oder der Neurofibromatose.

Extrarenale Wilms-Tumoren sind ebenfalls beschrieben, sie treten jedoch extrem selten auf und sind dann perirenal oder im Becken lokalisiert.

Das Nephroblastom ist ein triphasischer Tumor, bestehend aus blastemischen epithelialen und mesenchymalen Komponenten. Diese Raumforderung ist mit allen Schnittbildverfahren erfaßbar.

Die Aussage der Bildgebung beim Nephroblastom hat deshalb einen besonderen Stellenwert, weil bei diesem Tumor initial allein klinische Parameter und das Ergebnis der Bildgebung ausreichen, um eine präoperative Chemotherapie einzuleiten. Am Ende des ersten Therapieblocks wird das Malignom mit der Tumorentfernung histologisch gesichert.

Inzwischen wurden durch internationale (SIOP) und nationale (GOP) Therapiestudien Subtypen des Wilms-Tumors definiert, die den Malignitätsgrad beschreiben. Die Stadieneinteilung ist jedoch für die Bildgebung wichtiger, sie wurde ebenfalls durch die SIOP vorgenommen (Tab. 16.1). Diese Einteilung in Stadien des Wilms-Tumors ist durch die Sonographie allein nicht exakt möglich; perinephritische Ausbreitung, Lymphknotenbefall und ein bilateraler Tumor werden unter Umständen nur unzureichend erkannt, und die Stadienzugehörigkeit des Tumors kann damit unterschätzt werden.

Die MRT liefert zusätzliche Informationen. Insbesondere bei großen Tumoren wird die Inhomogenität des Tumors evident, vitaler Tumor wird nicht nur von älteren Blutungen sondern auch von Nekrosen abgrenzbar. Nekrosen sind in der T1-Gewichtung als hypodense Areale zu erkennen, die in T2w Sequenzen hyperintens zur Darstellung kommen. Der komprimierte Parenchymrest, der als sog. Pseudokapsel bezeichnet wird,

Tab. 16.**1**   Stadien des Wilms-Tumors. Einteilung der SIOP (Societé Internationale d'Oncologie Pédiatrique)

Stadium 1	der Tumor ist auf die Niere beschränkt, er kann komplett chirurgisch entfernt werden
Stadium 2	der Tumor überschreitet die Grenze der Niere, die komplette chirurgische Entfernung ist dennoch möglich
Stadium 3	inkomplette chirurgische Entfernung; keine hämatogene Metastasierung, keine intraoperative Ruptur
Stadium 4	Fernmetastasen
Stadium 5	bilateraler Nierentumor

stellt sich im Nativscan hypointens dar. Er wird nach KM-Gabe stark hyperintens und ist beweisend für das Nephroblastom (Abb. 16.**17**).

Nach Gabe von Gd-DTPA i. v. ist die Sensitivität der Methode hinsichtlich der Tumorklassifikation von 43% auf 58% zu steigern. Die KM-Gabe läßt die Inhomogenität des Tumors deutlicher erkennen, vitale Tumormassen werden von degenerativ verändertem Tumorgewebe abgrenzbar. Kontralateral gelegene kleine Malignome unter 4 mm werden jedoch auch MR-tomographisch nicht erkannt (7, 32).

Insbesondere große Tumoren lassen sich hinsichtlich ihres Volumens in der MRT präzise bestimmen. Die Tumorvolumenbestimmung ist bei großen Tumoren exakter als deren Berechnung durch die Sonographie. Daher werden zur Therapiekontrolle großer Tumoren MRT-Untersuchungen eingesetzt, um deren Regression

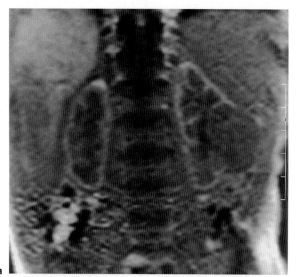
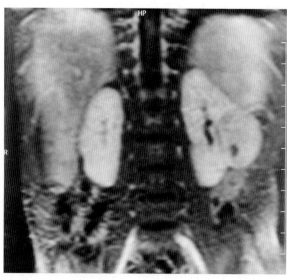

Abb. 16.**17**   Wilms-Tumor (1,5 T). 2jähriges Mädchen. Koronare T1w Sequenz **a** vor und **b** nach KM. Nachweis eines homogenen KM-aufnehmenden intrarenalen Tumors lateral links mit zentraler Nekrose.

unter Chemotherapie zu belegen. Entscheidend ist im Verlauf unter der Chemotherapie die Änderung der Signalintensität innerhalb des Tumors. Areale angehobener Signalintensität im T2w Bild kennzeichnen Nekrosezonen, die infolge der Therapie entstanden sind (Abb. 16.**18**).

Die Verlagerung der V. cava durch ein Nephroblastom ist MR-tomographisch im gesamten Verlauf koronar und sagittal zu erfassen, zudem ist die Gefäßinvasion des Tumors in die Nierenvene oder die Vena cava erkennbar. Auch eine Tumorinvasion in Nachbarorgane und ein Lymphknotenbefall sind zu beweisen. Eine Infiltration in die Nierenkapsel kann jedoch der MRT entgehen.

Differentialdiagnostisch müssen das zystische Nephroblastom, das Neuroblastom, das Nierenzellkarzinom, ein Lymphom der Niere, das zystische Adenom sowie Teratom und Hamartom erwogen bzw. ausgeschlossen werden.

Als *Nephroblastomatose* wird die Persistenz nodulärer renaler Blasteme bezeichnet. Hierbei handelt es sich um kleine Knötchen aus unreifem metanephritischem Gewebe, die bis in das Kleinkind- und Kindesalter persistieren. Diese Gewebeinseln durchsetzen unter Umständen die gesamte Nierenrinde diffus. Im Normalfall unterliegen die metanephritischen Inseln einer spontanen Regression, jedoch ist eine Transformation zum Wilms-Tumor möglich (Abb. 16.**19**).

Beim *kongenitalen mesoblastischen Nephrom* handelt es sich um einen primär benignen Tumor der Niere mit infiltrativen Wachstumstendenzen, der bereits beim Neugeborenen besteht. Diese Raumforderung ist vorwiegend zystisch und kann Tumorgefäße enthalten. Die befallene Niere ist ohne Funktion. Somit kann die MRT wie alle Schnittbildverfahren lediglich einen soliden Tumor in einer funktionslosen, kein Kontrastmittel aufnehmenden Niere nachweisen.

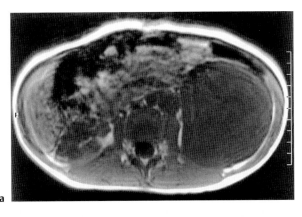

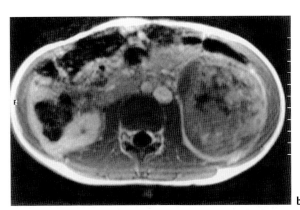

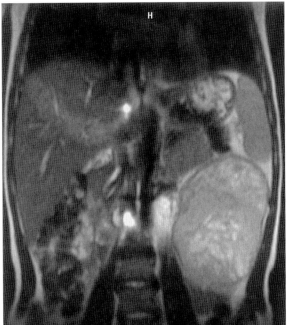

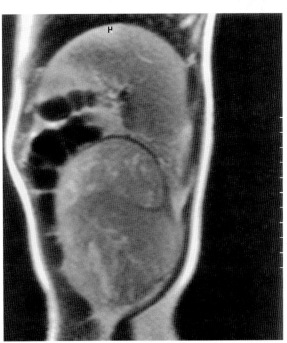

Abb. 16.**18** Wilms-Tumor (1,5 T). 4jähriges Mädchen. **a, b** Axiale T1w Sequenz vor und nach KM, **c** koronare und **d** sagittale T2w Single-shot-TSE-Sequenz. Der große Tumor füllt das Abdomen im Querschnitt fast vollständig aus, inhomogene Signalintensität, multiple Nekrosen unter Therapie.

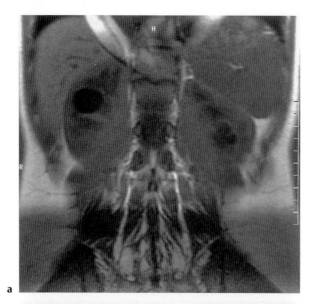

a

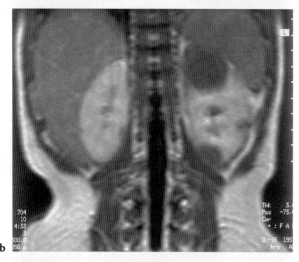

b

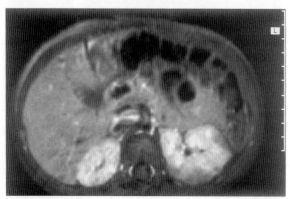

c

Abb. 16.**19** Nephroblastomatose (1,5 T). 3jähriges Mädchen. Koronare T1w Sequenz **a** vor und **b** nach KM, axiale fettsupprimierte T1w Sequenz im Verlauf. Die der Nephroblastomatose entsprechenden hypointensen Areale, die kein KM aufnehmen, sind in unterschiedlicher Größe und Lokalisation bilateral nachweisbar. Bei Kontrolle (**c**) Regredienz.

Das *multilokuläre zystische Nephrom* ist ein Nierentumor, der aus primitiven mesenchymalen Anteilen besteht, hinreichend Glomeruli und Tubuli enthält, die innerhalb fibröser Zystenwände nachzuweisen sind. Diese Zysten haben eine Ausdehnung von wenigen Millimetern bis zu mehreren Zentimetern; sie sind fokal, unilateral und kommunizieren nicht miteinander. Da normales Parenchym mit Zysten abwechselt, eignet sich kein bildgebendes Verfahren, diesen Tumor vom zystischen Wilms-Tumor zweifelsfrei abzugrenzen.

4–6% der renalen Tumoren des Kindes sind *Klarzelltumoren*. Diese maligne Raumforderung wird geringgradig später als der Wilms-Tumor, und zwar zwischen dem 3. und 5. Lebensjahr, diagnostiziert; sie tritt ausschließlich unilateral auf. Auch dieses Malignom ist in der MRT vom Wilms-Tumor nicht zu differenzieren. Die Klassifikation gelingt ausschließlich histologisch durch den Nachweis fibrovaskulärer Septen, hyalinisierter und osteosarkomatöser Anteile. Im Unterschied zu den anderen Nierentumoren des Kindesalters kann der Klarzelltumor sowohl osteolytische als auch osteoblastische Metastasen im Knochen verursachen, so daß die Durchführung des Skelettszintigramms bei diesem Malignom obligat ist.

Die Verdachtsdiagnose der *Hypertrophie der Columna renalis* wird sonographisch gestellt und in aller Regel lediglich sonographisch kontrolliert. Bestehen im Verlauf jedoch Hinweise auf eine Änderung dieses sog. Tumors, dann kann die MRT zum Einsatz kommen, die insbesondere nach KM-Gabe normales Nierengewebe nachweist und damit den Wilms-Tumor ausschließt.

Kinder bzw. Adoleszenten mit tuberöser Hirnsklerose weisen in 50% der Fälle *Angiome* und *Angiomyolipome* der Niere auf, die sich aufgrund der unterschiedlichen Gewebanteile einfach MR-tomographisch beweisen und kontrollieren lassen. Bei ausgedehnteren Blutungen wird die MRT vor der interventionellen Angiographie als bildgebende Methode der ersten Wahl eingesetzt.

Bei *lymphoproliferativen Erkrankungen* kann entweder eine diffuse oder eine fokale Nierenbeteiligung vorliegen. Da die MRT den fokalen Befall der Niere genauer erfaßt, kann die Methode im Rahmen der gesamten abdominalen Untersuchung zur Abklärung des Lymphoms zusätzliche Informationen liefern. Die MRT wird jedoch bei lymphoproliferativen Erkrankungen selten allein zur Diagnostik der Niere eingesetzt.

Erkrankungen der Nierengefäße

Nierenvenenthrombose und *Niereninfarkt* sind Ereignisse, die am häufigsten in der Neugeborenenperiode eintreten, und zwar vorwiegend in der Folge einer Hypovolämie. Hingegen ist der Verschluß der Nierenarterie beim Neugeborenen seltener. In dieser Altersgruppe wird zum Beweis einer Gefäßveränderung derzeit die MRT weiterhin kaum zum Einsatz kommen, zumal eine Nierenvenenthrombose einfach duplexsonographisch nachgewiesen und kontrolliert werden kann (Abb. 16.**20**).

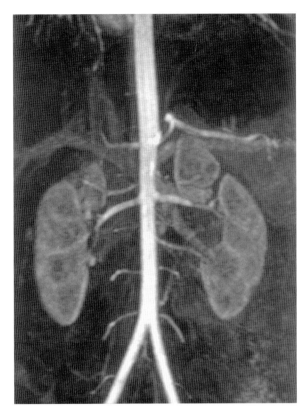

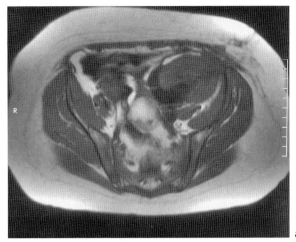

a

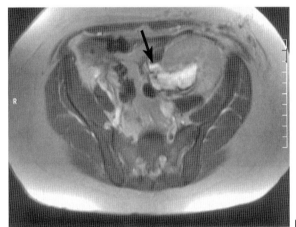

b

Abb. 16.20 Intermittierende Hydronephrose, gefäßbedingt. 6jähriges Mädchen. Kontrastverstärkte MRA (1,5 T). Zusätzlich zur kräftigen A. renalis links kaudal Nachweis eines Gefäßes, das zum unteren Pol zieht und in Abhängigkeit von der Körperhaltung eine intermittierende Obstruktion im pyeloureteralen Übergang bewirkt.

Beim älteren Kind gewinnt der Nachweis der *Nierenarterienstenose* mittels MRA zunehmend an Bedeutung. Die Stenose wird duplexsonographisch vermutet und sollte beim Kind durch die MRA verifiziert werden, bevor eine Angiographie zum Einsatz kommt. Eine Angiographie ist jedoch indiziert, wenn eine interventionelle Therapie erwogen wird. Auch nach Nierentransplantation kann bei unklarem sonographischem Befund die MRT eingesetzt werden (Abb. 16.**21**).

■ Nebenniere

Die Nebenniere läßt sich sonographisch wie auch in der MRT in allen Altersstufen gut darstellen (4).

In der Embryonalphase ist die Nebenniere sehr groß. Zum Zeitpunkt der Geburt ist der Durchmesser der Nebenniere mit etwa 12 mm anzugeben, sie ist damit unmittelbar postnatal ebenso groß wie beim Erwachsenen. Innerhalb der ersten Lebenswochen erfolgt eine rasche Involution und Verminderung des Volumens bis zu 67% (11).

Häufigste Raumforderung der Nebenniere des Neugeborenen ist die *Nebennierenblutung* (Abb. 16.**22**). Diese betrifft in 70% die rechte Nebenniere, 5–10% der Nebennierenblutungen treten bilateral auf.

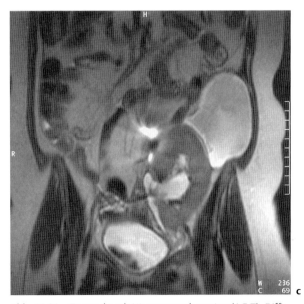

c

Abb. 16.21 Zustand nach Nierentransplantation (1,5 T). Differenzierung Lymphozele vs. Urinom. 14jähriges Mädchen. Axiale T1w Sequenz **a** vor und **b** nach KM, **c** koronare T2w Sequenz. Das im linken Abdomen gelegene Transplantat ist umgeben von Flüssigkeit. Der Nachweis des Urinoms ist auf der Aufnahme nach KM (**b**) zu führen: KM-Übertritt in das perirenale Flüssigkeitskompartiment (Pfeil).

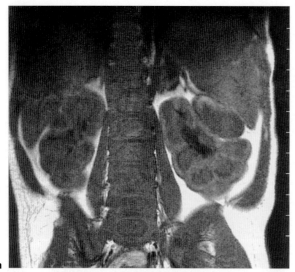

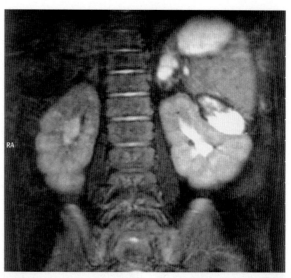

a

b

Abb. 16.**22** Nebennierenblutung (1,5 T). Neugeborenes, männlich. Koronare **a** T1w und **b** T2w fettsupprimierte Sequenz. Raumfordernd wirkende Formation, die sich lateral der linken Niere ausbreitet; heterogene Signalintensität. Ältere Ne- bennierenblutung mit ausgedehnteren hyperintensen Anteilen; die hypointensen streifig angeordneten Areale in beiden Gewichtungen entsprechen Hämosiderin.

In aller Regel ist der sonographische Befund eindeutig und zeigt einen typischen Wechsel von der primär echogenen Raumforderung am oberen Pol der Niere, der sich deutlich von den Gefäßen der Niere abgrenzen läßt und keine eigenen Gefäße aufweist. Die Echogenität ändert sich innerhalb von 2 Wochen, die Blutung wird zu einer echoarmen Raumforderung, die sich im Verlauf mit einer Kapsel umgibt. Tritt jedoch sonographisch innerhalb der ersten 4 Wochen keine deutliche Verkleinerung der vermuteten Nebennierenblutung und keine erneute Zunahme der Echogenität ein, kann im Einzelfall die Abgrenzung zum Neuroblastom problematisch sein. In diesen Fällen ist der Einsatz der MRT diagnostisch weiterführend. Die frische Nebennierenblutung ist hyperintens in der T1- und T2-Gewichtung. Sie zeigt eine SI-Abnahme innerhalb der ersten 3 Wochen. Bei ausgedehnten Blutungen ist darüber hinaus der typische Hämosiderinring zu erkennen, der sowohl in der T1- als auch in der T2-Gewichtung besteht und das ältere Hämatom beweist.

Der Nachweis einer selten zu beobachtenden Thrombosierung der V. renalis oder der V. cava bei ausgedehnten Blutungen ist ebenso duplexsonographisch wie MR-tomographisch zu führen.

Neuroblastom

10% der kindlichen Malignome sind Neuroblastome, sie sind die häufigsten Nebennierentumoren des Kindesalters. Das Neuroblastom stellt unter den Tumoren innerhalb des ersten Lebensjahres wiederum die häufigste Tumorart dar. Bereits im Neugeborenenalter sind etwa 5–8% der Neuroblastome vorhanden (1, 5, 30).

Zwei Drittel der Neuroblastome gehen von der Nebenniere bzw. vom Nebennierenmark aus, nur ein Drittel entsteht im Grenzstrang. Neuroblastome, deren Ursprung das Nebennierenmark ist, haben eine bessere Prognose als solche, die vom Grenzstrang ausgehen. Das Neuroblastom kann im Bereich des Thorax ebenso auftreten wie im Becken und im Halsbereich.

Erfüllt der Tumor im Sonogramm die typischen Kriterien eines homogenen echogenen Tumors, der am oberen Nierenpol lokalisiert ist, die Niere nach kaudal und lateral verdrängt, jedoch nicht infiltriert, dann ist beim Neugeborenen und jungen Säugling das Vorliegen eines Neuroblastoms zwingend anzunehmen.

Vier Stadien des Tumors sind möglich (Tab. 16.**2**). Das Stadium 4S hat die beste Prognose.

76% der Neuroblastome exprimieren Catecholamine. Somit ist der Tumor anhand der laborchemischen Daten einschließlich der LDH-Erhöhung und des sonographischen Nachweises der Raumforderung im Bereich der Nebennieren bereits zu charakterisieren. In

Tab. 16.**2**   Stadien des Neuroblastoms

Stadium 1	der Tumor ist auf der Nebenniere bzw. den Grenzstrang lokalisiert
Stadium 2	regionale Ausbreitung des Tumors ohne Überschreitung der Mittellinie
Stadium 3	die Mittellinie wird überschritten
Stadium 4	Fernmetastasen in Skelett, Lymphknoten oder anderen Geweben
Stadium 4S	metastasierender Tumor in Leber, Haut oder Knochenmark bei Kindern unter 1 Jahr

allen Fällen mit eindeutigem Tumormarker ist die CT durch die MRT zu ersetzen, denn die entscheidende Differenzierung zum Wilms-Tumor ist bereits laborchemisch erfolgt (Abb. 16.**23**). Die Aussage der CT hinsichtlich kalzifizierter Tumoranteile, die als Tumorcharakteristikum gelten, ist in diesen Fällen zur Klassifizierung nicht mehr von Belang und daher entbehrlich.

Darüber hinaus ist die MRT der CT vorzuziehen, da mit Hilfe der MRT ohne KM-Gabe die mögliche Invasion des Neuroblastoms in den Spinalkanal in allen Schichten zweifelsfrei dargestellt bzw. ausgeschlossen werden kann (Abb. 16.**24**). Die Abgrenzbarkeit des Tumors zur Umgebung ist MR-tomographisch eindeutig möglich. In der T1-Gewichtung ist das Neuroblastom muskelisointens, in der T2-Gewichtung erscheint es hyperintens; seine Signalintensität ist zur Niere meist nicht different. Neuroblastome weisen in der Regel eine vorwiegend homogene Signalintensität auf, jedoch können auch irreguläre interne Strukturen vorliegen. Insbesondere Blutung und Nekrose innerhalb des Tumors bedingen dessen heterogene Signalintensität.

Bereits zum Zeitpunkt der Diagnosestellung kommen Neuroblastome nicht selten bereits als ausgedehnte Tumoren zur Darstellung, die die Mittellinie überschreiten und unter Umständen die Nachbarstrukturen breit infiltrieren.

Axiale und vor allem koronare Schichten sind geeignet, um die Organzugehörigkeit, die Beziehung zu den umgebenden Strukturen und die gesamte Tumorausdehnung in der MRT nachzuweisen. Eine KM-Gabe ist zur Abgrenzung zum normalen Nierengewebe hilfreich. Die befallenen Lymphknoten der Umgebung sind meist als Konglomerat erkennbar. Auch ohne KM-Gabe sind die großen Gefäße gut abzugrenzen. Gefäßverlagerung

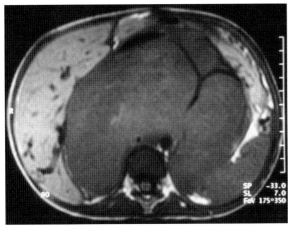

Abb. 16.**23** Neuroblastom. 5jähriger Junge (1,5 T). **a** Axiale T1w Sequenz **b** koronare T1w nach KM. Großes, weit nach ventral wachsendes Neuroblastom, relativ homogen in der Signalintensität, verdrängendes und gefäßummauerndes Wachstum.

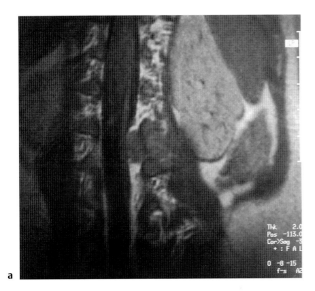

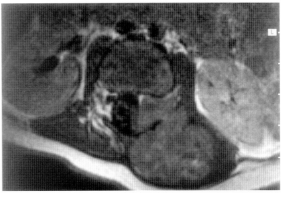

Abb. 16.**24** Neuroblastom (1,5 T). 9 Monate alter Säugling. **a** Koronare T1w und **b** axiale T1w Sequenz. Der sich in den Rücken vorwölbende Tumor wächst breitflächig in den Spinalkanal ein und wirkt dort raumfordernd.

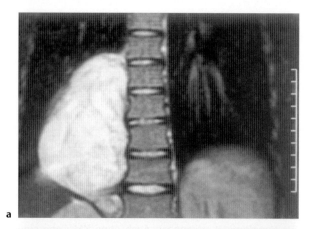

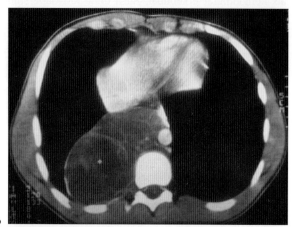

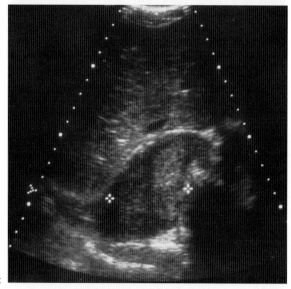

Abb. 16.**25** Ganglioneurom (1,5 T). 15jähriger Junge. **a** Koronare T2w Sequenz, **b** CT und **c** Sonographie. Nachweis einer homogen hyperintensen großen Raumforderung unmittelbar paravertebral; intrathorakales und intraabdominelles Wachstum; glatte Begrenzung. Keine Beziehung zum Spinalkanal.

und Tumorinvasion in die Gefäße sind MR-tomographisch besser zu erfassen als in der CT. Die MRT beschreibt in einem Untersuchungsgang das Ausmaß der Metastasierung eines Neuroblastoms des Abdomens vollständig. Auch die Metastasierung in die Leber läßt sich einfach nachweisen.

Besteht ein Stadium 4S, ist die Leber durchsetzt mit Metastasen, bekannt als Pepper-Syndrom. Die Metastasen haben in der T1-Gewichtung eine niedrigere Signalintensität zur Leber, in T2w Sequenzen sind zur Leber hyperintense fokale Läsionen nachweisbar. Die Metastasierung in den Spinalkanal läßt sich einfach mittels RARE- oder Turboflash-Sequenzen darstellen oder ausschließen.

Bei ausgedehntem spinalem Befall per continuitatem sind sagittale oder axiale fettsupprimierte SE-Sequenzen unbedingt einzusetzen. Das intraspinale Tumorwachstum ist variabel: Das Neuroblastom kann flach intraspinal wachsen und muß nicht in unmittelbarer Nähe des Tumors intraspinal sichtbar werden, sondern kann die dem Tumor anliegenden Segmente überspringen. Bei dieser Fragestellung ist die spinale MRT die Methode der Wahl, eine Myelo-CT ist nicht mehr erforderlich.

Eine Metastasierung des Neuroblastoms in das Knochenmark läßt sich MR-tomographisch gut in T1w SE-Sequenzen erfassen. Bei zerebralem Befall ist die Mitbeteiligung der Dura zu beweisen.

Zeigt ein Säugling oder ein Kleinkind die klinische Symptomatologie eines Opsoklonus, ist unbedingt ein Neuroblastom in typischer Lokalisation auszuschließen oder nachzuweisen. Auch ektop gelegene Neuroblastome können eine solche Symptomatologie, bekannt als *Kinsbourne-Syndrom*, auslösen. Neuroblastome sind in 1–3% bei Kindern mit der infantilen myoklonischen Enzephalopathie vorhanden. Größte Treffsicherheit hat der MIBG-Scan, mit dessen Hilfe auch kleine Tumoren nachgewiesen werden können (20).

Im Verlauf der Erkrankung, d. h. zur Kontrolle unter Therapie, kann die MRT zusammen mit der Sonographie eingesetzt werden. In den meisten Fällen ist eine Verkleinerung des Tumors MR-tomographisch erfaßbar; diese geht mit einer SI-Änderung einher. SI-Änderungen als Hinweis auf eine Tumorregression sind am besten in T1-Gewichtungen erfaßbar, sie sind jedoch sehr unterschiedlich ausgeprägt.

Eine MRT des ZNS wird u. U. auch bei Komplikationen während der Therapie eines Neuroblastoms erforderlich, z. B. bei zerebralem Infarkt und subduralem Hämatom.

Ganglioneurom

Die benigne Form des Neuroblastoms ist das Ganglioneurom. Diese Tumoren gehen vom Grenzstrang aus, sie können auch durch Reifung aus einem Neuroblastom hervorgehen (Abb. 16.**25**). Ganglioneurome werden bei älteren Kindern diagnostiziert, sie wachsen sehr langsam und werden u. U. bei ausgedehnter paravertebraler Lokalisation erst klinisch durch Wirbelsäulenveränderungen, wie vor allem durch eine Skoliose, auffällig. Ein

Ganglioneurom kann ebenso im Thorax lokalisiert sein wie im kleinen Becken. Der Tumor wächst meist unilateral langsam verdrängend, selten infiltrativ, er kann jedoch die großen abdominellen Gefäße ummauern. In der MRT ist ein Ganglioneurom bezüglich der Signalintensität und der Wachstumskriterien vom Neuroblastom nicht zu unterscheiden. Für den benignen Tumor sprechen die fehlende frühe KM-Aufnahme in dynamischen Studien ebenso wie die Verlagerung der Gefäße, die nicht invadiert werden (12).

Phäochromozytom und andere Nebennierentumoren

Das Phäochromozytom ist ein im Kindesalter selten auftretender Tumor; er wird vorwiegend bei Kindern jenseits des 10. Lebensjahres und überwiegend bei Knaben diagnostiziert. 70% dieser Tumoren entstehen in der Nebenniere, sie können jedoch auch als ektope Phäochromozytome im Becken, intrathorakal und am Hals nachgewiesen werden. Phäochromozytome sind in 30% multipel und bilateral. Weniger als 10% dieser Tumoren sind maligne.

Kinder aus Familien, in denen multiple endokrine Neoplasien (MEN) oder Hippel-Lindau-Erkrankungen und familiäre Phäochromozytome vorkommen, müssen insbesondere dann, wenn sie eine Hypertonie aufweisen, aufwendig überprüft werden. Sowohl Thorax als auch Abdomen müssen untersucht werden, um das Phäochromozytom rechtzeitig zu erkennen.

Ein Phäochromozytom wird in der MRT als unterschiedlich große, meist eine um 2 cm messende Raumforderung nachgewiesen, die glatt begrenzt ist und sich aufgrund der verlängerten T2-Relaxationszeit in der T2-Gewichtung stark hyperintens zur Umgebung abgrenzt. Dieses SI-Verhalten charakterisiert das Phäochromozytom und unterscheidet es von anderen Nebennierentumoren. Während kleinere Tumoren homogen in der Signalintensität und gegenüber ihrer Umgebung gut abzugrenzen sind, stellen sich große Tumoren bereits auf Nativscans inhomogen dar. Der Tumor kann Kontrastmittel aufnehmen; dies wird jedoch nicht regelmäßig beobachtet.

Da bei klinischem und sonographischem Verdacht auf ein Phäochromozytom die CT die gleiche Information wie die MRT liefert, sollte aus strahlenhygienischen Gründen beim Kind immer die MRT vorgezogen werden. Die Untersuchung des gesamten Abdomens ist zum Ausschluß multipler bzw. Zweittumoren in jedem Fall unabdingbar.

Andere Nebennierentumoren, wie *Adenome* und *Karzinome* oder *Metastasen* in den Nebennieren, sind im Kindesalter extrem selten. Zum Nachweis eines Adenoms kann die MRT eingesetzt werden, sie sollte beim Kind der CT vorgezogen werden. Adenome sind meist glatt begrenzte rundliche, relativ kleine Raumforderungen, die auch bei dynamischen KM-Untersuchungen ein variables Verhalten aufweisen. Bei Kindern mit portaler Hypertension können in der CT differentialdiagnostische Probleme auftreten, indem geschlängelt verlaufende Gefäße als Nebennierentumoren fehlinterpretiert

werden. Gefäße sind MR-tomographisch eindeutig von Raumforderungen der Nebenniere zu differenzieren.

■ Becken
Malformationen der männlichen und weiblichen Genitalorgane

Bereits beim jungen Säugling gewinnt die MRT zunehmend mehr Bedeutung bei unklarer sexueller Differenzierung, wie z. B. dem *Hermaphroditismus*, einer Fehlbildung, bei der rudimentäre feminine innere Genitalien nachweisbar sind. Bei der *testikulären Feminisierung* sind weibliche innere Genitalien nicht angelegt. In einem hohen Prozentsatz sind mit Hilfe der MRT die Gonaden korrekt zu lokalisieren und die genannten Fehlbildungen einschließlich der Gonadendysgenesie exakt zu erfassen.

Malformationen im Bereich der Müller-Gänge lassen sich MR-tomographisch gut nachweisen, wie z. B. beim Knaben ein erweiterter *Utriculus prostaticus* und die *Hypospadie*, beim Mädchen ein *Uterus bicornis, vaginale Duplikaturen* oder *Atresien*. Insbesondere bei größeren Kindern sind diese Fehlbildungen einfach und nicht-invasiv darzustellen (10).

Besteht ein Uterus duplex mit einseitiger Vaginalatresie, kann die Organabgrenzung einschließlich der bestehenden Hämatometra sonographisch schwierig werden. In diesen Fällen kommt die MRT zum Einsatz und weist gleichzeitig die meist korrelierte Nierenfehlbildung der betroffenen Seite in Form einer Agenesie nach. Beim *Mayer-Rokitansky-Küster-Syndrom* sind beide Ovarien normal angelegt, die fehlende Differenzierung der Müller-Gänge führt jedoch zur Uterus- und Vaginalaplasie, die mittels MRT zusätzlich untersucht werden sollten, wenn sie nicht eindeutig sonographisch darstellbar sind.

Demgegenüber sind *Hydrometrokolpos* und Hämatosalpings ausschließlich sonographisch zu untersuchen und nur dann mit Hilfe einer MRT ergänzend zu dignostizieren, wenn zusätzliche Malformationen erwartet werden (Abb. 16.**26**).

Männliche Genitalorgane

Etwa 1% der Säuglinge weisen am Ende des ersten Lebensjahres eine *Retentio testis* auf. Bei 80% dieser Kinder ist der nicht deszendierte Hoden im Leistenkanal oder hoch im Skrotum lokalisiert, 20% haben einen nichtpalpablen Hoden. Nur diese Kinder bedürfen einer bildgebenden Diagnostik. In aller Regel ist jedoch der Einsatz der Schnittbildverfahren ebenfalls limitiert. Untersuchungsergebnisse zu Spezifität und Sensitivität von Sonographie, CT und MRT zu Lageanomalien des Hodens variieren erheblich. Während der Hoden auch dann, wenn er hoch im Leistenkanal liegt, in der MRT eindeutig durch sein hyperintenses Signal in der T2-Gewichtung zu erkennen ist, geht die *Atopie*, d. h. die intraabdominale Lage des atrophierten, meist erheblich verkleinerten Organs, mit einer intermediären Signalintensität einher. Kleine, intraabdominell gelegene Organe sind auch MR-tomographisch nicht erfaßbar. Aufgrund der

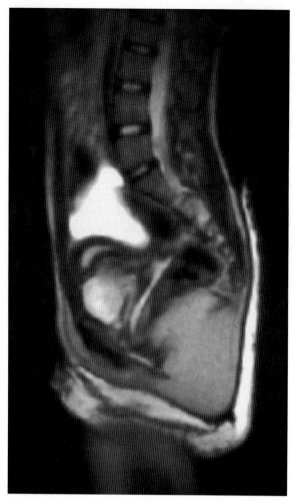

Abb. 16.**26** Periodisch auftretende abdominelle Beschwerden, Zustand nach Blasenextrophie, Hämatosalpings (1,5 T). 15jähriges Mädchen. Sagittale T2w Single-shot-Sequenz. Die hyperintense Formation oberhalb der Blase entspricht einer Hämatosalpings.

intermediären Signalintensität sind in beiden Gewichtungen die Organe vom Lymphknoten nicht zu unterscheiden.

Hodentumoren

Nur 1% aller Tumoren des Kindesalters sind Hodentumoren, die dann allerdings meist maligne sind. Die Mehrzahl dieser Tumoren sind germinale Tumoren. Hierbei handelt es sich um Dottersacktumoren, und zwar entweder um ein *embryonales Karzinom* oder um einen *Endodermalsinustumor*. 25% der soliden Hodentumoren sind beim Kind Teratome. Obwohl die MRT im Nachweis des Hodentumors sensitiv ist, ist sie nicht spezifisch. Die Tumorart kann ebensowenig eindeutig differenziert werden, wie zwischen einem benignen oder malignen Prozeß unterschieden werden kann. Hodentumoren sind in der T1-Gewichtung identisch in der Signalintensität zum normalen Hodengewebe oder weniger signalintens als das übrige Hodengewebe. In der T2-Gewichtung haben Hodentumoren eine niedrigere Signalinten-

sität als das normale Hodengewebe. Bei ausgedehnteren Blutungen ist die Signalintensität der T2-Gewichtung zur Charakterisierung des Hodentumors nicht heranzuziehen.

Weitaus häufiger sind die *sekundären Hodentumoren* bei Leukämie, Lymphom oder Neuroblastom, seltener auch beim Ewing-Sarkom. Sekundäre Tumoren des Hodens treten einseitig oder doppelseitig auf und sind im Rahmen der Grunderkrankung eindeutig zu diagnostizieren. In der Regel ist zu ihrer Darstellung die MRT nicht erforderlich, da die Sonographie einen sekundären Hodentumor erfaßt. Darüber hinaus findet die MRT auch keinen Einsatz beim akuten Skrotum, da eine umfassende Aussage durch Sonographie bzw. Duplexsonographie möglich ist.

Weibliche Genitalorgane

Die entzündlichen *Erkrankungen des Ovars* werden im wesentlichen klinisch diagnostiziert. Eine Ovarialtorsion wird sonographisch dargestellt, auch die Ovarialzyste ist eine ausschließlich sonographische Diagnose und bedarf keiner zusätzlichen Bildgebung, es sei denn, ein Teratom ist nicht auszuschließen (Abb. 16.**27**, 16.**28**).

Tumoren des Ovars sind im Kindesalter selten und in weniger als 30% maligne. Die überwiegende Anzahl der Ovarialtumoren sind Keimzelltumoren, in der Häufigkeit gefolgt von mesenchymalen und epithelialen Tumoren. Unter den *Keimzelltumoren* werden Dysgerminom, Teratom, Endodermalsinustumor (Yolk-Sac-Tumor), embryonales Karzinom und Chorionkarzinom subsumiert. Während die Dysgerminome häufiger bilateral auftreten und in ihrer Prognose eher gut einzuschätzen sind, hat der Endodermalsinustumor (Yolk-Sac-Tumor) eine deutlich schlechtere Prognose. Unter den Teratomen sind nur 10% maligne (Abb. 16.**27**). Die mesenchymalen Tumoren, und hier insbesondere der Granulosazelltumor, produzieren Östrogene, wodurch die Kinder klinisch aufgrund einer Pubertas praecox auffällig werden (3, 17, 22).

MR-tomographisch hat nur das Teratom ein typisches SI- bzw. Gewebeverhalten. Der Fettanteil des Tumors ist meist erheblich und dann in beiden Gewichtungen nachweisbar, fettsuprimierte Sequenzen sind erforderlich. Zystische Läsionen innerhalb des Teratoms sind ebenso MR-tomographisch einfach zu erkennen. Auch die Einblutung in die Zyste läßt sich eindeutig nachweisen. Demgegenüber sind kalzifizierte Anteile des Teratoms im MRT weniger deutlich erkennbar als in der CT.

Alle übrigen Tumoren haben sowohl solide als auch zystische Komponenten und sind anhand ihrer SI-Charakteristika MR-tomographisch nicht weiter zu differenzieren. *Zystadenokarzinome* sind im Kindesalter selten. In der MRT sind sie charakterisiert durch zystische Areale, diese sind durch Septen getrennt, deren verdickte Wand Kontrastmittel aufnimmt.

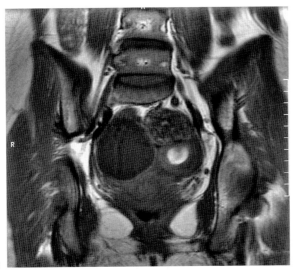

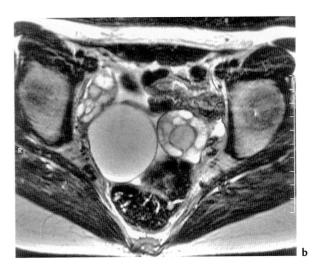

Abb. 16.**27** Ovarialzyste (1,5 T). 16jähriges Mädchen. **a** Koronare T1-, **b** axiale T2-Gewichtung. Glatt begrenzte große Ovialzyste rechts, kleinzystische Ovarien beidseits.

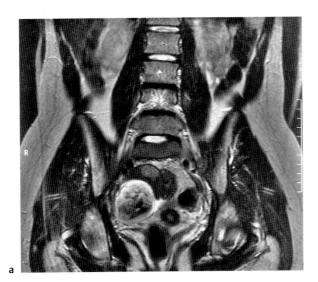

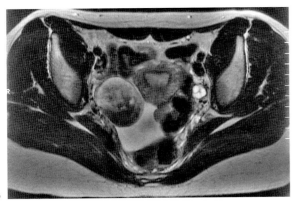

Abb. 16.**28** Ovarialteratom (1,5 T). 15jähriges Mädchen. **a** Koronare und **b** axiale T2w Sequenz. Die lateral rechts des Uterus nachweisbare Raumforderung ist glatt begrenzt, die Signalintensität jedoch inhomogen.

Harnblase

Die Harnblasenwand variiert in ihrer Dicke auch beim Kind entsprechend der Harnblasenfüllung erheblich. Zur Darstellung der Harnblasenwand in der MRT eignen sich am besten Protonengewichtungen oder T1-Sequenzen, in denen die Harnblasenwand mit intermediärer Signalintensität zwischen Urin und perivesikalem Fett nachgewiesen wird.

Der häufigste maligne Tumor, der beim Kind von der Blase, der Urethra oder der Prostata ausgehen kann, ist das *Rhabdomyosarkom*. Dieses tritt häufiger bei Knaben auf und hat einen Häufigkeitsgipfel innerhalb der ersten vier Jahre und einen zweiten im Adoleszentenalter zwischen 15 und 20 Jahren. Liegt das Rhabdomyosarkom in der Harnblase, geht es in der Regel vom Blasenhals oder vom Trigonum aus und infiltriert die Harnblasenwand. Ein von der Prostata ausgehendes Rhabdomyosarkom infiltriert den Blasenhals, die posteriore Urethra und den perirektalen Raum.

Wird beim Kind ein Rhabdomyosarkom vermutet, ist die Durchführung der MRT unerläßlich. Diese weist nicht nur die Verdickung der Harnblasenwand, sondern die gesamte Infiltration der Blasenanteile eindeutig nach, wobei obligat Schichten in allen drei Raumebenen angefertigt werden müssen. Das Rhabdomyosarkom stellt sich als solider Tumor mit intermediärer Signalintensität in der T1-Gewichtung und hoher Signalintensität in der T2-Gewichtung dar. Der Tumor nimmt stark Kontrastmittel auf, seine Signalintensität unterscheidet sich dann eindeutig von den umgebenden Strukturen. Im Verlauf der Erkrankung wird die MRT unter Chemotherapie eingesetzt, um die Regression des Tumors und die des evtl. vorliegenden Lymphknotenbefalls präzise zu erfassen. Vor einer chirurgischen Intervention ist der Einsatz der MRT beim Rhabdomyosarkom des Urogenitalbereichs unverzichtbar (Abb. 16.**29**).

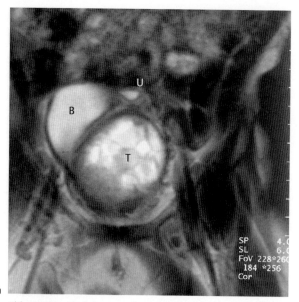

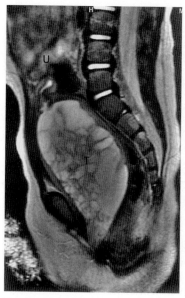

Abb. 16.**29**   Rhabdomyosarkom der Vagina (1,5 T). 2jähriges Mädchen. **a** Koronare und **b** sagittale T2w Single-shot-TSE-Sequenz. Der überwiegend hyperintense Tumor (CT) füllt das kleine Becken aus, verlagert die Harnblase (B) weit nach kranial. Der Uterus (U) ist weit kranialwärts verlagert, er sitzt der Raumforderung kranial auf.

Präsakrale Tumoren

Raumforderungen der präsakralen Lokalisation lassen sich in der MRT optimal darstellen. Ventrale Meningomyelozelen sind liquorhaltige Raumforderungen, die mit einem zusätzlichen Konusstand und Wirbelsäulenfehlbildungen vergesellschaftet sind. Ein präsakrales *Lipom* ist hinsichtlich der Lokalisation und über seine SI-Charakteristika mittels MRT einfach zu diagnostizieren. *Chordome* dieser Lokalisation sind im Kindesalter selten, sie sind ebenfalls anhand der SI-Charakteristika zweifelsfrei als solche zu identifizieren. Präsakrale Tumoren sind häufig extragonadale Keimzelltumoren, d. h. *endodermale Sinustumoren* und *Teratome*. Das SI-Verhalten der endodermalen Sinustumoren ist im MRT uncharakteristisch. Demgegenüber ist das sakrokokzygeale Teratom durch unterschiedliche Gewebeanteile charakterisiert. Diese Raumforderung läßt sich insbesondere bei fetthaltigen Arealen MR-tomographisch gut darstellen. Der zystisch solide oder gemischte Aufbau ist nachzuweisen, auch die Gesamtausdehnung des unter Umständen sehr großen präsakralen Tumors kann MR-tomographisch präzise bestimmt werden (Abb. 16.**30**, 16.**31**).

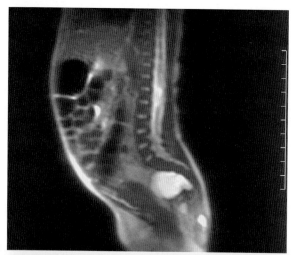

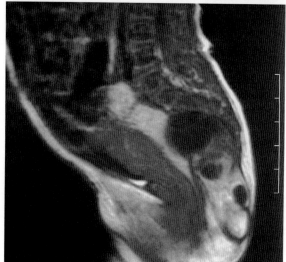

◁ Abb. 16.**30**   Teratom (1,5 T). Neugeborenes, weiblich. Sagittale **a** T1w und **b** T2w Sequenz. Präsakral und kokzygeal wachsendes Teratom, unterschiedliche Signalintensität. Zystische Areale bis zu 2 cm Größe. Nachweis fetthaltiger Tumoranteile nach Fettsuppression. Verlagerung von Rektum, Uterus und Harnblase nach ventral.

■ Systemische Neoplasien

Unter diesem Begriff werden neben den Leukämien alle malignen proliferativen Erkrankungen des lymphatischen Gewebes sowie die der histiomonozytären Zellen subsumiert. Sie führen im Falle der Leukämien und Lymphome zur Vergrößerung der parenchymatösen Organe durch Infiltration. Nicht selten sind Organomegalie oder der Knochenmarkbefall im Rahmen einer unter initial anderen Aspekten durchgeführten MRT auffällige Befunde, die erst sekundär zur Diagnose führen. Primär ist jedoch die MRT zur Diagnostik dieser Erkrankungen nicht einzusetzen. Selten wird es möglich, aufgrund der Signalintensität eine Klassifikation der systemischen Neoplasien vorzunehmen. Das Lymphom ist hypointens zu Fett und gering hyperintens zu Muskel in T1-Gewichtungen bzw. hyperintens zu Muskel und isointens zu Fett in T2-Gewichtungen.

Bei den benignen atypischen *lymphoproliferativen Erkrankungen*, z. B. dem Morbus Castleman oder dem Rosai-Dorfman-Syndrom, kann der initiale Befund MR-tomographisch zwar dargestellt werden, die Methode ist jedoch nicht zur Artdiagnose einzusetzen. Eine Biopsie ist in diesen Fällen unerläßlich.

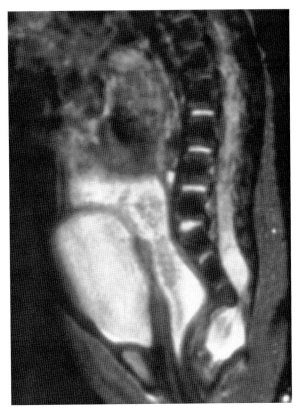

Abb. 16.31 Curarrino-Trias (1,5 T). 3 Monate alter weiblicher Säugling. Sagittale T2-Gewichtung. Sakrale Fehlbildung, ventrale Meningomyelozele mit unterschiedlicher Signalintensität, Analatresie.

Literatur

1 Berdon, W. E., C. Ruzal-Shapiro, S. J. Abramson, J. Garvin: The diagnosis of abdominal neuroblastoma: relative roles of ultrasonography, CT and MRI. Urol. Radiol. 14 (1992) 252–262

2 Brill, P. W., A. Jagannath, P. Winchester, J. A. Markisz, K. Zirinsky; Adrenal hemorrhage and renal vein thrombosis in the newborn: MR imaging. Pediat. Radiol. 170 (1989) 95–98

3 Davidoff, A. M., A. Hebra, N. Bunin, S. J. Shochat, L. Schnaufer: Endodermal sinus tumor in children. J. pediat. Surg. 31 (1996) 1075–1079

4 Dunnick, N. R.: Adrenal imaging: current status. Amer. J. Roentgenol. 154 (1990) 927–936

5 Forman, H. P., J. C. Leonidas, W. E. Berdon, T. L. Slovis, B. P. Wood, R. Samudrala: Congenital neuroblastoma: evaluation with multimodality imaging. Radiology 175 (1990) 365–368

6 Grebe, P., K. F. Kreitner, W. Kersjes, A. Würfel, H. Schild: MRT zur Operationsplanung bei Analatresien. Fortschr. Röntgenstr. 159 (1993) 528–532

7 Gylys-Morin, V., F. A. Hoffer, H. Kozakewich, R. C. Shamberger: Wilms tumor and nephroblastomatosis: imaging characteristics at gadolinium-enhanced MR imaging. Radiology 188 (1993) 517–521

8 Helmberger, T., N. Holzknecht, J. Gauger, U. Beuers, M. Reiser: MRT des Pankreas: Radiologisch-pathologische Korrelation. Radiologe 36 (1996) 419–426

9 Hirobashi, S., R. Hirobashi, H. Uchida, M. Akira, T. Itoh, E. Haku, H. Ohishi: Pancreatitis: evaluation with MR cholangiopancreatography in children. Radiology 203 (1997) 411–415

10 Hochreiter, W., A. Stenzl, H. J. Altermatt, R. Kraft, T. Spiegel: Urogenitaler Mißbildungskomplex mit Einbeziehung des Müller-Systems. Urologe (A) 33 (1994) 154–158

11 Hoeffel, C., P. Legmann, J. P. Luton, Y. Chapuis, P. Fayet-Bonnin: Spontaneous unilateral adrenal hemorrhage: computerized tomography and magnetic resonance imaging findings in 8 cases. J. Urol. 154 (1995) 1647–1651

12 Ichikawa, T., A. Koyama, H. Fujimoto, M. Honma, T. Saiga, N. Matsubara, Y. Ozeki, N. Arimizu: Retroperitoneal ganglioneuroma extending across the midline: MR features. Clin. Imag. 17 (1993) 19–21

13 Jensen, P. D., F. T. Jensen, T. Christensen, J. Ellegaard: Evaluation of transfusional iron overload before and during iron chelation by magnetic resonance imaging of the liver and determination of serum ferritin in adult non-thalassaemic patients. Brit. J. Haematol. 89 (1995) 880–889

14 Kettritz, U., K. Isaacs, D. M. Warshauer: Crohn's disease. Pilot study comparing MRI of the abdomen with clinical evaluation. J. clin. Gastroenterol. 21 (1995) 249–253

15 King, A. D., J. M. Walshe, B. E. Kendall, R. J. S. Chinn, M. N. J. Paley, I. D. Wilkinson, S. Halligan, M. A. Hall-Craggs: Cranial MR imaging in Wilson's disease. Amer. J. Roentgenol. 167 (1996) 1579–1584

16 Kisker, O., D. Bastian, M. Frank, M. Rothmund: Lokalisationsdiagnostik bei Insulinomen. Erfahrungen bei 25 Patienten mit sporadischen Tumoren. Med. Klin. 91 (1996) 349–354

17 Lauszus, F., T. Balslev, A. Johansen: The role of ultrasound scan in childhood ovarian tumors. Acta obstret. gynecol. scand. 73 (1994) 67–69

18 Martí-Bonmatí, L.: MR imaging characteristics of hepatic tumors. Europ. Radiol. 7 (1997) 249–258

19 Negendank, W. G., A. M. Al-Katib, C. Karanes, M. R. Smith: Lymphomas: MR imaging contrast characteristics with clinical-pathologic correlations. Radiology 177 (1990) 209–216

20 Parisi, M. T., R. S. Hattner, K. K. Matthay, B. O. Berg, E. D. Sandler: Optimized diagnostic strategy for neuroblastoma in opsoclonus-myoclonus. J. nucl. Med. 34 (1993) 1922–1926

21 Ramani, M., C. Reinhold, R. C. Semelka, E. S. Siegelman, L. Liang, S. M. Ascher, J. J. Brown, R. N. Eisen, P. M. Bret: Splenic hemangiomas and hamartomas: MR imaging characteristics of 28 lesions. Radiology 202 (1997) 166–172

22 Reinhold, C., H. Hricak, R. Forstner, S. M. Ascher, P. M. Bret, W. R. Meyer, R. C. Semelka: Primary amenorrhea: evaluation with MR imaging. Radiology 203 (1997) 383–390

23 Renard, T. H., W. S. Andrews, N. Rollins, R. J. Zwiener, J. Andersen, S. Shimaoka, R. N. McClelland: Use of distal splenorenal shunt in children referred for liver transplant evaluation. J. pediat. Surg. 29 (1994) 403–406

24 v. Schweinitz, D., S. Glüer, H. Mildenberger: Liver tumors in neonates and very young infants: diagnostic pitfalls and therapeutic problems. Europ. J. pediat. Surg. 5 (1955) 72–76

25 Shellock, F. G.: Pocket Guide to MR Procedures and Metallic Objects: Update 1994. Raven Press, New York 1994

26 Shoenut, J. P., R. C. Semelka, C. M. Magro, R. Silverman, C. S. Yaffe, A. B. Micflikier: Comparison of magnetic resonance imaging and endoscopy in distinguishing the type and severity of inflammatory bowel disease. J. clin. Gastroenterol. 19 (1994) 31–35

27 Siegelman, E. S., D. G. Mitchell, R. Rubin, H. W. L. Hann, K. R. Kaplan, R. M. Steiner, V. M. Rao, S. J. Schuster, D. L. Burk, M. D. Rifkin: Parenchymal versus reticuloendothelial iron overload in the liver: Distinction with MR imaging. Radiology 179 (1991) 361–366

28 Stöver, B., J. Laubenberger, C. Niemeyer, F. Stahl, M. Brandis, M. Langer: Haemangiomatosis in children; value of MRI during therapy. Pediat. Radiol. 25 (1955) 123–126

29 Tissot, O., D. Bodnar, L. Herny, A. Dubreuil, P. J. Valette: Étude des fistules anopérinéales en Irm. Apport des séquences pondérées T2. J. Radiol. 77 (1996) 253–260

30 Tschäppeler, H.: Das abdominale Neuroblastom. Radiologe 33 (1993) 675–678

31 Vogl, T. J., S. Steiner, R. Hammerstingl, S. Schwarz, E. Kraft, M. Weinzierl, R. Felix: MRT der Leber bei Morbus Wilson. Fortschr. Röntgenstr. 160 (1994) 40–45

32 Zoeller, G., A. Pekrun, M. Lakomek, R. H. Ringert: Wilms tumor: the problem of diagnostic accuracy in children undergoing preoperative chemotherapy without histological tumor verification. J. Urol. 151 (1994) 169–171

Sachverzeichnis